国家卫生和计划生育委员会“十三五”规划教材
全国高等中医药教育教材

供中医学、针灸推拿学、中西医临床医学等专业用

# 药 理 学

第3版

主　编　廖端芳　周玖瑶

副主编　龙子江　程嘉艺　孟宪丽　李海涛

编　委（按姓氏笔画为序）

马秉亮（上海中医药大学）
王　斌（陕西中医药大学）
王垣芳（滨州医学院）
龙子江（安徽中医药大学）
刘文革（长春中医药大学）
孙文燕（北京中医药大学）
李　丽（广西中医药大学）
李海涛（南京中医药大学）
杨德森（湖北中医药大学）
何　新（天津中医药大学）
宋小莉（山东中医药大学）
张晓君（广州中医药大学）
张跃文（河南中医药大学）
周玖瑶（广州中医药大学）
孟宪丽（成都中医药大学）
姚继红（大连医科大学）
徐海波（成都中医药大学）
黄丽萍（江西中医药大学）
龚勇珍（湖南中医药大学）
程嘉艺（辽宁中医药大学）
廖端芳（湖南中医药大学）
潘德顺（广东药科大学）

秘　书（兼）　龚勇珍

人民卫生出版社

**图书在版编目（CIP）数据**

药理学/廖端芳,周玖瑶主编.—3版.—北京:人民卫生出版社,2016

ISBN 978-7-117-22494-9

Ⅰ.①药… Ⅱ.①廖…②周… Ⅲ.①药理学-中医学院-教材 Ⅳ.①R96

中国版本图书馆CIP数据核字(2016)第102798号



药 理 学

第3版

主　　编:廖端芳　周玖瑶
出版发行:人民卫生出版社(中继线 010-59780011)
地　　址:北京市朝阳区潘家园南里19号
邮　　编:100021
E - mail:pmph @ pmph.com
购书热线:010-59787592　010-59787584　010-65264830
印　　刷:人卫印务(北京)有限公司
经　　销:新华书店
开　　本:787×1092　1/16　　印张:30
字　　数:691千字
版　　次:2003年1月第1版　2016年6月第3版
　　　　　2020年1月第3版第8次印刷(总第26次印刷)
标准书号:ISBN 978-7-117-22494-9/R·22495
定　　价:64.00元

**打击盗版举报电话:010-59787491　E-mail:WQ @ pmph.com**

(凡属印装质量问题请与本社市场营销中心联系退换)

# 《药理学》网络增值服务编委会

**主　编**　廖端芳　周玖瑶

**副主编**　龙子江　程嘉艺　孟宪丽　李海涛

**编　委**（按姓氏笔画为序）

马秉亮（上海中医药大学）
王　斌（陕西中医药大学）
王垣芳（滨州医学院）
龙子江（安徽中医药大学）
刘文革（长春中医药大学）
孙文燕（北京中医药大学）
李　丽（广西中医药大学）
李海涛（南京中医药大学）
杨德森（湖北中医药大学）
何　新（天津中医药大学）
宋小莉（山东中医药大学）
张晓君（广州中医药大学）
张跃文（河南中医药大学）
周玖瑶（广州中医药大学）
孟宪丽（成都中医药大学）
姚继红（大连医科大学）
徐海波（成都中医药大学）
黄丽萍（江西中医药大学）
龚勇珍（湖南中医药大学）
程嘉艺（辽宁中医药大学）
廖端芳（湖南中医药大学）
潘德顺（广东药科大学）

**秘　书**（兼）张晓君

# 修订说明

为了更好地贯彻落实《国家中长期教育改革和发展规划纲要(2010-2020)》《医药卫生中长期人才发展规划(2011-2020)》《中医药发展战略规划纲要(2016-2030年)》和《国务院办公厅关于深化高等学校创新创业教育改革的实施意见》精神,做好新一轮全国高等中医药教育教材建设工作,全国高等医药教材建设研究会、人民卫生出版社在教育部、国家卫生和计划生育委员会、国家中医药管理局的领导下,在上一轮教材建设的基础上,组织和规划了全国高等中医药教育本科国家卫生和计划生育委员会"十三五"规划教材的编写和修订工作。

本轮教材修订之时,正值我国高等中医药教育制度迎来60周年之际,为做好新一轮教材的出版工作,全国高等医药教材建设研究会、人民卫生出版社在教育部高等中医学本科教学指导委员会和第二届全国高等中医药教育教材建设指导委员会的大力支持下,先后成立了第三届全国高等中医药教育教材建设指导委员会、首届全国高等中医药教育数字教材建设指导委员会和相应的教材评审委员会,以指导和组织教材的遴选、评审和修订工作,确保教材编写质量。

根据"十三五"期间高等中医药教育教学改革和高等中医药人才培养目标,在上述工作的基础上,全国高等医药教材建设研究会和人民卫生出版社规划、确定了首批中医学(含骨伤方向)、针灸推拿学、中药学、护理学4个专业(方向)89种国家卫生和计划生育委员会"十三五"规划教材。教材主编、副主编和编委的遴选按照公开、公平、公正的原则,在全国50所高等院校2400余位专家和学者申报的基础上,2200位申报者经教材建设指导委员会、教材评审委员会审定和全国高等医药教材建设研究会批准,聘任为主审、主编、副主编、编委。

本套教材主要特色包括以下九个方面:

**1. 定位准确,面向实际** 教材的深度和广度符合各专业教学大纲的要求和特定学制、特定对象、特定层次的培养目标,紧扣教学活动和知识结构,以解决目前各院校教材使用中的突出问题为出发点和落脚点,对人才培养体系、课程体系、教材体系进行充分调研和论证,使之更加符合教改实际、适应中医药人才培养要求和市场需求。

**2. 夯实基础,整体优化** 以培养高素质、复合型、创新型中医药人才为宗旨,以体现中医药基本理论、基本知识、基本思维、基本技能为指导,对课程体系进行充分调研和认真分析,以科学严谨的治学态度,对教材体系进行科学设计、整体优化,教材编写综合考虑学科的分化、交叉,既要充分体现不同学科自身特点,又应当注意各学科之间有机衔接;确保理论体系完善,知识点结合完备,内容精练、完整,概念准确,切合教学实际。

**3. 注重衔接,详略得当** 严格界定本科教材与职业教育教材、研究生教材、毕业后教育教材的知识范畴,认真总结、详细讨论现阶段中医药本科各课程的知识和理论框架,使其在教材中得以凸显,既要相互联系,又要在编写思路、框架设计、内容取舍等方面有一定的区分度。

**4. 注重传承，突出特色** 本套教材是培养复合型、创新型中医药人才的重要工具，是中医药文明传承的重要载体，传统的中医药文化是国家软实力的重要体现。因此，教材既要反映原汁原味的中医药知识，培养学生的中医思维，又要使学生中西医学融会贯通，既要传承经典，又要创新发挥，体现本版教材"重传承、厚基础、强人文、宽应用"的特点。

**5. 纸质数字，融合发展** 教材编写充分体现与时代融合、与现代科技融合、与现代医学融合的特色和理念，适度增加新进展、新技术、新方法，充分培养学生的探索精神、创新精神；同时，将移动互联、网络增值、慕课、翻转课堂等新的教学理念和教学技术、学习方式融入教材建设之中，开发多媒体教材、数字教材等新媒体形式教材。

**6. 创新形式，提高效用** 教材仍将传承上版模块化编写的设计思路，同时图文并茂、版式精美；内容方面注重提高效用，将大量应用问题导入、案例教学、探究教学等教材编写理念，以提高学生的学习兴趣和学习效果。

**7. 突出实用，注重技能** 增设技能教材、实验实训内容及相关栏目，适当增加实践教学学时数，增强学生综合运用所学知识的能力和动手能力，体现医学生早临床、多临床、反复临床的特点，使教师好教、学生好学、临床好用。

**8. 立足精品，树立标准** 始终坚持中国特色的教材建设的机制和模式；编委会精心编写，出版社精心审校，全程全员坚持质量控制体系，把打造精品教材作为崇高的历史使命，严把各个环节质量关，力保教材的精品属性，通过教材建设推动和深化高等中医药教育教学改革，力争打造国内外高等中医药教育标准化教材。

**9. 三点兼顾，有机结合** 以基本知识点作为主体内容，适度增加新进展、新技术、新方法，并与劳动部门颁发的职业资格证书或技能鉴定标准和国家医师资格考试有效衔接，使知识点、创新点、执业点三点结合；紧密联系临床和科研实际情况，避免理论与实践脱节、教学与临床脱节。

本轮教材的修订编写，教育部、国家卫生和计划生育委员会、国家中医药管理局有关领导和教育部全国高等学校本科中医学教学指导委员会、中药学教学指导委员会等相关专家给予了大力支持和指导，得到了全国50所院校和部分医院、科研机构领导、专家和教师的积极支持和参与，在此，对有关单位和个人表示衷心的感谢！希望各院校在教学使用中以及在探索课程体系、课程标准和教材建设与改革的进程中，及时提出宝贵意见或建议，以便不断修订和完善，为下一轮教材的修订工作奠定坚实的基础。

全国高等医药教材建设研究会

人民卫生出版社有限公司

2016年3月

# 全国高等中医药教育本科
# 国家卫生和计划生育委员会“十三五”规划教材
# 教材目录

| | | |
|---|---|---|
| 1 | 中国医学史(第2版) | 主编 梁永宣 |
| 2 | 中医各家学说(第2版) | 主编 刘桂荣 |
| 3 | *中医基础理论(第3版) | 主编 高思华 王 键 |
| 4 | 中医诊断学(第3版) | 主编 陈家旭 邹小娟 |
| 5 | 中药学(第3版) | 主编 唐德才 吴庆光 |
| 6 | 方剂学(第3版) | 主编 谢 鸣 |
| 7 | *内经讲义(第3版) | 主编 贺 娟 苏 颖 |
| 8 | *伤寒论讲义(第3版) | 主编 李赛美 李宇航 |
| 9 | 金匮要略讲义(第3版) | 主编 张 琦 林昌松 |
| 10 | 温病学(第3版) | 主编 谷晓红 冯全生 |
| 11 | *针灸学(第3版) | 主编 赵吉平 李 瑛 |
| 12 | *推拿学(第2版) | 主编 刘明军 孙武权 |
| 13 | *中医内科学(第3版) | 主编 薛博瑜 吴 伟 |
| 14 | *中医外科学(第3版) | 主编 何清湖 秦国政 |
| 15 | *中医妇科学(第3版) | 主编 罗颂平 刘雁峰 |
| 16 | *中医儿科学(第3版) | 主编 韩新民 熊 磊 |
| 17 | *中医眼科学(第2版) | 主编 段俊国 |
| 18 | 中医骨伤科学(第2版) | 主编 詹红生 何 伟 |
| 19 | 中医耳鼻咽喉科学(第2版) | 主编 阮 岩 |
| 20 | 中医养生康复学(第2版) | 主编 章文春 郭海英 |
| 21 | 中医英语 | 主编 吴 青 |
| 22 | 医学统计学(第2版) | 主编 史周华 |
| 23 | 医学生物学(第2版) | 主编 高碧珍 |
| 24 | 生物化学(第3版) | 主编 郑晓珂 |
| 25 | 正常人体解剖学(第2版) | 主编 申国明 |

| | | |
|---|---|---|
| 26 | 生理学(第3版) | 主编 郭 健 杜 联 |
| 27 | 病理学(第2版) | 主编 马跃荣 苏 宁 |
| 28 | 组织学与胚胎学(第3版) | 主编 刘黎青 |
| 29 | 免疫学基础与病原生物学(第2版) | 主编 罗 晶 郝 钰 |
| 30 | 药理学(第3版) | 主编 廖端芳 周玖瑶 |
| 31 | 医学伦理学(第2版) | 主编 刘东梅 |
| 32 | 医学心理学(第2版) | 主编 孔军辉 |
| 33 | 诊断学基础(第2版) | 主编 成战鹰 王肖龙 |
| 34 | 影像学(第2版) | 主编 王芳军 |
| 35 | 西医内科学(第2版) | 主编 钟 森 倪 伟 |
| 36 | 西医外科学(第2版) | 主编 王 广 |
| 37 | 医学文献检索(第2版) | 主编 高巧林 章新友 |
| 38 | 解剖生理学(第2版) | 主编 邵水金 朱大诚 |
| 39 | 中医学基础(第2版) | 主编 何建成 |
| 40 | 无机化学(第2版) | 主编 刘幸平 吴巧凤 |
| 41 | 分析化学(第2版) | 主编 张 梅 |
| 42 | 仪器分析(第2版) | 主编 尹 华 王新宏 |
| 43 | 有机化学(第2版) | 主编 赵 骏 康 威 |
| 44 | *药用植物学(第2版) | 主编 熊耀康 严铸云 |
| 45 | 中药药理学(第2版) | 主编 陆 茵 马越鸣 |
| 46 | 中药化学(第2版) | 主编 石任兵 邱 峰 |
| 47 | 中药药剂学(第2版) | 主编 李范珠 李永吉 |
| 48 | 中药炮制学(第2版) | 主编 吴 皓 李 飞 |
| 49 | 中药鉴定学(第2版) | 主编 王喜军 |
| 50 | 医药国际贸易实务 | 主编 徐爱军 |
| 51 | 药事管理与法规(第2版) | 主编 谢 明 田 侃 |
| 52 | 中成药学(第2版) | 主编 杜守颖 崔 瑛 |
| 53 | 中药商品学(第3版) | 主编 张贵君 |
| 54 | 临床中药学(第2版) | 主编 王 建 张 冰 |
| 55 | 中西药物配伍与合理应用 | 主编 王 伟 朱全刚 |
| 56 | 中药资源学 | 主编 裴 瑾 |
| 57 | 保健食品研发与应用 | 主编 张 艺 贡济宇 |
| 58 | *针灸医籍选读(第2版) | 主编 高希言 |
| 59 | 经络腧穴学(第2版) | 主编 许能贵 胡 玲 |
| 60 | 神经病学(第2版) | 主编 孙忠人 杨文明 |

| | | |
|---|---|---|
| 61 | 实验针灸学(第2版) | 主编　余曙光　徐　斌 |
| 62 | 推拿手法学(第3版) | 主编　王之虹 |
| 63 | *刺法灸法学(第2版) | 主编　方剑乔　吴焕淦 |
| 64 | 推拿功法学(第2版) | 主编　吕　明　顾一煌 |
| 65 | 针灸治疗学(第2版) | 主编　杜元灏　董　勤 |
| 66 | *推拿治疗学(第3版) | 主编　宋柏林　于天源 |
| 67 | 小儿推拿学(第2版) | 主编　廖品东 |
| 68 | 正常人体学(第2版) | 主编　孙红梅　包怡敏 |
| 69 | 医用化学与生物化学(第2版) | 主编　柯尊记 |
| 70 | 疾病学基础(第2版) | 主编　王　易 |
| 71 | 护理学导论(第2版) | 主编　杨巧菊 |
| 72 | 护理学基础(第2版) | 主编　马小琴 |
| 73 | 健康评估(第2版) | 主编　张雅丽 |
| 74 | 护理人文修养与沟通技术(第2版) | 主编　张翠娣 |
| 75 | 护理心理学(第2版) | 主编　李丽萍 |
| 76 | 中医护理学基础 | 主编　孙秋华　陈莉军 |
| 77 | 中医临床护理学 | 主编　胡　慧 |
| 78 | 内科护理学(第2版) | 主编　沈翠珍　高　静 |
| 79 | 外科护理学(第2版) | 主编　彭晓玲 |
| 80 | 妇产科护理学(第2版) | 主编　单伟颖 |
| 81 | 儿科护理学(第2版) | 主编　段红梅 |
| 82 | *急救护理学(第2版) | 主编　许　虹 |
| 83 | 传染病护理学(第2版) | 主编　陈　璇 |
| 84 | 精神科护理学(第2版) | 主编　余雨枫 |
| 85 | 护理管理学(第2版) | 主编　胡艳宁 |
| 86 | 社区护理学(第2版) | 主编　张先庚 |
| 87 | 康复护理学(第2版) | 主编　陈锦秀 |
| 88 | 老年护理学 | 主编　徐桂华 |
| 89 | 护理综合技能 | 主编　陈　燕 |

注:①本套教材均配网络增值服务;②教材名称左上角标有“*”者为“十二五”普通高等教育本科国家级规划教材。

# 第三届全国高等中医药教育教材建设指导委员会名单

# 全国高等中医药教育本科
# 中医学专业教材评审委员会名单

# 前言

为了更好地贯彻落实《国务院办公厅关于印发中医药健康服务发展规划(2015—2020年)》、《中医药发展战略规划纲要(2016—2030年)》及《教育部等六部门关于医教协同深化临床医学人才培养改革的意见》精神,适应新形势下全国高等院校中医药类专业教育教学改革和发展的需要,全国高等医药教材建设研究会和人民卫生出版社组织全国高等中医药院校及从事中医药专业药理学教学的教授、专家编写了《药理学》第3版教材。

与第2版相比,本版继承了内容经典、精简、适用和出新的的特色,突出重点,精简易懂,注重启发和举一反三;针对中医院校本科生教学,注重把握教材的深度和广度,教材强调基本知识、基本理论,强调科学性与系统性,在编写过程中主要做了以下修订:①原拟胆碱药分为胆碱受体激动药、抗胆碱酯酶药两章;结合临床用药的情况增加调节骨代谢与形成药一章。②在上一版全新绘制插图基础上,进一步进行了修改,更好保证全书图表的统一性。③在知识链接和知识拓展等模块,增加了药理学的一些重大事件、重要人物等背景知识以及药理学学科的新进展、新技术、新方法、新成果等。④同步配套网络增值服务,为广大师生带来更好的教学互动体验。

本教材主要供高等中医药院校的中医药类各专业如中医药、中药学、针灸推拿学、中西医临床医学、护理学、康复治疗学等专业本科生使用。内容涵盖执业医师和执业药师资格考试大纲的要求。

全书共46章,具体分工如下:廖端芳,一、二十二章,并负责把关图表的统一性;周玖瑶,二、三章,负责目录,并把关知识链接与知识拓展;龙子江,二十、三十三章;程嘉艺,三十二、三十五章;孟宪丽,十二、十九章;李海涛,十三、二十一章;马秉亮,十一、二十四章;王垣芳,三十八、三十九、四十三章;王斌,二十七、三十一章;刘文革,十四、四十一章;孙文燕,九、十章;杨德森,三十、四十章;李丽,十六、四十二章;何新,六、七、八章;宋小莉,二十三、二十六章;张晓君,四、四十六章;张跃文,二十九、三十四章;姚继红,二十八、三十六章;徐海波,四十四、四十五章;黄丽萍,十八、二十五章;龚勇珍,十七、三十七章;潘德顺,五、十五章。最后统稿工作由周玖瑶、廖端芳完成。

本教材在编写过程中得到了各参编单位和人民卫生出版社的大力支持,湖南中医药大学与广州中医药大学药理教研室的老师做了大量工作,在此一并致以真挚的谢意。限于我们的学识水平,加之时间仓促,不足之处在所难免,恳切希望读者给予批评指正。

编者

2016年3月

# 目　录

# 第一章
# 绪　言

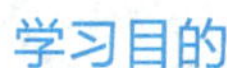

**学习目的**

通过学习药理学的性质、任务和发展史等，对药理学这门学科和课程形成总体印象，为后续各章的学习奠定基础。

**学习要点**

药理学的概念、研究内容和研究方法。

## 一、药理学的性质与任务

药物是能影响机体的生理、生化和病理过程，用于诊断、预防、治疗疾病的物质。古代药物来源于天然物质，多数是植物，也有动物和矿物，现代药物除中成药外多为从天然物质中提取的有效成分、人工合成的化学物质或生物技术药物。只有剂量适当，药物才能对机体产生有益的作用，任何药物用量过大都可能产生毒性作用。因此，药物与毒物之间并无绝对的界限，毒理学也属于药理学范畴。

药理学（pharmacology）是研究药物与机体（包括病原体）之间相互作用及作用机制的学科，一方面研究药物对机体的作用和作用机制，即药物效应动力学（pharmacodynamics），另一方面研究机体对药物的作用，包括药物在机体内的吸收、分布、代谢和排泄过程及动态变化规律，即药物代谢动力学（pharmacokinetics）。药物效应动力学和药物代谢动力学是药理学的两个基本研究内容。

药理学是研究药物的学科之一，与其他以药物为研究对象的药学学科不同，是一门以基础医学中的生理学、生物化学、病理学、微生物学等为基础，为临床合理用药、防治疾病提供基本理论，联系基础医学与临床医学、医学与药学的桥梁学科。学习药理学这门课程，应掌握药理学的基本理论、基本知识，形成药理学的基本思维方法。通过掌握药物的分类和每类药物中代表药物的药理作用、临床应用、主要不良反应及其防治，把握药物的共性，做到举一反三，融会贯通，才能适应将来临床用药的不断变化。

药理学的学科任务是：①阐明药物的效应动力学和代谢动力学，为临床合理使用药物提供理论依据。只有充分认识了药物的作用机制，才能提高临床疗效、降低不良反应，达到合理用药的目的。②开发新药：为寻找和发现新药提供线索，也为新药的安全性和有效性提供药理学证据。③为其他生命科学的研究提供重要的科学依据和研究方法：药理学在研究药物和机体的相互作用的过程中，对阐明机体的生理、生化和病

笔记

理过程等也做出了重要贡献，如受体的发现及其结构和功能的阐明。此外，中医药的现代化研究也需要药理学的研究方法。

## 二、药物与药理学的发展史

人类使用药物至少有五千年的历史。古人在生产、生活以及和疾病作斗争的过程中发现了某些天然物质可以治疗疾病与伤痛，并积累了大量经验，用文字记载下来便形成了文明古国最早的医药著作。如古埃及公元前 1500 年出现的《埃伯斯医药籍》，中国约公元 1 世纪问世的《神农本草经》。《神农本草经》是我国第一部本草学专著，记载药物 365 种，其中不少药物沿用至今，如人参、当归和麻黄等。唐代的《新修本草》是我国第一部政府颁发的药典，记载药物 844 种。明代李时珍所著的《本草纲目》是我国传统医学的经典巨作，记载药物 1892 种，在国际上有英、德、法、俄、日、朝、拉丁语 7 种译本流传，至今对医药研究仍有重要参考价值。

现代药理学起源于欧洲，是在解剖、生理学和化学的基础上发展起来的。瑞士医生 Johann J. Wepfer（1620—1695）首次用动物实验研究药物的作用和毒性。意大利生理学家 Fontana（1720—1805）通过动物实验对千余种药物进行了研究，得出了天然药物都有其活性成分，选择作用于机体某个部位而引起效应的客观结论。化学技术的应用，使得能从药用植物中分离提取有效成分甚至单体，19 世纪初期，德国化学家 Serturner（1783—1841）从罂粟中分离出吗啡。此后从植物药中不断得到纯度较高的药物如奎宁、士的宁、咖啡因和阿托品等，为药理学研究提供了物质基础。1856 年，法国生理学家 Bernard（1813—1878）通过一系列实验确定箭毒的作用部位在神经-肌肉接头，为药物作用机制的最早研究。但是，药理学作为一门独立的学科应从德国的 Buchheim（1820—1879）算起，他建立了第一个药理学实验室，写出第一本药理学教科书，也是世界上第一位药理学教授。他的学生 Schmiedeberg 继续发展了药理学理论和实验，开始研究药物的作用部位，开创了器官药理学。1878 年 Langley（1852—1925）从阿托品与毛果芸香碱对猫唾液分泌的拮抗作用的结果，提出受体的概念，为药物作用的受体学说奠定了基础。

20 世纪开始，药学工作者通过人工合成化合物进行化学治疗研究。1909 年德国 Ehrlich 发现胂凡纳明（606）能治疗梅毒；1928 年英国 Fleming 发现青霉素，随后报道其有很强的药理作用；1932 年德国 Domagk 发现百浪多息（磺胺类）能治疗链球菌感染；1940 年 Florey 和 Chain 深入研究青霉素，并应用于临床，从此化学治疗进入了抗生素时代。20 世纪 40～60 年代是新药发现的鼎盛时期，涌现出大量抗生素、抗肿瘤药、抗精神失常药、抗高血压药、抗组胺药、抗肾上腺素药、激素类药等涉及临床各科疾病的治疗用药。这些新药的发现推进了药理学理论的研究。

近年来，由于分子生物学、生物化学、免疫学、生物信息学等学科的发展，以及组织和细胞培养、微电极测量、高通量筛选技术、基因重组技术、基因敲除技术和纳米技术等技术手段的应用，药理学有了重大的发展。现代药理学的发展具备两方面的特点：一是药代动力学的发展使临床用药从单凭经验发展为科学计算，并促进了生物药学的发展；药效学方面从宏观逐步向微观世界深入，再综合到宏观层面：由原来的系统、器官水平，进入到分子水平，越来越多的研究利用功能基因组学、转录组学和蛋白组学寻求药物作用的新靶点。二是分化形成了许多分支学科，并与其他学科相互渗透形成交

笔记

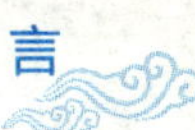

叉学科。从机体系统分,有神经精神药理学、心血管药理学、内分泌药理学、抗炎免疫药理学、化疗药理学等;从交叉学科分,有中药药理学、临床药理学、遗传药理学和数学药理学等;从临床应用分,有护理药理学、眼科药理学、围产期药理学和老年药理学等。此外还有一些边缘交叉学科如药物经济学、药物流行病学等。

中医药源远流长,是我国优秀的民族文化遗产,中药是中医防病治病的主要手段。中药药理学在中医药理论的指导下,运用现代科学方法,研究中药和机体相互作用及作用规律,开始于20世纪20年代对麻黄、当归的研究。60~70年代开始注意中医药理论指导,运用现代药理研究手段揭示传统中医药理论的科学内涵。1972年从中药黄花蒿中分离得到抗疟有效单体,命名为青蒿素,挽救了全球特别是发展中国家数百万疟疾患者的生命,中国女药学家屠呦呦因此获得2015年度诺贝尔生理学或医学奖。90年代以后复方的研究逐渐发展成为中药药理研究的主要内容。

## 三、药理学的研究方法与新药开发

新药是指未曾在中国境内上市销售的药品。已上市药品改变剂型、改变给药途径、增加新适应证亦属新药范围。新药开发是一个长期的、严格的多学科参与的过程,一般可分为新活性成分的发现与筛选、临床前研究和临床研究3个阶段。药理学为寻找和发现新药提供线索,也通过临床前和临床研究为新药的安全性和有效性提供证据。

纵观药物发展的历史,人类告别“神农尝百草”式的偶然发现,到如今通过药理模型筛选天然有效成分和合成药以及通过生物技术手段研制药物,离不开对药物作用和机制的深入研究。不了解药物作用、药物分子与生物大分子相互作用规律,难以设计新药、发现新药。

药理学以科学实验为手段,在整体和离体水平观察药物和机体的相互作用和作用机制。根据研究对象不同,药理学的研究方法可分为基础药理学方法和临床药理学方法。基础药理学方法以动物、微生物等为研究对象,包括:①实验药理学方法:以健康动物(包括清醒动物和麻醉动物)、正常器官、组织、细胞、亚细胞和分子为对象,研究药物效应动力学和药物代谢动力学;②实验治疗学方法:以病理模型动物或组织器官等为对象,观察药物的治疗作用。临床药理学方法以健康志愿者或患者为研究对象,对药物的安全性和有效性进行评价。

药理学研究是新药研究的主要内容。新药的临床前研究主要由药学和药理学两部分组成。前者包括药物制备工艺、理化性质及质量控制标准等,后者包括以实验动物为对象的药物效应动力学、药物代谢动力学及毒理学(急性、亚急性、慢性和特殊毒性实验等)研究。临床前研究对新药的安全性和有效性提供了初步评价依据,但对药物的最终评价需要依靠以人为对象的临床研究。新药的临床研究依次分为四期。Ⅰ期临床试验是在正常成年志愿者身上进行初步的药理学及人体安全性试验,为制定给药方案提供依据;Ⅱ期临床试验为随机双盲对照临床试验,对受试药的有效性及安全性作出初步评价,并推荐临床给药剂量;Ⅲ期临床试验为扩大的多中心临床试验,进一步评价受试药的有效性、安全性,为受试药的新药注册申请提供充分依据;Ⅳ期临床试验也称为新药上市后监测,是上市后在社会人群大范围内继续进行的疗效和不良反应的考察。可见药理学在新药开发和研究过程中占有重要的地位。

笔记

## 学习小结

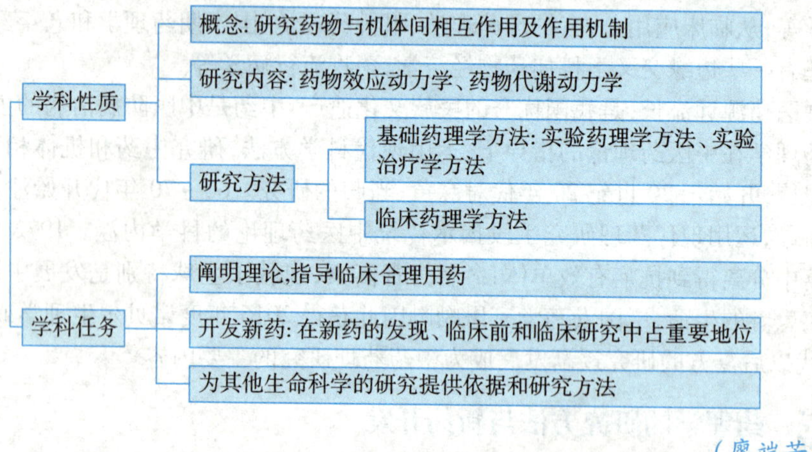


（廖端芳）

## 复习思考题

如何理解药物效应动力学和药物代谢动力学为临床合理用药提供了理论依据?

# 第二章

# 药物效应动力学

**学习目的**

通过学习药物效应动力学，为学习各章药物作用规律提供基础知识，为指导临床合理用药提供理论依据。

**学习要点**

药物基本作用；药物量效关系与构效关系；药物作用机制与受体理论。

药物效应动力学(pharmacodynamics，简称药效学)是研究药物对机体的作用及其作用机制的科学，是药理学的理论基础，为合理的药物治疗与新药设计提供依据。

## 第一节 药物基本作用

### 一、药物作用与药理效应

药物作用(drug action)是指药物对机体细胞的初始作用，是动因，是分子水平的反应机制。药理效应(pharmacological effect)是指药物引起机体生理、生化功能或形态的变化，是药物作用的结果。例如，去甲肾上腺素对心血管的影响，其引起的血管收缩、血压上升为药理效应，而导致该药理效应的初始反应是去甲肾上腺素与肾上腺素受体的结合并激动，为药物作用。

#### (一)兴奋作用与抑制作用

疾病状态常因机体的生理、生化功能失调引起，表现为功能状态的降低或者增强，药理效应是通过对机体固有的生化、生理功能的影响而产生。药物使机体原有功能增强的作用称为兴奋作用(excitation)；使机体原有功能减弱的作用称为抑制作用(inhibition)。如去甲肾上腺素可使血压升高、阿托品可使心率加快属兴奋作用，阿司匹林可降低体温、苯巴比妥可催眠均属抑制作用。注意，少数药物在使机体极度兴奋之后，可出现功能衰竭而转为抑制。

有些药物的作用不是针对机体，如抗生素、人工合成抗菌药，主要表现为抑制或杀灭病原体(细菌、病毒或寄生虫)，而一些化学治疗药物主要通过抑制或杀灭恶性肿瘤细胞而用于治疗肿瘤。还有因体内重要物质(如维生素、微量元素或激素)不足引起的疾病，治疗则应补充相应物质。

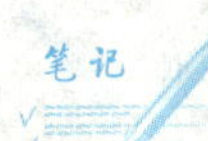

### （二）局部作用和吸收作用

在用药部位发挥药物作用时称为局部作用，如普鲁卡因的局部麻醉作用。药物经不同途径吸收，进入血液循环到达组织器官所表现的作用称为吸收作用，如普萘洛尔口服吸收后作用于心脏而用于治疗心脏疾病。

### （三）直接作用和间接作用

药物在直接接触的组织器官上所表现的作用为直接作用；由于药物的直接作用所导致的继发效果称为间接作用，也称继发作用。如强心苷对心脏的强心作用是一种直接作用，通过强心作用可使心衰患者尿量增加则为间接作用。

## 二、药物作用的选择性与特异性

### （一）药物作用的选择性

药物作用的选择性（selectivity）是指药物引起机体产生效应的范围的专一或广泛程度。选择性高的药物，其作用靶点专一，效应范围窄，能特异性地影响机体的局部或少数器官组织的功能，如强心苷主要兴奋心肌、苯巴比妥抑制中枢神经系统。选择性低的药物作用位点多，效应范围广，可影响机体全身或多种器官组织的功能。如阿托品虽较特异地阻断 M 胆碱受体，但其药理效应选择性并不高，对心脏、血管、平滑肌、腺体及中枢神经系统均有影响。通常情况下，药物选择性低是产生药物副作用的基础，临床用药应尽可能用选择性高的药物。

### （二）药物作用的特异性

多数药物通过化学反应而产生药理效应，这种化学反应所具有的专一性，使药物的作用具有特异性（specificity），如去甲肾上腺素特异地与 α 受体结合，而对其他受体影响不大。药物作用的特异性主要取决于药物的化学结构。

## 三、药物作用的两重性

药物对机体产生的作用具有两重性：一方面符合用药目的、有利于改善患者的生理、生化功能或病理过程，达到治疗或预防疾病的药物作用，称为治疗作用（therapeutical effect）；另一方面亦可产生对机体不利、不符合用药目的的作用，称为不良反应（adverse reaction）。临床用药要充分发挥药物的治疗作用，尽量避免或减少药物的不良反应；在某些特殊情况下，还要考虑是否停药或采用相应的治疗措施。

### （一）治疗作用

根据药物的治疗作用的效果，治疗作用分为对因治疗（etiological treatment）和对症治疗（symptomatic treatment）。

对因治疗是指消除原发致病因子的治疗，如应用抗病毒药杀灭体内致病的病原体，特异性解救药碘解磷定治疗有机磷酸酯类的急、慢性中毒等。

对症治疗是指改善疾病症状的治疗。对症治疗不能根除病因，但对病因未明，暂时无法根治的疾病是非常必要的。对某些急危重症，如休克、惊厥、心力衰竭、心跳或呼吸骤停等，对症治疗可能比对因治疗更为迫切。

在临床用药时应遵循“急则治其标，缓则治其本，标本兼治”的原则，根据患者病情及时选用对症治疗和对因治疗或“标本兼治”方案治病救人。

另外，临床使用药物补充体内营养或代谢物的缺乏，称为替代疗法（substitution

笔记

therapy)或补充疗法(supplement therapy),如对激素分泌低下的患者应用相应的激素替代治疗、对物质缺乏如缺铁性贫血患者补充铁剂。

### (二)不良反应

多数不良反应是药物固有的效应,在一般情况下可以预知,但不一定能够避免。少数较严重的不良反应引起人体器官、组织功能或结构损害而较难恢复,称为药源性疾病(drug-induced disease),如庆大霉素引起的神经性耳聋、肼屈嗪引起的红斑狼疮样综合征等。

根据药物不良反应的性质,可将各种不良反应分为以下8类:

1. 副作用(side effect)　亦称副反应(side reaction),指在常用剂量下发生的不符合用药目的的反应,是药物本身固有的作用。副作用难以避免但可预料,产生的原因是药物作用的选择性差,药理效应范围广。副作用通常给患者带来痛苦或可逆性的功能变化。例如,阿托品用于解除胃肠痉挛时,可引起口干、心悸、便秘等副作用;麻黄碱在解除支气管哮喘时,也兴奋中枢神经系统,引起失眠。

2. 毒性反应(toxic reaction)　毒性反应是指因剂量过大或用药时间过长导致药物体内蓄积过多时发生的危害性反应。毒性反应可以是药理学毒性、病理性毒性和基因毒性(基因损伤),一般是可预知的,通常与药物的剂量和用药时间有关,因此减少剂量或缩短用药时间可以避免发生。

短期内用药剂量过大引起的毒性反应称为急性毒性(acute toxicity),以损害循环、呼吸及神经系统功能为主,可危及生命。长期用药导致药物在体内过量蓄积而逐渐发生的毒性反应称为慢性毒性(chronic toxicity),多损害肝脏、肾脏、骨髓、血液及内分泌器官等的功能。

慢性毒性还可以表现为致癌(carcinogenesis)、致畸胎(teratogenesis)和致突变(mutagenesis)作用,是由于药物影响细胞的DNA,从而在分裂过程中发生遗传异常,诱发畸胎和癌变,为药物的特殊毒性。

3. 后遗效应(residual effect)　是指停药后,血浆中药物浓度虽已降至阈浓度以下,但仍残存的药理效应。后遗效应可能非常短暂,也可能比较持久。例如服用巴比妥类催眠药后,次晨仍有困倦、乏力、头晕等宿醉现象。

4. 继发效应(secondary effect)　亦称治疗矛盾,指由于治疗效应所带来的不良后果,如长期应用四环素类广谱抗生素引起的二重感染。

5. 停药反应(withdrawal reaction)　长期用药后突然停药而出现的原有疾病加剧的现象,又称反跳现象(rebound action)。如长期应用β受体阻断药突然停药,使原来的病情加重,出现血压上升、严重的心律失常、心绞痛发作,甚至产生急性心肌梗死。因此,有些药物停药时应该遵循在病情控制后,逐渐减量缓慢停药的用药规则。

6. 变态反应(allergic rection)　亦称过敏反应(hypersensitive reaction),是机体因早期致敏而对某药或结构相似药物发生的一种不良反应,是一类免疫反应,反应性质与药物原有效应无关,且不易预知,常见于过敏体质患者。变态反应严重程度差异很大,与剂量无关,可能只有一种症状,也可能多种症状同时出现。停药后反应逐渐消失,再用时可能再发生。例如青霉素引起过敏性休克,反复应用氯霉素引起再生障碍性贫血等。对于易引起过敏的药物或过敏体质者,在用药前应进行皮肤过敏试验,阳性者禁用,但也有少数假阳性反应或假阴性。

笔记

7. 特异质反应(idiosyncratic reaction)　是因遗传学异常对药物出现的特殊反应,发生在有遗传性药物代谢或反应变异的个体,其性质上和药物在正常个体中引起反应可能一致,但少数特异质患者可表现为对小剂量药物特别敏感或者对大剂量药物极不敏感。例如,有些病人对骨骼肌松弛药琥珀胆碱小剂量特别敏感的特异质反应是由于先天性血浆胆碱酯酶缺乏所致。

8. 药物依赖性(drug dependence)　又称成瘾性,是指药物长期与机体相互作用,使机体在生理功能、生化过程和(或)形态学发生特异性、代偿性和适应性改变的特性,停止用药可导致机体的不适和(或)心理上的渴求。最常见的容易成瘾的药物是两类:一类是麻醉性镇痛药,如吗啡、哌替啶等,常用剂量连续使用1~2周后即可成瘾;另一类是镇静催眠药,如苯巴比妥、异戊巴比妥。

## 第二节　量效关系与构效关系

### 一、量效关系

量效关系(dose-response relationship),在一定的范围内,药物的效应与靶部位的浓度成正相关,而后者决定于用药剂量或血中药物浓度。定量地分析与阐明两者间的变化规律称为量效关系。它有助于了解药物作用的性质,也可为临床用药提供参考资料。

#### (一)剂量

剂量指一般成人应用药物能产生治疗作用的一次平均用量。

最小有效量指给药后出现药理效应的最小剂量(图2-1)。

极量指引起最大效应而不发生中毒的剂量(即安全用药的极限)。

治疗量指药物的临床常用剂量,是临床常用的有效剂量范围,一般为介于最小有效量和极量之间的量。一般情况下治疗量不应超过极量。

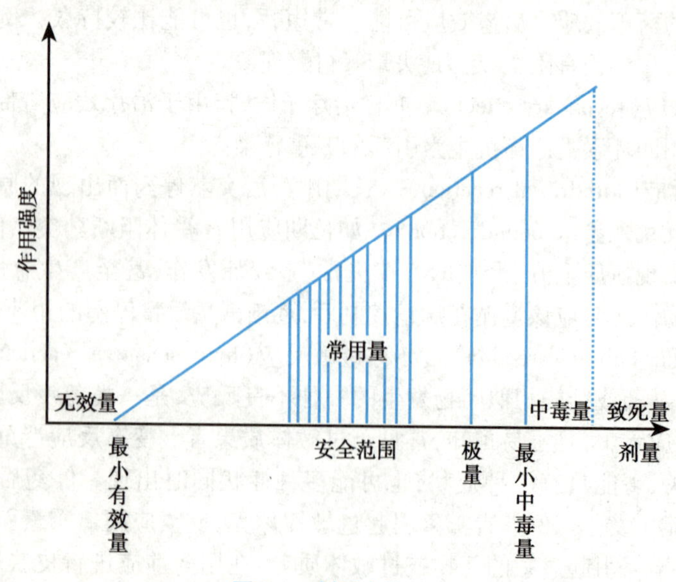


图2-1　剂量变化关系

最小中毒量指超过极量,开始引起机体轻度中毒的量。

致死量指能使机体中毒死亡的药物最小剂量,一般超过中毒量。

### (二)量效曲线

以药理效应为纵坐标、药物剂量(浓度)为横坐标绘图,所得的曲线即为表示量效关系的量效曲线(dose-effect curve)。在量效关系中表达的效应有2类:一类是"量反应(graded response)",即在个体上反映的效应强度,并以效量的分级来表示,如血压升降的kPa(mmHg)数、尿量增减的容积量、心率的增减次数等,其量效曲线称量反应的量效曲线。另一类是"质反应(quantal response)",即药理效应不是随着药物剂量或浓度的增减呈连续性量的变化,而表现为反应性质的变化。在一群体中,某一效应(如死亡、生存、惊厥、睡眠、治愈等)的出现,以阳性反应的出现频率或百分率(%)表示,其量效曲线称为质反应的量效曲线。

1. 量反应的量效曲线　以剂量或浓度为横坐标,以效应强度为纵坐标作图可获得直方双曲线;以对数剂量或浓度为横坐标,以效应强度为纵坐标绘制得到呈典型的对称S型曲线,这就是通常所称量反应的量效曲线(图2-2)。

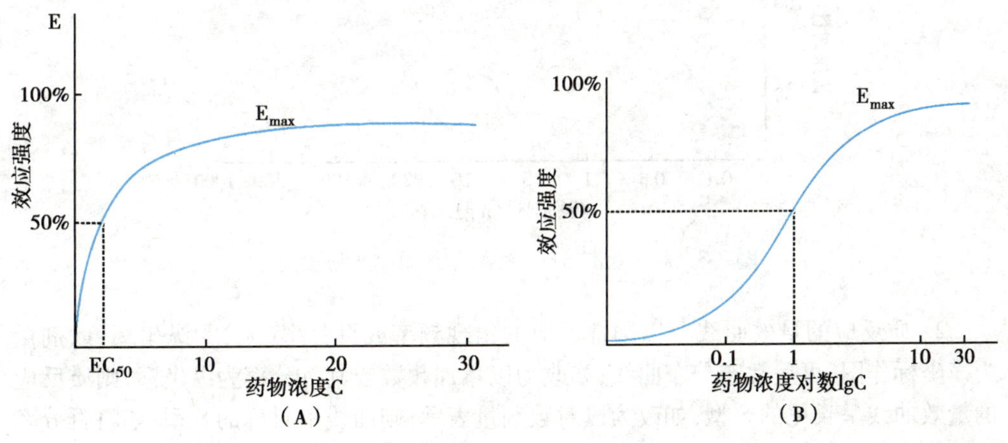


图2-2　量反应的量-效关系曲线

量反应的量效曲线的主要特征性位点:

斜率(slope):S型量效曲线图在大约20%~80%的最大效应部分呈直线状,此部分与横坐标夹角的正切值称量效曲线的斜率。斜率大的药物S型量效曲线陡峭,表明药物剂量的微小变化即可引起效应的明显改变。临床治疗用剂量及重点观察效应也常在此呈直线状的量效范围内。

最小有效量(minimal effective dose)或最低有效浓度(minimal effective concentration)即刚能引起效应的最小药量或最小药物浓度,亦称阈剂量或阈浓度(threshold-dose or concentration)。

效能(efficacy)或称最大效应(maximum efficacy, $E_{max}$)为药物的药理效应的最大值。随着剂量或浓度的增加,效应也增加,当效应增加到一定程度后,若继续增加药物浓度或剂量而其效应不再继续增强,这一药理效应的极限称为最大效应,也称效能。

半数最大效应浓度(concentration for 50% of maximal effect, $EC_{50}$)是指能引起50%最大效应的药物浓度。

效价强度(potency)反映药物效应与药物剂量的关系,为药理效应性质相同的药物之间等效剂量的比较。达到相同效应时所用药物剂量与效价强度成反比,所用药物剂量越小其效价强度越大。

效能和效价强度分别反映药物的不同性质,均用于评价药物作用的强弱。但是,效能高比效价强度高的药物更具临床意义,因为效价强度高仅是用药量多少的差异,而效能高则可以获得更高的效应。例如中效能利尿药物环戊噻嗪和氢氯噻嗪的排钠效价强度大于高效能利尿药呋塞米,这意味着用药量较少即可取得相当效应;但由于氢氯噻嗪的效能低,最大排钠有限,故多用于轻、中度水肿患者;而呋塞米效能高,重症水肿患者选用亦可获得较强的利尿效应(图 2-3)。

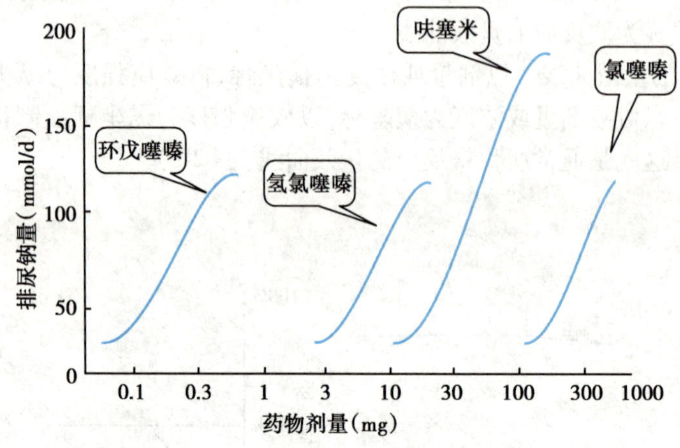


图 2-3　利尿药的效能(最大效应)和效价强度比较

2. 质反应的量效曲线　以阳性反应的出现频率或百分率(%)为纵坐标,以剂量为横坐标作图,可呈常态分布曲线;如改为以累加频数或其百分率为纵坐标,则质反应的量效曲线呈长尾的 S 型;如改为以对数剂量表示,则曲线呈对称的 S 型;如将百分率进行某种转换(如概率单位),则可呈直线(图 2-4A)。量反应实验数据,如规定某反应强度为分界点,等于或超过者为阳性,小于者为阴性,即可将量反应数据转换为质反应数据,但这种转换将降低数据统计学处理的效率。

质反应量效曲线的分析如下:

在群体中不同药物剂量或药理现象的差异也接近常态分布;在 S 型的曲线中央部(50% 反应处)接近一直线,斜率最大,其相应的剂量也就是能使群体中有半数个体可以出现某一效应的剂量,通常称为半数效应量,如效应为疗效(治愈),则称为半数有效量(50% effective dose, $ED_{50}$)。

实际上半数有效量常以效应指标命名,如效应以死亡为指标称为半数致死量(50% lethal dose, $LD_{50}$),以惊厥为指标称为半数致惊厥量(50% convulsion),为表达药物作用特性的参数,且常用以表示药物的安全性。

$LD_{50}$反映药物的急性毒性大小,通常结合 $ED_{50}$综合考虑,以 $LD_{50}/ED_{50}$为治疗指数(therapeutic index, TI),用以表示药物的安全性。但如药物的量效曲线与其剂量毒性曲线不平行,则 TI 值不能完全表示药物安全性的差异。也可用$LD_5$ ~ $ED_{95}$之间的距离表示药物的安全性,称为安全范围(margin of safety),但安全范围指标不易准确测定。

需要指出的是，此类指标仅反映与剂量有关的急性毒性，无论此类指标提示安全性多大，与剂量无关的过敏性休克或特殊类型的慢性毒性仍可发生。如对妊娠呕吐有良好疗效的药物沙利度胺（反应停，thalidomide）大剂量也测不出 $LD_{50}$，但临床使用的结果曾产生严重的药物致畸胎事件。绝大多数药物的安全性与药物剂量（或浓度）相关，因此将药物的 $ED_{50}$ 与 $LD_{50}$ 这两组实验的数据同时分析并加以比较，则容易理解治疗指数和安全范围的关系及其意义（图 2-4B）。

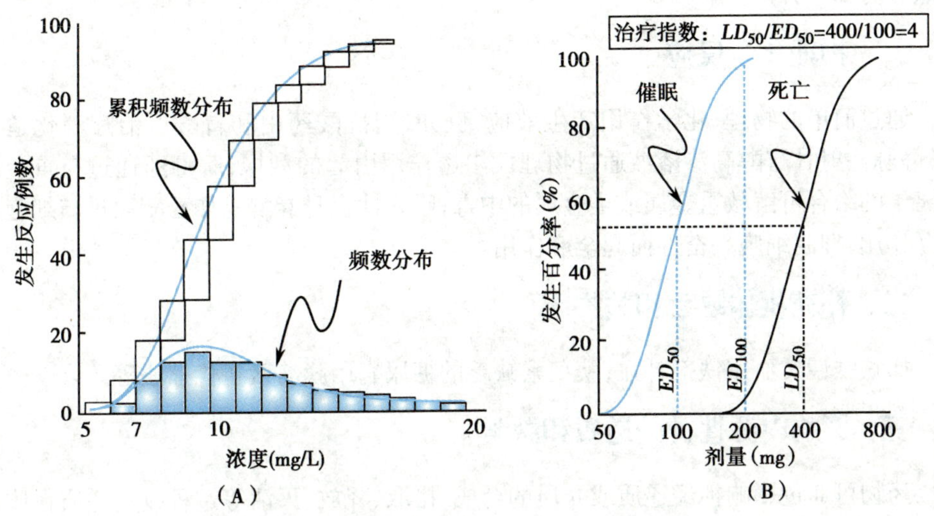


图 2-4　频数分布曲线和质反应的量效曲线

## 二、药物构效关系

现代医学中多数药物是通过化学反应而引起药理效应的。早期的构效关系研究以直观的方式定性推测活性物质结构与生理活性的关系，进而推测靶酶活性位点的结构和设计新的活性物质结构。随着信息技术的发展，以计算机辅助工具的定量构效关系成为构效关系研究的主要方向，定量构效关系也成为合理药物设计的重要方法之一。

构效关系（structure activity relationship，SAR）是指药物的结构与药理活性或毒性之间的关系。化学结构相似的药物常通过同一机制发挥作用，引起相似或相反的效应。药物结构的改变，包括其基本骨架、侧链长短、立体异构（手性药物）、几何异构（顺式或反式）的改变可影响药物的理化性质，进而影响药物的体内过程、药效乃至毒性。如异丙肾上腺素和普萘洛尔均具有 β-苯乙胺结构，都能够特异性地与 β 受体结合，但因侧链不同导致活性不同——前者为 β 受体激动药，后者为 β 受体阻断药。化学结构完全相同的光学异构体，其作用不一定相同。多数药物的左旋体具有药理作用，而右旋体则无作用（也有少数右旋药物具有较高的药理活性）。例如，东莨菪碱左旋体作用较右旋体强许多倍；奎宁为左旋体，具有抗疟疾作用，而右旋体奎尼丁具有抗心律失常作用。构效关系是药理学的重要概念，对于深入认识药物的作用机制，比较同类新药物与老药物的结构、效应的发展趋势，及新药研制、定向设计药物结构都有重要意义。

笔记

## 第三节　药物作用机制

药物的作用机制(mechanism of action)是研究药物如何与机体细胞结合而发挥作用的。药物可作用在器官、组织、细胞和分子水平，几乎涉及与生命活动过程有关的所有环节，包括受体、酶、离子通道、核酸、载体及基因等。药物的作用机制按作用性质和特点分为如下方面。

### 一、物理化学反应

通过简单的物理、化学作用产生效应，例如，用抗酸药中和胃酸可治疗消化道溃疡；静脉注射甘露醇高渗溶液通过物理性渗透作用引起的利尿；解毒药通过与重金属阳离子的络合可解救重金属或类金属的中毒；吸入性全身麻醉药如乙醚通过与细胞膜相互作用，抑制细胞兴奋性而起全麻作用。

### 二、补充机体缺乏相关物质

如缺铁性贫血用铁剂补血；胰岛素缺乏的糖尿病用胰岛素替代疗法等。

### 三、影响内源性神经递质和激素

药物可通过影响神经递质或介质的合成、摄取、释放、灭活等过程改变递质在体内或作用部位的量而引起机体的功能改变，如马普替林(maprotiline)能选择性抑制中枢去甲肾上腺素(norepinephrine，或 noradrenaline，缩写 NE 或 NA)的再摄取而有广谱的抗抑郁症作用。药物也可以通过增减激素分泌的量而发挥作用，如甲苯磺丁脲可促进胰岛素的分泌而使血糖降低。

### 四、作用于特定的靶位

药物作用靶位大致有 4 类：酶、离子通道、载体蛋白(转运体)和受体。

#### (一)影响酶的作用

机体的许多功能和代谢过程在酶的催化下发生，药物对酶的影响可干扰或阻断正常代谢过程发挥其作用。如血管紧张素Ⅰ转化酶抑制药卡托普利，可治疗高血压和心力衰竭；胆碱酯酶抑制药，能增强和延长乙酰胆碱的作用。

#### (二)干预细胞膜的离子通道

$Na^+$、$K^+$、$Cl^-$和 $Ca^{2+}$等通过特异性离子通道的跨膜转运对维持细胞的兴奋性和功能起关键作用，干扰某种离子通道功能可产生特定药理效应。药物与受体结合而活化受体，影响细胞膜的离子通道，改变离子转运产生膜电位或改变细胞内离子浓度，如肌肉神经接头的 $N_m$胆碱受体激活时 $Na^+$内流增加。有些离子通道是药物直接作用的部位，药物改变离子通道的构象使通道开放或关闭，例如 $Ca^{2+}$或 $Na^+$等离子通道阻滞药的抗心律失常作用。

#### (三)影响载体蛋白

通常离子和小分子有机物分子常常极性大而很难通透细胞膜脂质，而需要载体蛋白(又称转运体)参与，有些药物通过影响载体蛋白发挥药理作用。例如：丙磺舒是肾

笔记

小管弱酸载体的抑制药，抑制原尿中尿酸的吸收，用于防治痛风；髓袢利尿药呋塞米抑制 $Na^+$-$K^+$-$2Cl^-$ 共同转运载体蛋白而发挥其利尿作用。

### （四）通过受体作用

详见本章第四节药物与受体作用。

## 第四节　药物与受体作用

### 一、受体的概念和特性

#### （一）受体的概念

受体（receptor）是一类存在于细胞膜、胞浆或细胞核内介导细胞信号转导的功能蛋白质，能识别生物活性分子并与之结合，将识别和接受的信号正确无误地放大并传递到细胞内部，进而引起生物学效应。被受体识别的生物活性分子为配体（ligand），如神经递质、激素、自体活性物质等。配体与受体大分子中的一小部分结合，该部位为结合位点或受点（图 2-5）。

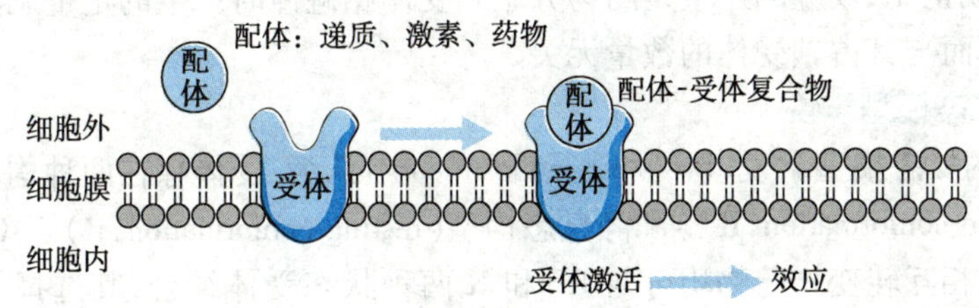


图 2-5　受体模型

#### （二）受体的功能

1. 识别配体　配体与受体的结合是一种分子识别过程。其表现于两者结合，靠氢键、离子键、范德华力或共价键作用。随着 2 种分子空间结构互补程度增加，相互作用基团间距离缩短，作用力增加。同一配体可能有 2 种或 2 种以上的不同受体。

2. 转导信号　受体到把识别和接受的信号准确无误地放大并传递到细胞内部，启动一系列胞内生化反应，最后导致特定的细胞反应，使得细胞间信号转换为细胞内信号。

#### （三）受体的特性

1. 特异性　指受体对配体具有高度的识别能力，只可与特定分子大小、形状、电荷的药物分子结合，不同空间构形、光学异构体的反应可以完全不同。受体对配体的高度选择，体现药物的特异性。

2. 多样性　指同一受体可分布到范围广泛的不同细胞而产生不同的效应，为受体亚型分类的基础。

3. 高敏性　指受体只需与很低浓度的配体结合就能产生显著的生理或生化效应。

4. 饱和性　受体数目是一定的，因此配体与受体结合的剂量反应曲线具有饱和

笔记

性,作用于同一受体的配体存在互相竞争。

5. 可逆性 配体与受体的结合是可逆的,配体与受体复合物可以解离,解离后可得到原型配体而非代谢物。

## 二、药物与受体作用模型

### (一)受体占领学说

Hill(1909)、Clark(1926)和 Gaddum(1937)等提出的占领学说(occupation theory):受体只有与配体结合才能被激活并产生效应,而效应的强度与被占领的受体数量成正比,全部受体被占领时出现最大效应(即效能)。Ariens(1954)在占领学说中引入"内在活性(intrinsic activity)"的概念,即药物与受体结合时产生效应的能力称为内在活性。Stephenson(1956)进一步提出"储备受体(spare receptor)"与"沉默受体(silent receptor)"理论。

### (二)速率学说

Paton(1961)提出速率学说(rate theory):药物作用最重要的因素是药物分子与受体结合与分离的速率,即药物分子与受体碰撞的发生频率。药物效应的强弱与其占有受体的速率成正比,效应的产生是药物分子和受体相碰撞时产生的定量刺激传递到效应器的结果,而与其占领受体的数量无关。

### (三)二态模型学说

Monod 的二态模型学说(two-state model theory)认为,受体存在两种构型——激活态构型(active conformation, $R^*$)和静息态构型(resting conformation, R)。$R^*$ 与 R 处于动态平衡,可相互转变。药物均可与 $R^*$ 和 R 两种状态受体结合,其选择性取决于对激活态或静息态的亲和力:激动药(agonist)与激活态结合产生效应,并促进静息态转变为激活态;阻断药(antagonist)与静息态结合,还能促进激活态转变为静息态。当激动药与阻断药同时存在时,两者竞争受体,其效应取决于 $R^*$-激动药复合物与 R-阻断药复合物的比例。

### (四)G 蛋白耦联受体复合模型

Kenakin(1996)提出并归纳出的较实用的 G 蛋白耦联受体复合动力学模型:G 蛋白耦联受体动力学存在激动药与受体、受体与 G 蛋白、配体对受体 G 蛋白复合体的相互间作用,并归纳出一个立体三元复合模型。利用本模型计算参数可解释一些涉及信号转导的科学问题。

以上理论可见,受体学说是以实验研究为基础提出并逐步完善的;各种学说从不同角度阐明药物与受体之间相互作用的规律,分别适用于某种相互作用形式。因此,在理解药物作用机制时应尊重客观的实验依据以及充分考虑各种假说存在的可能性。

## 三、受体与药物相互作用

药物为受体的外源性配体,药物与受体的相互作用表现为药物与受体结合产生复合物和其解离之间的可逆性平衡。配体(包括药物)与受体结合的力主要有离子键、氢键、范德华引力和共价键等,以离子键较常见,共价键极少。药物与受体之间可有多个结合部位,各结合部位可能存在不同的化学键结合方式。

按质量作用定律,药物作用的第一步是与受体结合:

笔记

$$D+R \underset{K_2}{\overset{K_1}{\rightleftharpoons}} DR \Rightarrow \cdots\cdots \Rightarrow E$$

($D$:药物,$R$:受体,$DR$:药物-受体复合物,$E$:药理效应)

当反应达到平衡时:

$$K_D=\frac{K_2}{K_1}=\frac{[D][R]}{[DR]} \tag{式 2-1}$$

($K_D$是解离常数)

设受体总数为 $R_\tau$,$R_\tau$ 应为游离型受体($R$)与结合型受体($DR$)之和,即 $R_\tau=[R]+[DR]$,代入式 2-1:

$$K_D=\frac{[D]([R_\tau]-[DR])}{[DR]} \tag{式 2-2}$$

上式可推导:

$$\frac{[DR]}{[R_\tau]}=\frac{[D]}{K_D+[D]} \tag{式 2-3}$$

根据占领学说的观点,受体与药物结合后被激活并产生效应,其效应强度与被占领的受体数目成正比,全部受体被占领时出现最大效应。由式 2-3 可得:

$$\frac{E}{E_{max}}=\frac{[DR]}{[R_\tau]}=\frac{[D]}{K_D+[D]} \tag{式 2-4}$$

当$[D]\gg K_D$时,$\frac{[DR]}{[R_\tau]}=100\%$,达到最大效能,即$[DR]_{max}=[R_\tau]$。

当$\frac{[DR]}{[R_\tau]}=50\%$时,即 50% 受体与药物结合时,$K_D=[D]$。

$K_D$表示药物与受体的亲和力,以摩尔为单位;其意义是引起最大效应的一半时(即 50% 受体被占领)所需的药物浓度。$K_D$越大,药物与受体的亲和力越小,即两者之间成反比。将药物-受体复合物的解离常数 $K_D$ 的负对数($-\lg K_D$)称为亲和力指数($pD_2$),其值与亲和力成正比。

药物与受体结合产生效应需要有亲和力和内在活性,后者是决定药物与受体结合时产生效应大小的性质,可用 α 表示,通常 $0\leqslant\alpha\leqslant1$。式 2-4 应加入这一参数:

$$\frac{E}{E_{max}}=\alpha\frac{[DR]}{[R_\tau]}$$

当两药亲和力相等时,其效应强度取决于内在活性强弱;当内在活性相等时,则取决于亲和力大小。

## 四、作用于受体的药物分类

根据药物与受体结合后产生效应的特征,可将作用于受体的药物分为激动药、部分激动药和拮抗药(阻断药)3 种类型。

### (一)激动药

激动药(agonist),亦称完全激动药(full agonist),激动药为既有受体亲和力又有内

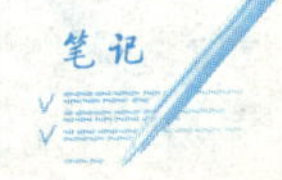

在活性的药物(内在活性 α=1),即能与受体结合并激动受体产生效应。如阿片受体激动药吗啡,可与阿片受体结合(具亲和力)并激动(具有内在活性)产生较强的镇痛效应。

### (二)部分激动药

部分激动药(partial agonist)与受体虽有较强的亲和力,但内在活性较弱(0<α<1),大量时还可竞争性对抗激动药的部分效应而表现出拮抗。如阿片受体部分激动药喷他佐辛,可与阿片受体结合(具亲和力)并仅发生一定限度的激动(较弱内在活性)引起较弱的镇痛作用。

### (三)拮抗药(阻断药)

拮抗药(antagonist)为能与受体结合,具有较强亲和力而无内在活性(α=0)的药物。拮抗药本身不产生作用,但因占据受体而拮抗激动药的效应。纳洛酮和普萘洛尔均属于拮抗药。

根据拮抗药与受体结合是否具有可逆性而将其分为竞争性拮抗药(competitive antagonist)和非竞争性拮抗药(noncompetitive antagonist)。

竞争性拮抗药能与激动药竞争相同受体,其结合是可逆的。通过增加激动药的剂量与拮抗药竞争结合部位,可使量效曲线平行右移,但最大效应(效能)不变(图 2-6)。可用拮抗参数($pA_2$)表示竞争性拮抗药的作用强度。其含义为:当激动药与拮抗药合用时,若使 2 倍浓度激动药所产生的效应恰好等于未加入拮抗药时激动药所引起的效应,则所加入拮抗药的摩尔浓度的负对数值为 $pA_2$。$pA_2$越大,拮抗作用越强。$pA_2$还可用以判断激动药的性质——当两种激动药被同一拮抗药拮抗,且两者 $pA_2$相近,则说明此两种激动药是作用于同一受体的。

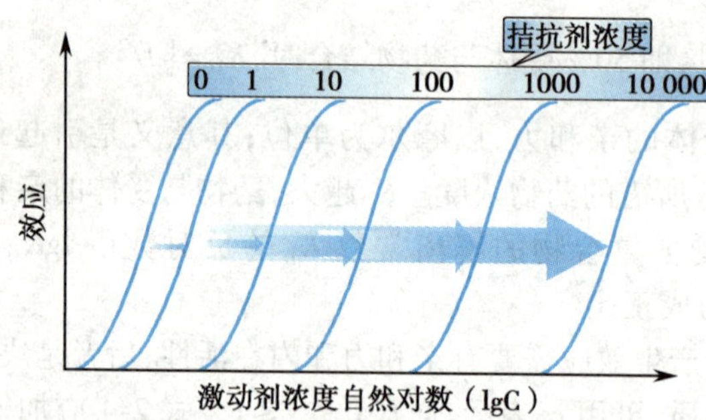


图 2-6　竞争性拮抗剂与激动剂对受体的作用

非竞争性拮抗药是指拮抗药与受体结合是相对不可逆的。一般为难逆性的共价键结合或引起受体构型的改变,从而使激动药难以竞争或不能与受体正常结合。这种情况下,增大激动药的剂量也不能竞争与被占领的受体结合;而且随着非竞争性拮抗药剂量的增加,被其占领的受体更多,激动药的量效曲线不能达到加入拮抗药前的最大效应(效能),使量效曲线逐渐下移,药物效能减小(图 2-7)。对非竞争性拮抗药作用强度常用 $pA_2'$来表示,它的意义是:使激动药的最大效应降低一半时,非竞争性拮抗药摩尔浓度的负对数值。$pA_2'$为非竞争性拮抗药与受体的亲和力参数,亦称减活指数。

笔记

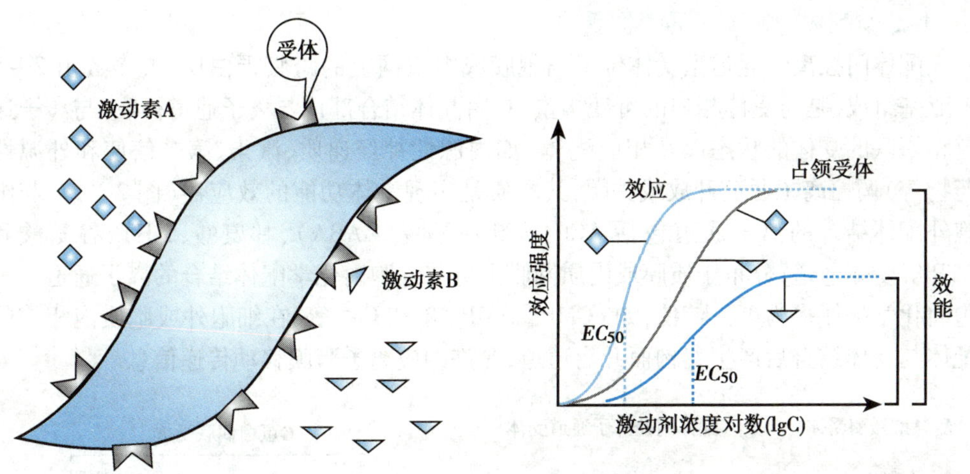


图 2-7　非竞争性拮抗剂与激动剂对受体的作用

## 五、受体类型

根据受体蛋白结构、信号转导过程、效应性质、受体位置等特点，受体大致可分为下列 5 类：

### （一）G 蛋白耦联受体

G 蛋白耦联受体（G protein-coupled receptors）是一类由 GTP 结合调节蛋白（G-protein，简称为 G 蛋白）组成的受体超家族，可将配体带来的信号转导为效应器蛋白，产生生物效应。这一类受体是目前发现的种类最多的受体，包括生物胺、激素、多肽激素及神经递质等的受体。G 蛋白的调节效应器包括酶类，如腺苷酸环化酶（adenylate cyclase，AC）、磷脂酶 C（phospholipase C，PLC），及某些离子通道如 $Ca^{2+}$ 离子通道、$K^+$ 离子通道。

G 蛋白耦联受体结构非常相似，均为单一肽链形成 7 个 α-螺旋（跨膜区段结构）往返穿透细胞膜，形成 3 个细胞外环和 3 个细胞内环。N-端在细胞外，C-端在细胞内，这两段肽链氨基酸组成在各种受体差异很大，与其识别配体及转导信息各不相同有关。胞内部分有 G 蛋白结合区。G 蛋白是由 α、β、γ 三种亚单位组成的三聚体，静息状态时与 GDP 结合。当受体激活时，GDP-αβγ 复合物在 $Mg^{2+}$ 参与下，结合的 GDP 与胞浆中 GTP 交换，GTP-α 与 β、γ 分离并激活效应器蛋白，同时配体与受体分离。α 亚单位本身具有 GTP 酶活性，促使 GTP 水解为 GDP，再与 β、γ 亚单体形成 G 蛋白二聚体恢复原来的静息状态（图 2-8）。

G 蛋白有许多类型，常见的有：兴奋型 G 蛋白（stimulatory G protein，$G_s$），激活 AC 使 cAMP 增加；抑制型 G 蛋白（inhibitory G protein，$G_i$），抑制 AC 使 cAMP 减少；磷脂酶 C 型 G 蛋白（PI-PLC G protein，$G_p$），激活磷脂酰肌醇特异的 PLC；转导素（transducin，$G_t$）及 $G_o$。一般认为 G 蛋白在脑内含量最丰富，参与 $Ca^{2+}$ 及 $K^+$ 离子通道的调节。一个细胞可表达 20 种以上的 G 蛋白耦联受体，每一种受体对一种或几种 G 蛋白具有不同的特异性。一个受体可激活多个 G 蛋白，一个 G 蛋白可以转导多个信号至效应器以调节细胞的功能。

笔记

### （二）配体门控离子通道型受体

配体门控离子通道型受体位于细胞膜或内质网上的跨膜蛋白质，大多数由 2～5 个亚基组成，是与受体相连的可变构蛋白，由配体结合部位与离子通道构成，与离子通道相耦联的受体的状态以及相应配体（如内源性神经递质、激素、第二信使和外源性药物等）调控离子通道开放或关闭，其本质是实现受体功能的效应器（图 2-8）。与细胞外配体结合的离子通道包括 ACh、γ-氨基丁酸（GABA）、甘氨酸、5-HT、谷氨酸和 ATP 等受体通道；分布于质膜或内质网膜上可与细胞内化学配体结合的离子通道。细胞内化学配体多为第二信使，如 cGMP、cAMP、$IP_3$和 $Ca^{2+}$等，在细胞外或胞质内相应的配体与受体结合后产生变构而开启通道，允许相应离子跨膜移动传递信息。

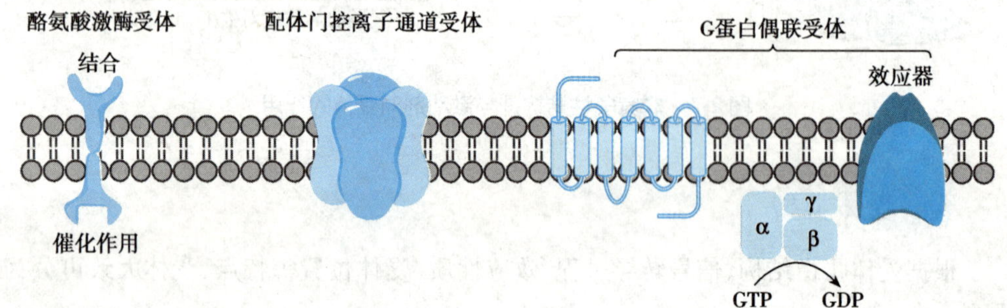


图 2-8　受体结构及相关的信号通路

### （三）酪氨酸激酶受体

酪氨酸激酶受体（tyrosine kinase receptor）由三部分组成，细胞外有一段与配体结合区、中段穿透细胞膜、胞内区段有酪氨酸激酶活性，可促其结构内酪氨酸残基的自我磷酸化而增强其酶活性，进一步促使其他底物酪氨酸磷酸化，激活胞内蛋白激酶，增加 DNA 及 RNA 合成，加速蛋白合成，产生细胞生长分化等效应（图 2-8）。酶活性受体包括大多数细胞因子受体、神经营养因子受体和细胞生长因子受体。

### （四）细胞内受体

细胞内受体也称为细胞核激素受体（cell nuclear hormone receptor），是存在于细胞质和细胞核内的一类特异蛋白质，与激素形成激素受体复合物后，在胞内与靶基因结合产生作用，调控其表达。核内受体本质上为转录因子（transcript factor），多种激素则是这种转录因子的调控物，属一大类转录调节因子。至今已知的细胞内受体有 150 种以上，组成核内受体超家族，如甾体激素、甲状腺素等亲脂性激素作用受体，对机体的生长、发育和正常生理功能的维持起重要作用。这些受体可以作为药物的靶点。

### （五）其他酶类

鸟苷酸环化酶（guanylate cyclase，GC）是一类具有酶活性的受体。细胞内有两种形式的鸟苷酸环化酶：与细胞膜结合的膜结合型 GC 和胞浆可溶型 GC。作为酶联受体信号途径的主要是膜结合型 GC（membrane-bound form of guanylate cyclase，mGC）。心钠肽可兴奋 GC，使 GTP 转化为 cGMP 而产生生物效应。

## 六、细胞信号转导相关的信使物质

从生物信息系统的组成和功能的角度看，信息传递是一个在信息分子启动下，通

笔记

过一系列受体或酶蛋白的构型和活性改变，引发特定的级联反应(cascade reaction)过程。胞外信号经过胞质中的酶促反应产生的信使物质逐级放大，在细胞中快速扩增并引起特定的生理效应并被迅速灭活或终止。

### （一）第一信使

在细胞信息转导体系中的信息分子是指传递生物信息的细胞外信使物质，如多肽类激素、神经递质及细胞因子(包括白细胞介素和生长因子两大类)等细胞外第一信使物质。大多数第一信使(first messenger)通过与细胞膜表面的靶受体特异性结合而传递信息。激活受体及改变受体的构象，将信息传递到其他信使物质或效应器，完成由信息分子经细胞信息转导系统的信息传递到引起细胞效应和调节细胞功能的细胞信息转导过程。

### （二）第二信使

第二信使(second messenger)为胞外信息与细胞内效应之间必不可少的介质，是靶受体激活后信息在胞质内依次向下一级效应器传递过程中产生的信息分子。目前阐明的第二信使有环核苷酸类(cAMP、cGMP)、细胞膜肌醇磷脂代谢产物($IP_3$、DG)以及$Ca^{2+}$等。以cAMP为例，许多配体与受体结合并激活受体，再通过活化腺苷酸环化酶(adenylate cyclase，AC)使AMP环化为cAMP。G蛋白家族中的$G_s$与$G_i$蛋白对AC的活化过程分别起激活与抑制作用。cAMP可激活cAMP依赖性蛋白激酶(cAMP dependant protein kinase)，后者进一步催化磷酸化作用而调节多种细胞内蛋白。$Ca^{2+}$的释放被三磷酸肌醇($IP_3$)所介导；$Ca^{2+}$对细胞活性的调节与许多蛋白介质有关，例如蛋白激酶C(protein kinase C，PKC)、钙调蛋白(calmodulin)等；二酰甘油(DG)可加强$Ca^{2+}$激活PKC的作用。

### （三）第三信使

第三信使(third messenger)是指将信息继续向细胞核内转导的物质，包括生长因子、转化因子等，转导细胞质中蛋白以及某些癌基因产物的信息进入细胞核，参与基因调控、细胞增殖和分化，以及肿瘤的形成等过程。

## 七、受体的调节

受体虽是遗传获得的固有蛋白，但并不是固定不变的，而是在代谢转换中处于动态平衡状态。其数量、亲和力及效应力经常受到各种生理及药理因素的影响。受体的调节是维持机体内环境稳定的一个重要因素，其调节方式有脱敏和增敏两种类型。

### （一）受体脱敏

受体脱敏(receptor desensitization)是指在长期使用激动药后，组织或细胞对激动药的敏感性和反应性下降的现象。产生脱敏现象的机制可能有：①受体发生可逆性的修饰或构象变化：最常见的是受体被磷酸化，由此产生G蛋白脱耦联等现象；②受体数目下调(down-regulation)：长期应用受体激动药使受体数目减少，可能与受体降解加速，或受体生成减少有关；③细胞膜受体内移，膜上受体数目减少；④G蛋白耦联型受体还可出现G蛋白表达减少、降解增多现象；⑤受体亲和力的变化：如大量应用胰岛素后，可使胰岛素受体在结合后处于僵化状态，胰岛素疗效下降，产生胰岛素抵抗；⑥受体内在反应性的变化：如反复使用β激动药可使β受体反应钝化，以致腺苷酸环化酶的反应性降低。

笔记

### （二）受体增敏

受体增敏（receptor hypersensitization）是因受体激动药水平降低或长期应用阻断药而造成，与受体脱敏相反。如长期应用β受体阻断药普萘洛尔时，突然停药可致“反跳”现象，临床上会有诱发心动过速或心肌梗死的危险，是由于β受体的敏感性增高所致。长期应用多巴胺受体阻断药治疗精神分裂症诱发的迟发性运动障碍也与此有关。若受体增敏只涉及受体密度的增加，则称之为受体上调（up-regulation）。

## 学习小结

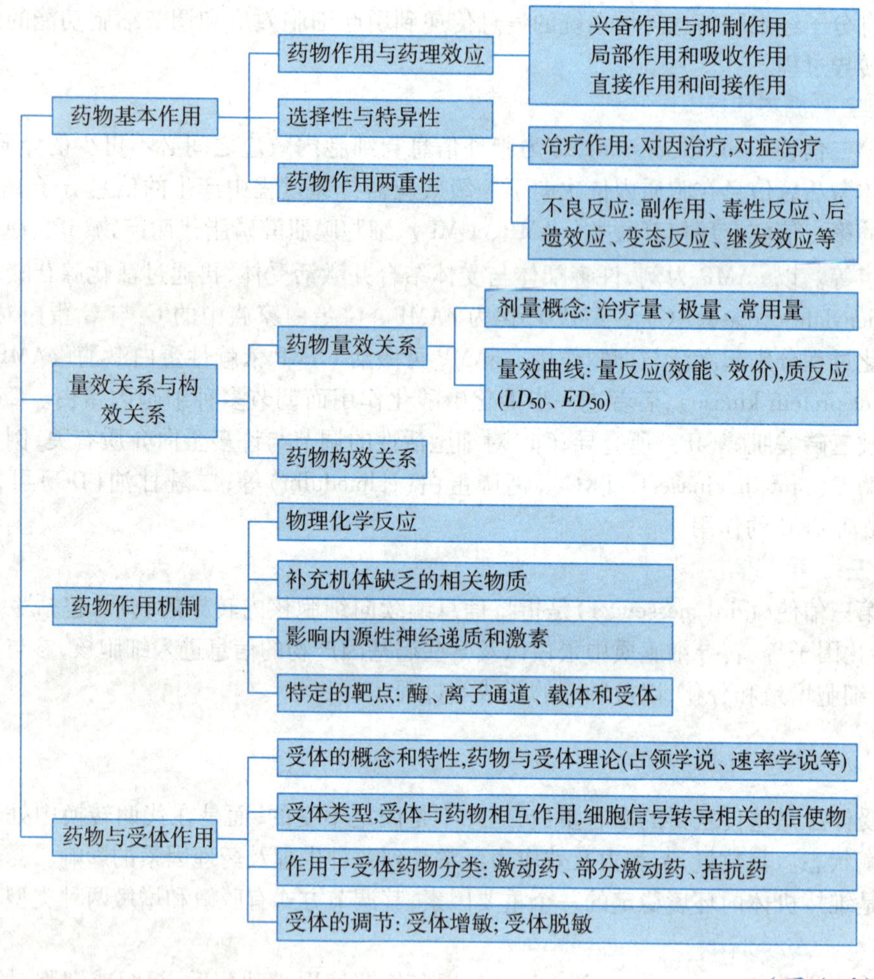


（周玖瑶）

## 复习思考题

1. 从药物的治疗作用与不良反应思考临床上如何合理用药。
2. 质反应量效曲线和量反应量效曲线有什么异同？各自的临床意义是什么？
3. 试从药物与受体的相互作用论述激动药与拮抗药的特点。

# 第三章

# 药物代谢动力学

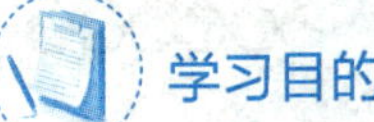

**学习目的**

通过学习药物体内过程及其动态变化的规律和药代动力学的基本概念，加深对药物代谢动力学理论的理解，为制定临床合理用药方案提供依据。

**学习要点**

药物跨膜转运的方式；药物体内过程及其影响因素；药物体内动态变化的规律和药代动力学的基本概念；主要药代动力学参数。

药物代谢动力学(pharmacokinetics)简称药动学，是研究机体对药物作用规律的一门学科。其研究内容包括两部分：一是药物的体内过程，即吸收(absorption)、分布(distribution)、代谢(metabolism)及排泄(excretion)过程(简称 ADME)；二是用药物代谢动力学参数描述药物体内过程动态变化的规律(图 3-1)。

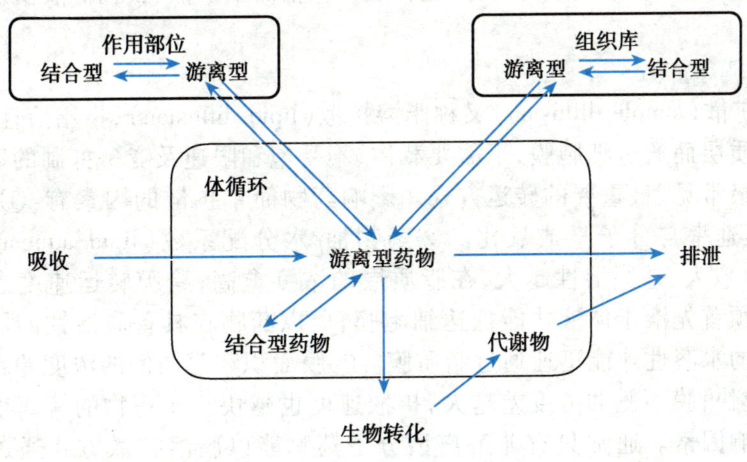


图 3-1　药物体内过程动态变化

## 第一节　药物的跨膜转运

药物在体内吸收、分布及排泄的过程中，必须跨越多层生物膜，多次进行转运，这种过程即为药物跨膜转运(drug transport)。生物膜包括细胞膜和细胞器膜(如核膜、

笔记

线粒体膜、内质网膜和溶酶体膜），脂质双分子层为生物膜的基本结构，蛋白质镶嵌在其中，组成生物膜的受体、酶、离子通道和载体等。

药物跨膜转运的方式主要有被动转运和主动转运（图 3-2）。

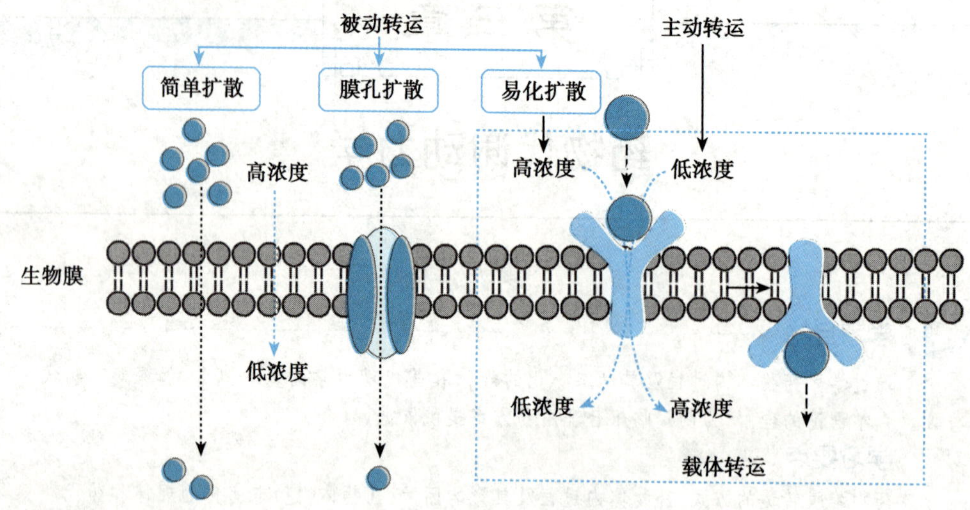


图 3-2 药物通过生物膜的方式

## 一、被动转运

被动转运（passive transport）指细胞膜两侧存在药物浓度差或电位差时，以电化学势能为驱动力，药物分子由高浓度的一侧向浓度低的一侧扩散，不需耗能、顺浓度差，当膜两侧的药物浓度达到平衡时，停止转运。包括简单扩散、膜孔扩散及易化扩散 3 种方式。

### （一）简单扩散

简单扩散（simple diffusion）又称脂溶扩散（lipid diffusion），指脂溶性药物可溶于细胞脂质层而通过细胞膜，不需要载体、不受饱和限速及竞争抑制的影响，是药物转运中最常见、最重要的转运方式。影响药物简单扩散的因素有：①分子量的大小：转运速率与分子量成反比。②药物油/水分配系数（lipid/aqueous partition coefficient）愈大，即脂溶性越大，在脂质层的浓度愈高，跨膜转运速度愈快；但由于药物必须首先溶于体液才能抵达细胞膜，所以药物在具备脂溶性的同时，仍需具有一定的水溶性才能迅速通过脂质膜。③膜面积和膜两侧的浓度差：膜面积越大，扩散越快；膜两侧的浓度差越大，扩散速度也越快。④药物的解离度：这是最重要的影响因素。通常只有非解离型分子药物能以脂溶扩散方式通过脂质膜。非解离型药物的多少，取决于药物的解离常数（$K_a$）和体液的 pH，可用 Henderson-Hasselbalch 定量计算。

弱碱性药物

$$BH^+ \xrightleftharpoons{K_a} H^+ + B$$

$$K_a = \frac{[H^+][B]}{[BH^+]}$$

弱酸性药物

$$HA \xrightleftharpoons{K_a} H^+ + A^-$$

$$K_a = \frac{[H^+][A^-]}{[HA]}$$

笔记

$$pK_a = pH - \log\frac{[B]}{[BH^+]} \qquad pK_a = pH - \log\frac{[A^-]}{[HA]}$$

$$pK_a - pH = \log\frac{[BH^+]}{[B]} \qquad pH - pK_a = \log\frac{[A^-]}{[HA]}$$

$$\therefore 10^{pK_a - pH} = \frac{[BH^+]}{[B]} = \frac{[\text{离子型}]}{[\text{非离子型}]} \qquad \therefore 10^{pH - pK_a} = \frac{[A^-]}{[HA]} = \frac{[\text{离子型}]}{[\text{非离子型}]}$$

当 $pH = pK_a$ 时，$[B] = [BH^+]$　　　　当 $pH = pK_a$ 时，$[HA] = [A^-]$

式中 $pK_a$ 是解离常数的负对数值，是弱酸性或弱碱性药物在 50% 解离时溶液的 pH 值。

根据药物的 $pK_a$ 值和环境的 pH 值之差，可算出简单扩散达到动态平衡时，解离型和非解离型药物的比值。在生理 pH 变化范围内，弱酸性或弱碱性药物大多数呈非解离型，被动扩散较快。一般来说，$pK_a$ 3.0～7.5 的弱酸性药物及 $pK_a$ 7～10 的弱碱性药物受 pH 的影响较大。弱酸性药物在酸性环境中，解离型少，则易透过生物膜；而在碱性环境中，解离型多，不易透过生物膜。相反，弱碱性药物在酸性环境中，解离型多，不易透过生物膜；但在碱性环境中，解离型少，容易透过生物膜。强酸、强碱，以及极性强的季铵盐因可全部解离，故不易通过简单扩散透过生物膜。

### （二）膜孔扩散

膜孔扩散（filtration through pores）又称水溶扩散（aqueous diffusion）或滤过（filtration），是指直径小于膜孔的水溶性的极性或非极性药物，借助膜两侧的流体静压和渗透压差而进行的跨膜转运。膜孔扩散是化合物通过细胞膜上的亲水性孔道的过程，其扩散速率与药物在膜两侧的浓度差成正比。尿素、乙醇等的跨膜转运即为膜孔扩散。

### （三）易化扩散

易化扩散（facilitated diffusion）是通过细胞膜上的某些特异性蛋白质即转运体（transporter）协助进行的扩散，不需消耗 ATP，需载体和通道介导，为载体转运（carrier transport）的一种。当药物浓度过高时，载体可被饱和，转运率达最大值；载体可被类似物占领，表现竞争性抑制作用。因此，易化扩散具有结构特异性、饱和性和竞争性。例如葡萄糖、氨基酸等通过相应的转运蛋白的转运即为易化扩散。

## 二、主动转运

主动转运（active transport）又称逆流转运（countercurrent transport），即分子或离子可由低浓度或低电位差的一侧转运到较高的一侧。这种转运方式需要耗能，能量可直接来源于 ATP 的水解，或是间接来源于其他离子如 $Na^+$ 的电化学梯度。这种转运对体内代谢物质和神经递质的转运，以及通过干扰这些物质而产生药理作用的药物有重要意义。如丙磺舒竞争性抑制青霉素类在肾小管的分泌，可延长青霉素类药物的药理作用时间。

## 三、其他

少数药物可通过膜动转运（cytosis）方式转运，即通过膜的运动促使大分子物质转运的过程，包括：

笔记

### （一）胞饮

胞饮（pinocytosis）是指一些大分子的肽类药物（如胰岛素）通过膜的内陷形成小泡而进入细胞。

### （二）胞吐

胞吐（exocytosis）又称胞裂外排或者出胞，指大分子物质从细胞内转运到细胞外。

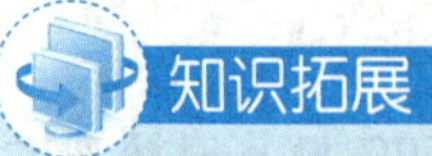


**药物转运体**

药物跨膜转运中的载体转运包括易化扩散和主动转运，均需要依赖生物膜上的载体介导，这些载体即药物转运体（transporter），也称为药物转运蛋白，分摄取性转运体（uptake transporters）和外排性转运体（efflux transporters）。摄取性转运体属于可溶性载体（SLC），可将底物摄取至细胞内，如寡肽转运体（PEPTs）促进寡肽类药物的吸收；外排性转运体属于 ATP 结合转运体（ATP binding cassette，ABC），将细胞内的药物排出，为外排泵，如 P 糖蛋白（P-glycoprotein，P-gp）限制药物的吸收。越来越多的研究表明药物转运体对药物的 ADME 影响与药物效应、毒副作用及药物相互作用密切相关，研究药物转运体对于新药研发和指导临床合理用药具有重要意义。

## 第二节 药物体内过程

药物体内过程也称药物处置（drug disposition），药物在体内的吸收、分布及排泄过程称为药物转运（transportation of drug）；代谢过程也称生物转化（biotransformation）。药物的代谢和排泄合称为消除（elimination）。

### 一、吸收

吸收（absorption）是指药物从用药部位经跨膜转运进入全身血液循环的过程。除静脉注射等血管内给药外，其他血管外给药途径均存在吸收过程。药物吸收的快慢和多少受多种因素影响，其中给药途径的影响最为重要，不同的给药途径，药物吸收的快慢依次为：气雾吸入>腹腔注射>舌下含服>肌内注射>皮下注射>口服给药>直肠给药>经皮给药。

#### （一）口服

口服（oral administration）是最常用的给药方式，给药方便，大多数药物能充分吸收。影响药物经胃肠道吸收的主要因素有：

1. 药物方面 药物的理化性质（脂溶性、解离度等）、剂型（包括药物粒径的大小、赋形剂种类等）等因素均能影响药物的吸收。

2. 机体方面

（1）胃肠内 pH：胃肠 pH 决定胃肠道中非解离型药物的药量。弱酸性药物易在胃吸收，弱碱性药物易从小肠吸收。改变胃肠道 pH 可以改变药物从胃肠道吸收的部位。如口服抗酸药可碱化胃内容物，使弱酸性药物在胃吸收减少。

（2）胃排空速度、胃肠内容物和肠蠕动：胃排空以及肠蠕动的快慢能显著影响药物在小肠的吸收，服药时饮水量、是否空腹以及胃肠中食物都会影响药物的吸收。

(3) 首关消除(first pass elimination)：也称首关效应(first pass effect)，是指从胃肠道吸收入门静脉系统的药物在到达全身血液循环前必先通过肝脏，则进入全身血液循环内的有效药物量明显减少的一种现象。首关消除高时，机体可利用的有效药物量少，要达到治疗浓度，必须加大用药剂量。但因剂量加大，代谢产物也会明显增多，可能出现代谢产物的毒性反应。因此，在应用首关消除高的药物而决定采用大剂量口服时，应先了解其代谢产物的毒性作用和消除过程。

### (二) 舌下给药

口腔血流丰富，舌下给药(sublingual administration)吸收迅速，加之该处药物可经舌下静脉、不经肝脏而直接进入体循环，无首关消除，特别适合口服给药时易于被破坏或首关消除明显的药物，如硝酸甘油、异丙肾上腺素等。

### (三) 注射给药

常用的注射给药(injection administration)途径为皮下注射(subcutaneous injection)和肌内注射(intramuscular injection)。还有静脉注射、鞘内注射、关节腔内注射等，除关节腔内注射及局部麻醉药外，注射给药一般产生全身作用。注射后药物吸收迅速、完全。肌肉内的血流量比皮下组织丰富，故肌内注射一般比皮下注射吸收迅速。

### (四) 吸入给药

吸入给药(inhalation administration)是指一些气体及挥发性药物(如吸入麻醉药、亚硝酸异戊酯等)经过呼吸道直接进入肺泡。由于肺泡表面积很大，肺血流量丰富，药物能迅速吸收，直接进入血液循环，不经过肝的首关消除。

### (五) 局部给药

局部给药的目的是在皮肤、眼、鼻、咽喉和阴道等部位产生局部作用，直肠给药也是其中一种。直肠中、下段的毛细血管血液流入下痔静脉和中痔静脉，然后进入下腔静脉，其间不经过肝脏，但在直肠上段药物被吸收后经上痔静脉进入门静脉系统，因此，直肠给药只能一定程度地避免首关消除。直肠给药还可以避免药物对上消化道的刺激。经皮给药(transdermal administration)是指将药物涂擦于皮肤表面，经完整皮肤吸收的给药方式，可发挥局部作用，亦可发挥全身作用。

## 二、分布

分布(distribution)指血液中的药物随血液循环、经跨膜转运到达组织脏器的过程。药物分布具有明显的规律性，大多数药物在体内的分布呈现不均匀性和动态性，即药物分布到各组织的速度快慢、各组织浓度高低不同，且同一组织的浓度随时间发生动态变化。影响药物分布的因素很多，主要有以下几个方面：

### (一) 药物-血浆蛋白结合

大多数药物可与血浆蛋白呈可逆性结合，血液中的药物包括游离型与结合型。仅游离型药物才能转运到作用部位产生药理效应，因此药物作用强度与游离型药物浓度密切相关。与药物结合的血浆蛋白以白蛋白为主，也有少量α球蛋白和β球蛋白。

各种药物与血浆蛋白的结合率不同。药物与血浆蛋白结合率的高低是影响药物在体内分布的重要因素，蛋白结合率高的药物，向组织转运少，组织浓度较低。

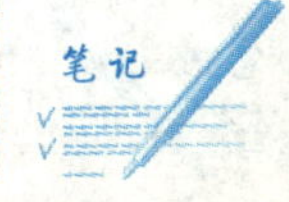

### （二）体液 pH

在生理情况下细胞内液 pH 约为 7.0，细胞外液 pH 约为 7.4。弱酸性药物在较酸的细胞内液中非解离多，易自细胞内向细胞外转运；弱碱性药物则相反，在细胞内浓度较高。例如口服碳酸氢钠可使血浆及尿液碱化，既可促进巴比妥类弱酸性药物由脑组织向血浆转运，同时也使肾小管重吸收减少，加速药物自尿液排出，从而抢救巴比妥类药物中毒。

### （三）器官血流量

人体组织脏器中血流量丰富的有肝、肾、脑、心及肺。药物吸收后，往往在这些组织器官可迅速达到较高浓度，并建立动态平衡。

脂肪组织的血流量虽少，但脂肪组织容量很大，它是脂溶性药物的巨大储库。如静脉注射硫喷妥钠后，因脂溶性高，首先分布到血流丰富且富含类脂质的脑组织，迅速产生全身麻醉作用；继之，由于药物迅即自脑向脂溶性更强的脂肪组织转移，麻醉作用很快消失，称为药物在体内的再分布（redistribution）。

### （四）生理屏障

生理屏障影响药物在血液和器官组织之间的转运。

1. 血-脑屏障（blood-brain barrier，BBB） 指选择性阻止药物由血入脑的屏障，是血液-脑组织、血液-脑脊液及脑脊液-脑组织三种屏障的总称。只有脂溶性强的药物或分子量较小的水溶性物质可以通过血-脑屏障，因为脑组织毛细血管内皮细胞间连接紧密，间隙较小，且基底膜外有星型胶质细胞覆盖，大多数分子量大、极性高的药物较难通过。药物转运以主动转运与脂溶扩散为主，葡萄糖和某些氨基酸可易化扩散。脑膜炎症时，血脑屏障通透性增加；与血浆蛋白结合率低的磺胺嘧啶能进入脑脊液，用以治疗化脓性脑脊髓膜炎。

2. 胎盘屏障（placental barrier） 是胎盘绒毛与子宫血窦间的屏障，能将母体与胎儿的血液分开。脂溶性高的药物如全身麻醉药巴比妥类可进入胎儿血液。脂溶性低、解离型或大分子药物如右旋糖酐等，则不易通过胎盘。需要注意的是，所有药物均能通过胎盘进入胎儿体内，仅是速度和程度的不同。因此，在妊娠期用药应特别谨慎。

3. 血眼屏障（blood-eye barrier） 是指血液与眼球内组织液之间的屏障，包括血液与房水、血液与视网膜、血液与玻璃体屏障等结构。脂溶性或小分子药物比水溶性大分子药物容易通过血眼屏障。全身给药时，由于血眼屏障使药物在眼球内难以达到有效浓度，因此大部分眼病的治疗药物需局部给药。

## 三、代谢

药物代谢（metabolism）又称生物转化（biotransformation），是指药物在体内发生的化学变化或活性的改变。大多数药物主要在肝脏，部分药物也可在肝外其他组织，被相关酶催化而发生化学变化。

### （一）药物代谢的意义

药物代谢可使少数无活性或活性较低的药物变为有活性或活性强的药物，称活化（activation）。大多数药物由活性原型转化为无活性的代谢物，称灭活（inactivation）；脂溶性药物，在体内经生物转化变成极性大或解离型的代谢物，使其水溶性加大，不易

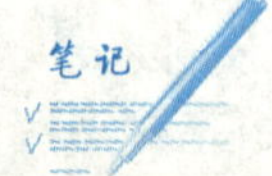

被肾小管重吸收，以利于从肾脏排出。

### （二）药物代谢的时相

药物在体内代谢的步骤，包括两个时相反应。Ⅰ相反应（phase Ⅰ reactions）是氧化（oxidation）、还原（reduction）、水解（hydrolysis）过程。主要由肝微粒体混合功能氧化酶（细胞色素 P450）以及存在于细胞浆、线粒体、血浆、肠道菌丛中的非微粒体酶催化。Ⅱ相反应（phase Ⅱ reactions）是结合（conjugation）反应，该过程可使药物分子结构中暴露出的极性基团与体内的化学成分如葡萄糖醛酸、硫酸、甘氨酸、谷胱甘肽等以共价键结合，使药物分子生成易溶于水且极性高的代谢物，利于迅速排出体外。

### （三）药物代谢酶

代谢的主要部位是肝脏，肝外组织如胃肠、肾、肺等也能代谢某些药物。药物在体内的代谢必须在酶的催化下进行。

专一性酶：只能催化一些特定的药物或物质的代谢，如单胺氧化酶代谢单胺类、胆碱酯酶代谢乙酰胆碱。

非专一性酶：可以催化多种药物代谢的酶系统，称为药物代谢酶（简称药酶），包括Ⅰ相代谢酶系统（如细胞色素 P450、环氧化物水合酶、水解酶、黄素单加氧酶、醇脱氢酶和醛脱氢酶）和Ⅱ相代谢酶系统（如葡萄糖醛酸转移酶、谷胱甘肽转移酶、硫酸转移酶、乙酰转移酶和甲基转移酶）。根据这些酶在细胞内的部位分为微粒体酶和非微粒体酶，前者更为重要。在肝脏中参与药物代谢的代谢酶中以细胞色素 P450 最为重要。

1. 细胞色素 P450（cytochrome $P_{450}$，CYP）　细胞色素 P450 为肝脏混合功能氧化酶系中最主要的酶，其结构与血红蛋白相似，有以 $Fe^{2+}$为中心的血红素，由于与 CO 结合后的吸收主峰在 450nm 处，故名 P450 酶。此酶系存在于肝细胞内质网上，微粒体是肝细胞匀浆超速离心内质网碎片形成的微粒，常称为肝微粒体酶。CYP 可以催化 60 种以上的代谢反应，促进数百种药物的代谢，故常又称为“肝药酶”。CYP 除了作用于外源性亲脂性化合物外，还涉及内源性亲脂性物质的代谢，如甾体羟化、维生素 $D_3$ 的 25-羟化、胆固醇的合成等。在肝外的小肠黏膜、肾、肾上腺、肺、皮肤等组织中也有 CYP 存在。

2. CYP 氧化药物的过程　CYP 氧化药物的总反应式可表示为：

$$RH_2+NADPH+H^++O_2 \rightarrow ROH+H_2O+NADP^+$$

式中 $RH_2$代表催化底物（药物），需要 NADPH 供 $H^+$和 $O_2$参与，反应后一个氧原子加入底物分子使其羟化，另一个氧原子接受电子被还原为水（图 3-3）。

3. CYP 的分类　CYP 是个基因超家族，根据这些基因所编码蛋白质的相似程度，将 CYP 划分为基因家族和基因亚家族。同一家族的氨基酸顺序有 40% 以上的同一性，同一亚家族的氨基酸顺序有 55% 以上的同一性。以“CYP”为词首来命名细胞色素 P450 同工酶，其后的阿拉伯数字表示家族，其后的大写字母标示亚家族，最后阿拉伯数字表示不同的酶。CYP2 家族有几个亚家族，诸如 CYP2C、CYP2D、CYP2E；数字代表不同的酶，如 CYP2D6。

在肝脏中，CYP1，2，3 家族约占总肝 P450 含量的 70%，并负责大多数药物的代

笔记

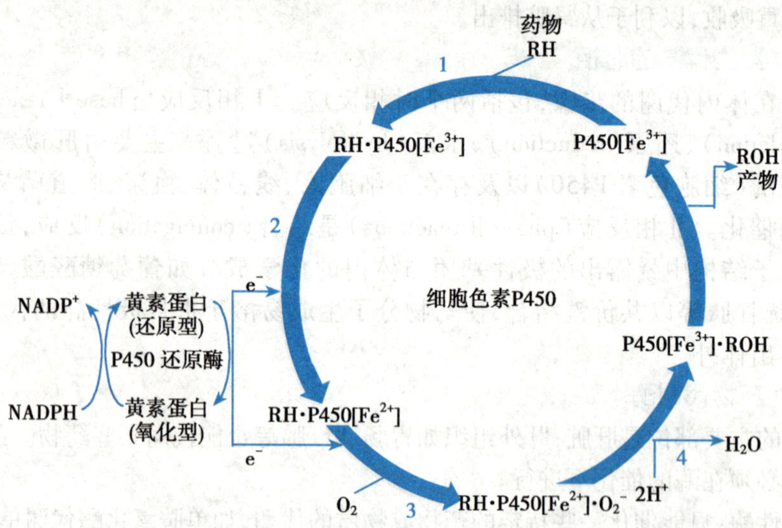


图 3-3　细胞色素 P450 在药物氧化中的循环

谢。在人类肝脏中，与药物代谢密切相关的 CYP 主要是 CYP1A2、CYP2A6、CYP2B6、CYP2C9、CYP2C19、CYP2D6、CYP2E1 和 CYP3A4 等。

4. CYP 特性　CYP 为多功能的酶系，可作为单加氧酶、脱氢酶、还原酶、过氧化酶、酯酶等而催化代谢反应，因此 P450 可以催化一种底物同时产生几种不同的代谢物；CYP 催化脂溶性高的药物，虽然有一定的底物特异性，但选择性低，能催化许多结构不同的药物代谢，不同的 CYP 能催化同一种底物，而同一种底物又可被不同的 CYP 代谢；变异性大，可受多种因素影响。

5. 影响药物代谢酶的因素

（1）遗传因素：由于肝脏药酶系特别是 P450 的基因多态性，造成人体对某些药物代谢强弱与速度不同，可将人群分为强（快）代谢者和弱（慢）代谢者。遗传因素所致的代谢差异，会影响药物的药理作用、不良反应和致癌的易感性等，在临床用药时需考虑药物代谢酶的基因多态性。

（2）外源性化学异物（xenobiotics）：P450 的一个重要的特性就是可以被诱导或抑制。外源性化学异物（包括药物和环境中的化学物质）可使药酶发生变化，改变药物代谢的速度，进而影响药物作用的强弱与持续时间（表 3-1）。

表 3-1　常用的 CYP 抑制药、诱导药及受影响的药物

| CYP 同工酶 | 抑制药 | 诱导药 | 受影响的药物 |
| --- | --- | --- | --- |
| CYP1A2 | 西咪替丁 | 苯巴比妥、利福平 | 对乙酰氨基酚、地西泮、普萘洛尔 |
| CYP2C9 | 胺碘酮、保泰松 | 苯妥英钠 | 氟西汀、甲苯磺丁脲 |
| CYP2C19 | 西咪替丁、奥美拉唑 | 利福平 | 地西泮、美芬妥英、甲苯磺丁脲 |
| CYP2E1 | 利托那韦 | 异烟肼 | 异烟肼、奥丹司隆 |
| CYP3A4 | 酮康唑 | 苯巴比妥、利福平、保泰松 | 氯丙嗪、可待因、咪达唑仑 |

笔记

药酶的诱导:药物等外源性化学异物使肝药酶的合成增加或活性增强,从而使药酶代谢能力增强的现象,称为药酶的诱导。具有药酶诱导作用的化学物质称为药酶诱导药。常见的药酶诱导药有苯巴比妥、保泰松、苯妥英钠、利福平、灰黄霉素等。药酶诱导药可使药物代谢加快,受影响的药物血药浓度降低,药物疗效降低。如苯巴比妥是典型的药酶诱导药,可加快华法林的代谢,其抗凝作用降低;苯巴比妥还可加快自身代谢,导致自身耐受。

药酶的抑制:药物等外源性物质使肝药酶的合成减少或活性降低,从而使药酶代谢能力减弱的现象,称为药酶的抑制。具有药酶抑制作用的化学物质称为药酶抑制药。常见的药酶抑制药有酮康唑、氯霉素、嘌呤醇、去甲替林等。药酶抑制可使药物代谢减慢,受影响的药物血药浓度升高,药物的作用加强或延长,甚至可能引起毒性反应。如酮康唑是 CYP3A4 竞争性抑制药,与经此酶代谢的特非那定合用时,导致特非那定代谢明显减慢,血药浓度明显增加,可诱发心律失常。

药酶的诱导和抑制,可影响该药本身及其他药物的代谢,进而影响药物的作用,在临床合并用药时应充分注意。

(3) 生理因素:生理因素如年龄、性别、昼夜的节律、营养状态、饥饿、妊娠、内分泌等均影响药物代谢酶,其中显著的因素为年龄。儿童(尤其新生儿、早产儿)肝药酶的含量和活性较低,使药物在体内的代谢消除受到影响,以致出现毒副作用;老年人肝中的药物代谢酶的数量和活性均有不同程度的降低,对药物的代谢能力降低而出现不良反应甚至毒性。

(4) 疾病状态:当肝功能严重低下时,会对主要经肝脏代谢转化的药物的代谢产生非常显著的影响。

## 四、排泄

排泄(excretion)是指血液中的药物及其代谢物被排出体外的过程,也是药物最后彻底消除的过程。挥发性药物及气体可由肺经呼吸道排出,非挥发性药物主要由肾脏排泄,也有部分药物可随胆汁经肠道排泄。另外,极少部分药物随乳汁、汗液、唾液及泪液等排出体外。

### (一) 肾脏排泄

肾脏的滤过、分泌和重吸收功能均参与药物的排泄。

1. 肾小球滤过　肾小球毛细血管的膜孔较大,滤过压也较高,故通透性大。除了与血浆蛋白结合的药物外,游离型药物及其代谢产物均可滤过,其过滤速度受肾小球滤过率及药物分子大小的影响。

2. 肾小管分泌　只有少数的药物可经肾小管主动分泌排泄。在肾小管上皮细胞内,有有机酸类药物与有机碱类药物两类主动分泌的转运系统。前者主要转运弱酸性药物,如丙磺舒、青霉素、氢氯噻嗪等;后者主要转运弱碱性药物,如普鲁卡因胺、奎宁等。这些载体的选择性不高,当两个弱酸性药物合用时,可发生竞争性抑制。如丙磺舒与青霉素合用时,两者均可由有机阴离子转运体 3(organic anion transporter 3,OAT3)介导分泌;丙磺舒的转运较慢,可抑制青霉素的分泌,提高青霉素的血浓度。

3. 肾小管重吸收　进入肾小管管腔内的药物中,脂溶性高、非解离型的弱酸性药

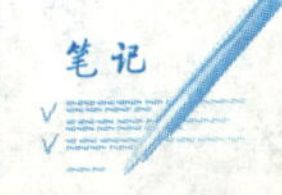

和弱碱性药及其代谢产物又可经肾小管上皮细胞以脂溶性扩散的方式被动重吸收进入血液。若改变尿液 pH,则可因影响药物的解离度,从而改变药物的重吸收程度。弱酸性药在碱性尿中的解离型增加,脂溶性减小,不易被肾小管重吸收,排泄加快。如苯巴比妥、水杨酸等弱酸性药物中毒时,碱化尿液可使药物的重吸收减少而增加排泄以解毒。在近曲小管内已滤过的葡萄糖和氨基酸可分别与 $Na^+$同向转运,也可易化扩散而重吸收。

### （二）胆汁排泄

药物在肝内代谢后,生成的极性大、水溶性高的代谢物可经胆道随胆汁转运至十二指肠,然后随粪便排出体外。有些药物在肠腔内又被重吸收,可形成肝肠循环(hepatoenteral circulation,HEC)。如洋地黄毒苷在体内可进行肝肠循环,使药物持续作用时间延长。在药物中毒时采用洗胃、导泻等方法,可减少重吸收促进排泄。肝胆系统感染时可应用从胆道排泌的药物如红霉素、利福平,以在胆道内形成较高的药物浓度,从而有利于治疗。

### （三）乳腺排泄

药物从乳腺排出属被动转运。乳汁偏酸性,一些弱碱性药物(如吗啡、阿托品等)易随乳汁排出。哺乳期妇女用药应慎用通过乳汁排泄的药物,以免对乳儿引起不良反应。

### （四）其他

药物可随唾液、泪液或汗液排泄。而且,某些药物在唾液中的浓度与血药浓度有一定相关性,如茶碱、安替比林等。当确定这种相关性后,则可通过测定唾液中药物浓度代替检测血药浓度。

# 第三节 药代动力学基本概念

药物在机体中,随着时间变化不断地进行着吸收、分布、代谢和排泄,而且始终都处在一种动态变化的过程中。血液把体内过程的四个环节连接起来,并与药效部位相联结(图 3-4),血液中药物浓度变化反映了吸收、分布、代谢和排泄的动态变化过程,这种动态过程称为动力学过程。在药代动力学研究中,常测定血药浓度动态变化,并选定速率方程进行分析,计算药代动力学参数,从而定量描述药物在体内动态变化的规律,为临床制定用药方案提供依据。

## 一、血药浓度-时间曲线

在给药后不同时间采血,测定血药浓度,以时间为横坐标,以血药浓度为纵坐标,绘出血药浓度-时间曲线(concentration-time curve,C-T 曲线,简称药-时曲线)(图 3-5)。

根据药效的变化,血药浓度-时间曲线一般可分为 3 期:潜伏期(latent period)、持续期(persistent period)及残留期(residual period)。潜伏期是指用药后到开始出现疗效的一段时间,静注给药一般无潜伏期。血药浓度-时间曲线的变化反映了药物体内过程的动态变化。

### （一）房室模型

在药代动力学研究中,为了便于进行动力学分析,通常假设人体为一个系统,内部分

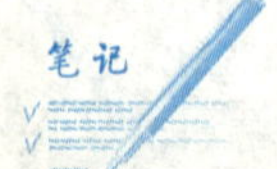

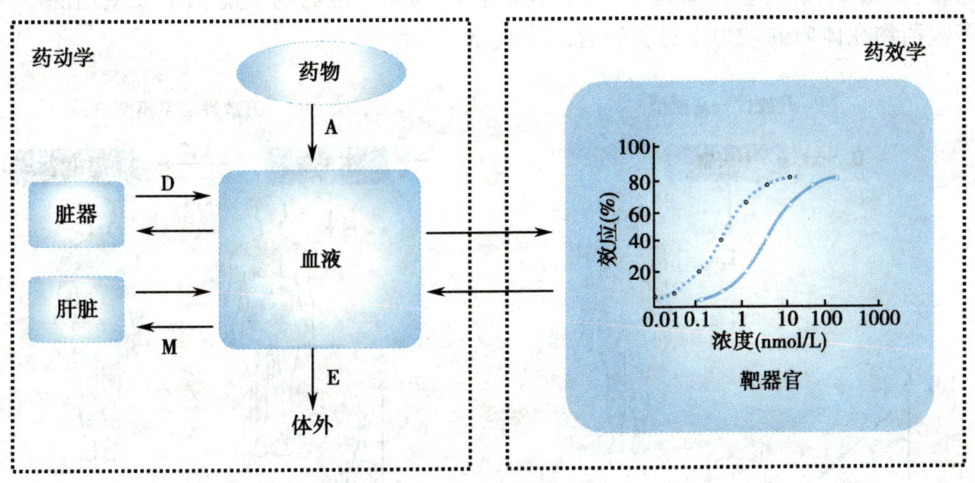


图 3-4　药代动力学与药效学关系

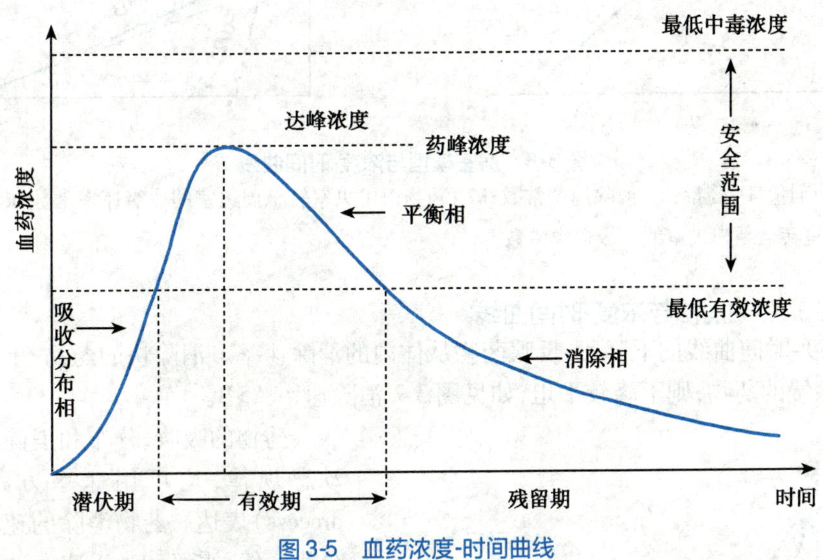


图 3-5　血药浓度-时间曲线

成为若干房室(即房室模型,compartment model),药物进出各房室的速率相等。常用的为一室开放模型和二室开放模型。

1. 一室开放模型(open one compartment model,简称一室模型)　将机体看作一个均匀的整体,用药后药物进入血液循环瞬间分布到全身体液和各组织器官中,而迅速达到动态平衡,此系统称为一室开放模型(图 3-6)。血药浓度单相下降,反映消除过程。一室模型在药代动力学研究中最常用。

2. 二室开放模型(open two compartment model,简称二室模型)　将机体分成中央室(包括全血和血流丰富的组织如肾、脑、心、肝等)和周边室(血管供应较少,血流缓慢的组织如肌肉、皮肤、脂肪等)(图 3-6)。药物首先进入中央室,并在中央室瞬间达到平衡,然后向周边室转运,此时血药浓度快速下降,转运达到平衡后血药浓度缓慢下降,其下降速率由消除决定。血药浓度快速下降段称分布相(α 相),缓慢下降段称消除相(β 相)。中央室及周边室之间的转运是可逆的,但药物只能从中央室消除。大多数药物在体内的动力学过程符合二室模型。

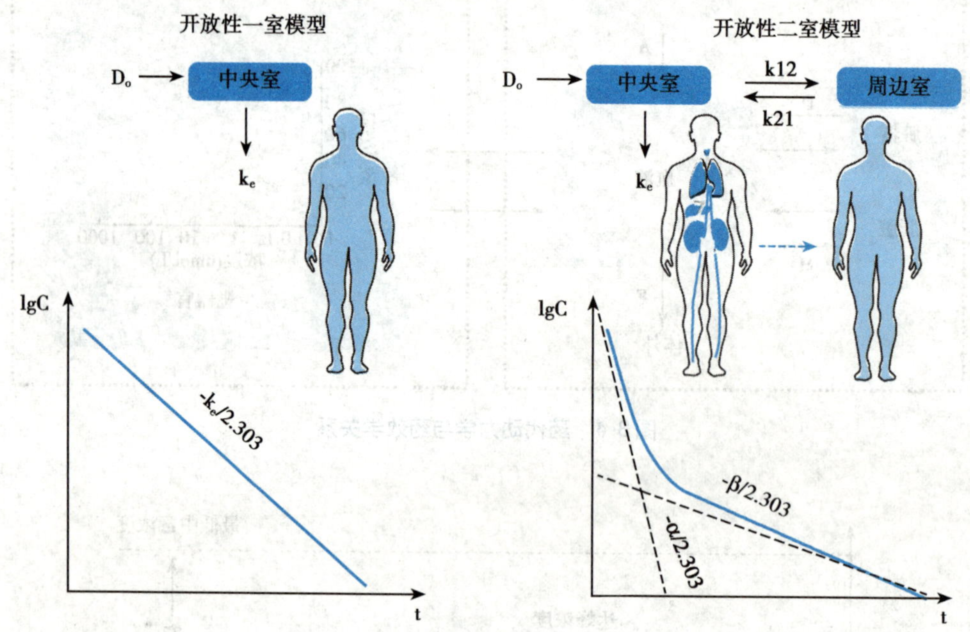


图 3-6　房室模型与浓度-时间曲线

$D_0$:用药剂量;D:药量;$k_e$:消除速率常数;$k_{12}$:药物由中央室转至周边室的一级速率常数;$k_{21}$:药物由周边室转运至中央室的一级速率常数

## (二)药物消除与浓度-时间曲线

浓度-时间曲线的下降段,反映药物从体内的消除速率。消除快的药物,下降坡度大;消除慢的药物,则下降较平坦,如见图 3-7 消除速率 A>B。

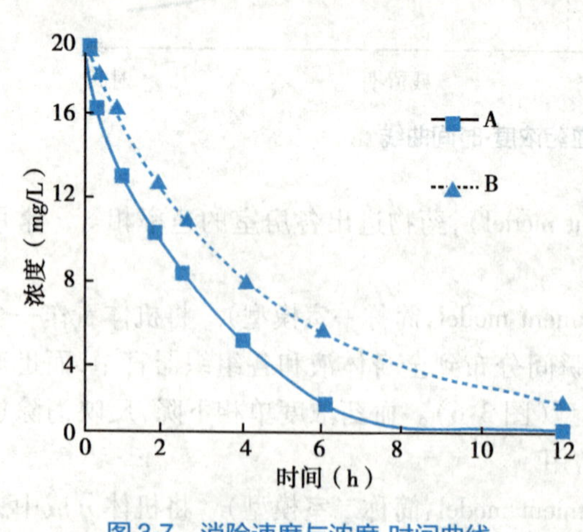


图 3-7　消除速度与浓度-时间曲线

药物的吸收、分布和消除过程的动态规律,均可用速率方程(rate process)表达。药物消除的速率过程分为一级、零级和米氏速率过程。

1. 一级动力学(first-order kinetics)　又称恒比消除,是指药物消除速率与血药浓度成正比,动力学方程见式 3-1,即单位时间内消除恒定比例的药量。血药浓度与时间呈指数曲线、血药浓度的对数与时间为一直线(图 3-8)。大多数药物在体内的消除属一级动力学类型。

一级动力学的数学方程:

$$\frac{dC}{dt}=-k_eC \qquad (式 3\text{-}1)$$

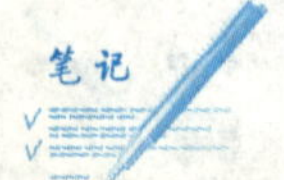

式中 $C$ 为药物浓度，$dC/dt$ 表示药物消除速率，$k_e$ 为消除速率常数。

积分后得血药浓度-时间方程：

$$C_t = C_0 e^{-k_e t}$$

若以 $C_0$ 为起始血药浓度，$C_t$ 为经 t 时间后的血药浓度，则：

$$\ln C_t = \ln C_0 - k_e t \text{ 或 } \lg C_t = -\frac{k}{2.303}t + \lg C_0$$

2. 零级动力学（zero-order kinetics）　也称恒量消除，是指药物消除速率为恒定的常数，动力学方程见式 3-2，即单位时间内消除恒定的药量。血药浓度与时间呈直线（图 3-8）。

零级动力学的方程：

$$\frac{dC}{dt} = -k_0 C^0 = -k_0 \qquad \text{（式 3-2）}$$

$k_0$ 是零级动力学消除速率常数，因此：$C_t = -k_0 t + C_0$

3. 非线性动力学　此类动力学过程较为复杂，高浓度时是零级动力学，而低浓度

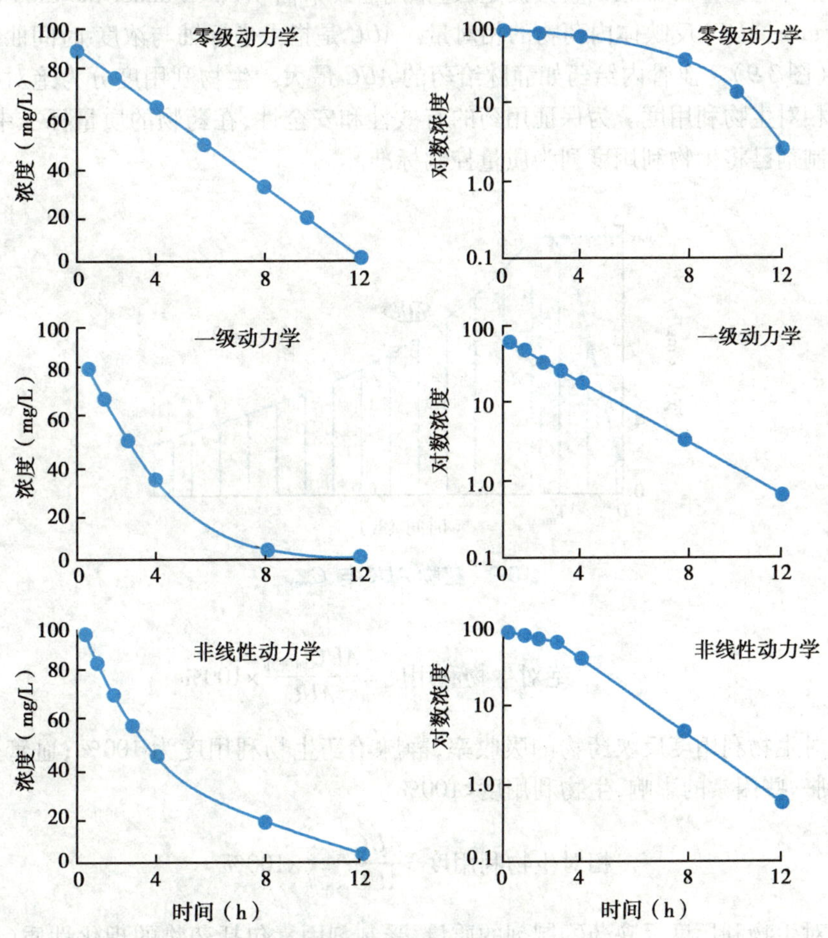


图 3-8　药物的消除类型

时是一级动力学,符合酶动力学的 Michaelis-Menten kinetics 过程式见式 3-3。符合此类消除的药物常以主动转运或易化扩散方式转运或代谢受酶活力限制,当药物达到一定浓度后,会出现饱和现象,此时消除速率恒定,再增加药量仍以最大消除速率消除。非线性消除动力学的血药浓度 $C$ 的对数与时间 t 作图,为一折线(图 3-8)。

$$\frac{dC}{dt}=\frac{V_m C}{K_m+C} \tag{式 3-3}$$

$V_m$是最大速率常数,$K_m$表示消除速率达到 $V_m$一半时的药物浓度。

在临床常用的药物中,如阿司匹林、茶碱、苯妥英钠等在治疗剂量时,血药浓度按一级动力学消除;在血药浓度过高时,以零级动力学消除。认识和理解非线性动力学对于指导临床用药具有重要的意义,如阿司匹林的剂量由 0. 3g 增加到 10 倍时,其 $t_{1/2}$ 由 0. 25 小时增加到 20 小时。

## 二、药代动力学参数

1. 生物利用度(bioavailability,$F$) 生物利用度是指血管外给药时药物被机体吸收利用的程度,即吸收进入体循环的药量与给药量的比值。但是在药代动力学研究中进入体循环的药量常常难以直接测定,通常用曲线下面积(area under the time concentration curve,$AUC$)反映体内药物的相对量。$AUC$ 是指由坐标轴与浓度-时间曲线围成的面积(图 3-9)。血管内给药如静脉给药的 $AUC$ 最大。生物利用度分为绝对生物利用度和相对生物利用度。为保证用药的有效性和安全性,在药物的质量标准中,有不少药物制剂已将生物利用度列为质量控制标准。

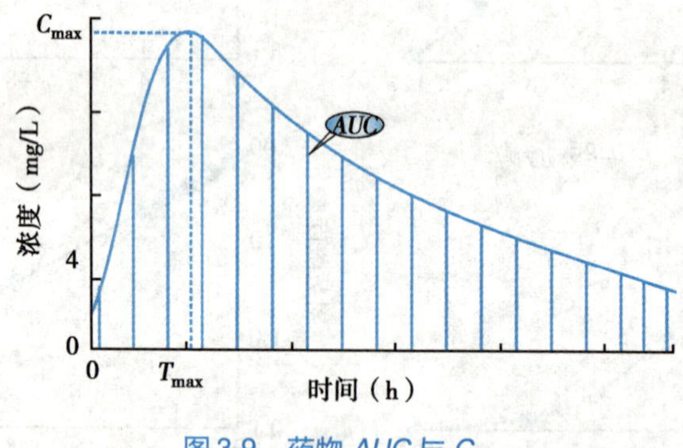


图 3-9 药物 $AUC$ 与 $C_{max}$

$$绝对生物利用度=\frac{AUC_{血管外}}{AUC}\times 100\%$$

绝对生物利用度反映药物的吸收率,静脉给药生物利用度为 100%;血管外给药时,受到一些因素的影响,生物利用度<100%。

$$相对生物利用度=\frac{AUC_{供试药}}{AUC_{参比药}}\times 100\%$$

相对生物利用度反映药物制剂的质量,受制剂因素包括药物的理化性质(如粒径大小、表面积、溶解度、溶解速度、药物晶型等)、处方中赋型剂的性质与种类、制剂工

笔记

艺、药物剂型以及处方中其他相关物质、首关效应等影响。

评价药物的吸收特性，除了用生物利用度反映吸收程度外，吸收速度也很重要。药峰浓度（peak concentration，$C_{max}$）的高低可反映药物吸收程度的大小；达峰时间（peak time，$T_{max}$）的长短，可反映吸收速度的快慢。

2. 表观分布容积（apparent volume of distribution，$V_d$或 $V$）　表观分布容积指体内药量按血药浓度计算所需的体液量，为体内药量与血药浓度的比值，单位为 L 或 L/kg。

$$V_d=\frac{D_0}{C_0}$$

$D_0$为静脉注射剂量，$C_0$为零时血药浓度。

表观分布容积并不代表某特定生理空间的大小，因此称为表观分布容积。表观分布容积反映药物在体内的分布特点，$V_d$在 0.14～0.29L/kg，表明药物主要在细胞外分布，如磺胺类药物；$V_d$在 0.3～0.4L/kg，表明药物主要在细胞内分布；$V_d$接近 0.6L/kg，则为细胞内外分布，如苯妥英钠及安替比林等。许多弱酸性药物与血浆蛋白结合率高，分布到细胞间液及细胞内液较少，其 $V_d$小。弱碱性药物因易被组织摄取，血浆中药物浓度低，故 $V_d$大。

3. 半衰期（elimination half-life，$t_{1/2}$）　半衰期指血药浓度降低一半所需要的时间，也称血浆半衰期。

绝大多数药物的消除过程属于一级动力学，所以其半衰期总是一个固定值，不受血药浓度高低影响，取决于药物消除速率常数（K），$t_{1/2}$可从消除速率常数 $k_e$计算。

$$t_{1/2}=\frac{0.693}{k_e}$$

药物的半衰期反映了药物在体内消除（排泄、生物转化及储存等）的速度，表示了药物在体内的时间与血药浓度间的关系，是决定给药剂量、次数的主要依据。半衰期长的药物说明它在体内消除慢，给药的间隔时间就长；反之亦然。单次给药时，按一级动力学消除的药物经过一个 $t_{1/2}$后，消除 50%，过 2 个 $t_{1/2}$后，消除 75%，经过 5 个 $t_{1/2}$，体内药物消除 97%，即经过 5 个 $t_{1/2}$后，药物可从体内基本消除。故根据 $t_{1/2}$可估算出停药后药物从体内消除所需要的时间。

4. 清除率（clearance，$CL$）　是指单位时间中有多少毫升液体中的药量被清除，即在单位时间内，从体内清除表观分布容积的部分，单位为 ml/（min · kg）。按清除途径不同，有肾清除率（$CL_r$）、肝清除率（$CL_h$）等之分。血浆总清除率则是肾清除率、肝清除率等的总和。

清除率与表观分布容积和消除速率常数的关系：$CL=V_dk_e$

在一级消除动力学方式消除时，单位时间内消除恒定百分率的药物，因此清除率也是一个恒定量，但当体内药物消除能力达到饱和而按照零级动力学方式消除时，每单位时间内清除的药物量恒定不变，因而清除率可变。

## 三、多次用药浓度-时间曲线

在临床治疗中大多数药物是通过重复给药达到有效治疗浓度，并维持在一定水

笔记

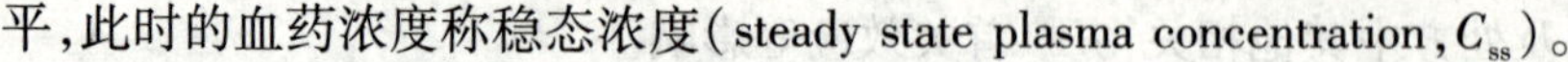

平，此时的血药浓度称稳态浓度（steady state plasma concentration，$C_{ss}$）。

### （一）等量等间隔给药浓度-时间曲线

多次用药采用等量等间隔给药方案时，血药浓度波动性上升，浓度-时间曲线为一锯齿形曲线。4～5个$t_{1/2}$后锯齿形曲线在某一水平范围内波动，即到稳态血浆浓度。稳态时，药物进入体内的药量与消除量达到动态平衡时；血药浓度在稳态高限和低限之间水平波动；水平波动的平均值称为坪值（图3-10），稳态血浆浓度又称坪值浓度（plateau concentration）。

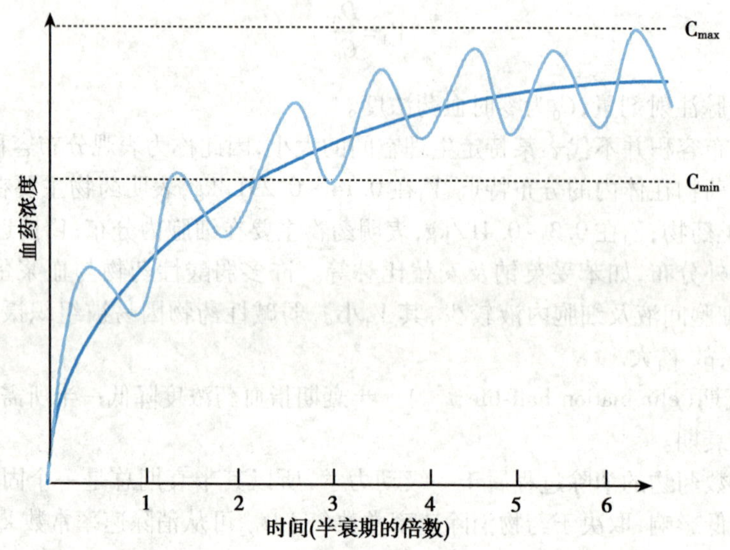


图3-10　多次用药浓度-时间曲线

从上述给药方案的浓度-时间曲线，可知坪值浓度的特点：①坪值浓度的高低与剂量成正比；②在每日用药总量不变的情况下，坪值浓度上下限的波动幅度与每次用药总量成正比，对于有效浓度与中毒浓度接近的药物，分服次数多些更妥当；③趋坪时间：指血药浓度接近95%坪值浓度的时间。多次给药时，若按照固定的剂量、时间间隔给药，或恒速静脉滴注，经过4～5个$t_{1/2}$可基本达到坪值浓度，故根据$t_{1/2}$即可估算出连续给药后达到稳态血浆药物浓度的时间。

### （二）负荷量与维持量给药方案浓度-时间曲线

临床上为了更快产生药效，可在开始时使用较大的剂量，即负荷量（loading dose），使血药浓度迅速达到坪值浓度，以后改用维持量（maintenance dose）以补充药物从体内的消除。如可在第1次用药时，给予维持量的2倍（即首量加倍），则在第一个半衰期即达到坪值浓度。

笔记

## 学习小结

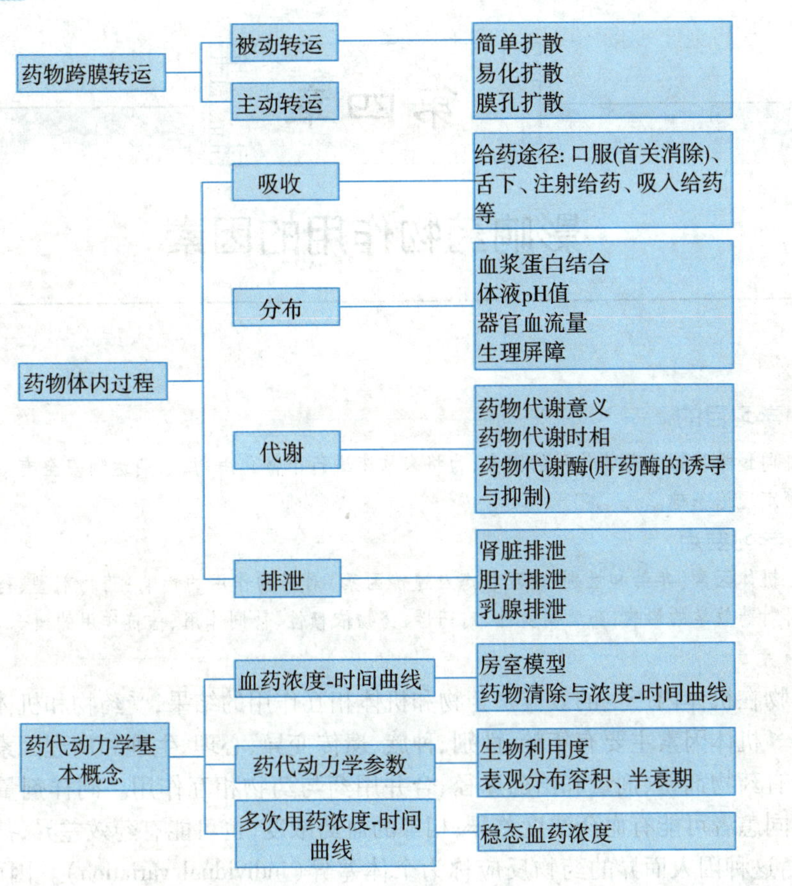


(周玖瑶)

## 复习思考题

1. 影响药物在体内过程的主要因素有哪些？
2. 如何理解肝药酶对药物代谢的作用规律？
3. 简述药代动力学参数在指导临床用药中的意义。

# 第四章

# 影响药物作用的因素

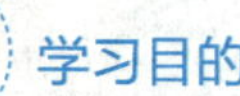

**学习目的**

通过学习影响药物作用的因素，为将来临床进行个体化用药，以期达到安全有效合理用药奠定理论基础。

**学习要点**

机体因素（年龄和性别、病理状态及遗传因素）对药物作用的影响；药物剂型、药物相互作用对药效学的影响；药物耐受性、耐药性、药物依赖性、协同作用、拮抗作用的概念。

药物在机体内产生的效应是药物和机体相互作用的结果，受药物和机体等多种因素影响。机体因素主要有年龄、性别、种族、遗传变异、心理、生理和病理因素。药物因素主要有药物剂型、剂量和给药途径、合并用药与药物相互作用。同样剂量的某一药物在不同患者可能有血药浓度差异；相等的血药浓度，也可能有药效差异，甚至出现质的不同，这种因人而异的药物反应称为个体差异（individual variation）。因而，掌握药物剂型、药代动力学、药效学等多方面因素对药物效应影响的知识非常重要。从治疗方面看，应认真考虑个体化用药，进行合理用药，使患者得到最佳疗效和最少不良反应，以期达到既有效又安全地防治疾病。

## 第一节　机 体 因 素

### 一、年龄

多数药物的开发和试验是在青、中年人群中完成的。儿童和老年人的药代动力学与药效学与上述人群存在差异，为获得同样的治疗效果，需对儿童和老年人的药物剂量作适当的调整。

1. 儿童　儿童全身各器官尚在发育期间，如肝、肾、中枢神经系统尚未发育完全。肝代谢、肾排泄能力弱会影响药物的消除，从而导致药物蓄积，产生不良反应。新生儿的特殊生理在药物治疗史上曾导致过灾难性事件，例如，灰婴综合征（gray baby syndrome）（新生儿体内缺乏葡萄糖醛酸转移酶，造成氯霉素在体内蓄积而发生的毒性反应）和磺胺诱导（sulfonamide-induced）的新生儿核黄疸（在新生儿红细胞更新造成胆红素增加的情况下，磺胺置换血浆蛋白结合的胆红素使之游离，通过血脑屏障引起核

笔记

黄疸）。

在儿童和成人之间，由于药效学的差别，可能出现一些意想不到的治疗结果和不良反应。例如抗组胺药和巴比妥类对成人有镇静作用，但对儿童就可致“高度兴奋”；长期应用苯巴比妥对儿童的学习和行为有严重影响；四环素可使儿童牙齿呈永久性黄色；成人长期应用皮质激素治疗产生的所有不良反应均可发生于儿童，且可阻碍儿童线性生长。但是，儿童并非对所有药物都要冒比成人更大的不良反应的风险。例如，丙戊酸对儿童的肝脏毒性作用大于成人，但异烟肼对儿童肝脏毒性作用则远小于成人。为新生儿准备的静脉注射液，常因过分浓缩而使剂量缺乏准确性。口服药品存在的问题是可能有对调味剂和色素等辅料的不良反应。特别指出的是儿科用混悬液、糖浆和咀嚼片剂，尽管从生物利用度方面考虑是等同药，对具体患者而言可接受性是不同的。

2. 老年人　一般来说，老年人存在生理功能如肝、肾功能逐渐减退，可引起药代动力学改变，对药物清除率显著下降。老年人肝血流和一些药物代谢酶的功能下降（个体间变异极大）；细胞色素 P450 的功能下降，但结合机制相对保持完好；肾功能以不同的速度进行性下降至年轻人的 50% 左右。因此，其药物消除半衰期常因表观分布容积的增大（脂溶性药物）和（或）肾功能的下降或代谢清除能力的下降而延长，故用药量一般低于青壮年人群。

老年人治疗时，考虑药效学变化也相当重要。老年人神经系统结构、功能发生改变，抑制中枢神经系统的药物作用往往加强。并且，老年患者生理变化和内环境调节能力的下降，使药物对机体产生非治疗作用的可能性增加。例如，即使在已经考虑到与年龄相关的药代动力学变化情况下调整了剂量，影响精神状态的药物仍可导致低血压，抗凝血药仍可引起出血。

老年人药代动力学和药效学的变化使得在药物治疗时往往容易产生严重的不良反应。因此，应遵照“在绝对需要药物治疗时用药，且应给予最小有效剂量”的原则。明确的治疗效果，适当的治疗监测手段和参考用药史，将有利于老年人的治疗效果。另一方面，出于这些考虑，对某些慢性病，持续的药物防治也非常必要。资料表明，老年人在慢性疾病（如高血压和高胆固醇血症）长期用药治疗中，比年轻人获益更多或至少一样多。而且，老年人的慢性病（如骨质疏松和前列腺增生）的发病进程可被持续的药物治疗延缓或逆转。

## 二、性别

性别差异可导致药代动力学和药效学方面的差异，女性体重一般比男性轻，在使用治疗指数低的药物时，为维持相同效应，女性可能需要剂量较小。男性对对乙酰氨基酚及阿司匹林的清除率分别高于女性 40% 及 60%。妇女月经期不宜服用抗凝药以免盆腔充血月经增多。妊娠妇女除了维持妊娠的药物以外，其他药物的应用均应审慎，因为多数进入母体内的药物能通过胎盘屏障进入胎儿体内，对母体产生即使是很轻微不良反应的药物都可能影响胚胎或胎儿的发育。20 世纪 50 年代末期在西欧因孕妇服用反应停（沙利度胺，为催眠镇静药）而导致一万余例海豹畸形婴儿的悲惨结果引起了对孕妇用药的警惕。对于已知的致畸药物如锂盐、乙醇、华法林、苯妥英钠及性激素等，在妊娠早期胎儿器官发育期内应禁用。在妊娠晚期及授乳期间还应考虑药

笔记

物通过胎盘及乳汁对胎儿及婴儿发育的影响，因为胎盘及乳腺对药物均无屏障作用。在分娩过程中对母体使用的药物也可对新生儿产生持久的作用，因为新生儿不仅体内对药物的代谢和排泄的功能不全，而且因切断与母体的循环联系并不能利用母体内消除药物的机制。如哺乳期禁用苯二氮䓬类药物，因为哺乳母亲若大量长期应用这类药物可使乳儿畏寒、嗜睡、生长缓慢。

## 三、遗传因素

药物作用的差异有些是由遗传因素引起的，研究遗传因素对药物反应影响的学科称之为遗传药理学（genetic pharmacolgy），是药理学与遗传学相结合发展起来的边缘学科。遗传因素对药物反应的影响比较复杂，遗传物质的多态性是主要因素，因为酶和蛋白质是在特定基因的指导下合成的，基因的多态性，决定酶和蛋白质呈多态性，其性质和活性不同，影响了相关药物的反应。所以，遗传基因的差异是构成个体对药物反应差异的决定因素。

1. 遗传因素对药代动力学的影响　基因是决定药物代谢酶、药物转运蛋白活性和功能表达的基础，是药物代谢与反应的决定因素。基因的突变可引起所编码的药物代谢酶、转运蛋白氨基酸序列和功能异常，成为产生药物效应个体差异和种族差异的主要原因。遗传在药物代谢中的决定性作用因发现同卵双生子和异卵双生子对药物代谢的显著差异而被证实，异卵双生子中安替比林和香豆素半衰期的变异程度比同卵双生子高6～22倍。

遗传多态性（genetic polymorphism）对药物效应的影响进行了比较深入的研究，药物代谢酶、转运蛋白和受体的遗传多态性是导致药物反应个体和群体差异的重要原因。*N*-乙酰基转移酶（N-acetyltransferase，NAT）是参与Ⅱ相乙酰化反应的代谢酶。人体内NAT具有NAT1和NAT2两种亚型。NAT2在体内参与了20多种肼类化合物和具有致癌性的芳香胺或杂环胺类化合物的活化或灭活代谢，与一些药物的疗效和毒副作用密切相关，同时也与某些癌症的遗传易感性相关。NAT活性在人群中呈多态分布，人群被分为慢型乙酰化代谢者、快型乙酰化代谢者和中间型乙酰化代谢者。由于异烟肼、肼屈嗪、柳氮磺胺吡啶、氨苯砜和普鲁卡因胺等多种药物在体内经乙酰化代谢，因此，NAT遗传多态性可通过影响这些药物的血药浓度而影响其疗效和不良反应。

2. 遗传因素对药效学的影响　遗传因素在不影响血药浓度的条件下也可因受体部位异常、组织细胞代谢障碍、解剖学异常而影响机体对药物反应的差异。如β受体的遗传多态性改变β受体对激动药的敏感性，从而影响这类药在哮喘中的治疗作用；血管紧张素Ⅱ的1型（$AT_1$）受体基因多态性引起血管对缩血管药去氧肾上腺素的反应性改变，也影响血管紧张素Ⅰ转化酶抑制药，如培哚普利和钙通道阻滞药尼群地平的作用；华法林耐受者肝中维生素K环氧化物还原酶的受体与华法林亲和力降低而使药效降低。

现已发现有一百余种与药物效应有关的遗传异常基因，特异体质（idiosyncrasy）药物反应现象已从遗传异常表型获得解释。如葡萄糖-6-磷酸脱氢酶（G-6-PD）缺乏者服用伯氨喹、磺胺和砜类等有氧化性能的药物后易发生溶血反应，甚至新鲜蚕豆在极少数患者中引起溶血并导致严重贫血。其原因是G-6-PD缺乏是一种性连锁隐性遗

笔记

传，这种酶对于维持红细胞内谷胱甘肽的含量是必不可少的，而红细胞内谷胱甘肽又是防止溶血所必需的。

## 四、病理状态

疾病的严重程度或同时合并存在的其他疾病能导致药代动力学和药效学的改变。肝肾功能损伤易引起药物体内蓄积、血药浓度增加和药物血浆半衰期延长，导致效应增强或发生毒性作用。在神经系统抑制的病理状态下能耐受较大剂量中枢兴奋药而不致于发生惊厥反应；而在神经系统兴奋时需要应用较大剂量中枢抑制药才能产生效应。肾病综合征因有蛋白尿、水肿和血浆白蛋白降低，可致肠道黏膜水肿而影响药物吸收，也引起药物与血浆白蛋白结合率降低而影响药物的分布，而且还会使作用于肾小管上皮细胞的离子转运机制的利尿药（如呋塞米）与肾小管液中的蛋白结合而致利尿效应降低。甲状腺功能低下时对哌替啶的敏感性增高。此外，一些药物的应用可加重或诱发疾病，如糖皮质激素类药可诱发或加重溃疡病和糖尿病等，若患者原来并发这些疾病则应慎用或禁用。

## 五、心理因素与安慰剂效应

患者的心理因素与药物疗效关系密切。安慰剂（placebo）是不具药理活性，但和临床试验药物具有相同形状的制剂（如含乳糖或淀粉的片剂或生理盐水注射剂），用于作为试验的空白对照。安慰剂产生的效应称为安慰剂效应（placebo effect）。安慰剂对有心理因素参与控制的自主神经系统功能（如血压、心率、胃分泌、呕吐、性功能等）的影响较大。当医生对疾病的解释及预后的推测给患者带来乐观的消息时，患者的紧张情绪可大大缓解，安慰剂作用会比较明显。由于安慰剂效应的广泛存在，在评价药物的临床疗效时，应考虑这一因素的影响。实际上在临床有不少药物或其他手段的治疗效果往往不是药物本身的作用，只是安慰剂效应。

## 六、时间因素

机体的某些生理活动呈现生物节律的特点，即随一定的时间交替呈有规律的周期性变化。如肾上腺分泌糖皮质激素的高峰在上午8时左右；胃酸分泌从中午开始增高，夜间20时急剧升高，22时可达峰值；胆固醇在午夜至清晨之间合成最旺盛。因此，给药时需要根据人体正常生理性波动的特点，选择最佳用药时间，避免因给药而打乱生理节律，减少不良反应和耐受性的发生。例如，肾上腺糖皮质激素类药物可的松、泼尼松宜每日清晨7～8时单次给药；对作用时间长的地塞米松、倍他米松等还可采用隔日疗法，可减轻长期服药时外源性激素对肾上腺皮质功能的抑制作用。抑制胃酸分泌的药物，如雷尼替丁、奥美拉唑等，在疾病的急性期可早晚各服药一次，待缓解后，宜改为每晚服药一次。

## 七、长期用药引起的机体反应性变化

长期反复用药可引起机体（包括病原体）对药物反应性改变，主要表现为耐受性、耐药性和依赖性。还可因长期用药后突然停药而发生停药综合征。

1. 耐受性和耐药性　耐受性（tolerance）是指连续用药后，机体对药物的敏感性降

笔记

低。短期内产生者叫快速耐受性(tachyphylaxis),停药后可以恢复,如麻黄碱及垂体后叶素等连续应用数次后,可迅速产生耐受性。有些药物长期用药后产生的耐受现象,此为后天耐受性;而有些人在第一次用药时就出现耐受现象,此为先天耐受性。在长期应用化学治疗药物后,病原体(微生物或原虫)或恶性肿瘤细胞对药物的敏感性降低称为耐药性(drug resistance)。尤其是不合理地使用抗菌药可引起耐药性菌株的产生,这是普遍存在的严重问题,应加以重视。

2. 药物依赖性和药物滥用　麻醉药品是指连续使用后易产生身体依赖性、能成瘾的药品,如阿片类强镇痛药和毒品海洛因等。应用药物一段时间后停药,患者精神上发生主观的不适感觉而没有发生其他生理功能的紊乱和危害,要求反复连续用药,称为习惯性(habituation),也称精神依赖性(psychological dependence)。药物在用药时产生欣快感,停药后出现严重的精神和生理功能的紊乱,称为成瘾性(addiction)。具有成瘾性的患者不仅主观需要连续用药的特点,而且停药后出现严重生理功能紊乱(即戒断症状)亦统称为生理依赖性(physiological dependence)或身体依赖性(physical dependence)。药物滥用(drug abuse)是指无病情依据的长期大量的应用药物,尤其是自我应用麻醉药品,这是造成药物依赖性的主要原因,为具有社会意义的重要问题。

3. 增敏性或撤药症状　某些药物长期用药后,机体对药物的敏感性增强,例如应用β受体阻断药普萘洛尔治疗高血压,可使β受体表达密度增加(受体向上调节),对药物的敏感性增强;如在用药过程中突然停药,就可发生撤药症状(如血压上升、心绞痛发作,甚至导致急性心肌梗死或猝死),目前认为是β受体上调引起机体对内源性递质敏感性增高所致,因此应采用逐渐减量停药的方法避免停药反应的发生。

## 第二节　药物因素

### 一、药物剂型

药物可制成适合不同给药途径的多种制剂,如口服给药的片剂、胶囊、口服液,注射使用的水剂、乳剂、油剂,另外还有控制释放速度的控释制剂。随着药代动力学的发展,生物药剂学为临床用药提供了许多新的制剂和剂型。缓释制剂系利用无药理活性的基质或包衣阻止药物迅速溶出以达到比较稳定而持久的疗效。口服缓释片剂或胶囊每日1次可维持有效血药浓度;肠外给药除一般油溶长效注射剂外还有控释制剂可以控制药物按零级动力学恒速释放,恒速吸收,不仅保证长期疗效,也大大方便了患者。如,毛果芸香碱眼片置结膜囊内每周1次;二甲双胍缓释剂,治疗2型糖尿病每日用药1次,并减少口服引起胃肠道不良反应。

同一药物由于制剂、剂型不同、采用的给药途径不同,其发生药物效应的速率将不同。起效速率一般规律为:静脉注射>(快于)吸入>肌内注射>皮下注射>口服>皮肤贴剂。有些药物采用不同给药途径时,还将产生不同的药理作用和用途,如口服硫酸镁可以产生导泻和利胆作用,静脉注射则产生抗惊厥、镇静和降血压的作用。不同药剂所含的药量相等,即药剂当量(pharmaceutical equivalence)相同,药效强度不一定相等。常用更为客观实用的生物当量(bioequivalence)作为比较标准,即药物不同制剂能达到相同血药浓度的剂量比值。选择不同药物制剂、剂型同时亦注意区分其药物剂

笔记

量的差异。例如,硝酸甘油静脉注射 5 ~ 10μg,舌下含片 0.2 ~ 0.4mg,贴皮 10mg,剂量相差很大,分别用于急救、常规或长期防治心绞痛。

药物的制备工艺和辅料也可显著影响药物的吸收和生物利用度。例如,口服不同药厂生产的相同剂量的地高辛片血浆药物浓度可相差 7 倍;20mg 的微晶螺内酯胶囊的疗效可与 100mg 普通晶型螺内酯相当。

## 二、联合用药及药物相互作用

两种或两种以上药物同时应用或先后应用,有时会产生一定的相互影响,如使药效加强或减弱,或使毒副作用减少或者出现新的毒副作用。若联合用药的结果使药物效应加强,为协同作用(synergism);若使药物效应减弱或对消,则为拮抗作用(antagonism)。

临床联合用药时,可有意识地利用药物间的协同作用以增加疗效,或利用拮抗作用以减少不良反应。例如,治疗高血压时,单药往往只对部分患者疗效较好;治疗心衰时,利尿药结合血管扩张药对获得足够的心排出量和避免患者水肿是极其重要的;为了提高疗效,抑制恶性肿瘤细胞的产生或延缓病原微生物耐药性的产生,在肿瘤化疗和某些传染性疾病治疗时联合用药是一条准则。但是不合理的多药联用也常导致药物间不良的相互作用而降低疗效、加重不良反应甚至产生药源性疾病。

药物在体外配伍时直接发生物理、化学性的相互作用而产生毒性、降低药效甚至影响药物的使用称为配伍禁忌。在静脉滴注时尤应注意配伍禁忌。

药物间相互作用可能是由药代动力学(一种药物对另一药物吸收、分布和消除的影响),也可能是由药效学(如激动药和拮抗药间的相互作用)引起的。最严重的基于药物-药物间相互作用(drug-drug interaction,DDI)而发生的不良反应往往发生在那些有严重毒性和治疗指数低的药物,这种情况下,只要微小改变这类药物的剂量就可致严重的毒性反应。另外,当某种药物所控制的疾病具有严重或潜在致命特点时,药物-药物间相互作用的影响也具有重要临床意义。

### (一)药代动力学的药物间相互作用

药物间相互作用可发生在吸收、分布、代谢或排泄的任何时相,导致作用部位药物浓度的变化。由于个体在药物代谢消除方面的差异,导致药代动力学参数改变的药物相互作用强度通常难以预测,但意义重大。

1. 吸收　药物吸收前因理化性质而发生的相互作用可影响药物吸收进入血液循环。例如,在肠中药物可以与金属离子螯合或吸附于药用树脂。因此,抗酸药中含有的钙和其他金属离子能和四环素形成复合物而难以吸收;考来烯胺吸附左甲状腺素、强心苷、华法林、皮质激素和其他一些药物,从而抑制这些药物的吸收。抑制胃排空药物如阿托品或阿片类药物可延缓药物的吸收。近年来,有证据表明许多药物为存在于多种细胞的非特异性转运系统(P-糖蛋白)的底物。在肠道,P-糖蛋白将药物泵入肠腔而抑制其吸收。环孢素 A、奎尼丁、维拉帕米、伊曲康唑和克拉霉素均能抑制 P-糖蛋白,而利福平可明显诱导 P-糖蛋白;CYP3A4 的抑制药和诱导物常对 P-糖蛋白有类似的作用。

2. 分布　在体内,很多药物都和血浆白蛋白(酸性药物)或 α-1 酸性糖蛋白(碱性药物)广泛结合。非结合药物才能够自由发挥作用和转运到组织器官,因此当一种药物被另一药物从结合态置换出来而导致游离态药物浓度增大,最终引起效应的改变。

笔记

有些药物经主动转运到达作用部位，例如，抗高血压药胍乙啶和胍那决尔经去甲肾上腺素再摄取机制被转运到去甲肾上腺素能神经元，抑制交感神经系统功能；三环类抗抑郁症药和一些拟交感胺抑制神经元的再摄取系统可以阻断或降低胍乙啶及胍那决尔的抗高血压作用。在血脑屏障，P-糖蛋白把药物从中枢神经系统消除，因而，影响P-糖蛋白的药物会影响P-糖蛋白底物类药物的分布。

3. 代谢　涉及药物代谢的相互作用通过抑制或诱导肝药酶活性而增加或减少血药浓度，可发生于应用的药物之间，或药物与食物之间（如葡萄汁中的异橙皮苷元为CYP3A4抑制药），或药物与其他化学物之间（如吸烟，多氯化联苯为CYP1A2的诱导药；乙醇和其他有机溶剂为CYP2E1的诱导药）。当口服给药时，因被吸收的药物在进入全身循环前必须经门静脉进入肝脏，部分药物发生明显首关消除，其酶诱导或抑制效应将更为显著。受酶诱导药影响的药物有：口服抗凝血药、奎尼丁、皮质激素、雌激素避孕药、茶碱、美西律、美沙酮和β受体阻断药等。

4. 排泄　通过和主动转运位点的相互作用，一种药物可以抑制另一药物的肾排泄。据报道许多的相互作用均发生于阴离子位点，例如，丙磺舒可抑制青霉素主动分泌而升高其血药浓度和延长半衰期。另外，丙磺舒、水杨酸类、保泰松抑制肾脏消除甲氨蝶呤，而导致毒性作用。在碱性药物转运点的相互作用包括被西咪替丁、胺碘酮抑制普鲁卡因胺的分泌。还有一个尚不明确经肾小管位点的相互作用，奎尼丁、维拉帕米和胺碘酮可抑制地高辛的分泌。P-糖蛋白把药物转运到胆管和肾小管腔，加速其排泄，影响P-糖蛋白的药物会影响P-糖蛋白底物类药物的排泄。

### （二）药效学的药物间相互作用

联合用药时，药物在不同的药效学作用机制层面上产生相同或相反的生理功能调节作用，表现为药物效应的增强（协同作用）或减弱（拮抗作用）。

1. 生理性拮抗或协同　药物作用不同的靶点或系统而产生的拮抗作用或协同作用。如：服用镇静催眠药后饮酒或喝浓茶或咖啡可加重或削弱中枢抑制作用；抗凝血药华法林和抗血小板药阿司匹林合用可导致出血；利尿药致低血钾可增大地高辛的毒性；胰岛素与糖皮质激素药在维持血糖方面起相互拮抗作用。

2. 受体水平协同与拮抗　药物作用于相同或不同的受体而产生的拮抗作用或协同作用。如，抗组胺药、吩噻嗪类、三环类抗抑郁症药都有抗M胆碱作用，当与阿托品同用可引起精神错乱、记忆紊乱等不良反应；静脉滴注去甲肾上腺素外漏时可用α受体阻断药酚妥拉明拮抗其强烈的局部血管收缩作用，防止局部组织坏死；β受体阻断药与肾上腺素合用可导致高血压危象。

3. 干扰神经递质转运　在神经递质代谢环节的作用中，三环类抗抑郁症药抑制儿茶酚胺再摄取，可增加肾上腺素及其拟似药如酪胺等的升压反应，而抑制可乐定及甲基多巴的中枢降压作用。哌替啶和单胺氧化酶抑制药（MAOIs）间相互作用致癫痫发作和高热，可能与MAOIs使脑内5-HT浓度增高及哌替啶的致惊厥代谢产物（去甲哌替啶）蓄积有关。

## 第三节　环境因素

环境因素（如温度、湿度、噪声、光照、通气等物理条件）的变化，既可造成机体产

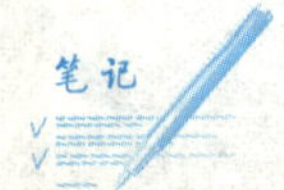

生非特异性适应反应，也能使能量代谢、血液流变、氧化应激等多项生理、生化指标发生改变，从而影响药物作用。例如，高温可致机体因汗液蒸发而丢失大量体液，导致水电解质代谢紊乱，同时高温环境下体内氧运输障碍，机体耗氧量增加，机体内环境调节紊乱，出现氧化应激反应，继而导致病理生理改变。研究证实，当暴露于湿热环境下，小鼠氰化钠中毒的$LD_{50}$可随环境温度的升高而降低。再如，在高原低氧环境下，肺泡氧分压降低，机体各组织器官的细胞因为缺氧，其功能受到影响。其中，肝脏血流丰富，更是参与药物代谢和转化过程的重要脏器。研究提示，慢性缺氧可造成肝细胞微粒体、线粒体密度增加，细胞色素氧化酶 P450 活性增强，对药物的代谢起促进作用。对高原地区健康受试者氨茶碱的药代动力学研究表明，高原缺氧地区的居住环境，可能加速氨茶碱在体内的代谢。

## 学习小结

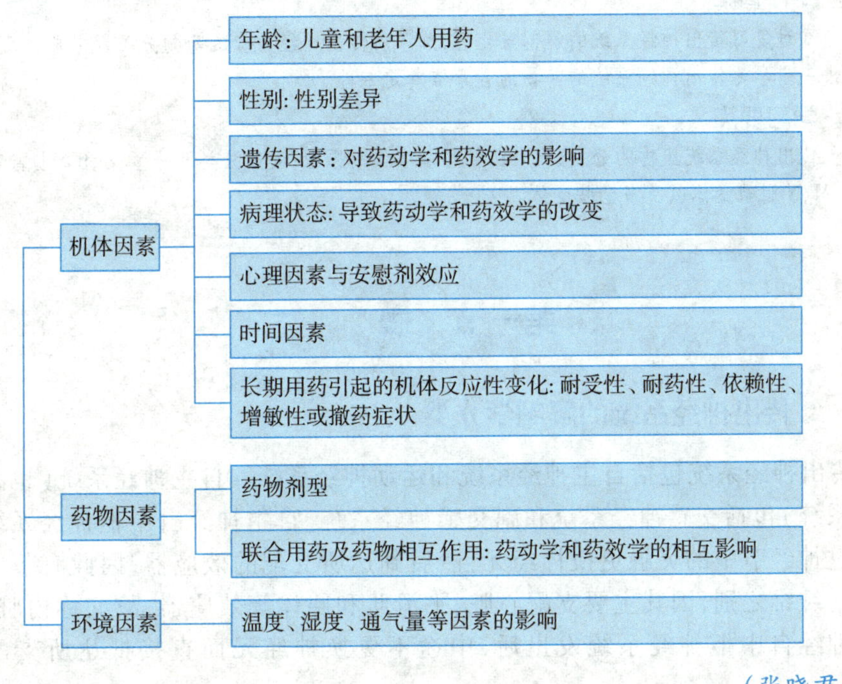


（张晓君）

### 复习思考题

1. 影响药物作用的因素有哪些？试从机体和药物方面分别加以说明。
2. 药物之间的相互作用可发生在哪些环节？试举例说明。
3. 解释下列名词：耐受性、耐药性、习惯性、成瘾性、撤药症状。

笔记

# 第五章

# 传出神经系统药理概论

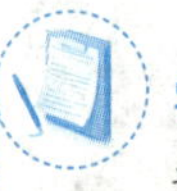

**学习目的**

通过复习传出神经系统的解剖与生理,加深对传出神经系统的药物分类及效应的理解。为进一步学习传出神经系统的药物的各章节奠定基础。

**学习要点**

传出神经系统药物的分类、代表药物和基本作用原理;受体分类及分型:α、β肾上腺素受体,M、N胆碱受体以及多巴胺受体。

## 第一节　概　述

### 一、传出神经系统的解剖学分类

传出神经系统包括自主神经系统和运动神经系统。自主神经系统(也称植物神经系统)包括交感神经系统和副交感神经系统,自主神经自中枢神经系统发出后经过神经节中的突触更换神经元,然后到达所支配的效应器,因此有节前纤维和节后纤维之别,因其主要支配心脏、平滑肌和腺体等效应器,故又称内脏神经。运动神经自中枢神经系统发出后,中途不更换神经元而直接抵达所支配的骨骼肌。

交感神经支配几乎全身所有的内脏器官,其神经节多数远离效应器,节前纤维短,节后纤维长。交感神经的功能在于能促使机体适应环境的急骤变化,以保持内环境相对稳定。

副交感神经的神经节在效应器之内或附近,节前纤维长,节后纤维短。副交感神经的功能在于保护机体,积蓄能量,以利于休整。在具有交感神经与副交感神经双重支配的器官中,两者功能往往是拮抗的,但在中枢神经调节下,其活动又是统一的(图5-1)。

除了交感神经和副交感神经系统外,肠神经系统(enteric nervous system)已日益受到人们的重视。该系统由胃肠道壁内神经成分组成,具有调节控制胃肠道功能的独立整合系统。它在结构和功能上不同于交感神经系统和副交感神经系统,而与中枢神经系统相类似,但仍属于自主神经系统的一个组成部分。

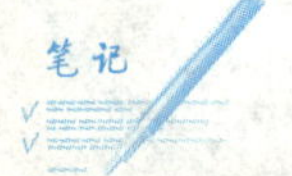

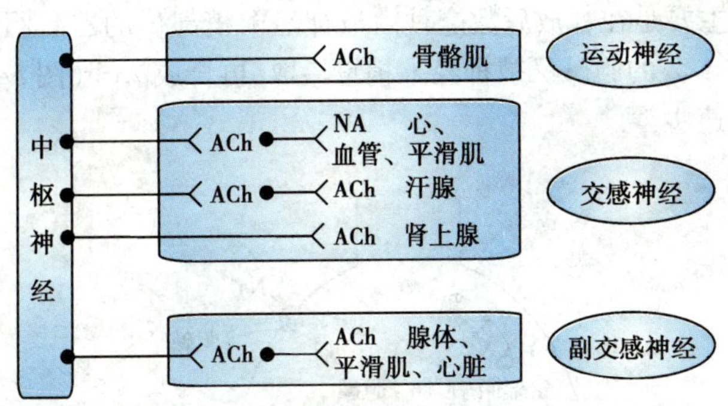


图5-1　传出神经系统分类示意图

## 二、传出神经按递质分类

传出神经末梢释放的递质主要有乙酰胆碱(acetylcholine,ACh)和去甲肾上腺素(noradrenaline,NA),根据释放递质的不同,将传出神经分为胆碱能神经和去甲肾上腺素能神经,前者释放ACh,后者主要释放NA。

胆碱能神经包括全部交感神经和副交感神经的节前纤维、运动神经、副交感神经的节后纤维和极少数交感神经节后纤维(支配汗腺分泌和骨骼肌血管舒张的神经)。

去甲肾上腺素能神经则包括绝大部分交感神经节后纤维。

# 第二节　传出神经系统的递质与受体

## 一、传出神经突触的超微结构

突触是指神经元与神经元之间,或神经元与某些非神经元细胞之间的一种特化的细胞连接,通过它的传递作用可以实现细胞间的通讯联系。

突触是由突触前膜、突触间隙和突触后膜所组成。交感神经末梢分为许多细微的神经分支,分布于平滑肌细胞之间,其分支都有连续的膨胀部分呈稀疏串珠状,称为膨体。膨体内含有大量囊泡,内含大量NA。运动神经末梢内靠近突触前膜处有很多囊泡,内含大量ACh,在其突触后膜还有许多皱褶称为终板。

## 二、传出神经递质乙酰胆碱与去甲肾上腺素

### (一)乙酰胆碱

ACh主要在胆碱能神经末梢的胞质中由胆碱和乙酰辅酶A(acetylcoenzyme A)在胆碱乙酰化酶(choline acetylase)的催化下合成,然后转运到囊泡中与三磷腺苷(ATP)、蛋白多糖结合而贮备,部分则以游离形式存在于胞浆中。当神经冲动到达时,突触前膜对$Ca^{2+}$通透性增高,$Ca^{2+}$内流,使囊泡膜与突触前膜相融合并形成裂孔,递质及其他内容物通过裂孔排入突触间隙(胞裂外排)。每个囊泡中释放的ACh量(约5000个ACh分子)为一个量子,每一冲动可促使几百个囊泡(量子)同时排空(量子化释放),释放到突触间隙,与突触后膜上的胆碱受体结合,并使效应器产生生理效应。

ACh 作用的消失主要是在释放后数毫秒内被神经末梢部位的乙酰胆碱酯酶水解为胆碱和醋酸。1/3～1/2 的胆碱又被神经末梢重摄取，再合成 ACh（图 5-2）。胆碱的摄入是合成 Ach 的限速步骤。

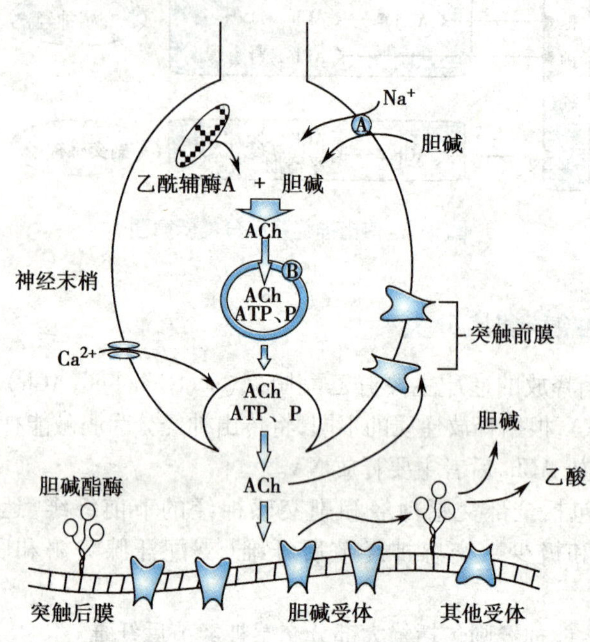


图 5-2 ACh 的生物合成与释放示意图

### （二）去甲肾上腺素

NA 主要在 NA 能神经末梢的膨体内合成。酪氨酸（tyrosine，Tyr）是合成 NA 的基本原料，酪氨酸在酪氨酸羟化酶催化下生成多巴，再经多巴脱羧酶作用形成多巴胺（dopamine，DA），然后进入囊泡内，经多巴胺 β-羟化酶的催化转变为 NA，与 ATP 和嗜铬蛋白结合贮存于囊泡中，酪氨酸羟化酶是调节 NA 生物合成的限速酶。

NA 合成后贮备于囊泡中，当神经冲动到达神经末梢时，促使 NA 释放。有 2 种方式释放，一种是胞裂外排，另一种是 NA 先从囊泡释放入胞浆，再通过突触前膜以弥散方式释放入突触间隙中。释放到突触间隙中的 NA 约 75%～90% 迅速通过突触前膜摄取入神经末梢内，并再摄取入囊泡中贮存（摄取 1），这是一种主动转运过程，依赖于胺泵（$Mg^{2+}$-ATP 酶）提供能量，是 NA 作用终止的主要方式。非神经组织，如心肌、平滑肌等也能通过顺浓度差的被动转运再摄取 NA（摄取 2）。

神经末梢内囊泡外的 NA 也可被线粒体膜所含单胺氧化酶（MAO）所灭活，非神经组织中的 NA 摄取后即被细胞内儿茶酚胺氧位甲基转移酶（COMT）和 MAO 所灭活，代谢物最终大部分形成 3-甲氧-4 羟扁桃酸（VMA）随尿排出（图 5-3）。

## 三、传出神经系统的受体

### （一）传出神经系统受体的命名

能与 ACh 结合的受体称为胆碱受体（cholinergic receptors）。副交感神经节后纤

笔记

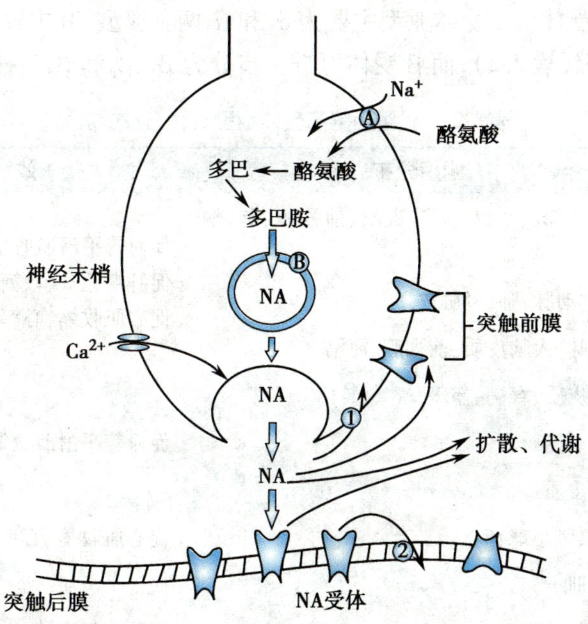


图 5-3　NA 的生物合成与释放示意图

维所支配的效应器细胞膜的胆碱受体对毒蕈碱(muscarine)敏感,故命名为毒蕈碱型胆碱受体(M 受体)。位于神经节和神经肌肉接头的胆碱受体对烟碱(nicotine)敏感,称为烟碱型胆碱受体(N 受体)。

能与 NA 或肾上腺素结合的受体称为肾上腺素受体(adrenoceptor),又可分为 α 肾上腺素受体(α 受体)和 β 肾上腺素受体(β 受体)。

### (二)传出神经系统受体的分类及其效应

1. M 胆碱受体　目前发现了 5 种 M 受体亚型,即 $M_1$、$M_2$、$M_3$、$M_4$ 和 $M_5$(表 5-1)。不同组织中存在不同的受体亚型,其中 $M_1$、$M_2$ 和 $M_3$ 生理功能和药理作用明确。

表 5-1　M 胆碱受体亚型、分布及其作用

| 亚型 | $M_1$ | $M_2$ | $M_3$ | $M_4$ | $M_5$ |
|---|---|---|---|---|---|
| 组织分布 | 自主神经节<br>CNS<br>胃壁细胞 | 窦房结、心房<br>房室结、心室<br>神经末梢、突触前膜<br>CNS | 腺体<br>平滑肌<br>血管内皮<br>CNS | 腺体<br>平滑肌<br>CNS | CNS |
| 效应 | 中枢兴奋<br>胃肠分泌<br>胃肠活动 | 窦房结缓慢自动除极<br>心房动作电位时程缩短<br>收缩力减弱、房室结传导减慢、心室收缩力轻度减弱、突触前抑制、神经抑制 | 增加分泌<br>平滑肌收缩<br>血管扩张 | | |

注:CNS:中枢神经系统

2. N 胆碱受体　N 胆碱受体可分为神经肌肉 N 受体,即 $N_m$ 受体(nicotinic muscle,$N_2$ 受体),被筒箭毒碱选择性地阻断,及神经节 N 受体,即 $N_n$ 受体(nicotinic neuronal,$N_1$ 受体),可被六甲双铵选择性地阻断。

笔记

3. 肾上腺素受体 α受体亚型主要为$\alpha_1$和$\alpha_2$两种亚型，其中$\alpha_1$和$\alpha_2$受体已被克隆出6种亚型基因（表5-2），而β受体可进一步分为$\beta_1$、$\beta_2$和$\beta_3$三种亚型。

表5-2 α肾上腺素受体亚型、分布及效应

| 分型 | 组织分布 | 效 应 |
|---|---|---|
| $\alpha_{1A}$ | 心脏、肝脏、小脑、大脑皮质、前列腺、肺、输精管 | 促血管平滑肌收缩、腺体增加分泌<br>促肝糖原分解、糖原异生<br>促心肌收缩、心率加快 |
| $\alpha_{1B}$ | 脾、主动脉、肺、肾脏皮质 | |
| $\alpha_{1D}$ | 主动脉、大脑皮质、前列腺、海马 | |
| $\alpha_{2A}$ | 大脑皮质、脊髓、蓝斑 | 促血管平滑肌收缩、减少NA释放 |
| $\alpha_{2B}$ | 肝脏、肾脏 | |
| $\alpha_{2C}$ | 大脑皮质 | |
| $\beta_1$ | 心肌、肾小球旁 | 促心肌收缩、心率加快、肾素释放 |
| $\beta_2$ | 平滑肌 | 松弛平滑肌 |
| $\beta_3$ | 脂肪细胞 | 脂肪动员增加 |

### （三）传出神经系统受体功能及其分子机制

1. M胆碱受体 M受体属鸟苷酸结合调节蛋白（G蛋白）耦联受体。M受体激动后与G蛋白耦联，进而激活磷脂酶C（phospholipase C），增加第二信使，即肌醇1，4，5-三磷酸（$IP_3$）和二酰基甘油（diacylglycerol，DAG）形成而产生系列效应。M受体激动可抑制腺苷酸环化酶（adenylate cyclase，AC）活性，并可激活$K^+$通道或抑制$Ca^{2+}$通道。

2. N胆碱受体 N受体属于配体门控离子通道型受体。一般认为，每个N受体是由2个α亚基和β、γ、δ亚基组成五聚体，中间形成跨细胞膜通道。2个α亚基上有ACh作用位点。当ACh与α亚基结合后，可使离子通道开放，从而调节$Na^+$、$K^+$、$Ca^{2+}$跨膜流动，产生局部除极化电位，即终板电位。当终板电位超过肌纤维扩布性除极化阈值时，即可打开膜上电压门控离子通道，大量$Na^+$、$Ca^{2+}$进入细胞，产生动作电位，导致肌肉收缩（图5-4）。

3. 肾上腺素受体 α受体和β受体属于G蛋白耦联受体，该受体与M胆碱受体

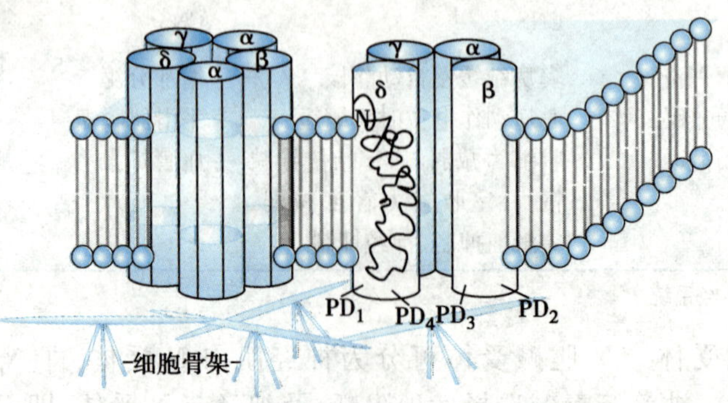


图5-4 $N_m$胆碱受体分子机制示意图

笔记

结构相似。当相应的配体与受体结合后,可与 G 蛋白耦联,其中 $\alpha_1$ 受体的配体激动磷脂酶 C、D、$A_2$,增加第二信使 $IP_3$ 和 DAG 形成而产生效应;$\alpha_2$ 受体激动则可抑制腺苷酸环化酶,并由此使 cAMP 减少。所有 β 受体亚型激动后均能兴奋腺苷酸环化酶,使 cAMP 增加,产生不同效应(图 5-5)。

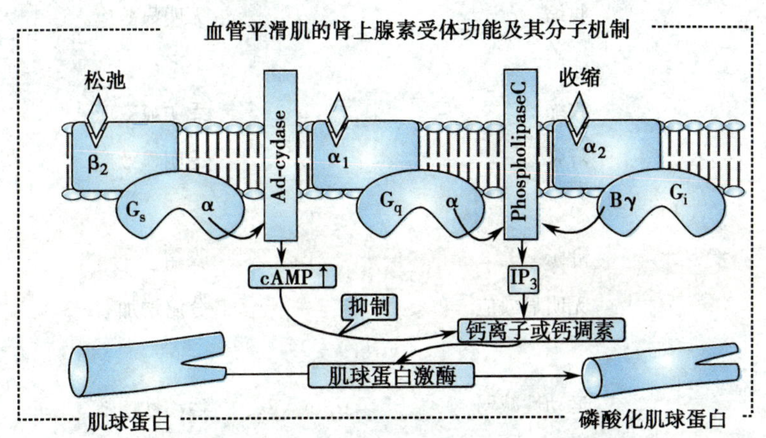


图 5-5　肾上腺素受体分子机制示意图

## 第三节　传出神经系统的生理功能

传出神经系统药物的药理作用共性为拟似或拮抗传出神经系统的功能,因此熟悉传出神经生理功能对进一步掌握各药的药理作用十分必要。传出神经系统作用部位及其功能见表 5-3。机体多数器官都受 NA 能神经和胆碱能神经的双重支配,而这两类神经兴奋所产生的效应又往往相互拮抗,当两类神经同时兴奋时,则占优势的神经效应通常会显现出来。NA 能神经兴奋时,产生肾上腺素受体兴奋的效应,表现为心脏兴奋、皮肤黏膜和内脏血管收缩、血压升高、支气管和胃肠平滑肌舒张、瞳孔扩大、血糖增加等。胆碱能神经兴奋时,节前与节后纤维的功能有所不同,当节后纤维兴奋时引起的 M 受体兴奋效应大致与上述作用相反;当节前纤维兴奋时,可引起 Nn 受体兴奋和肾上腺髓质分泌的增加;运动神经兴奋时,引起 Nm 受体兴奋,表现为骨骼肌收缩等。

表 5-3　传出神经系统主要受体及其效应

| 器官 | 交感神经 | | 副交感神经 | |
|---|---|---|---|---|
| | 效应 | 受体类型 | 效应 | 受体类型 |
| 心 | | | | |
| 心房肌 | 收缩 | $\beta_1$ | 舒张 | $M_2$ |
| 窦房结、房室结 | 自律性增加 | $\beta_1$ | 传导减慢 | $M_2$ |
| 心室肌 | 收缩 | $\beta_1$ | 无明显效应 | - |
| 血管 | | | | |
| 骨骼肌动脉 | 舒张 | $\beta_2$ | 无明显效应 | - |

笔记

续表

| 器官 | 交感神经 | | 副交感神经 | |
|---|---|---|---|---|
| | 效应 | 受体类型 | 效应 | 受体类型 |
| 内脏、皮肤、脑动脉 | | | | |
| | 收缩 | α | 无明显效应 | – |
| 静脉 | | | | |
| | 收缩 | α | 无明显效应 | – |
| | 舒张 | $\beta_2$ | 无明显效应 | – |
| 支气管 | | | | |
| 平滑肌 | 舒张 | $\beta_2$ | 收缩 | $M_3$ |
| 腺体 | 无明显效应 | – | 分泌增加 | $M_3$ |
| 胃肠道 | | | | |
| 平滑肌 | 运动性减弱 | $\alpha_1$、$\alpha_2$、$\beta_2$ | 运动性增强 | $M_3$ |
| 括约肌 | 收缩 | $\alpha_2$、$\beta_2$ | 舒张 | $M_3$ |
| 腺体 | 无明显效应 | – | 分泌增加 | $M_3$ |
| 唾液腺 | 分泌少量黏稠液 | $\alpha_1$ | 分泌大量稀薄液 | $M_3$ |
| 膀胱 | | | | |
| 逼尿肌 | 舒张 | $\beta_2$ | 收缩 | $M_3$ |
| 括约肌 | 收缩 | $\alpha_1$ | 舒张 | $M_3$ |
| 眼 | | | | |
| 虹膜环形肌 | | | 收缩(缩瞳) | $M_3$ |
| 虹膜辐射肌 | 收缩(扩瞳) | $\alpha_1$ | | |
| 睫状肌 | 舒张(视远物) | $\beta_2$ | 收缩(视近物) | $M_3$ |
| 泪腺 | 无明显效应 | – | 分泌增加 | $M_3$ |
| 皮肤 | | | | |
| 汗腺 | 分泌(交感节后胆碱纤维) | – | – | $M_3$ |
| 竖毛肌 | 竖毛 | α | 无明显效应 | – |
| 代谢 | | | | |
| 糖酵解 | 增强 | $\beta_2$ | 无明显效应 | – |
| 脂肪分解 | 增强 | $\beta_3$ | 无明显效应 | – |

笔记

# 第四节 传出神经系统药物的基本作用方式与分类

## 一、传出神经系统药物的基本作用方式

传出神经系统药物主要是通过直接作用于受体或/和影响递质而间接发挥作用的。

### （一）作用于受体

药物直接与胆碱受体或肾上腺素受体结合，产生与 ACh 或 NA 相似的作用，称为拟胆碱药或拟肾上腺素药；如果不产生或较少产生拟似递质作用，或妨碍递质与受体的结合，产生与递质相反的作用，统称阻断药（antagonist）。

### （二）影响递质

1. 影响递质的生物合成　抑制 ACh 生物合成的有宓胆碱（hemicholine），抑制 NA 生物合成的有 α-甲基酪氨酸，此两类药目前尚无临床应用价值，仅作为实验研究的工具药。

2. 影响递质的转化　胆碱酯酶抑制药能抑制胆碱酯酶的活性，阻碍 ACh 的水解，使 ACh 堆积，产生拟胆碱作用。

3. 影响递质的释放　麻黄碱、间羟胺可促进 NA 的释放，可乐定抑制外周和中枢 NA 释放而产生效应。

4. 影响递质的再摄取和贮存　利舍平主要是抑制 NA 能神经末梢中囊泡对 NA 的再摄取，使囊泡内贮存的 NA 逐渐减少以至耗竭。

## 二、传出神经系统药物的分类

常用的传出神经系统药物，按其作用性质（是拟似递质或对抗递质）以及作用的受体类型而进行分类（表 5-4）。

表 5-4　常用传出神经系统药物的分类

| 拟　似　药 | 拮　抗　药 |
|---|---|
| 拟胆碱药<br>1. 胆碱受体激动药<br>M、N 受体激动药（卡巴胆碱）<br>M 受体激动药（毛果芸香碱）<br>N 受体激动药（烟碱）<br>2. 胆碱酯酶抑制药（新斯的明） | 抗胆碱药<br>1. M 受体阻断药（阿托品）<br>2. N 受体阻断药<br>Nn 受体阻断药（美卡拉明）<br>Nm 受体阻断药（筒箭毒碱）<br>3. 胆碱酯酶复活药（氯解磷定） |
| 拟肾上腺素药<br>1. α 受体激动药（去甲肾上腺素）<br>2. α、β 受体激动药（肾上腺素）<br>3. β 受体激动药（异丙肾上腺素）<br>$β_1$受体激动药（多巴酚丁胺）<br>$β_2$受体激动药（沙丁胺醇） | 抗肾上腺素药<br>1. α 受体阻断药（酚妥拉明）<br>$α_1$受体阻断药（哌唑嗪）<br>2. β 受体阻断药（普萘洛尔）<br>$β_1$受体阻断药（阿替洛尔）<br>3. α、β 受体阻断药（拉贝洛尔） |

笔记

## 学习小结

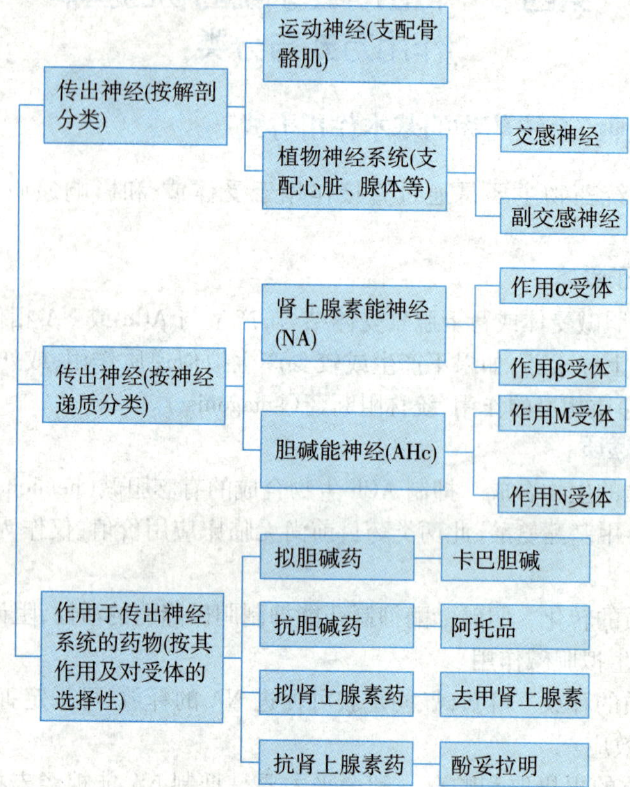


(潘德顺)

### 复习思考题

1. 胆碱受体的分类及其分布。
2. 抗胆碱药物的分类,并各举一例。
3. 抗肾上腺素药物的分类,各举一例。

# 第六章

# 胆碱受体激动药

**学习目的**

通过胆碱受体激动药的学习，掌握本类药物的体内过程、作用特点及用途、不良反应，为相关疾病治疗药物的合理选用奠定基础。

**学习要点**

胆碱受体激动药的分类；M胆碱受体激动药毛果芸香碱对眼的作用及其在眼科的应用。

胆碱受体激动药(cholinoceptor agonists)也称直接拟胆碱药(direct-acting cholinomimetic drugs)，可直接兴奋胆碱受体，其效应与胆碱能神经递质乙酰胆碱(acetylcholine，ACh)相似。根据其所作用的受体类型又分为3类：

(1) M、N胆碱受体激动药：可直接激动M受体、N受体，产生M样作用和N样作用，如乙酰胆碱、卡巴胆碱等。

(2) M胆碱受体激动药：主要激动副交感神经(包括支配汗腺的交感神经)节后纤维支配的效应器官的M胆碱受体，产生M样作用，如毛果芸香碱等。

(3) N胆碱受体激动药：主要激动分布于神经肌肉接头的$N_m$受体和自主神经节的$N_n$受体，如烟碱、洛贝林等。

## 第一节　M、N胆碱受体激动药

也称完全拟胆碱药，主要为胆碱酯类化合物，大多数对M、N胆碱受体均有兴奋作用，但对M胆碱受体作用较强。包括乙酰胆碱和人工合成的胆碱酯类化合物，如卡巴胆碱、氯贝胆碱和醋甲胆碱等。

### 乙酰胆碱

乙酰胆碱(acetylcholine，ACh)为胆碱能神经的递质，现已能人工合成。ACh作用广泛，不良反应多，无临床使用价值，仅用作药理学研究的工具药。

【体内过程】ACh为季铵胆碱酯类化合物，脂溶性低，口服较难吸收，也不易透过血脑屏障。其性质不稳定，遇水易分解。在体内迅速被乙酰胆碱酯酶(acetylcholinesterase，AChE)水解，从而失去活性。口服无效，外周给药很少产生中枢作用。

笔记

【药理作用】ACh 可直接激动 M 受体和 N 受体，兼有 M 样与 N 样作用。

1. M 样作用　又称毒蕈碱样作用。静脉注射小剂量 ACh 即能激动 M 受体，产生与节后胆碱能神经纤维兴奋时相似的效应，即 M 样作用，如瞳孔括约肌和睫状肌收缩；汗腺、支气管腺体、消化腺等腺体分泌增加；支气管、胃肠道、泌尿道等平滑肌收缩；心血管系统功能抑制，包括心率减慢、心肌收缩力减弱、血管舒张、血压下降等。

2. N 样作用　又称烟碱样作用。静脉注射剂量稍大时，ACh 除激动 M 受体外，还可激动自主神经节上的 $N_n$ 受体，产生与兴奋全部自主神经节相似的 N 样作用。同时还能兴奋肾上腺髓质嗜铬细胞的 $N_n$ 受体，使之释放儿茶酚胺类物质。由于许多传出神经的效应器是由胆碱能神经和去甲肾上腺素能神经双重支配，它们在功能上又是互相拮抗的，因此在全部自主神经节兴奋时，节后胆碱能神经和去甲肾上腺素能神经也都同时兴奋，因而其综合效应表现复杂。在胃肠道、眼、膀胱等平滑肌和腺体通常表现为 M 样作用占优势。ACh 还能激动运动神经终板上的 $N_m$ 受体，引起骨骼肌收缩。

【药物相互作用】ACh 的作用可明显被 AChE 抑制药所增强。ACh 的毒蕈碱样作用可被阿托品选择性阻断，其兴奋神经节的烟碱样作用可被六甲双铵（hexamethonium）等神经节阻断药对抗，对神经肌肉接头的烟碱样作用可被筒箭毒碱（tubocurarine）等肌松药对抗。

## 卡巴胆碱

卡巴胆碱（carbacholine）系 ACh 的衍生物，属于胆碱酯类，其药理作用完全拟似 ACh。由于其化学性质较 ACh 稳定，不易被 AChE 水解，故作用维持时间较长。该药作用广泛，不良反应较多，且阿托品对它的解毒效果差，目前仅限于眼科局部用药。一般用 0.5%～1.5% 溶液（或眼膏）滴眼，可缩小瞳孔，降低眼内压，主要用于治疗开角型青光眼。禁用于支气管哮喘、心力衰竭、动脉硬化、消化性溃疡患者。

## 醋甲胆碱

醋甲胆碱（methacholine）可被胆碱酯酶水解，但由于其水解速度较慢，故作用时间较 ACh 长。对 M 胆碱受体具有相对选择性，尤其对心血管系统作用明显。临床上主要用于口腔黏膜干燥症。禁忌证为支气管哮喘、冠脉缺血和溃疡病患者。

## 氨甲酰甲胆碱

氨甲酰甲胆碱（bethanechol）化学性质稳定，不易被胆碱酯酶水解，口服和注射均有效。对 M 胆碱受体具有相对选择性，可兴奋胃肠道和泌尿道平滑肌，对心血管作用弱。临床上可用于治疗术后腹气胀、胃张力缺乏症及胃滞留等。禁忌证同醋甲胆碱。

笔记

### 氯贝胆碱

氯贝胆碱(bethanechol chloride)化学性质稳定,能耐受 AChE 及丁酰胆碱酯酶,口服有效。对胃肠道及膀胱平滑肌作用明显,对心血管几乎无作用。可用于术后腹气胀、胃张力缺乏症和胃潴留等,也可用于口腔黏膜干燥症。禁用于支气管哮喘、甲状腺功能亢进、冠脉缺血和消化性溃疡病等患者。

胆碱酯类药物药理作用比较见表 6-1。

表 6-1　胆碱酯类药物药理作用比较

| 胆碱酯类药物 | 对胆碱酯酶敏感性 | 阿托品拮抗作用 | 毒蕈碱样作用 | | | | 烟碱样作用 |
|---|---|---|---|---|---|---|---|
| | | | 心血管 | 胃肠道 | 膀胱 | 眼(局部) | |
| 乙酰胆碱 | +++ | +++ | ++ | ++ | ++ | + | ++ |
| 醋甲胆碱 | + | +++ | +++ | ++ | ++ | + | + |
| 卡巴胆碱 | - | + | + | +++ | +++ | ++ | +++ |
| 氨甲酰甲胆碱 | - | +++ | +/- | +++ | +++ | ++ | - |

## 第二节　M 胆碱受体激动药

M 胆碱受体激动药也称节后拟胆碱药,主要通过兴奋 M 胆碱受体而发挥拟胆碱作用,包括毛果芸香碱(pilocarpine)、毒蕈碱(muscarine)和槟榔碱(arecoline)等天然生物碱及合成同类物震颤素(oxotremorine)。其中震颤素可激动基底神经节的 M 胆碱受体,产生肌震颤、共济失调和肌强直等帕金森病样症状,常作为工具药使用。

### 毛果芸香碱

毛果芸香碱(pilocarpine)亦称匹鲁卡品,是从毛果芸香属植物 Pilocarpus Jaborand 和 Pilocarpus Microphyllus 中提取的生物碱,为叔胺类化合物,其水溶液稳定,现已能人工合成。

【体内过程】1% 毛果芸香碱滴眼液滴眼后易穿透角膜,10~30 分钟开始缩瞳,降眼压作用的达峰时间约 75 分钟,作用可维持 4~14 小时。缩瞳作用可维持 4~8 小时,调节痉挛作用约维持 2 小时。

【药理作用】直接激动副交感神经(包括支配汗腺的交感神经)节后纤维支配的效应器官的 M 胆碱受体,产生 M 样作用,尤其对眼和腺体的作用最为明显。

1. 眼　缩瞳、降低眼内压和调节痉挛。

(1) 缩瞳:瞳孔大小的变化与虹膜内瞳孔括约肌和瞳孔开大肌的舒缩有关。瞳孔括约肌受动眼神经的副交感纤维(胆碱能神经)支配,突触后膜为 M 受体,该受体激动时瞳孔括约肌收缩,瞳孔缩小;瞳孔开大肌受去甲肾上腺素能神经支配,突触后膜为 $\alpha_1$ 受体,该受体激动时瞳孔开大肌向外周收缩,瞳孔扩大(图 6-1)。

笔记

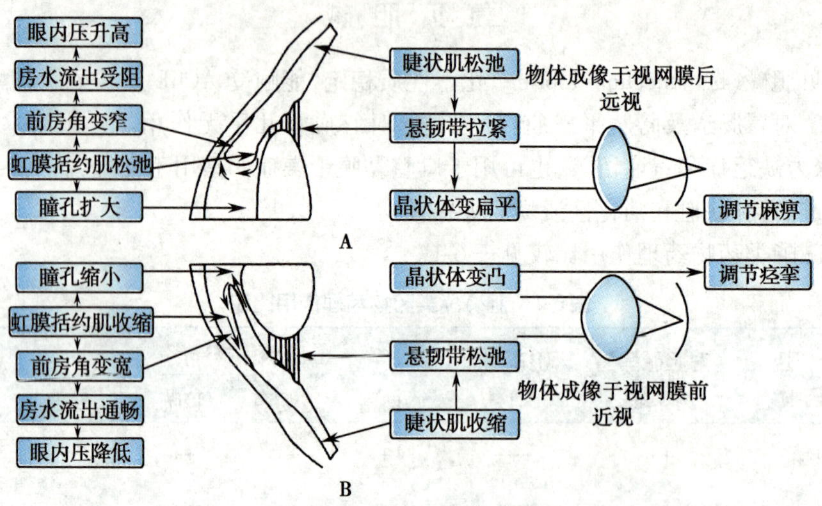


图6-1　拟胆碱药和抗胆碱药对眼的作用示意图

A. 抗胆碱药;B. 拟胆碱药

毛果芸香碱通过激动瞳孔括约肌上的M受体,使瞳孔括约肌收缩,表现为瞳孔缩小,局部用药后作用可持续数小时至一天。

(2) 降低眼内压:眼内压的维持依赖于房水的正常循环。房水是由睫状体上皮细胞分泌及毛细血管渗出生成,从后房经瞳孔到达前房角间隙,经小梁网(滤帘)回流入巩膜静脉窦,进入血液循环。如果房水产生过多或回流障碍,则使眼内压升高,眼内压持续升高可致青光眼。

毛果芸香碱通过缩瞳作用使虹膜向瞳孔中心方向拉紧,虹膜根部变薄,前房角间隙扩大,房水易于通过小梁网进入巩膜静脉窦,结果使眼内压下降。

(3) 调节痉挛:眼睛通过改变晶状体的屈光度,使其聚焦适于视近物的过程称为视力调节。晶状体自身弹性趋向略呈球状,但由于晶状体周围的悬韧带牵拉,通常使晶状体维持于比较扁平的状态。悬韧带受睫状肌控制,而睫状肌由环状及辐射状两种平滑肌组成,以动眼神经(胆碱能神经)支配的环状肌纤维为主,突触后膜为M受体。

毛果芸香碱激动M受体,使睫状肌的环状纤维向眼中心方向收缩,导致悬韧带松弛,晶状体靠自身弹性变凸,屈光度增加,从而使远距离物体不能成像在视网膜上,故视近物时清楚、视远物时模糊,这一作用称为调节痉挛(图6-1)。

2. 腺体　通过激动腺体的M受体使腺体分泌增加,以汗腺和唾液腺分泌增加最为明显,对泪腺、胃腺、胰腺、小肠腺和呼吸道腺体分泌也有增加作用。

3. 平滑肌　兴奋肠道平滑肌,使肠道平滑肌的张力和蠕动增加;兴奋支气管平滑肌,可诱发哮喘;此外,也可兴奋子宫、膀胱、胆囊与胆道平滑肌。

【临床应用】

1. 青光眼　青光眼为常见的眼科疾病,患者以进行性视神经乳头凹陷及视力减退为主要特征,并伴有眼内压升高、头痛等症状,严重者可致失明。青光眼可分为闭角型青光眼和开角型青光眼。前者为急性或慢性充血性青光眼,患者前房角间狭窄,房

笔记

水回流受阻，使眼内压升高，低浓度的毛果芸香碱（1% ～2%）可使患者的瞳孔缩小、前房角间隙扩大、眼内压降低，从而缓解青光眼症状。后者为慢性单纯性青光眼，主要因小梁网及巩膜静脉窦发生变性或硬化，导致房水循环不畅，引起眼内压升高。毛果芸香碱对早期开角型青光眼也有一定疗效，用药后通过缩瞳作用牵拉、扩张巩膜静脉窦周围的小血管，并通过收缩睫状肌使小梁网结构发生改变，有利于房水回流，导致眼内压降低，缓解或消除青光眼症状。

2. 虹膜炎　毛果芸香碱与扩瞳药（如阿托品）交替使用，防止虹膜炎造成的虹膜与晶状体的粘连。

3. 缩瞳　术后或验光检查眼底后，用毛果芸香碱滴眼以抵消扩瞳药的作用，促进视力恢复。

4. 口腔黏膜干燥症　长期应用具有 M 受体阻断作用的药物，如阿托品类、抗精神病药、抗肿瘤药、抗抑郁症药或进行鼻咽部、喉部肿瘤的放射治疗，可引起口腔黏膜干燥症，用毛果芸香碱可以缓解症状。但在增加唾液分泌的同时汗腺分泌也增加。

【不良反应】毛果芸香碱过量中毒可出现 M 受体过度兴奋的症状，可用足量阿托品解救，并采用对症治疗和支持治疗，如维持血压和人工呼吸等措施。

【注意事项】用毛果芸香碱滴眼应压迫内眦的鼻泪管开口部位，以防药液经鼻黏膜吸收引起全身不良反应。

### 毒 蕈 碱

毒蕈碱（muscarine）是从捕蝇蕈（amanita muscaria）中分离提取的生物碱，为经典 M 胆碱受体激动药，其效应与节后胆碱能神经兴奋症状相似。毒蕈碱的作用强度远大于 ACh，因毒性大，不作为治疗性药物。我国民间因食用野生蕈而中毒的病例时有发生，表现为流涎、流泪、恶心、呕吐、头痛、视觉障碍、腹部绞痛、腹泻、支气管痉挛、心动过缓、血压下降和休克等。可用阿托品治疗（每隔 30 分钟肌内注射 1 ~2mg）。

### 槟 榔 碱

槟榔碱（arecoline）除由槟榔提取外，也可由人工合成。本品能作用于 M 胆碱受体，使瞳孔缩小、眼内压下降。滴眼用于青光眼治疗，2 分钟出现缩瞳，持续约 20 分钟，故适用于解除急性青光眼症状。也可激动 N 胆碱受体，具有烟碱样作用。

## 第三节　N 胆碱受体激动药

N 胆碱受体有 $N_n$ 和 $N_m$ 两种亚型，$N_n$ 受体分布于交感神经节、副交感神经节和肾上腺髓质；$N_m$ 受体分布于骨骼肌。N 胆碱受体激动药有烟碱（nicotine，尼古丁）、洛贝林（lobeline，山梗菜碱）、合成化合物四甲铵（tetra-methylamrnonium，TMA）和二甲基苯哌嗪（1，1-dimethyl-4-phenylpiperazinium，DMPP）等。

烟碱是由烟草中提取的一种液态生物碱，其脂溶性极强，可经皮肤吸收。小剂量烟碱可对 N 受体产生激动作用，大剂量则在激动之后迅速产生阻断作用。由于烟碱作用

笔记

广泛、复杂,故无临床使用价值,仅具有毒理学意义。烟草中含有烟碱成分,长期吸烟与许多疾病如癌症、冠心病、溃疡病、中枢神经系统疾病和呼吸系统疾病的发生关系密切。此外,吸烟者的烟雾中也含有烟碱和其他致病物质,易被他人吸入,危害他人健康。

## 学习小结

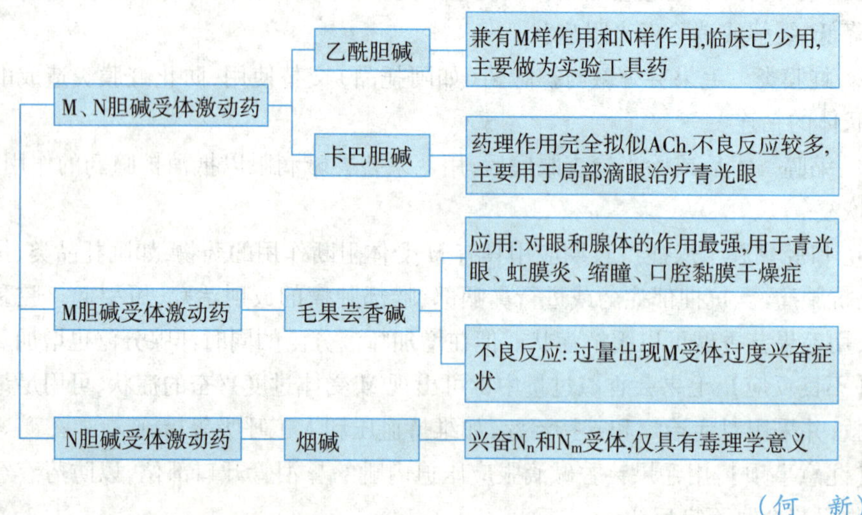


（何　新）

## 复习思考题

1. 简述毛果芸香碱的药理作用与临床应用。
2. 毛果芸香碱治疗虹膜炎需要与什么药交替滴眼,为什么?

笔记

# 第七章

# 抗胆碱酯酶药

学习目的

通过抗胆碱酯酶药的学习，掌握本类药物的体内过程、作用特点及用途、不良反应，为相关疾病治疗药物的合理选用奠定基础。

学习要点

易逆性抗胆碱酯酶药的药理作用与临床应用；难逆性抗胆碱酯酶药有机磷酸酯类中毒机制及急性中毒的临床症状与解救；胆碱酯酶复活药的作用特点。

抗胆碱酯酶药(anticholinesterase agents)也称间接拟胆碱药(indirect-acting cholinomimetic drugs)，能抑制胆碱酯酶(AChE)，使胆碱能神经末梢释放的ACh免遭水解而大量堆积，表现出M样和N样作用。根据抗胆碱酯酶药与AChE结合后水解速度的快慢可将其分为2类：

(1) 易逆性抗胆碱酯酶药：如新斯的明、毒扁豆碱、加兰他敏等。

(2) 难逆性抗胆碱酯酶药：主要为有机磷酸酯类，具有毒理学意义。

胆碱酯酶(cholinesterase，ChE)可分为真性胆碱酯酶和假性胆碱酯酶两类。真性胆碱酯酶也称乙酰胆碱酯酶(acetylcholinesterase，AChE)，是体内迅速水解ACh的专一性酶，其活性极高，一个酶分子在1分钟内可水解$10^5$分子ACh，主要分布于胆碱能神经元、神经肌肉接头、红细胞以及其他组织中。假性胆碱酯酶(pseudocholinesterase)为丁酰胆碱酯酶(butyrylcholinesterase，BChE)，对ACh的作用较弱，但可水解其他胆碱酯类，如除极化型肌松药琥珀胆碱、局麻药普鲁卡因等。本章所提及的胆碱酯酶是指AChE。

AChE蛋白分子表面活性中心有两个能与ACh结合的部位，即带负电荷的阴离子部位和酯解部位。前者含有一个谷氨酸残基，后者含有一个由丝氨酸羟基构成的酸性作用点和一个组氨酸咪唑环构成的碱性作用点，两个作用点通过氢键结合，增强了丝氨酸羟基的亲核性而易与ACh结合。如图7-1所示，AChE水解ACh的过程可分为结合、酯解和水解3个步骤：①AChE的阴离子部位与ACh分子中带正电荷的季铵阳离子以静电引力相结合，AChE酯解部位的丝氨酸羟基与ACh分子的羰基碳以共价键结合，形成ACh与AChE的复合物；②ACh的酯键断裂，ACh与AChE的复合物裂解为胆碱和乙酰化AChE；③乙酰化AChE迅速水解，分离出乙酸，使酶的活性恢复。一分子ACh完全水解仅需80微秒。

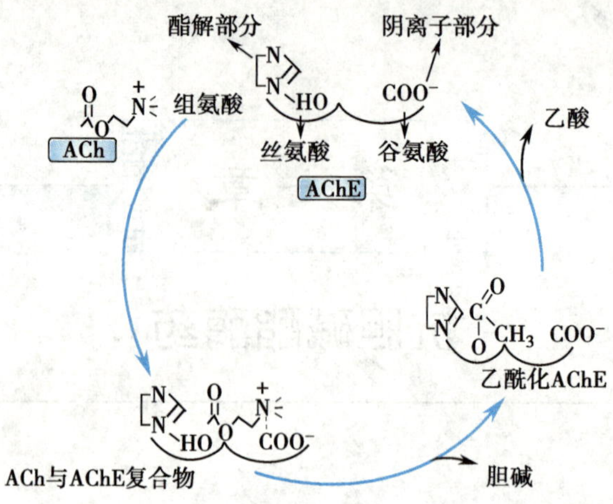


图 7-1　胆碱酯酶水解乙酰胆碱示意图

抗胆碱酯酶药与 ACh 的结构相似，也能与 AChE 结合，但结合较牢固，形成的复合物水解较慢，抑制 AChE 的活性，从而导致胆碱能神经末梢释放的 ACh 堆积，激动 M 受体及 N 受体，产生拟胆碱作用。

## 第一节　易逆性抗胆碱酯酶药

### 新 斯 的 明

新斯的明（neostigmine）又称普洛斯的明（prostigmine），是人工合成的二甲胺基甲酸酯类化合物。

【体内过程】新斯的明为季铵类化合物，脂溶性低，不易透过血-脑屏障，故无明显的中枢作用；滴眼溶液也不易透过角膜进入前房，一般不作为缩瞳药使用。新斯的明皮下注射或肌内注射给药后 10～30 分钟出现显著疗效，维持 2～4 小时；静注给药有一定危险性，除紧急情况需注射给药外，一般多采用口服给药。其溴化物口服吸收少而不规则，个体差异较大，用量需个体化。

【药理作用】新斯的明的作用具有选择性，即对骨骼肌的兴奋作用最强，对胃肠道和膀胱平滑肌作用较强，对心血管、腺体、眼和支气管平滑肌的作用较弱。

新斯的明对骨骼肌选择性作用的机制是：①抑制胆碱酯酶而发挥作用；②直接激动骨骼肌运动终板上的 $N_m$ 受体；③促进运动神经末梢释放 ACh。新斯的明可促进胃的收缩及增加胃酸分泌，拮抗阿托品所致的胃张力下降及增强吗啡对胃的兴奋作用。对食道下段具有兴奋作用，并可促进小肠、大肠（尤其是结肠）的活动，促进肠内容物排出。

【作用机制】新斯的明可与 ACh 竞争和 AChE 结合，形成的二甲胺基甲酰化胆碱酯酶水解较慢，使 AChE 暂时失去活性，导致胆碱能神经末梢释放的 ACh 代谢减少，突触间隙 ACh 浓度增高，激动胆碱受体，表现为 M 样作用和 N 样作用。

大多数易逆性抗胆碱酯酶药的分子结构中含有带正电荷的季铵基团和酯结构。如图 7-2 所示，新斯的明对抗胆碱酯酶有 3 个步骤：①新斯的明中的季铵阳离子与

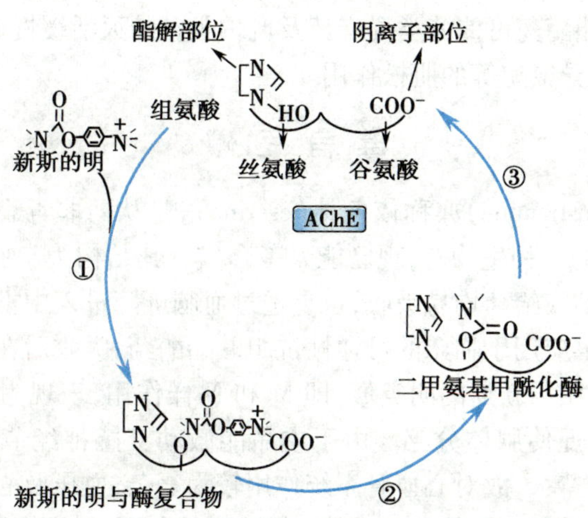


图 7-2 易逆性抗胆碱酯酶药的作用机制示意图

AChE 的阴离子部位结合,同时其分子中的羰基碳与 AChE 酯解部位的丝氨酸羟基形成共价键,生成新斯的明与 AChE 的复合物;②新斯的明中的二甲胺基甲酰基转移到丝氨酸羟基,生成二甲胺基甲酰化 AChE;③该酶中二甲胺基甲酰化丝氨酸缓慢水解(>2 小时),最后形成二甲胺基甲酸和复活的 AChE。

【临床应用】

1. 重症肌无力 属自身免疫性神经肌肉传递功能障碍性疾病,主要病因为机体对自身突触后运动终板的 ACh 受体产生免疫反应,患者血清中存在抗乙酰胆碱受体的抗体,与乙酰胆碱受体结合后,抑制了 ACh 与受体的结合,还能诱导受体解体,使运动终板上 $N_m$ 受体数目减少。临床主要症状为受累骨骼肌极易疲劳,短时间内重复运动后,骨骼肌出现进行性肌无力症状,表现为眼睑下垂、肢体无力、咀嚼和吞咽困难。严重者可出现重症肌无力危象,表现为突发呼吸肌麻痹症状,如极度呼吸困难、严重缺氧、窒息、呼吸衰竭,甚至死亡。由于新斯的明对骨骼肌具有选择性作用,皮下或肌内注射给药后可迅速改善肌无力症状。本品过量中毒可致胆碱能危象,临床同时出现 M 样和 N 样作用,并使肌无力症状加重。此时应停用新斯的明。

2. 腹气胀和尿潴留 新斯的明能兴奋胃肠平滑肌及膀胱逼尿肌,增加胃肠蠕动和膀胱张力,促进排气和排尿,常用于减轻由手术后或其他原因引起的腹气胀及尿潴留。

3. 阵发性室上性心动过速 当采用压迫眼球或颈动脉窦等兴奋迷走神经措施无效时,可通过新斯的明的拟胆碱作用减慢心率。新斯的明与 β 受体阻断药合用可使患者心率减慢及血压下降。

4. 肌松药中毒解救 用于非除极化型肌松药(如筒箭毒碱)过量中毒的解救。

【不良反应】治疗量时副作用较少,过量可产生恶心、呕吐、腹痛、心动过缓、肌束颤动等症状。中毒量可致胆碱能危象,表现为大汗淋漓、大小便失禁、瞳孔缩小、睫状肌痉挛、前额疼痛、心动过速及其他心律失常,还可见肌痉挛。其中 M 样作用可用阿托品对抗。禁用于机械性肠梗阻、尿路梗阻、肌麻痹及支气管哮喘患者。

【药物相互作用】氨基糖苷类抗生素、林可霉素、多黏菌素、利多卡因静注,奎宁肌注均能抑制神经肌肉接头功能,使骨骼肌张力减弱,可拮抗新斯的明等抗胆碱酯酶

笔记

药的作用。抗胆碱酯酶药可使酯类局麻药及琥珀胆碱的灭活缓慢而出现毒性反应，并拮抗全麻药如乙醚、异氟烷等的肌松作用。

## 毒扁豆碱

毒扁豆碱（physostigmine）亦称依色林（eserine），是从西非毒扁豆（physostigma venosum）种子中提取的一种生物碱，现已能人工合成。其结构为叔胺类化合物，脂溶性较高，口服、注射和黏膜给药均易吸收，也易透过血脑屏障进入中枢神经系统。

毒扁豆碱是最早应用于临床的可逆性抗胆碱酯酶药，吸收后在外周能产生完全拟胆碱作用，其外周作用与新斯的明类似，即 M 和 N 样作用，表现为较强胃肠道和支气管平滑肌兴奋作用，促使腺体分泌。由于本品能激动交感神经节和肾上腺髓质的 N 受体，且作用缓慢而持久，故对心血管系统作用较为复杂，血压及心率常呈先降后升状态。此外，该药对骨骼肌和中枢神经系统，小剂量兴奋，大剂量抑制，中毒量可引起呼吸麻痹。

毒扁豆碱滴眼后易透过角膜，使瞳孔缩小，眼内压降低，收缩睫状肌而引起调节痉挛等，主要用于眼科治疗青光眼，作用较毛果芸香碱快、强而持久，滴眼后 5 分钟可起效，1～2 小时作用达高峰，一次用药作用可维持 1～2 天。由于本品对睫状肌收缩作用较强，用药后常引起睫状肌痉挛，可致头痛、眼痛和视物模糊等副作用，长期给药时患者不易耐受，可先用毒扁豆碱滴眼数次，后改用毛果芸香碱维持疗效。

毒扁豆碱全身中毒反应较新斯的明严重，且可进入血脑屏障，药液眼内使用时可经角膜吸收而出现全身作用，故滴眼时应压迫内眦，以防药物经鼻黏膜大量吸收入血而产生中枢神经系统作用。

其吸收作用尚可用于中药麻醉催醒及阿托品、东莨菪碱等抗胆碱药中毒的解救。

## 吡斯的明

吡斯的明（pyridostigmine）又称吡啶斯的明，为人工合成药。其化学结构和作用与新斯的明相似，也是通过易逆性抗胆碱酯酶作用而发挥拟胆碱作用。起效缓慢，作用时间较长。主要用于治疗重症肌无力，亦可用于手术后腹气胀和尿潴留。副作用较少，很少引起胆碱能危象。禁忌证同新斯的明。

## 依酚氯铵

依酚氯铵（edrophonium chloride）抗 AChE 作用明显减弱，但对骨骼肌仍有较强作用。本品显效较快，用药后可立即改善症状，使肌肉收缩力增强，但维持时间很短，于 15 分钟后作用消失，故不宜作为治疗用药。常用于诊断重症肌无力，在诊断用药时应准备阿托品以防出现严重毒性反应。本品尚可用于鉴别在重症肌无力的治疗过程中症状未被控制是由于抗 AChE 药过量还是不足，如属剂量不足，则本品可立即改善肌肉收缩；如出现肌力减退，则提示治疗剂量过大。

## 安贝氯铵

安贝氯铵（ambenonium chloride）又称美斯的明（myorgal），商品名为酶抑宁，抗胆碱酯酶作用和直接激动骨骼肌运动终板 $N_m$ 受体的作用均较新斯的明强，作用持久，可

笔记

口服给药。主要用于重症肌无力的治疗，尤其是不能耐受新斯的明或吡斯的明的患者。

### 地美溴铵

地美溴铵(demecarium bromide)为一种作用时间较长的易逆性抗 AChE 药，主要用于青光眼治疗。滴眼后 15～60 分钟可见瞳孔缩小，可持续 1 周或更长时间，使用后 4 小时其降眼内压作用达高峰并可持续 9 天以上。适用于治疗无晶状体畸形的开角型青光眼及对其他药物无效的患者。

### 加兰他敏

加兰他敏(galanthamine)为石蒜科植物石蒜中所含生物碱，现已人工合成。抗胆碱酯酶作用较弱，仅为毒扁豆碱的 1/10。对骨骼肌运动终板上的 $N_m$ 受体有直接激动作用。用于治疗重症肌无力和脊髓前角灰白质炎(小儿麻痹症)后遗症。静脉注射可迅速拮抗东莨菪碱中毒。

其他易逆性抗胆碱酯酶药见表 7-1。

表 7-1 其他易逆性抗胆碱酯酶药

| 药名 | 药理作用和体内过程 | 临床应用 | 不良反应 |
|---|---|---|---|
| 二氢加兰他敏(dihydrogalanthamine) | 与加兰他敏类似，但较弱 | 脊髓灰质炎后遗症，坐骨神经痛 | 同新斯的明，但较轻 |
| 溴地斯的明(distigmine bromide) | 与新斯的明相似，但作用时间较长 | 防治术后小肠弛缓、尿潴留、神经源性膀胱弛缓症 | 同新斯的明 |
| 依斯的明(eptastigmine) | 与新斯的明相似，但作用时间较长 | 阿尔茨海默病 | 同新斯的明 |
| 依舍立定(eseridine) | 与新斯的明相似 | 消化不良、阿尔茨海默病 | 同新斯的明 |

## 第二节 难逆性抗胆碱酯酶药

有机磷酸酯类(organophosphates)属难逆性抗胆碱酯酶药，主要作为农业和环境卫生杀虫剂，如美曲磷脂(metrifonate，敌百虫，dipterex)、乐果(rogor)、马拉硫磷(malathion)、敌敌畏(DDVP)、内吸磷(systox E，1059)和对硫磷(parathion，605)等。有些则用作战争毒气，如沙林(sarin)、梭曼(soman)和塔崩(tabun)等。有机磷酸酯类中仅少数外用作为缩瞳药治疗青光眼，如二乙氧磷酰硫胆碱(echothiophate)和异氟磷(isoflurophate)。本类药物对人畜均有毒性，临床治疗价值不大，主要为毒理学意义。中毒最常见途径为经皮肤或呼吸道吸入，非职业性中毒则大多由口摄入。

【中毒机制】有机磷酸酯类多具有如下所示的基本化学结构。

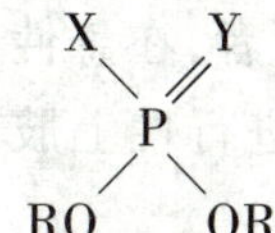


式中 R 和 R' 多是烷基，如 $CH_3$、$C_2H_5$、$C_3H_7$ 等；Y 一般是氧或硫；X

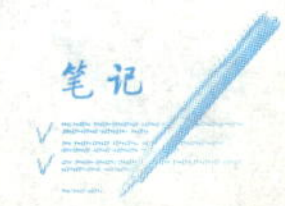

是烷氧基、烷硫基或卤素等。

有机磷酸酯类进入机体后，其中亲电子的磷原子与 AChE 的酯解部位丝氨酸上的羟基上具有亲核性的氧原子以共价键结合，生成难以水解的磷酸化 AChE，使 AChE 失去水解 ACh 的能力，致使 ACh 在体内大量蓄积，引起一系列中毒症状（图 7-3）。如果中毒时间较长，或未及时应用胆碱酯酶复活药，则磷酰化 AChE 的磷酰化基团上的烷氧基发生断裂，生成更加稳定的单烷氧基磷酰化 AChE，这种现象称为“老化”，此时即使应用 AchE 复活药，也不能使酶的活性恢复。必须等待新生的 AChE 形成，才可水解 ACh。此过程可能需要数周时间，应特别注意。

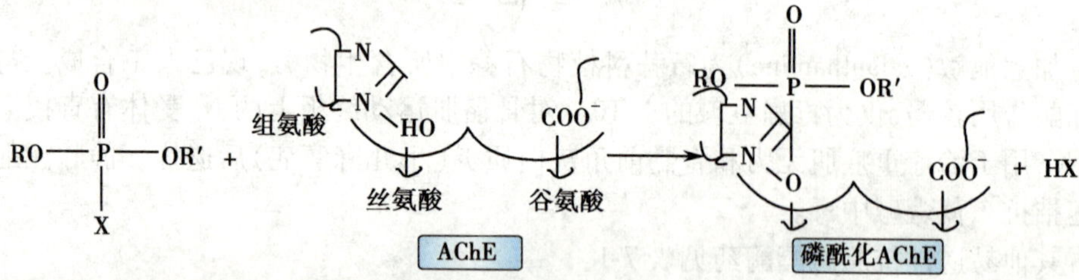


图 7-3　有机磷酸酯类抗胆碱酯酶作用示意图

【中毒症状】

1. 急性中毒　轻度中毒以 M 样症状为主；中度中毒可同时出现 M 样和 N 样症状；严重中毒者除 M 样和 N 样症状外，还可以出现明显的中枢神经系统症状。

（1）M 样症状：①眼：瞳孔括约肌和睫状肌收缩，导致瞳孔缩小、视物模糊；②腺体：唾液腺、汗腺、支气管腺体分泌增多，出现流涎、大汗淋漓和通气障碍；③呼吸系统：支气管平滑肌痉挛，出现胸闷、呼吸困难；④消化系统：胃肠平滑肌兴奋以及毒物直接刺激胃黏膜引起恶心、呕吐、腹痛、腹泻、大便失禁；⑤泌尿系统：膀胱逼尿肌收缩可导致小便失禁；⑥心血管系统：心率减慢，血管扩张，血压下降。

（2）N 样症状：交感和副交感神经节 $N_n$ 受体激动，可出现心率加快，血压升高；骨骼肌运动终板 $N_m$ 受体激动，表现为肌束颤动，常先从眼睑、颜面等处小肌肉开始，逐渐发展至全身，继而转为肌无力，甚至出现肌麻痹。

（3）中枢症状：抑制中枢 AChE 导致 ACh 积聚，激动中枢胆碱受体引起一系列中枢神经系统症状，一般表现为先兴奋后抑制。中枢兴奋症状主要表现为失眠、躁动、不安、幻觉、谵妄，甚至抽搐、惊厥。中枢抑制症状主要表现为头晕、乏力、嗜睡，甚至昏迷，严重者可出现心血管运动中枢和呼吸中枢抑制，甚至循环衰竭和呼吸停止。

2. 慢性中毒　多发生在从事有机磷酸酯类生产或长期接触有机磷酸酯类的人员中，其突出表现为血浆 AChE 活性持续明显下降，主要症状有头痛、头晕、视力模糊、记忆力减退、思想不集中、腹胀、多汗、失眠、乏力等，类似于神经衰弱综合征。偶见肌束颤动和瞳孔缩小等。部分有机磷酸酯类严重中毒者，在急性中毒症状消失后数周乃至月余，由于神经轴突的脱髓鞘变性，可出现进行性上肢或下肢麻痹，其产生机制不明。

笔记

【急性中毒解救】

1. 消除毒物　发现中毒时应立即把患者移出现场，去除污染的衣物；对由皮肤吸收者应用温水和肥皂清洗皮肤；经口中毒者，应首先抽出胃液和毒物，并用微温的2%碳酸氢钠溶液或1%盐水反复洗胃，直至洗出液中不含农药味，然后给以硫酸镁导泻。敌百虫口服中毒时不用碱性溶液洗胃，因其在碱性溶液中可转化为毒性更强的敌敌畏。对硫磷中毒者忌用高锰酸钾洗胃，否则可氧化成对氧磷而增加毒性；眼部染毒者，可用2%碳酸氢钠溶液或0.9%盐水冲洗数分钟。

2. 解毒药物

（1）阿托品：为急性有机磷酸酯类中毒的特异性、高效能解毒药物，能迅速对抗体内ACh的毒蕈碱样作用，表现为松弛多种平滑肌、抑制多种腺体分泌、加快心率和扩大瞳孔等，减轻或消除有机磷酸酯类中毒引起的恶心、呕吐、腹痛、大小便失禁、流涎、支气管分泌增多、呼吸困难、出汗、瞳孔缩小、心率减慢和血压下降等。

当发生急性中毒时，除一般对症治疗如吸氧、人工呼吸、补液等处理外，须及早、足量、反复注射阿托品以缓解中毒症状和体征，其剂量按病情轻重而定。对轻度中毒者可肌内注射阿托品0.5～1.0mg，每日2～3次；对中度中毒者，可肌内注射或静脉注射，每次1～2mg，每0.5～2小时1次，待病情好转后，再酌情减量；对重度中毒者，一般可静脉注射1～3mg，每15～30分钟1次，直至M样中毒症状缓解并出现轻度阿托品化症状，如出现瞳孔扩大、颜面潮红、心率加快、口干、轻度躁动不安等表现后，改为每30～60分钟肌内注射1mg，并维持轻度阿托品化8～24小时。

大剂量阿托品还能阻断神经节$N_n$受体，可对抗有机磷酸酯类对神经节的兴奋作用。由于阿托品不能阻断$N_m$受体，故不能制止骨骼肌震颤，对中毒晚期的呼吸肌麻痹也无效；因阿托品无胆碱酯酶复活作用，故疗效不易巩固，对中度或重度中毒患者，必须采用阿托品与AChE复活药合并应用的治疗措施。当AChE恢复活性后ACh水解增多，阿托品易出现过量中毒，故两类药并用时，阿托品的剂量要减少。

（2）AChE复活药：氯解磷定和碘解磷定。

## 第三节　胆碱酯酶复活药

AChE复活药是一类能使被有机磷酸酯类抑制的AChE恢复活性的药物。这些药物都是肟类（oxime）化合物，不但能使单用阿托品所不能控制的严重中毒病例得到解救，也可显著缩短一般中毒的病程。常用药物有氯解磷定、碘解磷定。

### 氯解磷定

【体内过程】氯解磷定（pralidoxime chloride，PAM-Cl）水溶性高，水溶液稳定，可肌内注射或静脉注射给药。肌内注射易吸收，迅速分布至全身。在肝代谢，肾排泄较快，体内无积蓄作用。$t_{1/2}$<1小时，临床需多次重复给药。

【药理作用】有机磷酸酯类与AChE结合形成磷酰化胆碱酯酶，使酶活性受抑制，失去水解ACh的能力，导致体内ACh聚积，产生中毒症状。氯解磷定复活胆碱酯酶的机制（图7-4）：①氯解磷定分子中带正电荷的季胺氮通过静电引力与磷酰化胆碱酯酶

笔记

分子中的阴离子部位相结合，形成氯解磷定-磷酰化胆碱酯酶复合物，继而导致复合物裂解形成磷酰化氯解磷定和游离的胆碱酯酶，酶活性恢复，无毒的磷酰化氯解磷定经尿排出；②氯解磷定与体内游离的有机磷酸酯类结合，形成磷酰化氯解磷定，从而阻止游离的有机磷酸酯类进一步与胆碱酯酶结合。

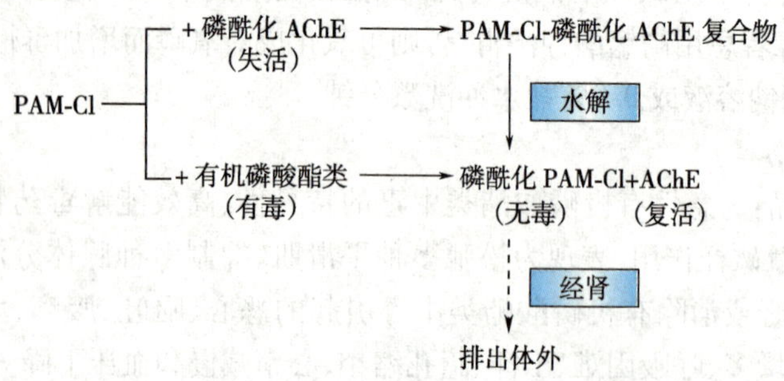


图 7-4　氯解磷定复活胆碱酯酶的作用机制示意图

【临床应用】临床主要用于中度和重度有机磷酸酯类中毒的解救，可静脉、肌内或皮下注射给药。氯解磷定的酶复活作用在神经肌肉接头处最明显，可迅速对抗肌束震颤，对自主神经系统功能恢复较差，对体内堆积的 ACh 无直接对抗作用，故应与阿托品联合应用，及时控制症状。对已“老化”的磷酰化胆碱酯酶无效或疗效差，因此，应及早使用。该药解毒效果因有机磷酸酯类不同而异，对内吸磷、马拉硫磷和对硫磷中毒效果较好；对敌百虫、敌敌畏中毒疗效稍差；对乐果中毒无效，因乐果乳剂中含有苯，往往同时伴有苯中毒，故抢救乐果中毒应以应用阿托品为主。

【不良反应】恶心、呕吐、心动过速等。注射速度过快可出现眩晕、视力模糊、动作不协调等。剂量过大可引起神经肌肉接头阻滞，甚至导致呼吸抑制。

## 碘 解 磷 定

碘解磷定（pralidoxime iodide）又称派姆，为最早用于临床的胆碱酯酶复活药。其水溶性较低，水溶液不稳定，久置可释放出碘，故以其结晶封存于安瓿中备用。其药理作用和临床应用与氯解磷定相似。仅能静脉给药，不良反应较氯解磷定多，故目前已较少应用。对碘过敏患者禁用。

## 双 复 磷

双复磷（obidoxime chloride）的作用与氯解磷定相似，但它具有两个肟基，故其作用较强而持久，且较易进入血脑屏障，对有机磷酸酶类中毒引起的 M 样、N 样和中枢神经系统症状均有一定疗效。对轻度有机磷酸酯类中毒患者，肌内注射 0.25～0.5g。中度中毒，肌内注射 0.5～0.75g，必要时 2 小时后可重复肌内注射 1 次。重度中毒，肌内注射或缓慢静脉注射 0.75～1.0g，1 小时后可酌情重复注射 0.5～0.75g。本品对大多数有机磷酸酯类中毒患者均有较好疗效。主要不良反应为口周和四肢麻木、恶心、颜面潮红和全身发热等，剂量过大可引起神经肌肉接头阻滞。

笔记

## 学习小结

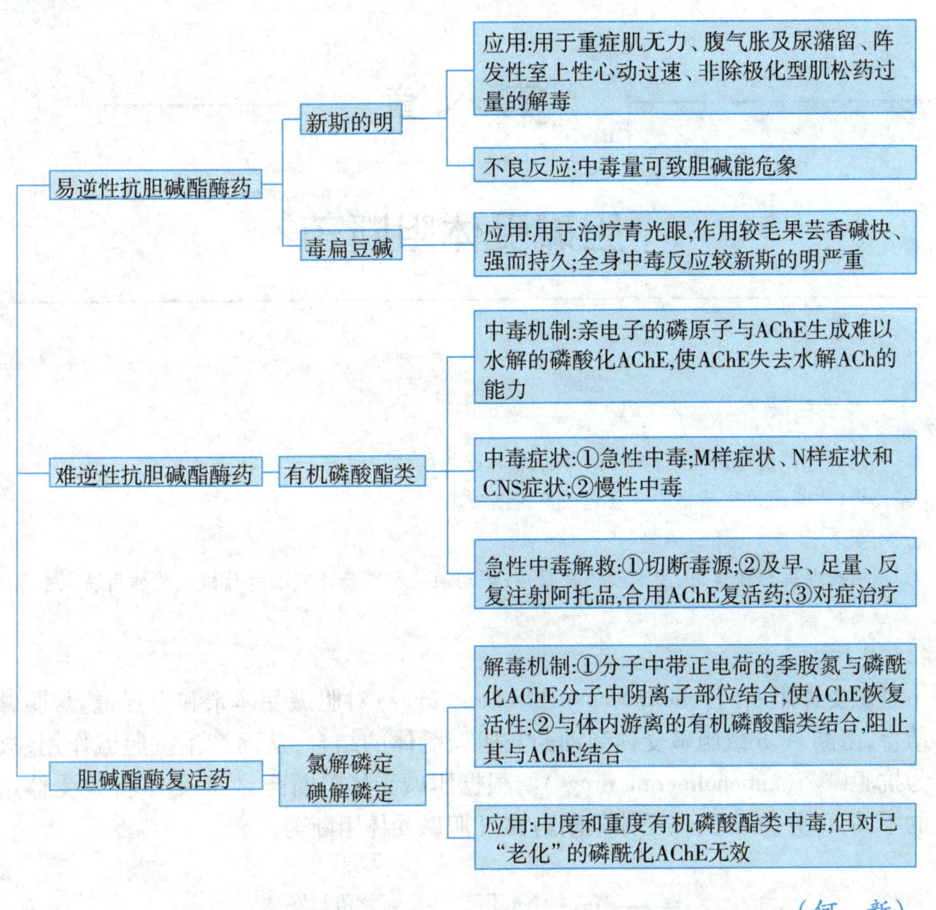


（何　新）

## 复习思考题

1. 简述新斯的明的药理作用与临床应用。
2. 设计一个解救有机磷酸酯类中毒的治疗方案。
3. 毁损动眼神经后,毒扁豆碱能否用于治疗青光眼?为什么?

# 第八章

# 胆碱受体阻断药

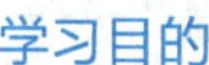

**学习目的**

通过胆碱受体阻断药的学习，掌握本类药物的体内过程、作用特点及用途、不良反应及其处理，为临床治疗药物的合理选用奠定基础。

**学习要点**

阿托品的药理作用、用途及不良反应；琥珀胆碱和筒箭毒碱松弛骨骼肌的作用特点和临床应用。

胆碱受体阻断药(cholinoceptor blocking drugs)对胆碱受体亲和力强，能与胆碱受体结合，阻断 ACh 或胆碱受体激动药与胆碱受体的结合，从而产生抗胆碱作用，故又称为抗胆碱药(anticholinergic drugs)。根据胆碱受体阻断药对 M 受体和 N 受体选择性的不同，可分为 M 胆碱受体阻断药和 N 胆碱受体阻断药。

## 第一节　M 胆碱受体阻断药

M 胆碱受体阻断药能选择性的与 M 胆碱受体结合，阻碍 ACh 或胆碱受体激动药与 M 胆碱受体结合，而不产生或极少产生拟胆碱作用，呈现与 M 胆碱受体激动相反的作用。对 ACh 引起的 N 胆碱受体兴奋作用影响较小。

M 胆碱受体阻断药包括阿托品类生物碱及其合成代用品。

### 一、阿托品类生物碱

阿托品类生物碱主要包括阿托品、东莨菪碱和山莨菪碱，多从茄科植物颠茄(atropa belladonna)、曼陀罗(datura stramonium)和洋金花(*datura metel* Linn)以及唐古特莨菪等植物中提取。

#### 阿　托　品

阿托品(atropine)是托品酸和莨菪碱所构成的酯。天然存在于植物中的是不稳定的左旋莨菪碱，在提取过程中易转变为稳定的消旋莨菪碱(dl-hyoscyamine)，即为阿托品。

【体内过程】阿托品口服吸收迅速，1 小时后血药浓度达峰值，在体内迅速消除，

笔记

$t_{1/2}$为2～4小时。吸收后广泛分布于全身组织,可透过血脑屏障和胎盘屏障,作用维持3～4小时。阿托品通过房水循环排出较慢,故滴眼后其作用可持续数天。肌内注射约80%的药物在12小时内经肾脏排泄。阿托品也可经黏膜吸收,但皮肤吸收较差。

【作用机制】阿托品作用机制为竞争性拮抗M胆碱受体。阿托品与M胆碱受体结合具有亲和力而无内在活性,故不能激动M胆碱受体,阻断了ACh和胆碱受体激动药与该受体结合,从而拮抗这类药物对M胆碱受体的激动作用。阿托品对M胆碱受体具有较高的选择性,但对M胆碱受体的亚型选择性较低,故作用广泛;由于不同效应器上的M胆碱受体对阿托品的敏感性不同,故阿托品对各效应器的作用不同。大剂量时,对神经节的$N_n$胆碱受体也有阻断作用,再增加剂量可出现中枢神经系统反应。

阿托品作用广泛,随着剂量增加,可依次出现腺体分泌减少,瞳孔扩大和调节麻痹,胃肠道及膀胱平滑肌抑制和心率加快等效应,大剂量可出现中枢症状(表8-1)。

表8-1 不同剂量阿托品作用

| 剂量 | 作用 |
|---|---|
| 0.5mg | 轻度口干和汗腺分泌减少、轻度心率减慢 |
| 1.0mg | 口干、心率加快(有时心率可先减慢)和轻度扩瞳 |
| 2.0mg | 明显口干、心率明显加快、心悸、扩瞳和调节麻痹 |
| 5.0mg | 上述症状加重,吞咽困难、不安、疲劳、头痛、皮肤干燥、发热、排尿困难、肠蠕动减少 |
| 10.0mg | 上述症状加重,瞳孔极度扩大、视力极度模糊,皮肤红、热、干,运动失调、不安、激动、幻觉、谵妄和昏迷 |

【药理作用】

1. 阻断M胆碱受体

(1) 抑制腺体分泌:阿托品通过阻断M胆碱受体的作用而抑制腺体分泌。其对不同腺体分泌的抑制作用强度不同,依次为唾液腺、汗腺、泪腺、支气管腺体等。应用小剂量即可出现腺体分泌减少,引起口干、皮肤干燥、眼干涩和呼吸道分泌减少;随剂量增大,抑制作用增强,大剂量时可因为汗腺分泌的抑制而体温升高。较大剂量尚可减少胃液分泌,但胃液的分泌不完全受迷走神经活性调节,而且阿托品并不能阻断胃肠道激素和非胆碱能神经递质对胃酸分泌的调节作用,故对胃酸浓度的影响较小。

(2) 扩瞳、升高眼内压和调节麻痹:阿托品对眼的作用与毛果芸香碱相反,可阻断瞳孔括约肌和睫状肌M受体,无论局部滴眼或全身用药,均可出现,见图6-1。

1) 扩瞳:阿托品可阻断瞳孔括约肌上的M胆碱受体,使去甲肾上腺素能神经支配的瞳孔开大肌功能占优势,导致瞳孔散大。

2) 升高眼内压:由于瞳孔扩大,使虹膜退向四周外缘,因而前房角间隙变窄,妨碍房水回流入巩膜静脉窦,造成眼内压升高,故禁用于青光眼或眼压升高倾向者。

3) 调节麻痹:阿托品还可阻断睫状肌上的M胆碱受体,使睫状肌松弛,从而使悬

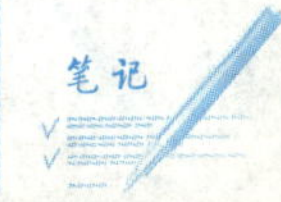

韧带拉紧，晶状体处于扁平状态，屈光度降低；只适合看远物，而不能将近物清晰的成像于视网膜上，造成看近物模糊不清，称为调节麻痹(cycloplegia)。

(3) 解除内脏平滑肌痉挛：阿托品通过阻断内脏平滑肌上的M胆碱受体，对多种内脏平滑肌均有松弛作用，尤其对过度活动或痉挛状态的平滑肌作用更为显著。它可抑制胃肠道平滑肌痉挛，降低蠕动的幅度和频率，缓解胃肠绞痛。也可降低尿道和膀胱逼尿肌的张力和收缩幅度，常可解除由药物引起的输尿管张力增高。阿托品对胆管和子宫平滑肌的作用较弱。

(4) 解除迷走神经对心脏的抑制：小剂量(0.4～0.6mg)阿托品可使部分患者心率短时轻度减慢。目前认为，阿托品的减慢心率作用是由于其阻断副交感神经节后纤维上的$M_1$胆碱受体(即突触前膜$M_1$受体)，从而减弱了突触中ACh对递质释放的负反馈抑制作用，ACh释放增加所致。较大剂量阿托品(1～2mg)可阻断心脏M胆碱受体，解除迷走神经对心脏的抑制作用，使心率加快。心率加快的程度取决于迷走神经对心脏抑制的程度，对于迷走神经张力高的青壮年，心率加快作用明显，如肌内注射阿托品2mg，心率可增加35～40次/分钟；而阿托品对运动状态、婴幼儿及老年人的心率影响小。

2. 扩血管　大多数血管无明显的胆碱能神经支配，故阿托品在治疗量时，对血管和血压无明显影响。大剂量阿托品能扩张外周及内脏血管，解除小血管痉挛，特别是对处于痉挛状态的皮肤血管有明显的解痉作用，表现为皮肤潮红、温热，尤以面颈部较为显著。因此，在微循环小血管痉挛时，大剂量阿托品具有明显的解痉作用，可改善微循环，增加重要脏器的血液灌流，迅速缓解组织缺氧状态。阿托品的血管扩张作用机制尚未阐明，但与阻断M胆碱受体无关，可能是机体对阿托品引起的体温升高后的代偿性散热反应，也可能是大剂量的阿托品对血管的直接舒张作用。

3. 兴奋中枢神经系统　阿托品可通过血脑屏障，兴奋中枢。治疗量(0.5～1.0mg)时可轻度兴奋迷走神经中枢，使呼吸速率加快；较大剂量(1～2mg)可兴奋延髓和大脑；阿托品2～5mg时，中枢兴奋作用明显加强，可出现烦躁不安、多言、谵妄；中毒剂量(10mg以上)出现明显中枢兴奋症状，如幻觉、定向障碍、运动失调和惊厥等；继续增加剂量则由兴奋转为抑制，发生昏迷与呼吸麻痹，甚至死于循环与呼吸衰竭。

【临床应用】

1. 缓解各种内脏绞痛　可解除平滑肌痉挛，适用于各种内脏绞痛，作用特点：①抑制胃肠平滑肌痉挛的作用最强，可降低平滑肌蠕动的幅度和频率，缓解胃肠绞痛；②缓解尿道和膀胱逼尿肌的痉挛，改善膀胱刺激症状(如尿频、尿急)；也可用于儿童遗尿症，增加膀胱容量，减少小便次数；③对胆囊和胆管、输尿管的解痉作用较弱，故对胆绞痛和肾绞痛效果较弱。常需与阿片类镇痛药合用以增强疗效；对支气管解痉作用也较弱，因其抑制呼吸道腺体分泌，使痰液变稠不易排出，故不能用作平喘药；④对子宫平滑肌影响较小，因子宫平滑肌还受性激素分泌的影响。

2. 眼科应用　用于检查眼底、儿童验光、虹膜睫状体炎和角膜炎。但由于阿托品作用持续时间较长，其调节麻痹作用可维持2～3天，视力恢复较慢，现已少用。儿童验光时仍需使用阿托品，因为儿童的睫状肌调节功能较强，需用阿托品发挥其充分的调节麻痹作用，才能正确地检验屈光异常情况。阿托品可松弛虹膜括约肌和睫状肌，使之充分休息，有助于炎症消退；预防虹膜与晶状体的粘连，常与缩瞳药交替使用。

3. 全身麻醉前给药 用于麻醉前给药，可以减少呼吸道腺体及唾液腺分泌，防止分泌物阻塞呼吸道及吸入性肺炎的发生。防止手术过程中迷走神经对心、胃、呼吸的反射性影响，防止恶心、呕吐及呼吸抑制。可用于严重的盗汗、帕金森病的流涎症及食管机械性阻塞（肿瘤或狭窄）所造成的吞咽困难等。

4. 缓慢型心律失常 用于治疗迷走神经过度兴奋所致的窦性心动过缓、房室传导阻滞等缓慢型心律失常。阿托品可恢复心率以维持正常的心脏动力学，从而改善患者的临床症状。

5. 抗休克 用于暴发性流行性脑脊髓膜炎、中毒性菌痢、中毒性肺炎等所致感染中毒性休克的治疗。大剂量阿托品能解除血管痉挛，舒张外周血管，改善微循环。但对休克伴有高热或心率过快者不宜用阿托品。由于阿托品副作用较多，目前多用山莨菪碱取代之。

6. 其他 阿托品还用于解救有机磷酸酯类中毒（见第七章抗胆碱酯酶药）。

【不良反应及解救】常见不良反应有口干、视力模糊、心率加快、瞳孔扩大及皮肤潮红等。随剂量增大，不良反应加重，甚至出现明显中枢中毒症状。

阿托品中枢中毒症状的解救主要为对症治疗。对口服中毒者应立即洗胃、导泻，以促进毒物排出；缓慢静脉注射毒扁豆碱可迅速对抗阿托品的中毒症状，但由于毒扁豆碱体内代谢迅速，故需反复给药。如患者有明显中枢兴奋症状，可用地西泮对抗。不可使用吩噻嗪类药物，因这类药物具有M受体阻断作用而加重阿托品中毒症状。此外，呼吸抑制可采用人工呼吸及吸氧。还可采用物理降温（冰袋或乙醇擦浴），对儿童患者更为重要。

【禁忌证】青光眼、反流性食管炎、幽门梗阻及前列腺肥大患者禁用，因为阿托品能加重排尿困难。心肌梗死、心动过速患者、婴幼儿及老年人慎用。

## 山莨菪碱

山莨菪碱（anisodamine）是我国学者从茄科植物山莨菪中提出的生物碱，为左旋体，其天然品为654-1，人工合成品（为消旋体）称为654-2。

山莨菪碱能阻断M胆碱受体，其对抗ACh所致平滑肌痉挛及心血管系统抑制作用与阿托品相似而稍弱。大剂量可用于解除小血管痉挛，增加组织血液灌流量，改善微循环。抑制腺体分泌、扩瞳作用较弱，仅为阿托品1/20～1/10。因不易通过血脑屏障，故极少引起中枢兴奋症状。由于山莨菪碱解除平滑肌痉挛作用和改善微循环作用显著，目前临床上作为阿托品的替代品，主要用于胃肠痉挛和感染中毒性休克治疗。

不良反应与阿托品相似而弱，主要有口干、散瞳、视近物模糊、心动过速、排尿困难等。禁用于脑出血急性期及青光眼患者。

## 东莨菪碱

东莨菪碱（scopolamine）是从茄科植物洋金花、颠茄和莨菪等提取得到的一种左旋生物碱。东莨菪碱的外周抗胆碱作用与阿托品相似，其抑制腺体分泌作用较阿托品强，扩瞳及调节麻痹作用较阿托品弱，对心血管系统作用较弱。中枢抑制作用较强，一

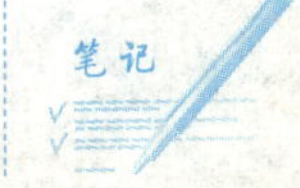

般治疗量即有明显的镇静作用,较大剂量可产生催眠作用,剂量过大甚至可引起意识消失,进入浅麻醉状态。东莨菪碱对呼吸中枢具有兴奋作用。

临床主要用于:①麻醉前给药:除具有镇静等中枢抑制作用外,还可兴奋呼吸中枢、减少唾液和支气管腺体分泌,疗效优于阿托品。②防治晕动病:与 $H_1$ 组胺受体阻断药苯海拉明合用可增强其作用。③抗帕金森病(震颤麻痹):能改善患者的流涎、震颤和肌强直等症状,可能与其中枢抗胆碱作用有关。

不良反应与阿托品相似,主要有口干、腹胀、瞳孔扩大、眼内压升高、尿潴留及心动过速等。禁用于青光眼。

### 樟 柳 碱

樟柳碱(anisodine)是从茄科植物山莨菪中提出的一种新生物碱。具有对抗震颤、解痉、平喘、抑制唾液分泌、散瞳等作用,作用较阿托品弱,毒性较其他阿托品类抗胆碱药小。用于治疗血管性头痛、视网膜血管痉挛、中心性视网膜病变、缺血性视神经病变、急性瘫痪、帕金森病。也可用于支气管哮喘、晕动病等。禁用于出血性疾病及青光眼患者。

## 二、阿托品的合成代用品

由于阿托品作用广泛、不良反应多,用于眼科疾病时作用持续时间过久;用于内科疾病时副作用广泛。因此通过改变化学结构合成其代用品,主要有合成扩瞳药和合成解痉药两类。

### (一)合成扩瞳药

目前临床常用合成扩瞳药有后马托品(homatropine)、托吡卡胺(tropicamide)、环喷托酯(cyclopentolate)和尤卡托品(eucatropine)等,均为短效 M 胆碱受体阻断药,与阿托品相比扩瞳作用维持时间明显缩短,适用于一般眼科检查。

### 后 马 托 品

特点是散瞳和调节麻痹作用较阿托品出现快,作用持续时间较短,用于成人或少年的眼底检查与验光。后马托品调节麻痹作用较阿托品弱,故儿童验光仍需用阿托品。

阿托品与几种合成扩瞳药滴眼作用比较见表 8-2。

表 8-2 阿托品与几种合成扩瞳药滴眼作用比较

| 药物 | 浓度(%) | 扩瞳作用 | | 调节麻痹作用 | |
|---|---|---|---|---|---|
| | | 高峰(分钟) | 消退(天) | 高峰(小时) | 消退(天) |
| 硫酸阿托品 | 1.0 | 30~40 | 7~10 | 1~3 | 7~12 |
| 氢溴酸后马托品 | 1.0 | 40~60 | 1~3 | 0.5~1 | 1~3 |
| 托吡卡胺 | 1.0 | 20~40 | 0.25 | 0.5 | <0.25 |
| 环喷托酯 | 0.5 | 30~50 | 1 | 1 | 0.25~1 |
| 尤卡托品 | 2.0~5.0 | 30 | 1/12~1/14 | 无作用 | |

笔记

### （二）合成解痉药

#### 1. 季铵类解痉药

#### 溴丙胺太林

溴丙胺太林(propantheline bromide),也称普鲁本辛,非选择性 M 胆碱受体阻断药,治疗量可明显抑制胃肠道平滑肌,不同程度地减少胃液分泌。主要用于胃及十二指肠溃疡的辅助治疗,还可用于胃肠痉挛、妊娠呕吐、多汗症及遗尿症等。口服吸收不完全,食物可妨碍其吸收,宜在饭前 0.5 ~1 小时服用。不良反应与阿托品相似,中毒剂量也可阻断神经肌肉接头而引起呼吸麻痹。青光眼患者禁用。

其他季铵类解痉药尚有甲溴东莨菪碱(scopolamine methobromide)、格隆溴铵(glycopyrronium bromide)、奥芬溴铵(oxyphenonium bromide)和依美溴铵(emepronium bromide)等,均可用于缓解内脏平滑肌痉挛,作为消化道溃疡的辅助用药。

#### 2. 叔铵类解痉药

#### 贝那替嗪

贝那替嗪(benactyzine)又称胃复康,口服易吸收,易透过血脑屏障,有镇静作用。较强的胃肠平滑肌解痉作用,还可抑制胃酸分泌,减轻胃及十二指肠溃疡患者胃痛、恶心、呕吐及消化不良等症状。抑制胃液分泌过多和胃运动过度而使胃肠功能趋于正常。适用于伴有焦虑症的溃疡病患者,也可用于治疗胃酸过多、肠蠕动亢进或膀胱刺激症状。青光眼患者禁用。不良反应有口干、头晕及嗜睡等。

其他叔铵类解痉药尚有双环维林(dicyclomine)、羟苄利明(oxyphencyclimine)、阿地芬宁(adiphenine)和甲卡拉芬(metcaraphen)等,均有非特异性内脏平滑肌解痉作用。

#### 3. 选择性 M 受体阻断药

#### 哌仑西平

哌仑西平(pirenzepine)又称吡疡平,对 $M_1$ 和 $M_4$ 受体的亲和力均强,因此该药并非为完全的 $M_1$ 受体选择性阻断药。在治疗剂量时能抑制胃酸分泌,但较少出现口干和视力模糊等反应,且无阿托品样中枢兴奋作用。哌仑西平属三环类药物,结构式与丙咪嗪相似。替仑西平(telenzepine)为哌仑西平同类物,对 $M_1$ 受体的选择性阻断作用更强。

此外,tripitamine 和达非那新(darifenacin)分别为选择性 $M_2$ 和 $M_3$ 胆碱受体阻断药,可用于对抗胆碱能性的心动过缓($M_2$)和平滑肌活性过高或上皮细胞分泌增加($M_3$)。达非那新缓释片已被 FDA 批准用于治疗尿失禁、尿频、尿急等膀胱活动过度症。

## 第二节 N 胆碱受体阻断药

N 胆碱受体阻断药(N-choline receptor blocking drugs)根据其作用部位不同,可分为 $N_n$ 胆碱受体阻断药和 $N_m$ 胆碱受体阻断药两大类。

笔记

## 一、$N_n$胆碱受体阻断药（神经节阻断药）

$N_n$胆碱受体阻断药也称神经节阻断药（ganglionic blocking drugs），能与神经节的$N_n$受体结合，竞争性地阻断ACh与受体结合，使ACh不能引起神经节细胞除极化，从而阻断了神经冲动在神经节中的传递。作用广泛，不良作用多且严重。除美卡拉明（mecamylamine，美加明）和咪噻吩（trimetaphan，阿方那特）仅用于外科手术麻醉时控制性低血压外，其他药物已基本不用。此类药物还具有嗜睡、口干、便秘、排尿困难及视力模糊等不良反应。

## 二、$N_m$胆碱受体阻断药（骨骼肌松弛药）

$N_m$胆碱受体阻断药也称骨骼肌松弛药（skeletal muscular relaxants），作用于神经肌肉接头后膜的$N_m$胆碱受体，产生神经肌肉阻滞的作用，故亦称为神经肌肉阻滞药（neuromuscular blocking agents），为全麻用药的重要组成部分。按其作用机制不同，分为除极化型肌松药（depolarizing muscular relaxants）和非除极化型肌松药（nondepolarizing muscular relaxants）。肌松药只能使骨骼肌麻痹，而不产生麻醉作用，不能使患者的神志和感觉消失，也不产生遗忘作用。

### （一）除极化型肌松药

除极化型肌松药又称为非竞争型肌松药（noncompetitive muscular relaxants），目前临床应用的只有琥珀胆碱（succinylcholine）。该类药物的分子结构与ACh相似，与神经肌肉接头后膜的$N_m$胆碱受体有较强亲和力，且在神经肌肉接头处不易被胆碱酯酶分解，产生与ACh相似但较持久的除极化作用，使Nm胆碱受体不能对ACh起作用，从而使骨骼肌松弛。其作用特点为：①最初出现短时肌束颤动，与药物对不同部位的骨骼肌除极化出现的时间先后不同有关；②连续用药产生快速耐受性；③抗胆碱酯酶药不仅不能拮抗其肌松作用，反能加强之，因此过量时不能用新斯的明解救；④治疗剂量无神经节阻断作用。

#### 琥珀胆碱

琥珀胆碱（succinylcholine）又称司可林（scoline），由琥珀酸和两个分子的胆碱组成。

【体内过程】琥珀胆碱进入体内后即可被血液和肝脏中的假性胆碱酯酶迅速水解为琥珀酰单胆碱，肌松作用明显减弱；进一步水解为琥珀酸和胆碱，肌松作用消失。约2%药物以原型，其余以代谢产物的形式经肾排出。

【药理作用】琥珀胆碱的肌松作用快而短暂。肌松作用从颈部肌肉开始逐渐波及肩胛、腹部和四肢。肌松部位以颈部和四肢肌肉最明显，面、舌、咽喉和咀嚼肌次之，而对呼吸肌麻痹作用不明显。静脉注射10～30mg琥珀胆碱后1～1.5分钟即起效，可见短暂的肌束颤动，尤以胸腹部肌肉明显。约2分钟作用达到高峰，持续时间为5～8分钟。

【临床应用】

1. 气管内插管、气管镜、食管镜检查等短时操作　对喉肌松弛作用较强，故静脉注射给药适用于气管内插管、气管镜及食管镜检查等短时操作。

2. 辅助麻醉　静脉滴注可维持较长时间的肌松作用，便于在浅麻醉下进行外科手术，减少麻醉药用量。但是本品可引起强烈的窒息感，故对清醒患者禁用，可先用硫喷妥钠行静脉麻醉后再给琥珀胆碱。

【不良反应】

1. 窒息　过量可致呼吸肌麻痹。遗传性胆碱酯酶活性低下者可能严重窒息，用时需备有人工呼吸机。

2. 肌束颤动　琥珀胆碱产生肌松作用前有短暂肌束颤动，部分患者（约有25%～50%）出现术后肩胛部、胸腹部肌肉疼痛，3～5天可自愈。

3. 眼内压升高　能使眼外骨骼肌短暂收缩，引起眼内压升高。禁用于青光眼、白内障晶状体摘除术。

4. 血钾升高　由于肌肉持久性除极化而释放钾离子，使血钾升高。同时伴有大面积软组织损伤如烧伤、恶性肿瘤、肾功能损害及脑血管意外等患者，则血钾可升高20%～30%，应禁用本品。

此外，特异质反应尚可表现为恶性高热，为常染色体异常的遗传性疾病，为麻醉的主要死因之一。尚有增加腺体分泌，促进组胺释放等作用。

【药物相互作用】在碱性溶液中可分解，不宜与硫喷妥钠混合使用；胆碱酯酶抑制药、环磷酰胺和氮芥等抗肿瘤药、普鲁卡因和可卡因等局麻药，凡可降低假性胆碱酯酶活性的药物都可使其作用增加；与具有肌肉松弛作用的药物，如卡那霉素等氨基糖苷类抗生素、多黏菌素B等多肽类抗生素合用时易致呼吸麻痹，应注意。

### （二）非除极化型肌松药

又称竞争型肌松药（competitive muscular relaxants），能与ACh竞争神经肌肉接头的$N_m$胆碱受体结合，但不激动受体，竞争性阻断ACh的除极化作用，使骨骼肌松弛。抗胆碱酯酶药可拮抗其肌松作用，故过量可用适量的新斯的明解救。

本类药物中，筒箭毒碱（*d*-tubocurarine）为经典药物，但作用时间较长，用药后作用不易逆转，副作用多，现已少用。其他非除极化型肌松药尚有阿曲库铵（atracurium）、多库氯铵（doxacurium）和米库氯铵（mivacurium）和泮库溴铵（pancuronium）等，它们在起效时间和维持时间上存在差异，目前已基本上取代了筒箭毒碱，用做麻醉辅助药。

#### 筒箭毒碱

筒箭毒碱是南美印第安人用数种植物制成的植物浸膏箭毒（curare）中提出的生物碱，1942年首次应用于临床，是临床应用最早的典型非除极化型肌松药。

【药理作用】

1. 肌松作用　静脉注射筒箭毒碱后，快速运动肌如眼部肌肉首先松弛，然后四肢、颈部和躯干肌肉松弛，继之肋间肌松弛，出现腹式呼吸，最终可致膈肌麻痹，呼吸停止。肌肉松弛恢复时的次序与肌松时相反，即膈肌麻痹恢复最快。

2. 组胺释放作用　可促进体内组胺的释放，表现为组胺样皮疹、支气管痉挛、低血压和唾液分泌等症状。

3. 神经节阻滞作用　常用量既有自主神经节阻滞作用，并可部分抑制肾上腺髓质的分泌，故可造成血压下降。

【临床应用】为麻醉辅助药，适用于胸腹部手术及气管插管等。

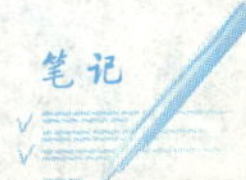

【禁忌证】重症肌无力、支气管哮喘和严重休克。

## 学习小结

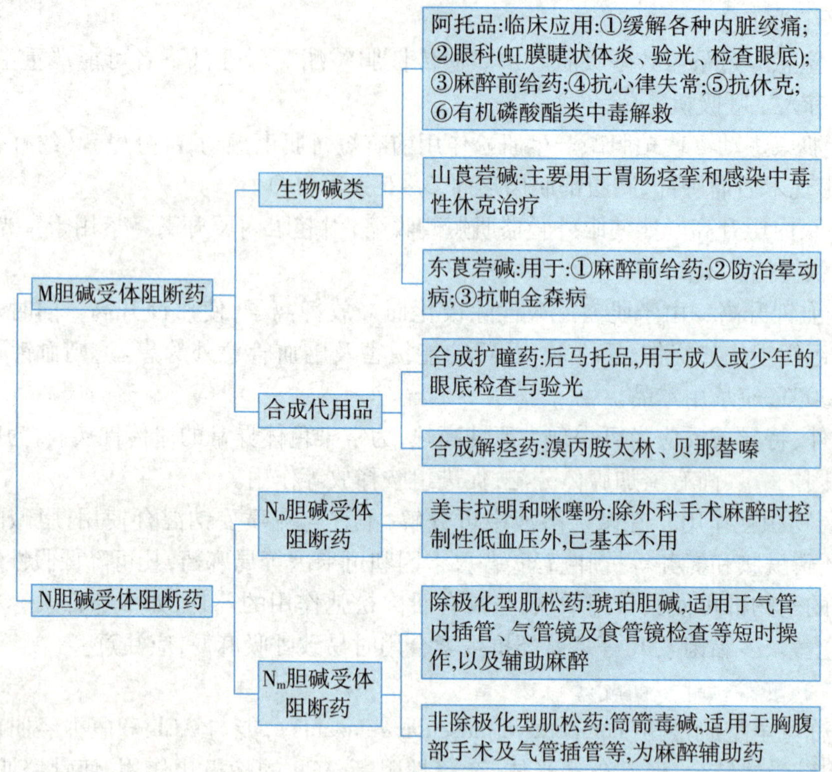


（何　新）

## 复习思考题

1. 阿托品的主要药理作用及其临床应用。
2. 简述山莨菪碱与东莨菪碱的作用有何不同?
3. 简述除极化型肌松药的作用特点。

# 第九章

# 肾上腺素受体激动药

## 学习目的

通过学习肾上腺素受体激动药的分类及各类代表药物的药理作用、临床应用和不良反应,指导临床合理用药。

## 学习要点

肾上腺素受体激动药的分类、代表药物;去甲肾上腺素、肾上腺素、多巴胺和异丙肾上腺素的药理作用、临床应用和主要不良反应。

肾上腺素受体激动药(adrenoceptor agonists)是一类能与肾上腺素受体结合并激动受体,产生与肾上腺素相似作用的药物,又称拟肾上腺素药(adrenomimetics)。因本类药物在化学结构上为胺类,且药理作用与交感神经兴奋的效应相似,故以往亦称拟交感胺类(sympathomimetic amines)。

拟肾上腺素药的基本化学结构是 β-苯乙胺(β-phenylethylamine),由苯环、碳链和氨基三部分组成。这三部分的氢可被不同基团取代,从而产生多种衍生物。根据结构中是否具有儿茶酚胺环(即苯环的 3、4 位均被羟基取代),肾上腺素受体激动药可分为儿茶酚胺类(catecholamines)和非儿茶酚胺类(图 9-1)。前者如肾上腺素、去甲肾上腺素、异丙肾上腺素、多巴胺、多巴酚丁胺,后者如麻黄碱、甲氧明、间羟胺、去氧肾上腺素、沙丁胺醇。

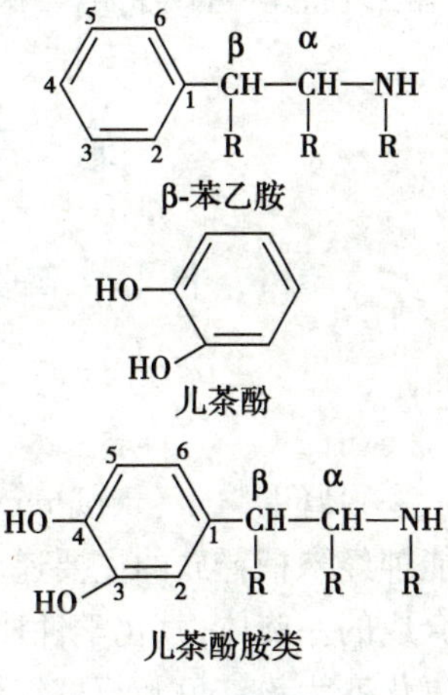

β-苯乙胺

儿茶酚

儿茶酚胺类

图 9-1 β-苯乙胺、儿茶酚和儿茶酚胺类的化学结构示意图

根据药物对不同肾上腺素受体亚型的选择性而分为三大类(表 9-1):

1. α 肾上腺素受体激动药

(1) $\alpha_1$、$\alpha_2$受体激动药:如去甲肾上腺素、间羟胺;

(2) $\alpha_1$受体激动药:如去氧肾上腺素、甲氧明;

(3) $\alpha_2$受体激动药:如可乐定、甲基多巴、羟甲唑啉。

2. α、β 肾上腺素受体激动药　如肾上腺素、多巴胺和麻黄碱。

3. β 肾上腺素受体激动药

（1）$\beta_1$、$\beta_2$受体激动药：如异丙肾上腺素；

（2）$\beta_1$受体激动药：如多巴酚丁胺；

（3）$\beta_2$受体激动药：如沙丁胺醇、特布他林。

表 9-1 肾上腺素受体激动药对受体的选择性

| 分类 | 药物 | 对不同受体的选择性 | | | | |
|---|---|---|---|---|---|---|
| | | $\alpha_1$受体 | $\alpha_2$受体 | $\beta_1$受体 | $\beta_2$受体 | DA 受体 |
| α受体激动药 | 去甲肾上腺素 | +++ | +++ | ++ | ± | − |
| | 间羟胺 | ++ | + | + | + | − |
| | 去氧肾上腺素 | ++ | + | ± | ± | − |
| | 甲氧明 | ++ | + | − | − | − |
| | 可乐定 | + | ++ | − | − | − |
| α、β受体激动药 | 肾上腺素 | ++++ | ++++ | +++ | +++ | − |
| | 多巴胺 | + | − | ++ | ± | ++ |
| | 麻黄碱 | ++ | ++ | ++ | ++ | − |
| β受体激动药 | 异丙肾上腺素 | − | − | +++ | +++ | − |
| | 多巴酚丁胺 | + | − | ++ | + | − |
| | 沙丁胺醇 | − | − | + | +++ | − |

注：+表示激动受体；−表示对受体无激动作用；±表示不确定。

## 第一节 α肾上腺素受体激动药

### 一、$\alpha_1$、$\alpha_2$肾上腺素受体激动药

#### 去甲肾上腺素

去甲肾上腺素（noradrenaline，NA；norepinephrine，NE）是哺乳类动物去甲肾上腺素能神经末梢释放的主要递质，也可由肾上腺髓质少量分泌。药用去甲肾上腺素是人工合成的左旋体，其化学性质不稳定，见光、遇热易分解，在中性尤其在碱性溶液中迅速氧化变为粉红色乃至棕红色而失效。在酸性溶液中较稳定，常用其重酒石酸盐。

【体内过程】口服使胃黏膜血管剧烈收缩而吸收极少，在肠内易被碱性肠液破坏，还可被肠黏膜及肝脏代谢，故口服无效。皮下或肌内注射时，因血管强烈收缩，吸收很少，且易发生局部组织坏死，故一般采用静脉滴注给药。进入体内后可被去甲肾上腺素能神经末梢和非神经组织所摄取，大多被 COMT 和 MAO 代谢而失活。

【药理作用】对α受体具有强大激动作用，且对$\alpha_1$和$\alpha_2$受体无选择性，对$\beta_1$受体作用较弱，对$\beta_2$受体几乎无作用。

1. 收缩血管 激动血管$\alpha_1$受体，除冠状动脉以外，几乎所有小动脉和小静脉均强烈收缩。对全身各部位血管收缩作用的程度与其所含α受体的密度有关，皮肤黏膜血管收缩最明显，其次是肾脏血管，脑、肝、肠系膜及骨骼肌血管也呈收缩反应。冠脉

笔记

呈舒张反应,其机制为:心脏兴奋时,心肌的代谢产物(如腺苷)增加,致使血管舒张;血压升高提高了冠脉的灌注压力,使其被动舒张。

2. 兴奋心脏 激动心脏 $\beta_1$ 受体,可增强心肌收缩力、加快心率和加快传导,但比肾上腺素弱。在整体情况下,由于血压升高反射性兴奋迷走神经的作用超过其直接加快心率的作用,故心率减慢。同时由于血管强烈收缩,外周阻力增高,增加了心脏射血阻力,故心输出量不变或稍降。剂量过大或静脉注射过快时,可引起心律失常,但较肾上腺素少见。

3. 升高血压 作用强。小剂量静滴时,由于兴奋心脏 $\beta_1$ 受体,心输出量增加,收缩压升高。此时,血管收缩作用尚不十分剧烈,故舒张压升高不多,因而脉压稍加大。较大剂量时,因兴奋 $\alpha_1$ 受体,皮肤、黏膜和内脏血管强烈收缩,外周阻力明显增加,在收缩压升高的同时舒张压也明显升高,故脉压变小。

4. 其他 对血管以外的平滑肌作用较弱,对代谢影响小,仅在较大剂量时可增加孕妇子宫收缩频率,升高血糖。

【临床应用】

1. 休克 休克的病理表现是血压下降,小血管和毛细血管前括约肌痉挛、微循环障碍和有效循环血量减少,故治疗的关键是补充血容量,改进重要器官的血液供应,改善微循环。去甲肾上腺素能使休克病人血管收缩,心脏兴奋,血压升高,脑及冠脉血流量增加,在短时间内可保证重要脏器的血液供应。但若长期大量应用,血管强烈收缩,外周阻力显著增高,心脏负担加重,心肌耗氧量增加,反而使组织缺血缺氧加重,故去甲肾上腺素在休克治疗中已不占重要地位。但在各种休克(出血性休克禁用)早期血压骤降时,仍可小剂量短时间静脉滴注以保证心、脑等重要器官的血液供应。

2. 药物中毒性低血压 中枢抑制药(如安定、氯丙嗪)中毒可引起低血压,用去甲肾上腺素静脉滴注,可收缩血管,使血压回升。特别是当氯丙嗪中毒时应选用去甲肾上腺素,而不可选用肾上腺素。

3. 上消化道出血 食道静脉曲张破裂出血或胃出血时,用本品稀释后口服,可收缩食道或胃局部黏膜血管,产生止血效果。

【不良反应】

1. 局部组织缺血坏死 静脉滴注时间过长、浓度过高或药液外漏,可引起局部组织缺血坏死。如发现外漏或注射部位皮肤苍白,应停止给药或更换注射部位,进行热敷,并用普鲁卡因或 α 受体阻断药(如酚妥拉明)作局部浸润注射。

2. 急性肾功能衰竭 剂量过大或滴注时间过长可使肾脏血管剧烈收缩,引起少尿、无尿和肾实质损伤而致急性肾功能衰竭。

3. 停药后血压骤降 长期静脉滴注后突然停药,可使血压骤然下降。

【禁忌证】本品禁用于高血压、动脉硬化症、器质性心脏病、少尿、无尿、严重微循环障碍者以及孕妇。

【注意事项】

1. 静脉滴注时,药物浓度不宜过高、时间不宜过长。

2. 用药期间多饮水,尿量至少保持每小时 25ml 以上。如发现尿量低于每小时 25ml 时,应立即减量或停药,必要时可用甘露醇等脱水药利尿。

3. 停药时,应逐渐减少滴注剂量而后停药,以避免血压骤降。

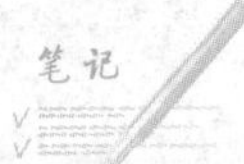

### 间羟胺

间羟胺(metaraminol),又称阿拉明(aramine),可直接兴奋 $\alpha_1$、$\alpha_2$受体,对 $\beta_1$受体作用较弱。除直接对受体的激动作用外,也可被去甲肾上腺素能神经末梢摄取进入囊泡,通过置换作用促进神经末梢释放去甲肾上腺素而间接发挥作用。性质较稳定,不易被 MAO 破坏。

【药理作用】主要作用是收缩血管,升高血压,其升压作用比去甲肾上腺素弱、缓慢而持久。可反射性使心率减慢,心肌收缩力可略增加,对正常人心输出量的影响不明显,对休克患者可增加心输出量,较少引起心悸和心律失常。对肾血管的收缩作用较去甲肾上腺素弱。短时间内连续使用,可使囊泡内去甲肾上腺素递质减少而出现快速耐受性。此时若适当加用小剂量去甲肾上腺素,可恢复或增强间羟胺的升压作用。

【临床应用】间羟胺代替去甲肾上腺素治疗早期休克和其他低血压状态。升压作用维持时间较长,不易引起肾功能衰竭和心律失常。药液外漏不易引起局部组织坏死。可根据病情需要,选择静脉滴注、肌内注射或皮下注射,应用方便。也可用于阵发性室上性心动过速。

## 二、$\alpha_1$肾上腺素受体激动药

### 去氧肾上腺素

去氧肾上腺素(phenylephrine),又称苯肾上腺素(neosynephrine)、新福林,为人工合成的肾上腺素受体激动药,主要激动 $\alpha_1$受体,其作用比去甲肾上腺素弱而持久,主要收缩血管,升高血压,使皮肤黏膜、内脏(肾脏和肺脏)以及四肢的血流量均减少。由于血压升高,反射性使心率减慢,故可用于阵发性室上性心动过速。也可用于麻醉及药物(如吩噻嗪类)所致的低血压。本品能激动瞳孔扩大肌 $\alpha_1$受体,产生扩瞳作用。与阿托品比较,本品扩瞳作用弱,起效快,维持时间短,故可作为快速短效的扩瞳药应用于眼底检查。严重动脉粥样硬化、严重高血压、甲状腺功能亢进、心肌病、闭角型青光眼禁用本品。

### 甲氧明

甲氧明(methoxamine),又称甲氧胺(methoxamedrine),为人工合成的 $\alpha_1$肾上腺素受体激动药,对 β 受体几乎无作用。其作用与去氧肾上腺素相似,主要收缩血管而升高血压。除冠状血管外的其他血管(包括肾血管)几乎都呈收缩反应。由于血压升高,可反射性减慢心率。尚可延长心肌不应期和减慢房室传导。临床主要用于麻醉所造成的低血压,也可用于其他药物治疗无效的阵发性室上性心动过速。

## 三、$\alpha_2$肾上腺素受体激动药

1. 外周性 $\alpha_2$受体激动药　主要有羟甲唑啉(oxymetazoline)、阿可乐定(apraclonidine)、美托咪定(medetomidine)等。羟甲唑啉为外周突触后膜 $\alpha_2$受体激动药,可收缩局部血管;常用于滴鼻治疗鼻黏膜充血和鼻炎,作用在几分钟内发生,可持续数小时;偶见局部刺激症状,小儿用后可致中枢神经系统症状,2 岁以下儿童禁用。阿可乐定具有降低眼压的作用,可用于青光眼的短期辅助治疗,特别是在激光疗法之后,能预防

笔记

眼压的回升。美托咪定是新型高选择性 $\alpha_2$ 受体激动药,右旋体有效,具有抗交感、镇静和镇痛作用。临床常用右美托咪定术前给药,以减轻氯胺酮、异氟烷、地氟烷等引起的血流动力学紊乱。

2. 中枢性 $\alpha_2$ 受体激动药　主要包括可乐定(clonidine)及甲基多巴(methyldopa),详见第二十章抗高血压药。

## 第二节　α、β 肾上腺素受体激动药

### 肾上腺素

肾上腺素(adrenaline, epinephrine, AD)是肾上腺髓质的主要激素,其生物合成主要是在髓质嗜铬细胞中先形成去甲肾上腺素,然后经甲基化形成肾上腺素。药用肾上腺素可从家畜肾上腺提取或人工合成。其化学结构与去甲肾上腺素的不同之处在于氨基氮位上一氢原子被甲基取代。理化性质与去甲肾上腺素相似,极不稳定,见光易分解,在碱性溶液中易氧化变色而失效,故临床用盐酸肾上腺素。

【体内过程】

1. 吸收　口服后在碱性肠液、肠黏膜和肝内破坏,因而不能达到有效血药浓度。气雾吸入或注射给药均易吸收。皮下注射因局部血管收缩而延缓吸收,6 ~ 15 分钟起效,作用可维持 1 小时。肌内注射因对骨骼肌血管不产生收缩作用,故吸收远较皮下注射快,但维持时间较短(30 分钟)。静脉注射显效快,但作用时间极短。

2. 代谢　外源性和肾上腺髓质分泌的肾上腺素进入血液循环后,立即通过摄取和酶的降解等机制失活。灭活肾上腺素的酶 COMT 和 MAO 广泛存在于多种组织内,特别是肝、肾、肠和血管壁细胞中。

3. 排泄　肾上腺素主要以代谢产物和少量原型经肾排泄。

【药理作用】肾上腺素为 α、β 受体激动药,作用广泛而复杂,并与机体的生理病理状态、靶器官中肾上腺素受体亚型的分布、整体的反射作用和神经末梢突触间隙的反馈调节等因素有关。

1. 影响血管　肾上腺素能同时激动血管上的 α 和 $\beta_2$ 受体,激动血管上的 α 受体产生缩血管作用,激动 $\beta_2$ 受体产生扩血管作用。由于体内各部位血管的肾上腺素受体种类、密度不同,故对肾上腺素的反应也不同。

小动脉和毛细血管前括约肌的肾上腺素受体密度高,静脉和大动脉的肾上腺素受体密度低,因此肾上腺素主要收缩小动脉和毛细血管前括约肌,对大动脉和静脉作用较弱。

皮肤血管、黏膜(支气管、胃肠道)血管 α 受体占优势,$\beta_2$ 受体相对较少,肾上腺素对其呈显著的收缩作用。肾上腺素可明显降低皮肤血流量;收缩支气管黏膜血管,有利于消除支气管黏膜水肿。

肾脏血管 α 受体占优势,肾上腺素在对血压无明显作用的剂量下即可增加肾血管阻力,减少肾血流量达 40%。并可激动肾小球球旁细胞上的 $\beta_1$ 受体而增加肾素的分泌。

骨骼肌和肝脏血管以 $\beta_2$ 受体占优势,肾上腺素对其具有舒张作用。如事先给予 α 受体阻断药,则肾上腺素对骨骼肌血管的舒张作用更为显著持久。

肾上腺素可使冠状动脉舒张,除因激动冠脉 $\beta_2$ 受体外,还与心肌代谢产物(如腺

笔记

苷)增加、冠脉灌注压提高有关。

肾上腺素对脑血流量的作用与全身血压有关。治疗剂量时,对脑部小动脉并无显著收缩作用,反而因血压升高有增加脑血流的趋势;但在正常情况下,脑血流的自身调节作用会限制这种增加。肾上腺素对肺血管具有双相作用,小剂量舒张而大剂量收缩。

2. 兴奋心脏 肾上腺素能激动心肌、窦房结和传导系统的 $\beta_1$受体,增加心肌收缩力、加快心率和加速传导,增加心输出量(图 9-2)。

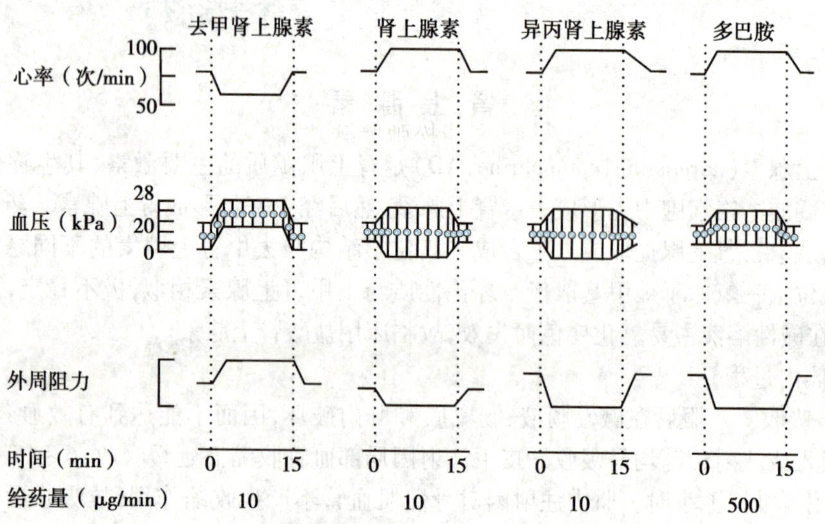


图 9-2 静脉注射去甲肾上腺素、肾上腺素、异丙肾上腺素和多巴胺对心血管系统的影响示意图

肾上腺素对心脏的兴奋作用迅速而强大,并能舒张冠脉,改善心肌血液供应,是其作为强效心脏兴奋药的有利之处。不利的方面是提高心肌代谢和兴奋性,增加心肌耗氧量,同时提高自律性。当患者处于心肌缺氧及心力衰竭时,肾上腺素可能使病情加重或引起快速型心律失常,如期前收缩、心动过速、甚至心室纤颤;剂量过大或静脉注射过快时,也可引起心律失常。

3. 升高血压 肾上腺素对血压的影响因剂量和给药途径而异。治疗量或慢速滴注时(10μg/min),心脏兴奋,心肌收缩力增强,心输出量增加,收缩压升高。同时由于 $\beta_2$受体比 α 受体对低浓度肾上腺素更敏感,使舒张骨骼肌血管的作用抵消或超过对皮肤黏膜血管的收缩作用,舒张压不变或下降,故脉压增大,有利于血液对各组织器官的灌注和紧急状态下机体能量供应的需要。大剂量或快速静脉滴注肾上腺素时,除强烈兴奋心脏外,因 α 受体的作用占优势(α 受体对高浓度肾上腺素更敏感),皮肤、黏膜、肾脏和肠系膜血管强烈收缩,超过了对骨骼肌血管的扩张作用,使外周阻力显著增高,收缩压和舒张压均升高。

肾上腺素的典型血压改变多为双相反应,即给药后迅速出现明显的升压作用,继之出现微弱的降压反应,后者持续作用时间较长(图 9-2)。如预先给予 α 受体阻断药,则 α 受体的作用被阻断,$\beta_2$受体作用占优势,肾上腺素的升压作用可被翻转,呈现明显的降压效应。故在氯丙嗪(具有 α 受体阻断作用)因过量中毒引起血压下降抢救时,不应使用肾上腺素升压,而应选择去甲肾上腺素。

4. 舒张平滑肌　肾上腺素对平滑肌的作用主要取决于器官组织的肾上腺素受体类型和分布密度。

（1）支气管：肾上腺素可激动支气管平滑肌的 $\beta_2$ 受体，舒张支气管平滑肌，当支气管平滑肌处于痉挛状态时效果更佳；也可激动支气管黏膜层和黏膜下层肥大细胞的 $\beta_2$ 受体，抑制抗原引起的肥大细胞释放组胺和其他过敏介质；还可激动支气管黏膜血管平滑肌的 $\alpha_1$ 受体，使之收缩，毛细血管的通透性降低，有利于消除支气管黏膜水肿。

（2）胃肠道：肾上腺素能抑制胃肠道平滑肌，表现为胃肠张力下降，蠕动频率及幅度降低。肾上腺素对肠平滑肌的抑制作用可能是由于激动肠神经丛胆碱能神经末梢的 $\alpha_2$ 受体，抑制 ACh 释放所致。

（3）膀胱：肾上腺素激动 β 受体能松弛膀胱逼尿肌，减缓排尿感，激动 α 受体可收缩三角肌和括约肌，易引起尿潴留。

5. 促进代谢　治疗量的肾上腺素能促进机体代谢，可使耗氧量升高 20%～30%。肾上腺素既可激动肝脏的 $\beta_2$ 和 α 受体，促进肝糖原分解和糖原异生，也可降低组织对葡萄糖的摄取（部分原因与抑制胰岛素的释放有关），故其升高血糖作用较去甲肾上腺素显著，但极少出现尿糖。还可促进脂肪分解，使血中游离脂肪酸增加。这可能由于激动脂肪细胞的 β 受体，激活甘油三酯酶，使三酰甘油分解为游离脂肪酸和甘油。

【临床应用】

1. 心脏骤停　因溺水、药物中毒、麻醉和手术意外、急性传染病和心脏传导高度阻滞引起的心脏骤停，在进行心脏按压、人工呼吸等措施的同时，可用肾上腺素进行静脉注射、心室内注射或气管给药，使心脏重新起搏。但应注意在治疗电击或卤素类全身麻醉药（氟烷、甲氧氟烷等）意外引起心脏骤停时，常伴有心室纤颤，故在应用肾上腺素的同时，应配合使用除颤器及利多卡因等抗心律失常药物。

2. 过敏性休克　过敏性休克时心收缩力减弱，由于组胺和白三烯等过敏物质的释放，使大量小血管扩张和毛细血管通透性增高，引起循环血量降低，血压下降，同时伴有支气管痉挛及黏膜水肿，出现呼吸困难等症状。肾上腺素激动 α 受体，收缩小动脉和毛细血管，可消除黏膜水肿；激动 β 受体，改善心功能，升高血压，缓解支气管痉挛，减少过敏介质释放，故可迅速缓解过敏性休克的临床症状，是治疗过敏性休克的首选药。抢救时应迅速皮下注射或肌内注射给药，危急病例亦可用生理盐水稀释 10 倍后缓慢静脉注射，但应避免因注射过量或注射速度过快而引起血压剧升及心律失常等不良反应。同时配合糖皮质激素、抗组胺药等其他抢救措施。

3. 支气管哮喘　肾上腺素可解除哮喘时的支气管平滑肌痉挛，抑制组织和肥大细胞释放过敏介质（如组胺和白三烯类等），减轻呼吸道水肿和渗出，从而使支气管哮喘急性发作得到迅速控制（皮下或肌内注射后数分钟内即可生效）。此外，肾上腺素对血管神经性水肿亦能迅速缓解症状。

4. 与局麻药配伍及局部止血　将肾上腺素加入普鲁卡因或利多卡因等局麻药中，可使注射部位血管收缩，延缓局麻药的吸收，减少局麻药吸收中毒的可能性，并延长局麻作用时间。但应注意用量，过量时仍可产生心悸和血压剧升等全身性不良反应。亦可将浸有肾上腺素的纱布或棉球（0.1%）填塞出血处（如鼻黏膜和齿龈），使微血管收缩而止血。

【不良反应】一般不良反应有心悸、出汗、烦躁、头痛和血压升高等，停药后症状

笔记

消失。如剂量过大，或静脉注射过快，可致搏动性头痛、心律失常或血压骤升，有发生脑出血的危险，故应严格控制剂量和给药速度。硝酸酯类、亚硝酸盐类、硝普钠或 α 受体阻断药可拮抗之。

【禁忌证】本品禁用于器质性心脏病、高血压病、冠状动脉病变、缺血性心脏病、脑动脉硬化、糖尿病、甲状腺功能亢进及 α 受体阻断药所致低血压的抢救。因其兴奋心脏，易引起心悸和心律失常，不能用于心源性哮喘。老年人慎用。手指、足趾和耳廓等循环末梢部位的手术麻醉，禁止伍用肾上腺素，以防组织缺血坏死，延缓伤口愈合。

## 多　巴　胺

多巴胺(dopamine，DA)是去甲肾上腺素生物合成的前体，药用的是人工合成品。

【体内过程】口服无效，主要通过静脉滴注给药。静脉注射 5 分钟内起效，持续 5～10 分钟。$t_{1/2}$约为 2 分钟。此药在体内有 75% 迅速被 COMT 与 MAO 代谢失效，其余则作为前体合成去甲肾上腺素，以代谢产物或原型经肾排出。不易透过血脑屏障，外周给药对中枢无明显影响。

【药理作用】在外周除激动 DA 受体外，也激动 α 和 β 受体。作用与剂量或浓度有关，且取决于靶器官中各受体亚型的分布和对其选择性的高低。

1. 兴奋心脏　大剂量多巴胺可直接激动心脏 $\beta_1$受体，还可通过促进去甲肾上腺素能神经末梢释放去甲肾上腺素，间接激动心脏 $\beta_1$受体，使心肌收缩力加强，心输出量增加。一般剂量对心率影响不大，大剂量加快心率(但不如异丙肾上腺素)。

2. 对血管和血压的影响　治疗量主要激动血管 $\alpha_1$受体，使皮肤黏膜血管收缩、血压升高，但对 $\beta_2$受体作用较弱。由于在低浓度时多巴胺即可与肾脏、肠系膜、冠状血管的 DA 受体结合，促进血管舒张，血管阻力降低，故总外周阻力变化不大。大剂量多巴胺(滴注速度约为每分钟 10μg/kg)可显著收缩血管($\alpha_1$)和兴奋心脏($\beta_1$)，并促进去甲肾上腺素释放，外周阻力升高，收缩压升高，但舒张压略增或无明显变化，故脉压增大。

3. 对肾脏的影响　低浓度多巴胺可激动肾血管的 $D_1$受体，肾血管扩张，肾血流量、肾小球滤过率均增加；此外，多巴胺尚能直接抑制肾小管重吸收 $Na^+$，排钠利尿，故适用于低心输出量伴肾功能损害性休克。大剂量多巴胺可兴奋肾血管的 $\alpha_1$受体而致肾血管明显收缩，使肾血流量和尿量减少。

【临床应用】主要用于治疗各种休克，如心源性休克、感染中毒性休克和出血性休克等，尤其适于伴有心肌收缩力减弱及尿量减少者而血容量已补足的休克。本品尚可与利尿药合用治疗急性肾功能衰竭。

【不良反应】偶见恶心、呕吐。如剂量过大或滴注过快可出现呼吸困难、心动过速、心律失常和肾血管收缩引起的肾功能损害等。一旦发生，应减慢滴注速度或停药。也可用酚妥拉明拮抗。长时间滴注可出现手足疼痛或发冷，甚至局部坏死。

【禁忌证】嗜铬细胞瘤患者禁用。室性心律失常、闭塞性血管病、心肌梗死、动脉硬化和高血压患者慎用。

## 麻　黄　碱

麻黄碱(ephedrine)是从草麻黄(ephedrine silica)、中麻黄(ephedra intermedia)或木贼麻黄(ephedra equisetine)的干燥草质茎提取的生物碱，药用其左旋体或消旋体。

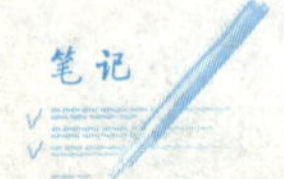

现已人工合成。

【体内过程】性质稳定，在胃肠中不易被破坏，口服易吸收，可通过血脑屏障。消除缓慢，药理作用持久，一次给药作用可维持3～6个小时。

【药理作用】麻黄碱直接激动α($\alpha_1$和$\alpha_2$)、β($\beta_1$和$\beta_2$)肾上腺素受体，并可促进肾上腺素能神经末梢释放去甲肾上腺素而间接激动α、β受体。

1. 兴奋中枢　本品能通过血脑屏障，对中枢作用较肾上腺素强。较大剂量能兴奋大脑皮层和皮层下中枢，引起中枢兴奋、失眠、不安和肌肉震颤等症状。对血管运动中枢和呼吸中枢也有兴奋作用。

2. 兴奋心脏　激动心脏$\beta_1$受体，使心肌收缩力增强，心输出量增加，但较肾上腺素弱。在整体情况下，由于血压升高，反射性兴奋迷走神经，抵消了其直接加快心率的作用，故心率变化不大。一般剂量下内脏血流量减少，但冠脉、脑血管和骨骼肌血流量增加。

3. 收缩血管，升高血压　激动$\alpha_1$受体，使皮肤、黏膜和内脏血管收缩，升压作用较肾上腺素缓慢、温和而持久，可维持数小时。收缩压升高比舒张压显著，脉压增加。

4. 舒张平滑肌　松弛支气管平滑肌的作用比肾上腺素弱而持久。也能抑制胃肠道平滑肌和扩瞳。此外，尚有松弛膀胱逼尿肌以及收缩其括约肌的作用。

5. 收缩骨骼肌　可增强重症肌无力患者的骨骼肌张力。

本品对代谢的影响微弱。连续使用可产生快速耐受性，可能与递质消耗和受体脱敏有关。停药数小时后，可以恢复。每日用药如不超过三次，则快速耐受性一般不明显。

【临床应用】

1. 麻醉所致低血压　肌内注射或皮下注射作为蛛网膜下腔麻醉(腰麻)和硬膜外麻醉的辅助用药以预防低血压；亦可用本品10～30mg静脉注射，治疗局麻药中毒出现的低血压。

2. 鼻塞　可用0.5%～1%麻黄碱溶液滴鼻以消除鼻黏膜充血和肿胀。

3. 支气管哮喘　用于防治轻度支气管哮喘，对重症、急性支气管哮喘效果较差。也常与止咳祛痰药组成复方用于痉挛性咳嗽。

4. 缓解皮肤黏膜症状　缓解荨麻疹和血管神经性水肿等过敏反应的皮肤黏膜症状。

【不良反应】剂量过大或敏感者可引起震颤、焦虑、失眠、心悸、血压升高等；为防止失眠，避免在晚饭后使用，不宜与咖啡因等中枢兴奋药合用。连续滴鼻治疗过久，可产生反跳性鼻黏膜充血或萎缩。前列腺肥大患者服用本品可增加排尿困难。

【禁忌证】本品禁用于高血压、动脉粥样硬化、冠心病和甲状腺功能亢进患者。可从乳汁中分泌，故哺乳期妇女禁用。

### 美芬丁胺

美芬丁胺(mephentermine)，为α、β肾上腺素受体激动药，药理作用与麻黄碱相似，通过直接兴奋肾上腺素受体和间接促进递质释放两种机制发挥作用。本药能加强心肌收缩力，增加心输出量，收缩血管而增加外周阻力，使收缩压和舒张压均升高。其兴奋心脏的作用比异丙肾上腺素弱而持久。加快心率的作用不明显，较少引起心律失常。与麻黄碱相似，也有中枢兴奋作用。

主要用于预防腰麻引起的血压下降，也可用于心源性休克或其他低血压。0.5%

笔记

制剂滴鼻可治疗鼻炎。过量可出现焦虑、精神兴奋。甲状腺功能亢进患者禁用，失血性休克慎用。

### 伪麻黄碱

伪麻黄碱(pseudoephedrine)为麻黄碱的立体异构体，口服易吸收，对 MAO 耐受，大部分以原型自尿排泄。作用与麻黄碱相似，但升压和中枢作用较弱。临床主要用于鼻黏膜充血。不良反应及注意事项与麻黄碱相似。麻黄碱、伪麻黄碱均可被用于制毒，属特殊管理药品。

## 第三节 β 肾上腺素受体激动药

### 一、$\beta_1$、$\beta_2$肾上腺素受体激动药

#### 异丙肾上腺素

异丙肾上腺素(isoprenaline，isoproterenol)为人工合成品，药用其盐酸盐，是经典的$\beta_1$、$\beta_2$受体激动剂。化学结构是肾上腺素氨基上的氢原子被异丙基所取代。

【体内过程】口服易在肠黏膜与硫酸基结合而失效。气雾吸入、舌下给药或注射给药均可吸收。在体内不被去甲肾上腺素能神经摄取，可被肝、肺等组织的 COMT 代谢失效，而 MAO 对其作用较弱，故作用持续时间较去甲肾上腺素、肾上腺素长。最后与硫酸结合的甲基代谢产物经肾排泄。

【药理作用】对 β 受体具有很强的激动作用，且对 $\beta_1$、$\beta_2$受体选择性低，而对 α 受体几乎无作用。

1. 兴奋心脏　对心脏 $\beta_1$受体具有强大的激动作用，表现为正性肌力、正性频率和加速传导作用，可增加心输出量，缩短收缩期和舒张期。与肾上腺素比较，异丙肾上腺素加速心率和加速传导的作用较强，对正位起搏点(窦房结)的兴奋作用比异位起搏点强，而肾上腺素对正位起搏点和异位起搏点的作用均强，故较肾上腺素不易引起心律失常。

2. 对血管和血压的影响　可激动血管平滑肌 $\beta_2$受体而舒张血管，骨骼肌血管明显扩张，对肾、肠系膜和冠状血管也呈现不同程度的舒张作用。由于心脏兴奋和血管舒张，导致收缩压升高或不变而舒张压略下降，脉压增大(图 9-2)。大剂量静脉注射可使静脉强烈扩张，回心血量减少，有效血容量下降，心输出量减少，引起血压明显降低，此时收缩压与舒张压均降低。

3. 舒张平滑肌　激动支气管平滑肌的 $\beta_2$受体，产生强大的舒张作用，支气管平滑肌处于痉挛状态时尤为显著。此作用强于肾上腺素。尚具有抑制组胺等过敏性介质释放作用。因对支气管黏膜血管无收缩作用，故消除黏膜水肿作用不及肾上腺素。久用可产生耐受性。此外，对处于紧张状态的胃肠道等多种平滑肌具有舒张作用。

4. 促进代谢　激动 β 受体，可促进糖原和脂肪的分解，使血糖和游离脂肪酸水平升高，同时增加组织耗氧量。升高血糖作用弱于肾上腺素。

肾上腺素、去甲肾上腺素、异丙肾上腺素因作用受体的差异，其药理作用亦存在着差异(表 9-2)。

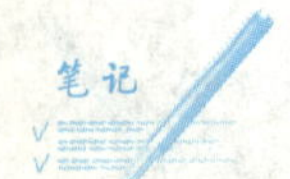

表 9-2　肾上腺素、去甲肾上腺素、异丙肾上腺素药理作用比较

| 药理作用 | 去甲肾上腺素 | 肾上腺素 | 异丙肾上腺素 |
|---|---|---|---|
| 对心率的影响 | 减慢 | 加快 | 加快 |
| 对外周阻力的影响 | 升高 | 不变或降低 | 降低 |
| 对血压的影响:收缩压 | 升高 | 升高 | 升高 |
| 舒张压 | 升高 | 不变或降低 | 降低 |
| 对支气管平滑肌的影响 | 无影响 | 舒张 | 舒张 |

【临床应用】

1. 心脏骤停　适用于心室自身节律缓慢,高度房室传导阻滞或窦房结功能衰竭而并发的心脏骤停。可与肾上腺素、去甲肾上腺素联合应用。

2. 房室传导阻滞　具有强大的加速传导作用,舌下或静脉滴注可使房室传导阻滞明显改善。用于治疗Ⅱ、Ⅲ度房室传导阻滞。

3. 支气管哮喘急性发作　舌下或喷雾给药,用于支气管哮喘急性发作,起效快而作用强。

4. 抗休克　可用于心源性休克和感染性休克。

【不良反应】常见心悸、头痛、皮肤潮红等;少有心绞痛、恶心、震颤、头晕、出汗等。用量过大容易产生心律失常,严重者可引起室性心动过速甚至室颤而死亡,故用药过程中应注意控制心率。心绞痛、心肌梗死、心肌炎、甲状腺功能亢进及嗜铬细胞瘤患者禁用。

## 二、$\beta_1$肾上腺素受体激动药

### 多巴酚丁胺

多巴酚丁胺(dobutamine)为人工合成品,其化学结构和体内过程与多巴胺相似。口服无效,一般静脉滴注给药。

【药理作用】多巴酚丁胺是左旋多巴酚丁胺和右旋多巴酚丁胺的消旋体。左旋多巴酚丁胺可激活 $\alpha_1$受体,引起明显的升压效应,而右旋多巴酚丁胺则拮抗 $\alpha_1$受体,阻断左旋体的效应。但两者均为 β 受体激动药,并且右旋体激动 β 受体的强度是左旋体的 10 倍。消旋多巴酚丁胺的作用是两者的综合效应。由于其对 $\beta_1$受体的激动作用强于 $\beta_2$受体,故多巴酚丁胺属 $\beta_1$受体激动药。与异丙肾上腺素比较,本品的正性肌力作用比正性频率作用显著,故对心率影响较小。

【临床应用】主要用于治疗心肌梗死并发心力衰竭及心脏手术后心输出量低的休克。多巴酚丁胺可增加心肌收缩力,增加心输出量和使左室充盈压明显降低,减少心肌耗氧量,使心功能改善,继发促进排钠、排水、增加尿量,有利于消除水肿。

【不良反应】一般反应与多巴胺类似,心律失常较异丙肾上腺素和多巴胺少。剂量过大或静滴速度过快可出现血压升高、心悸、头痛等,一般减慢滴速或停药后,反应可消失。连用 3 天后可因 β 受体下调而失效。

【禁忌证】心房颤动、室性心律失常、心肌梗死和高血压等慎用。梗阻型肥厚性心肌病禁用。

其他 $\beta_1$受体激动药有普瑞特罗(prenalterol)、扎莫特罗(xamoterol)等,主要用于

笔记

慢性充血性心力衰竭。

## 三、$\beta_2$肾上腺素受体激动药

选择性激动$\beta_2$受体，松弛支气管、子宫、骨骼肌和血管平滑肌。对心脏$\beta_1$受体作用较弱。与异丙肾上腺素比较，本类药物具有强大的解除支气管平滑肌痉挛作用，而无明显的心脏兴奋作用。常用药物有：沙丁胺醇（salbutamol，羟甲叔丁肾上腺素）、特布他林（terbutaline，间羟叔丁肾上腺素）、沙美特罗（salmeterol）、克仑特罗（clenbuterol，双氯醇胺）、奥西那林（orciprenaline，间羟异丙肾上腺素）等，临床主要用于治疗支气管哮喘（详见第二十六章第一节平喘药）。

## 学习小结

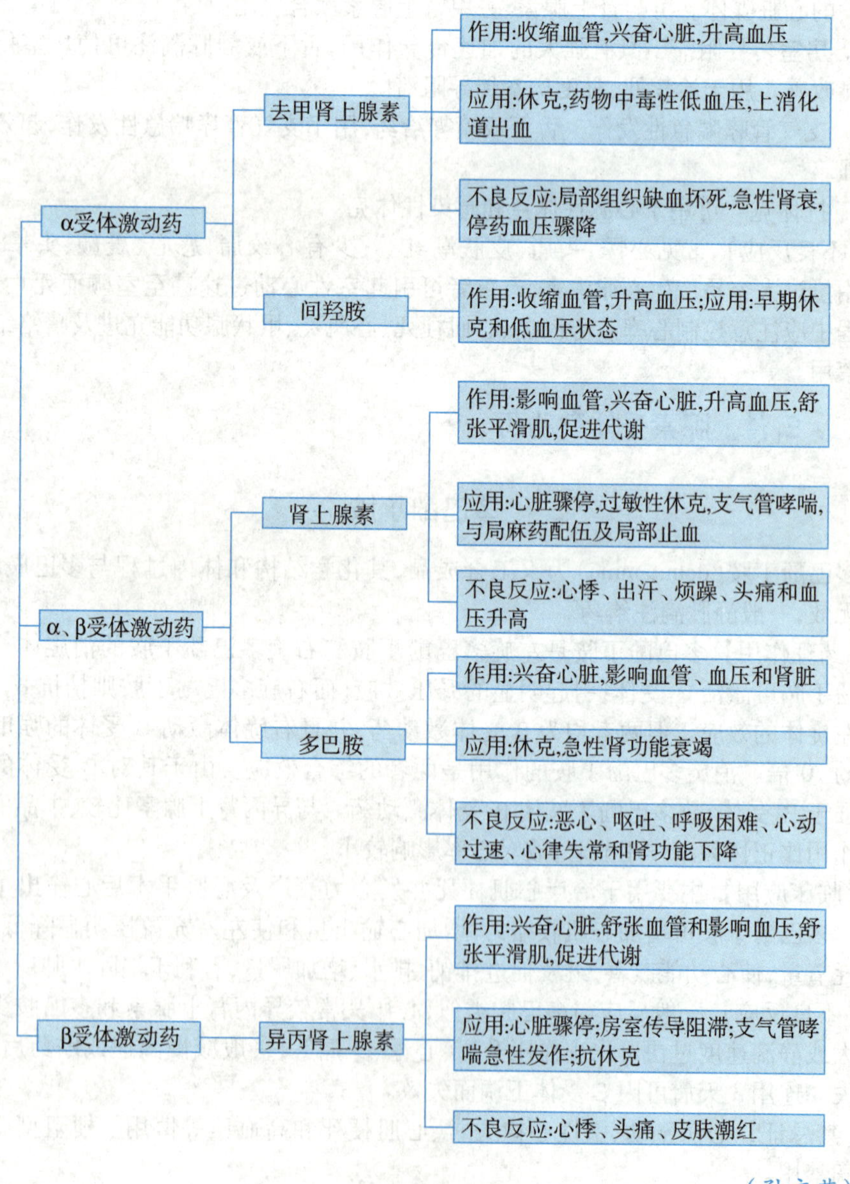


（孙文燕）

笔记

## 复习思考题

1. 试述肾上腺素治疗过敏性休克的药理学基础。
2. 简述去甲肾上腺素、肾上腺素、异丙肾上腺素药理作用及临床应用的异同。
3. 试述肾上腺素、麻黄碱、异丙肾上腺素平喘机制的异同点。

笔记

# 第十章

# 肾上腺素受体阻断药

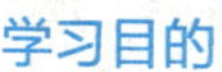

**学习目的**

通过学习肾上腺素受体阻断药的分类和代表药物的药理作用、临床应用、不良反应，指导临床合理用药。

**学习要点**

酚妥拉明、普萘洛尔的药理作用、临床应用和不良反应；其他肾上腺素受体阻断药的作用特点及主要临床用途。

肾上腺素受体阻断药(adrenoceptor blockers)，又称肾上腺素受体拮抗药(adrenoceptor antagonists)、抗肾上腺素药(antiadrenergic drugs)。本类药物与肾上腺素受体有较强的亲和力，但本身无内在活性或仅有微弱的内在活性，与肾上腺素受体结合后能妨碍神经递质或肾上腺素受体激动药与受体结合，从而产生拮抗去甲肾上腺素能神经递质或肾上腺素受体激动药的作用。

肾上腺素受体阻断药根据对α和β肾上腺素受体阻断的选择性不同，分为α肾上腺素受体阻断药，β肾上腺素受体阻断药及α、β肾上腺素受体阻断药三大类。

## 第一节　α肾上腺素受体阻断药

α肾上腺素受体阻断药(α adrenoceptor blockers)能选择性地与α受体结合，其本身不激动受体，却妨碍去甲肾上腺素能神经递质或肾上腺素受体激动药与α受体结合，从而产生抗肾上腺素作用。能阻断肾上腺素的升压作用，并使升压作用翻转为降压，该现象称为“肾上腺素升压作用的翻转”(adrenaline reversal)(图10-1)。这是由于α受体阻断药选择性地阻断了与血管收缩有关的α受体，但不影响与血管舒张有关的$\beta_2$受体，所以使肾上腺素激动$\beta_2$受体产生的血管舒张作用充分表现出来。但对主要作用于α受体的去甲肾上腺素，α受体阻滞药仅能消除或减弱其升压作用，而无翻转作用；对主要作用于β受体的异丙肾上腺素的降压效应无影响。

根据对α受体亚型阻断作用的选择性不同和作用时间的长短，可将α受体阻断药分为3类：

1. $\alpha_1$、$\alpha_2$受体阻断药　为非选择性α受体阻断药。短效类如酚妥拉明、妥拉唑

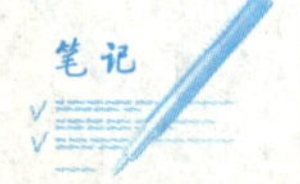

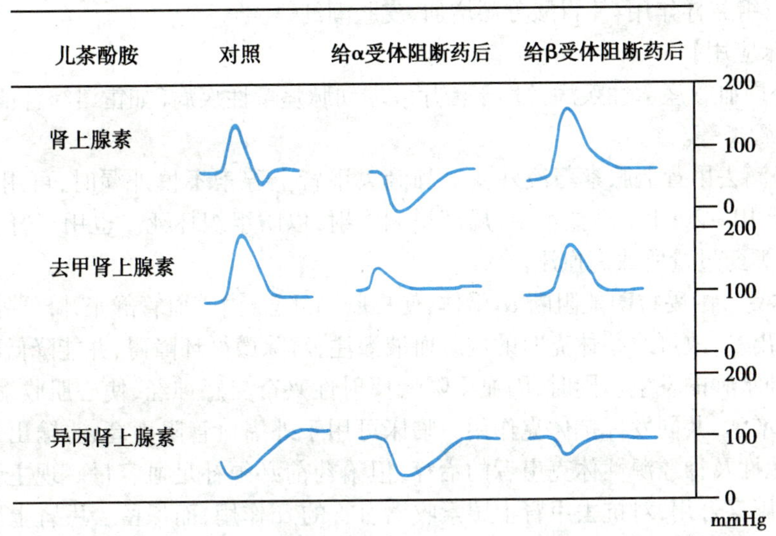


图 10-1　肾上腺素受体阻断药给药前后，肾上腺素、去甲肾上腺素及异丙肾上腺素对血压的影响示意图

啉，长效类如酚苄明。

2. $\alpha_1$受体阻断药　如哌唑嗪。

3. $\alpha_2$ 受体阻断药　如育亨宾。

## 一、$\alpha_1$、$\alpha_2$ 肾上腺素受体阻断药

### （一）短效类

该类药物与 $\alpha_1$、$\alpha_2$ 受体有相似的亲和力，但结合力较弱，容易解离，作用维持时间短，可被大剂量儿茶酚胺竞争性拮抗，故属短效竞争性 α 受体阻断药。阻断突触前膜 $\alpha_2$ 受体，可促进神经末梢释放去甲肾上腺素，但作用较弱。

#### 酚 妥 拉 明

酚妥拉明（phentolamine，苄胺唑啉，立其丁），为咪唑啉类人工合成品，药用其磺酸盐。对 $\alpha_1$、$\alpha_2$ 受体具有相似的亲和力，故称为非选择性 α 受体阻断药。

【体内过程】口服生物利用度低，效果仅为注射给药的 20%。口服后 30 分钟血药浓度达峰值，作用维持约 3～6 小时；肌内注射易吸收，作用仅维持 30～50 分钟。大多数以无活性代谢物从肾脏排泄。

【药理作用】既能阻断 $\alpha_1$受体，又能阻断 $\alpha_2$ 受体。

1. 舒张血管　通过阻断突触后膜 $\alpha_1$受体和直接舒张血管作用，使动、静脉明显舒张。小动脉扩张，外周阻力降低，心脏后负荷减轻；小静脉扩张，回心血量减少，心脏前负荷减轻。

2. 兴奋心脏　使心收缩力加强，心率加快，输出量增加。兴奋心脏的原因是：①阻断 $\alpha_1$受体，使血管舒张血压下降，反射性地引起交感神经兴奋；②阻断去甲肾上腺素能神经末梢突触前膜的 $\alpha_2$ 受体，促进去甲肾上腺素释放。

3. 其他作用　拟胆碱作用，可兴奋胃肠平滑肌上的 M 受体，使胃肠平滑肌兴奋，

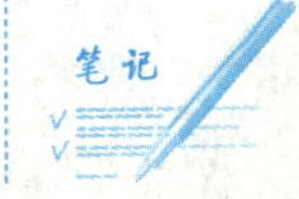

蠕动加强；组胺样作用，使胃酸分泌增加、皮肤潮红等。

【临床应用】

1. 外周血管痉挛性疾病　用于治疗肢端动脉痉挛性疾病（如雷诺综合征）及血栓闭塞性脉管炎等。

2. 静滴去甲肾上腺素药液外漏　静滴去甲肾上腺素不慎外漏时，可用本品 5 ~ 10mg 溶于 10 ~ 20ml 生理盐水中，局部浸润注射，以防组织坏死。也用于肾上腺素等拟交感胺类药过量所致高血压。

3. 休克　酚妥拉明能阻断 $\alpha_1$ 受体，使皮肤、黏膜及内脏血管舒张，降低外周阻力，增加心输出量，故可改善休克时的内脏血液灌注，解除微循环障碍，并能降低肺循环阻力，防止肺水肿的发生。同时，因血压降低反射性兴奋交感神经，使心肌收缩力加强，心输出量增加，共同发挥抗休克作用。临床可用于外周血管阻力高、心输出量低的感染性、心源性及神经源性休克患者的治疗，但给药前必须补足血容量。现主张将其与去甲肾上腺素合用，对抗去甲肾上腺素收缩血管的 α 作用，而保留去甲肾上腺素激动 $\beta_1$ 受体兴奋心脏、增加心输出量的作用。同时去甲肾上腺素也可防止酚妥拉明扩张血管过度所致的血压过低。

4. 急性心梗和顽固性充血性心衰　能解除心衰时小动脉和小静脉的反射性收缩，降低外周阻力，减轻心脏前后负荷和左心室充盈压，增加心输出量，使心功能不全、肺水肿和全身性水肿得以改善，从而治疗其他药物无效的急性心肌梗死及顽固性充血性心衰。

5. 肾上腺嗜铬细胞瘤　该病由于瘤细胞分泌大量肾上腺素及去甲肾上腺素而引起血压急剧升高及高血压危象。酚妥拉明能阻断 $\alpha_1$ 受体，产生迅速强大的降压作用，故可用于肾上腺嗜铬细胞瘤的诊断和此病骤发高血压危象以及手术前的准备。做诊断试验时曾有致死的报道，应慎重。

【不良反应】常见胃肠道反应，如腹痛、腹泻、恶心、呕吐和诱发溃疡病，这与其拟胆碱和组胺样作用有关。静脉给药剂量过大或滴速过快，偶可引起心动过速、心绞痛或低血压，故应控制剂量和滴速。

【禁忌证】严重动脉硬化和肾功能不全者禁用，冠心病、胃炎、溃疡病患者慎用。

### 妥拉唑啉

妥拉唑啉（tolazoline，苄唑林）与酚妥拉明相似，对 $\alpha_1$、$\alpha_2$ 受体均有阻断作用，但较弱。组胺样作用和拟胆碱作用较强，尚有阻断 5-HT 受体作用。因能有效降低肺动脉压，临床用于治疗新生儿持续性肺动脉高压。此外还用于血管痉挛性疾病的治疗，局部浸润注射用于去甲肾上腺素静滴时药液外漏。不良反应与酚妥拉明相同，但发生率较高。

#### （二）长效类

该类药物以酚苄明为代表，能与 α 受体以共价键结合，不易解离，作用时间持久，为长效非竞争性 α 受体阻断药。

### 酚苄明

酚苄明（phenoxybenzamine），又名苯苄胺（dibenzyline）。

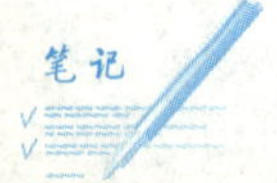

【体内过程】口服吸收不完全，生物利用度仅为20% ~30%，起效慢。局部刺激性大，不宜肌内或皮下注射，仅作静脉注射，1小时后达最大效应。进入体内后，其分子中的氯乙胺基环化，形成乙撑亚胺基，后者能与α受体牢固结合，产生强大的α受体阻断作用。经肝脏代谢，由肾或随胆汁排出。因可储存在脂肪组织中，故排泄缓慢。$t_{1/2}$约24小时。一次给药，作用时间可长达3 ~4天。

【药理作用】为长效的非竞争性α受体阻断药，具有起效慢、作用强而持久的特点。通过阻断$\alpha_1$受体，使血管扩张，外周阻力降低，血压下降，作用强度与血管受去甲肾上腺素能神经控制的程度有关。对平卧和休息的正常人，作用往往表现不明显或表现为舒张压略下降。当交感神经张力高、血容量低或直立时，则可以引起明显的降压作用。血压下降所引起的反射作用和阻断突触前膜$\alpha_2$受体的作用可使心率加快。尚有较弱的抗组胺及抗5-HT作用。

【临床应用】用于外周血管痉挛性疾病及血栓闭塞性脉管炎；出血性、创伤性和感染性休克；嗜铬细胞瘤；良性前列腺增生引起的阻塞性排尿困难等。

【不良反应】常见直立性低血压、心悸和鼻塞；口服可出现恶心、呕吐、嗜睡及疲乏等症状。静注速度过快可引起心悸或心律失常，故必须缓慢注射并密切监护。慎用于肾功能不全、冠脉功能不全及脑血管病患者。

## 二、$\alpha_1$肾上腺素受体阻断药

此类药物对动脉和静脉的$\alpha_1$受体有较高的选择性阻断作用，对去甲肾上腺素能神经末梢突触前膜上的$\alpha_2$受体无明显作用，故在拮抗去甲肾上腺素和肾上腺素升压作用的同时，无促进神经末梢释放去甲肾上腺素的作用，无明显加快心率作用，也不增加肾素的分泌。代表药为哌唑嗪(prazosin)，同类药还有特拉唑嗪(terazosin)、多沙唑嗪(doxazosin)、布那唑嗪(bunazosin)、乌拉地尔(urapidil)等，主要用于治疗高血压(详见第二十章抗高血压药)。

### 坦索罗辛

坦索罗辛(tamsulosin，坦洛新)对$\alpha_{1A}$受体(主要存在于前列腺)的阻断作用远强于$\alpha_{1B}$受体(主要存在于血管)。对良性前列腺增生效果好，对心率和血压无明显影响。

## 三、$\alpha_2$肾上腺素受体阻断药

### 育亨宾

育亨宾(yohimbine)能选择性地阻断外周突触前膜上的$\alpha_2$受体、中枢的$\alpha_2$受体以及5-HT受体。进入中枢神经系统，阻断$\alpha_2$受体可促进去甲肾上腺素从神经末梢释放，引起血压升高、心率加快。主要作为药理实验研究中的工具药使用，亦可用于治疗男性性功能障碍及糖尿病患者的神经病变。不良反应有恶心、呕吐、皮肤潮红等。

笔记

## 第二节 β肾上腺素受体阻断药

β肾上腺素受体阻断药(β adrenoceptor blockers,β adrenoceptor antagonists),简称β受体阻断药(β blockers)。本类药物能选择性地与β受体结合,竞争性阻断去甲肾上腺素能神经递质和拟肾上腺素药对β受体的激动作用。

根据对$β_1$和$β_2$受体选择性的不同,可分为非选择性和选择性两类,前者有$β_1$、$β_2$受体阻断药(如普萘洛尔);后者有$β_1$受体阻断药(如美托洛尔、阿替洛尔)。

【体内过程】β受体阻断药口服后自小肠吸收,因受脂溶性高低及首过消除影响,其生物利用度差异较大。脂溶性高的药物主要经肝代谢,少量以原形从尿中排泄;脂溶性低的药物主要以原形从肾脏排泄。

【药理作用】

1. β受体阻断作用　该类药物可通过竞争性阻断β受体,对心脏、支气管平滑肌等产生效应。

(1) 抑制心脏、收缩血管:阻断心脏$β_1$受体,明显降低心脏的兴奋性,使心肌收缩力减弱、心率减慢、心输出量减少、心肌耗氧量降低、心房和房室结传导减慢、血压稍降低。因阻断血管$β_2$受体,使α受体作用占优势,加之心脏抑制后反射性兴奋交感神经,从而使血管收缩,外周阻力增加,肝、肾和骨骼肌等血流量减少。

(2) 降低血压:对正常人血压没有影响,对高血压患者具有降压作用,其机制尚未完全阐明。可能是药物对多系统β受体阻断作用的结果,而阻断心脏上的$β_1$受体,使心肌收缩力减弱,心输出量减少是血压下降的部分原因。

(3) 收缩支气管:阻断支气管平滑肌上的$β_2$受体而使支气管平滑肌收缩,呼吸道阻力增加。此作用对正常人影响较小,但对支气管哮喘患者,可诱发或加重哮喘的急性发作。

(4) 减少肾素释放:阻断肾小球旁器细胞的$β_1$受体,可抑制肾素释放,这可能是其降血压作用的原因之一。

(5) 影响代谢:一般认为人类脂肪的分解主要与激动$α_2$、$β_1$、$β_3$受体有关,而肝糖原的分解与激动$α_1$和$β_2$受体有关。β受体阻断药通过阻断β受体可抑制交感神经兴奋所引起的脂肪分解,使血中游离脂肪酸减少,但该类药物不能降低饮食所致的高脂血症。当与α受体阻断药合用时可拮抗肾上腺素升高血糖的作用。本类药物(如普萘洛尔)不影响正常人的血糖水平,也不影响胰岛素降低血糖的作用,但能延缓使用胰岛素后血糖水平的恢复,可能是其抑制了低血糖引起儿茶酚胺释放所致的糖原分解。应用胰岛素的糖尿病患者在加用β受体阻断药时,其β受体阻断作用往往会掩盖低血糖症状(如心悸),从而延误低血糖的及时发现,应特别注意。尚可减少组织耗氧量。

(6) 眼:有个别β受体阻断药可降低眼内压,临床可用于治疗青光眼。其作用机制可能是通过阻断睫状体的β受体,减少cAMP生成,进而减少房水产生。

2. 内在拟交感活性　有些β受体阻断药与β受体结合后,除能阻断受体外,尚对β受体具有部分激动作用,称内在拟交感活性(intrinsic sympathomimetic activity,ISA)。具有ISA的药物对心脏的抑制作用和对支气管平滑肌的收缩作用较弱,当增加剂量或

笔记

体内儿茶酚胺处于低水平时，可产生心率加快和心输出量增加等作用。由于该作用较弱，一般被其β受体阻断作用所掩盖。如预先给予利血平以耗竭体内儿茶酚胺，再用β受体阻滞药，其激动受体的作用便可表现出来。

3. 膜稳定作用　有些β受体阻断药（如普萘洛尔、醋丁洛尔、氧烯洛尔）具有局部麻醉作用和奎尼丁样作用，这两种作用都与其降低细胞膜对离子的通透性有关，称为膜稳定作用。该作用与阻断β受体无关。由于产生膜稳定作用的血药浓度比临床有效浓度高出几十倍，且无膜稳定性作用的β受体阻断药也有抗心律失常作用，故认为在常用量时，膜稳定作用与治疗作用基本无关。

【临床应用】

1. 心律失常　对多种原因引起的快速型心律失常有效，如窦性心动过速、全身麻醉药或拟肾上腺素药引起的心律失常等。

2. 心绞痛或心肌梗死　对心绞痛有良好的疗效。心肌梗死患者长期服用可降低复发率与猝死率。

3. 高血压　可降低血压，减慢心率，是治疗高血压的基础药物，且不易发生直立性低血压。也可与利尿药、钙阻滞药、血管紧张素Ⅰ转化酶抑制药联合应用，提高降压疗效。

4. 其他　可用于偏头痛、嗜铬细胞瘤和肥厚性心肌病等的治疗。噻吗洛尔可用于青光眼，降低眼内压。用于甲状腺功能亢进及甲状腺危象的辅助治疗，可改善激动不安、心动过速和心律失常等症状。

【不良反应】一般不良反应有恶心、呕吐、轻度腹泻、厌食等消化道症状，停药后可迅速消失。偶见过敏性皮疹、血小板减少等。应用不当，可引起严重不良反应。

1. 抑制心脏功能　阻断$\beta_1$受体，使心功能全面抑制，可使窦性心动过缓、房室传导阻滞、心功能不全患者病情加剧，出现重度心功能不全、肺水肿、完全性房室传导阻滞。

2. 诱发或加重支气管哮喘　非选择性的β受体阻断药可阻断支气管平滑肌上$\beta_2$受体，使支气管收缩，呼吸道阻力增加，从而诱发或加重支气管哮喘。

3. 外周血管收缩和痉挛　阻断血管平滑肌的$\beta_2$受体，使外周血管收缩或痉挛，引起四肢发冷、皮肤苍白或发绀、两足剧痛，间歇性跛行，甚至发生脚趾溃烂和坏死。

4. 反跳现象　长期用β受体阻断药者如突然停药，可出现高血压、快速型心律失常、心绞痛加剧、急性心力衰竭等。主要是由于长期使用阻断药可使β受体数量上调或增强了对内源性儿茶酚胺的敏感性。

5. 其他　可引起疲劳、睡眠障碍、精神抑郁等症状。某些β受体阻断药（如普萘洛尔）长期应用产生自身免疫反应，如眼-皮肤黏膜综合征。

【禁忌证】禁用于严重左室心功能不全、窦性心动过缓、重度房室传导阻滞和支气管哮喘的患者。低血压、肝功能不良及心肌梗死患者慎用。

## 一、$\beta_1$、$\beta_2$肾上腺素受体阻断药

根据有无内在拟交感活性，可分为无内在拟交感活性的$\beta_1$、$\beta_2$受体阻断药（如普萘洛尔、噻吗洛尔、纳多洛尔）和有内在拟交感活性的$\beta_1$、$\beta_2$受体阻断药（如吲哚洛

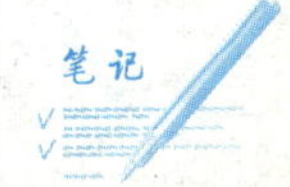

尔、氧烯洛尔、醋丁洛尔）两类。

## 普萘洛尔

普萘洛尔（propranolol）又名心得安，为等量的左旋和右旋异构体的消旋品，仅左旋体有阻断 β 受体作用，是最早应用于临床的 β 受体阻断药。

【体内过程】口服易吸收，首关消除 60%～70%。口服后达峰时间为 1～3 小时，$t_{1/2}$为 2～5 小时。血浆蛋白结合率大于 90%。肝功能减退者，$t_{1/2}$可延长。易通过血脑屏障，也可进入胎盘和分泌到乳汁中。主要在肝脏代谢，代谢产物 90% 以上经肾脏排泄。不同个体口服相同剂量的普萘洛尔，血药浓度相差可达 20 倍之多，可能是由于肝脏消除功能不同所致，故临床用药剂量必须个体化，并从小剂量开始，逐渐增加到适当剂量。

【药理作用】普萘洛尔对 $\beta_1$ 和 $\beta_2$ 受体均有较强的阻断作用，有膜稳定作用，无内在拟交感活性。

1. 抑制心脏　阻断 $\beta_1$ 受体使心肌收缩力减弱，心率减慢，心输出量减少，冠脉血流量下降，心肌耗氧量明显减少。使窦房结自律性降低，心肌的传导速度减慢。

2. 降低血压　对高血压患者可使其血压降低（具体机制详见第二十章抗高血压药）。

3. 抗甲状腺　甲状腺功能亢进时，不仅体内 β 受体数目明显增加，而且对儿茶酚胺的敏感性亦增高。普萘洛尔通过阻断 $\beta_1$ 受体，可使心率和房室传导减慢，同时因抑制 5'-脱碘酶，抑制外周组织中的 $T_4$ 转变为 $T_3$，从而改善甲亢患者的临床症状。

【临床应用】用于治疗心律失常、心绞痛、高血压、甲状腺功能亢进等。

【禁忌证】支气管哮喘的患者，可诱发或加重哮喘的急性发作，应尽量避免应用。

## 噻吗洛尔

噻吗洛尔（timolol，噻吗心安）对 $\beta_1$ 和 $\beta_2$ 受体均有很强的阻断作用，其作用强度为普萘洛尔的 6 倍；无内在拟交感活性及膜稳定作用。

因其能减少房水的生成，是一种新型的降眼内压药。适用于治疗青光眼及眼压高的患者，也可用于治疗对其他药物或手术无效的青光眼。滴眼 4 小时开始降眼压，可维持 12～24 小时。滴眼无缩瞳及调节痉挛的副作用，对心率及血压无明显影响。

## 吲哚洛尔

吲哚洛尔（pindolol，心得静）对 $\beta_1$ 和 $\beta_2$ 受体阻断作用强度为普萘洛尔的 6～15 倍。有较强的内在拟交感活性，降低心率及心输出量作用较弱。主要用于治疗高血压，也用于心绞痛、快速型心律失常、心肌梗死、甲亢及焦虑症的治疗。对心脏的抑制作用比普萘洛尔弱，但心功能不全、心动过缓、支气管哮喘、糖尿病患者应慎用。

## 纳多洛尔

纳多洛尔（nadolol，萘羟心安）对 $\beta_1$ 和 $\beta_2$ 受体均有阻断作用，其作用强度为普萘

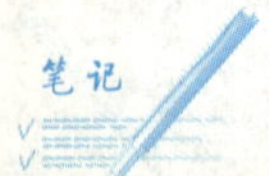

洛尔的 2～4 倍，$t_{1/2}$ 为 10～12 小时，无内在拟交感活性及膜稳定作用。主要以原型由肾脏排出。用于治疗高血压、心绞痛、甲亢及预防室上性心动过速。不良反应与普萘洛尔相似。

#### 氧烯洛尔

氧烯洛尔（oxprenolol，心得平）为非选择性 β 受体阻断药，作用与普萘洛尔类似，但具有较强的内在拟交感活性和膜稳定作用。临床主要用于治疗高血压、心绞痛和心律失常。

#### 索他洛尔

索他洛尔（sotalol，甲磺胺心定）兼有 β 受体阻断和延长心肌动作电位时程作用。小剂量时表现为 β 受体阻断作用，可延长窦房结周期和房室结不应期，减慢房室传导；较大剂量则可延长心房、心室动作电位时程和有效不应期。临床用于各种心律失常以及高血压、心绞痛。

### 二、$\beta_1$ 肾上腺素受体阻断药

可分为无内在拟交感活性的 $\beta_1$ 受体阻断药（如阿替洛尔、美托洛尔）和有内在拟交感活性的 $\beta_1$ 受体阻断药（如醋丁洛尔）两类。

#### 阿替洛尔

阿替洛尔（atenolol，氨酰心安）选择性阻断 $\beta_1$ 受体，无内在拟交感活性和膜稳定作用。口服吸收仅 50%，1～3 小时达峰浓度，$t_{1/2}$ 为 6～9 小时，作用维持时间较长。主要以原形自尿排泄。临床主要用于治疗窦性心动过速及早搏、高血压、心绞痛等。滴眼可降低眼内压，治疗青光眼。对 $\beta_2$ 受体的阻断作用较弱，故对支气管和血管的影响较小，但对哮喘患者仍需慎用。禁用于严重窦性心动过缓、房室传导阻滞、心力衰竭及孕妇。

#### 美托洛尔

美托洛尔（metoprolol，倍他乐克）作用特点与阿替洛尔相似。主要用于治疗高血压、心绞痛、心律失常、肥厚型心肌病、甲亢等。该药可通过血脑屏障，故中枢神经系统不良反应多，如疲乏、眩晕、抑郁、多梦等；对 $\beta_2$ 受体的阻断作用比阿替洛尔强，故对哮喘患者更应慎用。

#### 艾司洛尔

艾司洛尔（esmolol）为超短效 $\beta_1$ 受体阻断药，对心脏 $\beta_1$ 受体有选择性阻断作用，无内在拟交感活性和膜稳定作用。静脉滴注起效迅速，6～10 分钟达到最大效应，$t_{1/2}$ 约 8 分钟，停药后 20 分钟大部分作用消失。主要用于室上性快速型心律失常的紧急状态，也用于急性不稳定型心绞痛。低血压状态为最常见不良反应。

笔记

### 醋丁洛尔

醋丁洛尔(acebutolol,醋丁酰心安)选择性阻断 $\beta_1$ 受体,有内在拟交感活性和膜稳定作用。口服可吸收 70%,在肝内转化为仍有 β 受体阻断作用的代谢产物二醋洛尔。主要用于治疗高血压,也用于心绞痛、心律失常和甲亢等的治疗。由于其有内在拟交感活性,故减慢心率的不良反应比普萘洛尔、阿替洛尔等为轻;诱发哮喘的不良反应相对较少。

## 第三节　α、β 肾上腺素受体阻断药

该类药物对肾上腺素受体的阻断作用选择性不高,即对 α 和 β 受体均有阻断作用,但对 β 受体的阻断作用较强。代表性药物为拉贝洛尔,还有卡维地洛(卡维洛尔)、塞利洛尔(西利洛尔)、地来洛尔(dilevalol)、布新洛尔(bucindolol)、阿罗洛尔(arotinolol)等。

### 拉贝洛尔

拉贝洛尔(labetalol),又名柳胺苄心定。

【体内过程】口服可吸收,但个体差异大,易受胃肠道内容物的影响,生物利用度 20%～40%,血浆 $t_{1/2}$ 4～6 小时,血浆蛋白结合率为 50%,约 99% 在肝内迅速代谢,只有少量以原型从肾脏排泄。

【药理作用】能阻断 α 和 β 受体($\beta_1$、$\beta_2$),对 β 受体的阻断作用比对 α 受体的阻断作用强 5～10 倍。对 β 受体的阻断作用约为普萘洛尔的 1/2.5,α 受体阻断作用为酚妥拉明的 1/10～1/6。阻断心脏 $\beta_1$ 受体,可使心肌收缩力减弱,心肌耗氧量降低。对 $\beta_2$ 受体有弱的内在拟交感活性。能选择性阻断 $\alpha_1$ 受体,使外周血管扩张,血压降低。对突触前膜上的 $\alpha_2$ 受体无阻断作用。

【临床应用】中度和重度高血压、心绞痛,特别对治疗妊娠高血压综合征有显著疗效,静注可治疗高血压危象。

【不良反应】由于阻断 $\alpha_1$ 受体,可出现直立性低血压,表现为眩晕、乏力、恶心等。

【禁忌证】心功能不全及支气管哮喘患者禁用。注射液不能与葡萄糖盐水混合滴注。对儿童、孕妇及脑出血患者忌用静脉注射。

### 卡维地洛

卡维地洛(carvedilol)同时具有 $\alpha_1$、$\beta_1$、$\beta_2$ 受体阻断作用,对 β 受体阻断作用较强,无内在拟交感活性,有膜稳定作用。其血管扩张作用主要与阻断 $\alpha_1$ 受体有关。临床用于原发性高血压、稳定型心绞痛及慢性心功能不全。常见不良反应有头晕、头痛、嗜睡、乏力、恶心及体位性低血压等。肾功能障碍者慎用。

### 塞利洛尔

塞利洛尔(celiprolol,西利洛尔)可选择性阻断 $\beta_1$ 受体和部分激动 $\beta_2$ 受体,对 $\alpha_2$ 受体有微弱阻断作用,有内在拟交感活性,无膜稳定作用。可直接扩张血管,尚可降低

笔记

血浆三酰甘油和低密度脂蛋白。主要用于高血压及稳定型心绞痛。不良反应较少。

## 学习小结

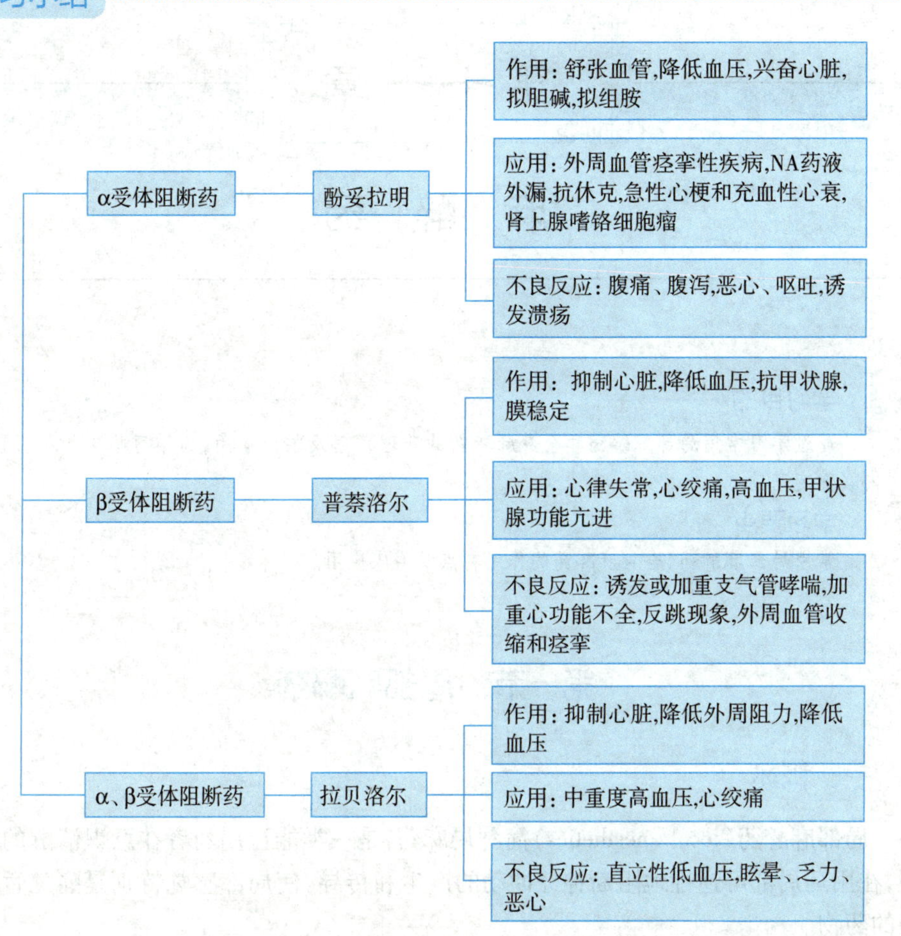


（孙文燕）

## 复习思考题

1. 何为肾上腺素升压作用的翻转？解释其原因。
2. 列表说明传出神经系统药物在抗休克治疗中的作用。

# 第十一章

# 麻　醉　药

**学习目的**

通过学习常用局部麻醉药和全身麻醉药的药理作用及临床应用，为学习临床相关课程内容奠定基础。

**学习要点**

常用局部麻醉药、全身麻醉药的作用特点及临床应用。

## 第一节　局部麻醉药

### 一、概述

局部麻醉药(local anesthetics)简称局麻药，是一类能让用药者在意识清醒的情况下，在用药局部可逆性地阻断神经冲动的产生和传导，使局部感觉特别是痛觉暂时消失的药物。

【药理作用】局麻药通过阻断神经细胞膜上 $Na^+$通道，抑制 $Na^+$内流，阻断动作电位产生和神经冲动的传导，从而产生麻醉作用。局麻药对各种神经以及神经的各个部分都有阻断作用，但敏感性不同。一般而言，对细的无髓鞘的神经纤维比对大的有髓鞘的神经纤维敏感。在局麻药作用下，首先消失的局部感觉是痛觉，然后依次为温度觉、触觉、压觉。神经冲动传导的恢复顺序则与上述相反。

【临床应用】常用局麻药给药方法见图 11-1 所示。

1. 表面麻醉　将穿透性强的局麻药用于黏膜表面，借助药物的穿透力，使黏膜下神经末梢麻醉。适用于鼻、口腔、咽喉、气管、食管和泌尿生殖道等黏膜部位的浅表手术。常用药物如利多卡因、丁卡因等。

2. 浸润麻醉　将药物注射于手术部位的皮内、皮下、黏膜下或深部组织中，使局部神经末梢麻醉。适用于浅表小手术。常用药物如利多卡因、普鲁卡因、布比卡因等。

3. 传导麻醉　将局麻药注射到外周神经干附近，阻断神经冲动传导，使该神经分布的区域麻醉。适用于四肢、盆腔、会阴和牙科手术。常用药物如普鲁卡因、利多卡因、布比卡因等。

笔记

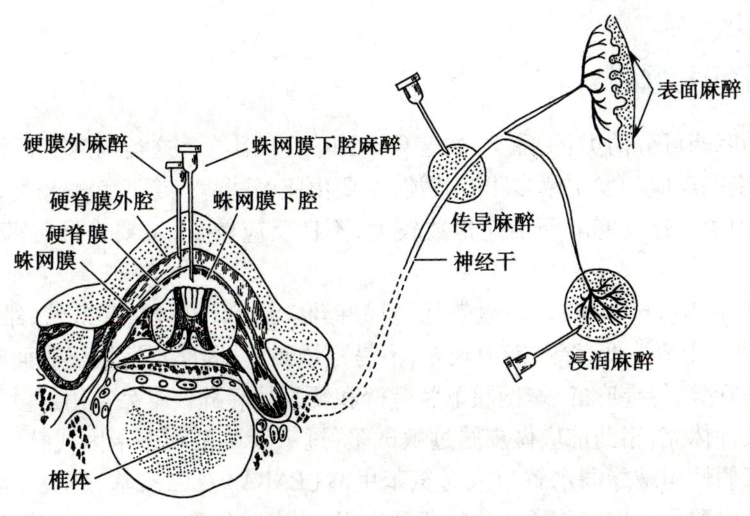


图 11-1 常用局麻药给药方法示意图

4. 蛛网膜下腔麻醉 又称脊髓麻醉或腰麻。将麻醉药注入腰椎蛛网膜下腔，麻醉该部位的脊神经根。首先被阻断的是交感神经纤维，其次是感觉纤维，最后是运动纤维。适用于下腹部和下肢手术。常用药物如利多卡因、丁卡因、普鲁卡因等。

5. 硬膜外麻醉 将局麻药注入硬膜外腔，让药液沿着神经鞘扩散，穿过椎间孔而阻断神经根部的传导。硬膜外腔终止于枕骨大孔，不与颅腔相通，药液不会扩散至脑组织，没有腰麻时头痛或脑脊膜刺激现象。但硬膜外麻醉用药剂量较腰麻大 5～10 倍，如误入蛛网膜下腔，将引起严重的毒性反应。适用于颈部到下肢的各种手术，尤其适用于上腹部手术。常用药物如利多卡因、丁卡因、布比卡因等。

【不良反应】

1. 毒性反应 当局麻药使用过量或从给药部位吸收入血并达到足够的浓度时，就会产生中毒反应，主要表现为中枢神经系统和心血管系统毒性。

(1) 中枢神经系统：较低浓度的局麻药仅抑制中枢抑制性神经元，高浓度局麻药则可同时抑制中枢抑制性和兴奋性神经元。因此，局麻药吸收入血后，可对中枢神经系统产生先兴奋后抑制的作用，分别表现为烦躁不安、神志错乱、肌肉震颤甚至抽搐、惊厥等兴奋症状，或昏迷、心搏骤停、呼吸麻痹等抑制症状，甚至因为呼吸衰竭而死亡。普鲁卡因较易引起中枢神经系统毒性，而利多卡因则比较少见。

(2) 心血管系统：局麻药的中枢兴奋作用可导致心率加快，血压上升。但在血药浓度过高时，由于局麻药可直接抑制心脏并扩张使小动脉，因此血压下降，甚至引起休克。一般情况下，局麻药的中枢神经系统毒性的表现先于心血管系统毒性出现，但布比卡因则先出现心血管系统毒性，可引起严重的室性心律失常。

2. 变态反应 局麻药本身并非抗原，但局麻药或其代谢产物与血浆蛋白结合后可成为抗原，诱发变态反应。少数患者在应用局麻药尤其是酯类局麻药之后，可立即出现荨麻疹、支气管痉挛、低血压及血管性水肿等症状。普鲁卡因还可诱发过敏

笔记

性休克。

## 二、常用局麻药

常用局麻药可分两类:①酯类,如普鲁卡因、丁卡因等。这类局麻药毒性较大,治疗指数低,变态反应的发生率多于酰胺类,主要由胆碱酯酶代谢。②酰胺类,如利多卡因、布比卡因等。这类麻醉药治疗指数较大,不良反应较少,主要由肝脏药物代谢酶代谢。

1. 普鲁卡因(procaine) 属短效酯类局麻药。局麻作用弱,起效快,维持时间约30~45分钟。脂溶性低,穿透能力较差,不易穿透黏膜,因此不适用于表面麻醉,而主要用于浸润麻醉、传导麻醉、蛛网膜下腔麻醉和硬膜外麻醉。本品常用剂量下毒性小,可诱发过敏性休克,用药前应做皮肤过敏试验,过敏者可用利多卡因代替。其在体内很快由血浆假性胆碱酯酶水解生成对氨苯甲酸(PABA)及二乙基氨基乙醇。由于生成的对氨苯甲酸能对抗磺胺类药物的药理作用,故应避免普鲁卡因与磺胺类药物同时应用。本品对外周血管有扩张作用,因此可加入适量肾上腺素以收缩血管,不仅延长局麻作用时间,且降低毒性反应发生率。

2. 丁卡因(tetracaine) 属长效酯类局麻药。作用较持久,约2~3小时。脂溶性好,穿透力强,易被吸收入血,也易进入神经,因此作用及毒性均比普鲁卡因强约10倍,临床上应严格控制其剂量。常用作表面麻醉、腰麻及硬膜外麻醉。因毒性大,一般不用于浸润麻醉。

3. 利多卡因(lidocaine) 属中效酰胺类局麻药。比普鲁卡因起效快、作用强而持久,一般维持约1.5小时。能穿透黏膜且无明显血管扩张作用,可用于各种局麻方法,有全能局麻药之称。主要用于传导麻醉和硬膜外麻醉。过敏反应少见。但一旦入血,毒性反应较大,因此临床上对其剂量控制比普鲁卡因严格。

4. 布比卡因(bupivacaine) 属长效酰胺类局麻药。是目前常用局麻药中作用维持时间最长的药物,约5~10小时。其局麻作用较利多卡因强4~5倍,其代谢产物也具有一定的麻醉作用。无血管扩张作用。心脏浓度较高,具有较强的心脏毒性。临床上主要用于浸润麻醉、传导麻醉和硬膜外麻醉。

5. 罗哌卡因(ropivacaine) 属新型长效酰胺类局麻药。脂溶性大于利多卡因,但小于布比卡因,麻醉强度是普鲁卡因的8倍。有明显收缩血管作用。本品心脏毒性较低。临床适用于术后镇痛。对子宫胎盘血流量无明显影响,也适用于产科麻醉。

# 第二节 全身麻醉药

全身麻醉药(general anesthetics)简称全麻药,是一类能可逆地引起中枢神经系统广泛抑制,使意识和感觉特别是痛觉暂时消失的药物,主要用于外科手术麻醉。根据给药途径的不同,可分为吸入性麻醉药(inhalational anesthetics)和静脉麻醉药(intravenous anesthetics)。

## 一、吸入性麻醉药

### （一）概述

吸入性麻醉药为挥发性液体或气体，前者如乙醚、氟烷、异氟烷、恩氟烷、七氟烷等，后者如氧化亚氮。吸入性麻醉药经肺吸入后，透过肺泡膜弥散入血，再随血液循环进入脑组织，发挥全身麻醉作用；随后，主要经肺以原形排出，少数在体内发生代谢后消除，麻醉作用消失。

【药理作用】吸入性麻醉药对中枢神经系统有广泛的抑制作用，先抑制大脑皮质，最后是延髓。麻醉逐渐加深时，依次出现各神经功能受抑制的症状。除对中枢神经系统有麻醉作用外，对全身各系统也均有一定的影响。对骨骼肌的松弛作用，有利于外科手术的开展。临床上主要依据患者的血压、呼吸、对疼痛刺激的反应以及反射的情况、瞳孔的变化、肌肉张力等来判断麻醉深度。

麻醉作用的机制至今尚未完全阐明。蛋白质学说认为，几乎所有全身麻醉药（除氧化亚氮外）的作用机制均与干扰递质传递相关的抑制性氨基酸受体-离子通道复合物（如 $GABA_A$受体和甘氨酸受体离子通道复合物）的功能有关。

### （二）常用药物

1. 恩氟烷（enflurane）及异氟烷（isoflurane）　两者为同分异构体。麻醉诱导平稳、迅速和舒适，苏醒也快，肌肉松弛良好，不增加心肌对儿茶酚胺的敏感性，且反复使用无明显副作用（偶有恶心呕吐），是目前广泛使用的吸入性麻醉药。用于麻醉诱导和维持。

2. 地氟烷（desflurane）　结构类似于异氟烷。诱导期短，易苏醒，麻醉作用为异氟烷的1/5。用于成年人全麻的诱导和维持，也可用于儿童的麻醉维持，但因有呼吸道刺激作用，不宜用于儿童的麻醉诱导。

3. 七氟烷（sevoflurane）　麻醉诱导期短，麻醉强度高于地氟烷，深度易于控制，患者苏醒快，对心脏功能影响小，不刺激呼吸道。能增强和延长非除极化肌肉松弛药的作用。目前广泛用于麻醉诱导和维持。

4. 氧化亚氮（nitrous oxide）　又名笑气，为无色、味甜、无刺激性的气体吸入性麻醉药。性质稳定，不燃不爆。诱导期短，患者感觉舒适愉快，镇痛作用强，停药后苏醒较快，对呼吸和肝、肾功能无不良影响，仅对心肌略有抑制作用。但麻醉效能很低，需与其他麻醉药合用方可达满意的麻醉效果。临床主要用于诱导麻醉或与其他全身麻醉药配伍使用。

## 二、静脉麻醉药

静脉麻醉药可通过静脉给药产生全身麻醉作用。与吸入性麻醉药相比，静脉麻醉药无诱导期的不适，起效快，作用消失也快，对呼吸道无刺激性，术后并发症较少，麻醉方法简便易行。但多数镇痛作用不强，肌松作用不完全，也不如吸入性麻醉药易于掌握麻醉深度。静脉麻醉药一般需在体内代谢后消除。静脉麻醉药一般分为巴比妥类和非巴比妥类。巴比妥类的中枢抑制作用与激活 γ 氨基丁酸的亚型受体 $GABA_A$有关（参见第十二章）。

1. 硫喷妥钠（pentothal sodium）　属超短效巴比妥类药物。脂溶性高，麻醉作用

笔记

迅速,维持时间短。硫喷妥钠的镇痛作用弱,肌肉松弛不完全,对呼吸、循环系统抑制作用强。临床上主要用于诱导麻醉。新生儿、婴幼儿、支气管哮喘者等禁用。

2. 丙泊酚(propofol) 属短效静脉麻醉药。脂溶性大,起效快,维持时间短;无蓄积作用,可连续静脉输注维持麻醉;可降低脑代谢率和颅内压,因此手术后恶心呕吐少见。主要不良反应为心血管、呼吸系统的抑制作用,注射部位易引起疼痛。临床广泛用于麻醉诱导和维持。

3. 氯胺酮(ketamine) 可阻断痛觉冲动向丘脑和新皮层的传导,具有镇痛作用;又可兴奋网状结构及大脑边缘系统。因此患者痛觉消失而意识可部分存在,所以又称为分离麻醉(dissociative anesthesia)。脂溶性较硫喷妥钠大,麻醉作用迅速、短暂;其代谢产物也具有一定麻醉作用,苏醒后仍具有一定的镇痛作用。氯胺酮麻醉时对体表镇痛作用明显,内脏镇痛作用差,对心血管具有明显兴奋作用。临床主要用于短时的体表小手术。

4. 依托咪酯(etomidate) 属强效超短时非巴比妥类催眠性静脉麻醉药。对心血管和呼吸系统影响小,尤其适合心功能较差的患者;无明显镇痛作用,因此作诱导麻醉时常加镇痛药。可出现诱发阵挛性肌收缩,恢复期出现恶心、呕吐症状。临床一般用于全麻诱导。

## 三、复合麻醉

各种全麻药单独应用都不够理想,目前临床上常采用联合用药的复合麻醉(combined anesthesia)的方式,通过同时或先后应用两种以上的全麻药或与其他辅助药物,以满足手术条件和术后镇痛效果,同时减少麻醉药的用量而减少不良反应。复合麻醉中常用的辅助药包括麻醉性镇痛药和肌肉松弛药。

1. 麻醉前给药 为消除患者紧张情绪、增强麻醉效果,手术前使用镇静、镇痛类药物。如用苯巴比妥或地西泮消除紧张情绪;注射阿片类镇痛药,以增强麻醉效果;注射阿托品以防止吸入性肺炎和反射性心律失常等。

2. 基础麻醉 对于不合作的小儿或极度紧张不能自控者,在麻醉前使用使患者意识消失的药物。如手术前给予大剂量催眠药使患者达深睡状态,在此基础上进行麻醉,可使药量减少,麻醉平稳。

3. 诱导麻醉 应用诱导期短的丙泊酚、咪达唑仑、硫喷妥钠或氧化亚氮,以迅速进入外科麻醉期并避免诱导期的不良反应,然后改用他药维持麻醉。

4. 合用肌松药 在麻醉同时注射肌松药如除极化的琥珀胆碱或非除极化的筒箭毒碱类,以满足手术时对肌肉松弛的要求。

5. 神经安定麻醉 常用安定药氟哌利多及镇痛药芬太尼按50∶1制成的氟芬合剂静脉注射,使患者达到意识蒙眬,痛觉消失,再加用氧化亚氮及肌松药以达满意的外科麻醉。若不使用氧化亚氮及肌松药,则称为神经安定镇痛术。适用于外科小手术。

6. 低温麻醉 指在全麻作用下,采用物理降温及合用氯丙嗪,使患者体温下降以降低其机体代谢率,提高组织对缺氧及阻断血流情况下的耐受能力。心、脑血管手术可见。

## 学习小结

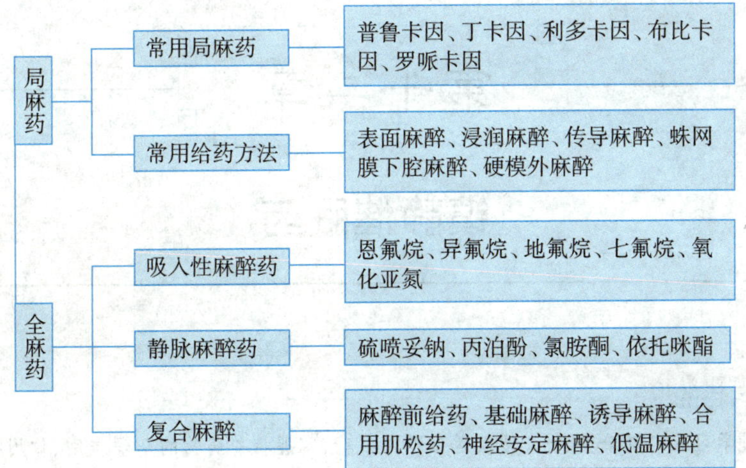


（马秉亮）

### 复习思考题

与吸入性麻醉药相比，静脉麻醉药有哪些优缺点？

# 第十二章

# 镇静催眠药

## 学习目的

通过学习苯二氮䓬类、巴比妥类等镇静催眠药，掌握相关药物的药理作用、作用机制、临床应用和主要不良反应。

## 学习要点

镇静催眠药的概念、地西泮的药理作用、作用机制、临床应用和不良反应、巴比妥类药物特点。

镇静催眠药是一类选择性中枢神经系统抑制药。能引起中枢神经系统轻度抑制，使患者由激动、兴奋和躁动转为安静的药物称为镇静药(sedatives)；凡能促进和维持近似生理睡眠的药物称为催眠药(hypnotics)。镇静药和催眠药之间并无明显界限，不同剂量时作用不同，同一种药物小剂量时表现为镇静作用，随着剂量加大出现催眠作用。

觉醒与睡眠是人类依赖于中枢神经而维持正常功能的一种生理现象。睡眠分为非快动眼睡眠(NREMS)和快动眼睡眠(REMS)两个时相。NREMS时相可分为倦睡期(Ⅰ)、浅睡期(Ⅱ)、中睡期(Ⅲ)和深睡期(Ⅳ)，其中Ⅲ、Ⅳ期又合称为慢波睡眠，对促进生长和体力恢复非常重要。在REMS时相，眼球呈现阵发性快速运动，各种感觉功能进一步减退，肌肉几乎完全松弛，呼吸和心率加快，血压增高等，脑电波呈现快波，故又称为快波睡眠。REMS对脑和智力的发育和维持有着重要作用，且与梦境有关。REMS和NREMS是两个交替进行的睡眠时相。入睡后首先进入NREMS，约经60~90分钟后进入REMS，REMS平均持续大约20~30分钟，再次进入NREMS。成人一夜睡眠两个时相交替4~6次。镇静催眠药引起的睡眠近似生理性睡眠，但又有区别，主要表现为大多数药物可缩短REMS，长期用药患者可产生停药反跳现象，此时RENMS代偿性时间延长而出现多梦和噩梦增加，而停药困难。

该类药物按化学结构分为苯二氮䓬类、巴比妥类和其他的镇静催眠药。苯二氮䓬类因安全范围大，还有明显的抗焦虑作用，目前临床上几乎取代了巴比妥类等传统的镇静催眠药。镇静催眠药长期使用易可产生耐受性和依赖性，停药过快可出现戒断症状，故属于精神药品管理范围。

笔记

## 第一节　苯二氮䓬类

苯二氮䓬类(benzodiazepines,BZ)药物多为1,4-苯并二氮䓬的衍生物(图12-1),种类很多,目前已在临床应用的有20多种。根据半衰期长短可分为:①长效类:地西泮(diazepam,安定)、氟西泮(flurazepam,氟安定)、氯氮䓬(chlordiazepoxide,利眠宁);②中效类:艾司唑仑(estazolam,舒乐安定)、硝西泮(nitrazepam,硝基安定)、劳拉西泮(lorazepam);③短效类:三唑仑(triazolam,甲基三唑氯安定)、奥沙西泮(oxazepam,去甲羟基安定)等。其中地西泮为苯二氮䓬类的代表药,广泛用于临床。常用苯二氮䓬类药物特点见表12-1。

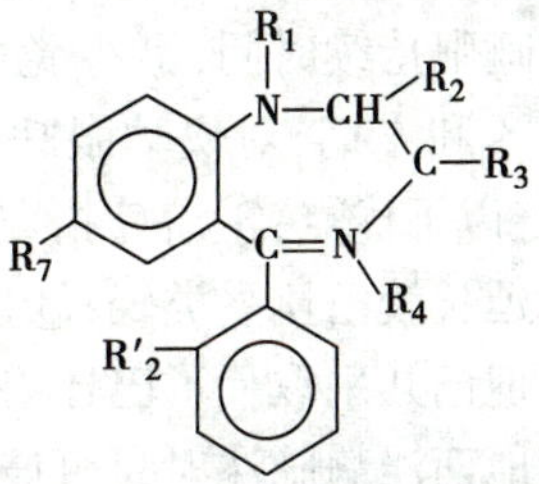

图12-1　苯二氮䓬类药物基本结构示意图

表12-1　常用苯二氮䓬类药物的作用时间、分类及主要特点

| 作用时间 | 药物 | 达峰时间（小时） | $t_{1/2}$（小时） | 主要特点 |
|---|---|---|---|---|
| 短效类 | 三唑仑 | 1 | 2~3 | 可迅速诱导入睡、催眠作用强而短,宿醉反应轻,依赖性较强 |
| | 奥沙西泮 | 2~4 | 10~20 | 抗焦虑、抗惊厥作用较强 |
| 中效类 | 艾司唑仑 | 2 | 10~24 | 催眠、抗惊厥、抗癫痫作用强,起效快<br>抗焦虑作用较强,用于焦虑、失眠 |
| | 氯硝西泮 | 1 | 24~48 | 抗惊厥、抗癫痫作用较强 |
| | 劳拉西泮 | 2 | 10~20 | 作用为地西泮的5~10倍,抗焦虑作用较强 |
| 长效类 | 地西泮 | 1~2 | 20~80 | 抗焦虑、催眠作用强而持久,不易产生耐受性 |
| | 氟西泮 | 1~2 | 40~100 | 催眠作用强 |

【体内过程】苯二氮䓬类药物脂溶性高,口服吸收迅速而完全,肌内注射吸收慢而不规则。临床上急需发挥疗效时应静脉注射给药。地西泮与血浆蛋白结合率高达95%以上,但与其他药物竞争血浆蛋白结合部位的作用并不显著。易透过血脑屏障,脑脊液浓度接近于血中游离药物浓度,可迅速发挥作用,该药连续用药可蓄积于脂肪和肌肉组织中。地西泮在肝脏代谢,代谢产物仍有作用,主要活性代谢物为去甲西泮、奥沙西泮和替马西泮,地西泮在体内的代谢与年龄和肝功能状态有关。新生儿肝功能发育不完善,$t_{1/2}$为40~100小时。老年人、饮酒及肝功能不全时,可使$t_{1/2}$显著延长。该药最终与葡萄糖醛酸结合由肾排出。也易通过胎盘,并可随乳汁排泄,可导致胎儿出现倦怠和体重减轻,新生儿出现体温下降、低血压、肌无力和轻度呼吸抑制。

笔记

【药理作用与临床应用】

1. 抗焦虑 焦虑症患者多有恐惧、紧张、忧虑、失眠并伴有心悸、出汗、震颤等症状。苯二氮䓬类在小于镇静剂量时就可以改善上述焦虑症状，可能与选择性作用于情绪活动有关的边缘系统有关，临床主要用于各种原因引起的焦虑症。

2. 镇静催眠 随着剂量增大，出现镇静及催眠作用。能明显缩短入睡时间，显著延长睡眠持续时间，减少觉醒次数。主要延长非快动眼睡眠的第 2 期，缩短 NREMS 的第 3 和 4 期，对快动眼睡眠时相(REMS)的影响较小。BZ 的催眠作用优于巴比妥类，有以下优点：①治疗指数高，安全范围大；②对 REMS 影响小，停药后出现 REMS 反跳性延长较巴比妥类轻；③依赖性、戒断症状较轻；④对肝药酶几无诱导作用。故本类药物现已几乎取代了巴比妥类药，成为临床上最常用的镇静催眠药。

地西泮静脉注射时可产生暂时性记忆缺失，临床用于麻醉前给药、心脏电击复律或内镜检查前给药，可缓解患者对手术的恐惧情绪、减少麻醉药的用量，增加其安全性，并使患者忘却术中的不良刺激。

3. 抗惊厥、抗癫痫 苯二氮䓬类均有抗惊厥作用，在较小剂量即可明显对抗戊四氮等药物引起的惊厥，其中地西泮和三唑仑的作用较强。临床上可辅助用于破伤风、子痫、小儿高热惊厥及药物中毒性惊厥。地西泮不能阻止癫痫病灶的异常放电，但可抑制其异常放电的扩散，表现出明显的抗癫痫作用。地西泮静脉注射是目前治疗癫痫持续状态的首选药物。对于其他类型的癫痫发作，则以硝西泮和氯硝西泮的疗效较好。

4. 中枢性肌肉松弛作用 有较强的肌肉松弛作用和降低肌张力作用，但不影响正常活动。该作用与药物抑制脊髓多突触反射有关。临床上主要用于治疗脑血管意外、脊髓损伤等中枢神经病变所引起的肌僵直，也可缓解腰肌劳损等局部病变引起的肌肉痉挛。

【作用机制】目前认为，苯二氮䓬类的中枢作用主要与药物加强中枢抑制性神经递质γ-氨基丁酸(GABA)功能有关。在大脑皮层、边缘系统、中脑、脑干和脊髓等中枢部位均分布有苯二氮䓬类结合部位，尤以大脑皮质密度最高。其分布与 γ-氨基丁酸的亚型受体-$GABA_A$受体分布基本一致。$GABA_A$受体是一个大分子复合体，为神经元膜上的配体-门控性 $Cl^-$ 通道。在 $Cl^-$ 通道周围含有 5 个结合位点，包括 γ-氨基丁酸(GABA)、苯二氮䓬类、巴比妥类、印防己毒素和乙醇等。苯二氮䓬类与 $GABA_A$受体复合物上的苯二氮䓬结合部位结合，促进 GABA 与 $GABA_A$受体结合，增加 $Cl^-$通道开放的频率而增加 $Cl^-$内流，使神经细胞超极化，产生中枢抑制效应。因此，苯二氮䓬类的中枢抑制作用是通过增强 GABA 的作用而间接产生的(图 12-2)。

【不良反应】苯二氮䓬类毒性较小，安全范围大。

一般不良反应有头晕、困倦、乏力、嗜睡、记忆力下降等，对从事技巧动作、高空作业者、驾驶员等慎用。较大剂量可引起共济失调、顺行性健忘、视力模糊、构思障碍、精神错乱、震颤等。中毒量可致昏迷和呼吸抑制，但少有严重情况。静脉注射过快对心血管有抑制作用，与其他中枢抑制药、乙醇等合用时，中枢抑制作用增强，显著增强毒性，老年人对地西泮较敏感，应注意使用剂量。对于过量中毒者，可给予特异性 BZ 受体阻断药氟马西尼治疗。个别患者可发生过敏性荨麻疹、白细胞减少等。可通过胎盘屏障和随乳汁分泌，使新生儿肌张力降低、低体温及呼吸轻度抑

笔记

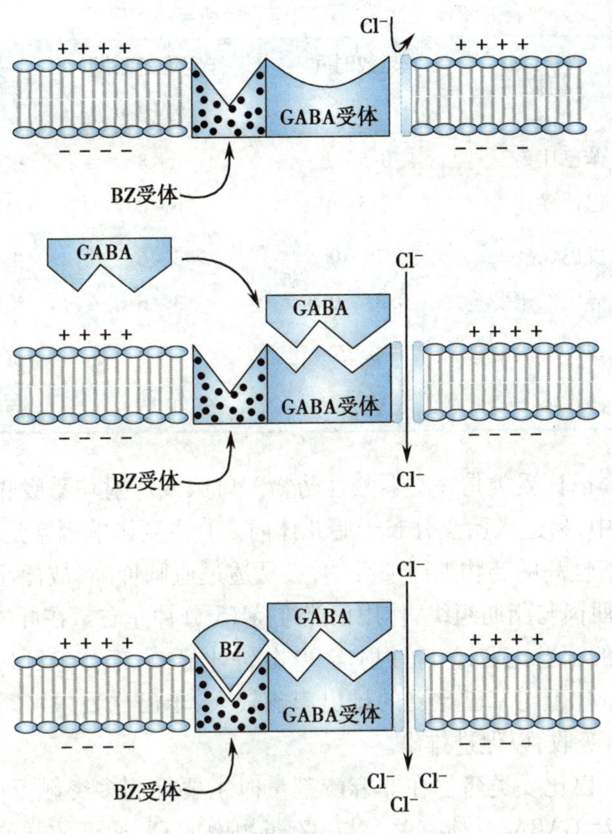


图 12-2　苯二氮䓬类药物作用机制示意图

制，孕妇和哺乳期禁用。

长期使用苯二氮䓬类可出现耐受性，亦可出现依赖性，突然停药后会出现戒断症状，表现为兴奋、焦虑、失眠、心动过速、呕吐、出汗、震颤、惊厥等，故使用时间较长时不宜突然停药，可逐渐减量，以避免出现戒断症状。

## 第二节　巴比妥类

巴比妥类（barbiturates）是巴比妥酸的衍生物。巴比妥类的母核——巴比妥酸本身并没有中枢抑制作用，只有当 $C_2$ 上为 O 或 S（如硫喷妥 xe "硫喷妥 MERGEFORMAT"，thiopentalxe "thiopentalMERGEFORMAT"），以及 $C_5$ 上 2 个 H 被不同基团取代后，才具有中枢抑制作用，且取代基团越长（7 个 C 以内），有分支（如异戊巴比妥，amobarbitalxe "amobarbitalMERGEFORMAT"）或有双键（如司可巴比妥，secobarbitalxe "secobarbitalMERGEFORMAT"）则脂溶性更高，作用更强、更快，作用时间更短；如被苯环取代（如苯巴比妥，phenobarbitalxe "phenobarbitalMERGEFORMAT"）则具有抗惊厥、抗癫痫作用（图 12-3）。根据其脂溶性高低、起效快慢和作用时间长短分为长效、中效、短效和超短效共 4 类，见表 12-2。

```
        3      4
        NH—OC
  2    /     \ 5 /H
O=C           C
       \     /   \H
        NH—OC
        1      6
```

图 12-3　巴比妥类药物基本结构示意图

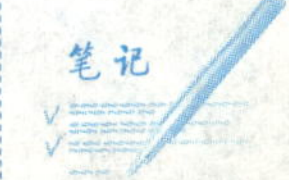

表 12-2　巴比妥类药物作用特点与临床应用

| 类别 | 药物 | 起效时间（小时） | 作用维持时间（小时） | 临床应用 |
|---|---|---|---|---|
| 长效 | 苯巴比妥 | 0.5～1 | 6～8 | 抗惊厥 |
| | 巴比妥 | 0.5～1 | 6～8 | 镇静催眠 |
| 中效 | 戊巴比妥 | 0.25～0.5 | 3～6 | 抗惊厥 |
| | 异戊巴比妥 | 0.25～0.5 | 3～6 | 镇静催眠 |
| 短效 | 司可巴比妥 | 0.25 | 2～3 | 抗惊厥、镇静催眠 |
| 超短效 | 硫喷妥 | i. v. 立即 | 0.25 | 静脉麻醉 |

【体内过程】巴比妥类是一类弱酸性药物。口服或注射均易吸收，并迅速分布于全身组织和体液中，易进入胎盘分布于胎儿体内。其主要影响因素是药物的脂溶性和体液 pH 值。脂溶性高的药物如硫喷妥钠，极易透过血脑屏障，故静注后立即起效，并迅速由脑转移至肌肉与脂肪组织，作用仅能维持 15 分钟左右。在肝内全部代谢，经肾排出。脂溶性低的苯巴比妥，静脉注射需 30 分钟才显效，部分经肝代谢，部分以原型经肾排泄。尿液 pH 值对苯巴比妥的排出影响较大，苯巴比妥中毒时，可用碳酸氢钠碱化尿液，减少重吸收，以促进排出。

【作用机制】巴比妥类药物在非麻醉剂量时主要抑制多突触反应，减弱易化，增强抑制。与其激活 $GABA_A$受体有关。与 BZ 药物增加 $Cl^-$通道的开放频率不同，巴比妥类主要延长 $Cl^-$通道的开放时间，增加 $Cl^-$内流，使细胞超极化。此外，巴比妥类还可减弱或阻断谷氨酸的兴奋性反应，引起中枢抑制作用。

【药理作用与临床应用】巴比妥类药物对中枢表现出普遍性抑制作用，随着剂量的增加，依次可出现镇静、催眠、抗惊厥和麻醉作用。中毒剂量可抑制心血管运动中枢和呼吸中枢，甚至导致呼吸麻痹而死亡。

作为传统的镇静催眠药，巴比妥类药有许多缺点：①易产生耐受性和依赖性，可明显缩短 REMS 时相。久用后突然停药可导致 REMS 时相反跳性延长，并伴有多梦，引起睡眠障碍，造成戒断症状和停药困难。②不良反应多见，过量可产生严重毒性。因此现已少用于镇静和催眠。目前，一般只将长效用于抗惊厥、抗癫痫，短效及超短效作为静脉麻醉药使用。

【不良反应】催眠剂量的巴比妥类可致眩晕、困倦，精细运动不协调等后遗效应。偶可引起剥脱性皮炎等严重过敏反应。中等剂量可轻度抑制呼吸中枢，严重肺功能不全和颅脑损伤致呼吸抑制者禁用。反复使用巴比妥类药物特别是苯巴比妥，可使肝药酶活性增高，导致自身代谢加快，而出现耐受性，同时也可加速其他药物的代谢。长期连续服用巴比妥类可产生依赖性。一旦停药，出现戒断症状，表现为激动、失眠、焦虑，甚至惊厥。

急性中毒及解救：服用 10 倍催眠剂量的巴比妥类可引起中毒，15～20 倍出现严重中毒，表现为深度昏迷、瞳孔扩大、呼吸抑制、血压下降、甚至呼吸循环衰竭。一旦中毒，应采用催吐、洗胃和导泻等不同的方法排出毒物。应用呼吸兴奋药及碳酸氢钠碱

笔记

化血液和尿液，促进药物排泄。

【禁忌证】严重肺功能不全、支气管哮喘、颅脑损伤致呼吸抑制、未控制的糖尿病、间歇性卟啉症患者等禁用。

## 第三节　其他镇静催眠药

### 水合氯醛

水合氯醛（chloral hydrate）是历史悠久的镇静催眠药。该药口服易吸收，约15分钟生效，持续6～8小时。一般认为不明显缩短REMS，醒后无不适感，大剂量还有抗惊厥作用。主要用于顽固性失眠，以及子痫、破伤风、小儿高热等引起的惊厥。该药主要不良反应为：对黏膜有较强刺激性，口服可引起恶心、呕吐、上腹部不适，常采用稀释后口服或灌肠给药。大剂量对心、肝、肾均有损害，故严重心、肝、肾疾病患者禁用。长期服用也可产生耐受性和依赖性。

### 佐匹克隆

佐匹克隆（zopiclone）的化学结构为非苯二氮䓬类，但具有类似的抗焦虑、镇静、催眠、肌松和抗惊厥作用。该药口服吸收迅速，血浆蛋白结合率为45%左右，体内分布广泛，主要在肝脏代谢，经肾脏排泄。临床主要用于催眠，具有入睡快，睡眠时间延长，对REMS影响较小等特点，故催眠效果较好。主要不良反应有嗜睡、头昏、健忘、肌无力等，长期使用后如突然停药可出现戒断症状。哺乳期妇女禁用，老年人和肝功能不良者慎用或减量。

### 唑吡坦

唑吡坦（zolpidem tartrate）是新一代催眠药，化学结构属咪唑吡啶类，口服吸收迅速，存在首关效应，生物利用度约70%，血浆蛋白结合率约92%，消除 $t_{1/2}$ 约2小时。该药可缩短入睡时间，减少夜醒次数，改善睡眠质量。唑吡坦不影响REMS睡眠，无反跳性失眠，亦无宿醉和精神运动障碍。临床主要用于短暂性、偶发性失眠及长期失眠患者。该药常见不良反应主要有片断的意识障碍、记忆减退、睡前幻觉、眩晕、步履不稳、夜间躁动、兴奋、头痛等。

### 扎来普隆

扎来普隆（zaleplon）属于新型非苯二氮䓬类，具有镇静催眠、抗焦虑、抗惊厥和肌肉松弛作用。临床研究结果显示扎来普隆能缩短入睡时间，主要适用于入睡困难的失眠症的短期治疗。后遗效应轻，依赖性小于其他镇静催眠药物。

笔记

## 学习小结

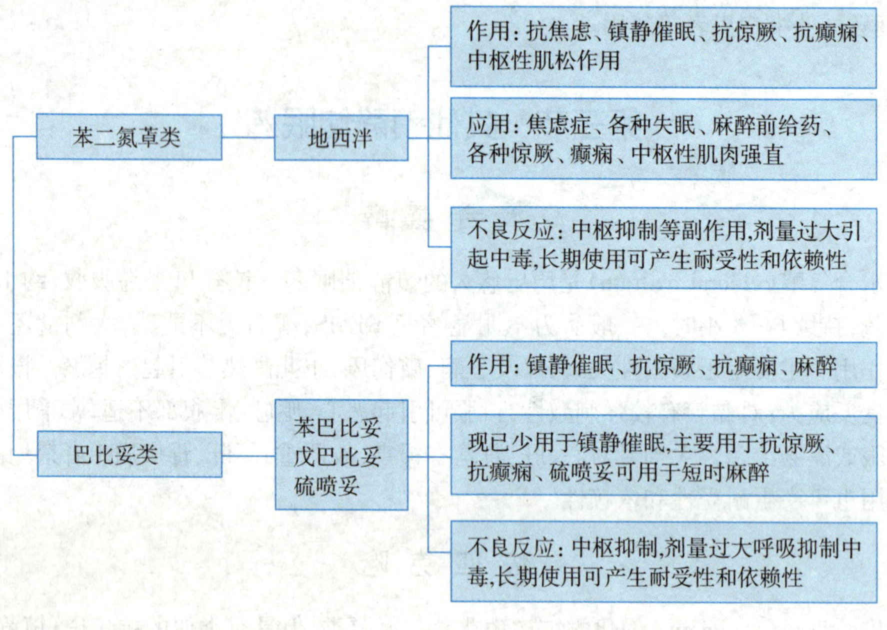


（孟宪丽）

## 复习思考题

1. 苯二氮䓬类与巴比妥类作用机制有何异同？
2. 苯二氮䓬类在镇静催眠作用比巴比妥类有什么优点？

# 第十三章

# 抗癫痫药与抗惊厥药

### 学习目的

通过学习癫痫的临床分类，抗癫痫药的药理作用、临床应用、不良反应及体内过程，掌握癫痫发作的临床表现及药物选择。

### 学习要点

癫痫不同临床类型的选药；苯妥英钠，卡马西平，苯二氮䓬类、丙戊酸钠和硫酸镁的药理作用、临床应用、体内过程及不良反应。

## 第一节 抗癫痫药

### 一、概述

癫痫(epilepsy)是由多种病因引起的慢性脑功能障碍综合征。具有发作性、复发性和自然缓解性的特点，是一种慢性反复发作性的脑功能失常性疾病。临床上可有短暂的运动、感觉、意识行为、自主神经系统等不同障碍，或兼而有之。癫痫的发病机制非常复杂。中枢神经系统兴奋与抑制间的不平衡导致癫痫发作，其主要与离子通道神经递质及神经胶质细胞的改变有关。癫痫临床发作常见类型见表13-1。

表13-1 癫痫临床发作常见类型

| 临床分型 | 临床表现 | 首选药物 | 可选药物 |
|---|---|---|---|
| 全身强直-阵挛性发作(大发作) | 意识突然丧失，发出尖叫声，跌倒在地，全身抽搐(惊厥)，口吐白沫，瞳孔扩大，面色苍白后转为青紫，因呼吸肌痉挛而致呼吸暂停等 | 苯妥英钠 | 卡马西平、苯巴比妥、丙戊酸钠、扑痫酮、地西泮 |
| 癫痫持续状态 | 大发作连续出现，患者持续昏迷 | 地西泮 | 苯妥英钠、苯巴比妥钠 |
| 失神性小发作(小发作) | 意识短时丧失，进行中的活动停止，但不跌倒，双目凝视，失神，无抽搐，历时数秒，以儿童多见 | 乙琥胺 | 丙戊酸钠、氯硝西泮、拉莫三嗪、苯丙氨酯 |

笔记

续表

| 临床分型 | 临床表现 | 首选药物 | 可选药物 |
| --- | --- | --- | --- |
| 复杂部分性发作（精神运动性发作） | 阵发性精神失常，伴无意识动作，历时数日 | 卡马西平 | 苯妥英钠、苯巴比妥、拉莫三嗪、加巴喷丁、苯丙氨酯 |
| 单纯性部分性发作（局限发作） | 一侧面部或肢体的感觉异常或肌肉抽搐，如抽搐发展至对侧，则伴有意识丧失，如同大发作 | 卡马西平 | 苯妥英钠、拉莫三嗪、加巴喷丁、苯丙氨酯、托吡酯 |

抗癫痫药作用机制主要是：①作用于病灶神经元，减少其过度放电；②作用于病灶周围之正常组织，防止异常放电的扩散。抗癫痫药作用的基础可能与增强脑内γ-氨基丁酸（GABA）介导的抑制作用有关，也可能与干扰 $Na^+$、$Ca^{2+}$、$K^+$ 等阳离子通道有关。目前临床常用的抗癫痫药（antiepileptic drugs）有苯妥英钠、卡马西平、苯巴比妥、扑米酮、丙戊酸钠和乙琥胺等，大多数是通过这两种机制发挥作用。

## 二、常用抗癫痫药

### 苯妥英钠

苯妥英钠（phenytoinum natricum，PHT）又称大仑丁，于1908年合成，1938年用于临床，抗癫痫作用强而有效。

【体内过程】苯妥英钠口服吸收慢而不规则，60%～70%在肝中代谢为无活性的对羟基苯基衍生物，以原型由尿排出者不足5%。消除速率与血浆浓度有密切关系，低于10μg/ml时，按一级动力学消除；高于此浓度时，则按零级动力学消除，容易出现毒性反应。由于本品呈强碱性（pH=10.4），刺激性大，故不宜肌内注射。癫痫持续状态时可静脉注射。

【药理作用】苯妥英钠对皮层运动区有高度选择性抑制作用，能作用于癫痫放电灶周围的正常脑细胞，但并不影响运动功能，亦无嗜睡作用。苯妥英钠抑制突触传递的强直后增强（post tetanic potentiation，PTP）。PTP在癫痫的发作及维持中起着重要的作用，它的抑制减弱了突触反应，从而防止或抑制神经细胞的异常放电（癫痫放电）的传播。这种作用也与此药增加细胞膜电位稳定性有关，其能降低细胞膜对 $Na^+$ 和 $Ca^{2+}$ 的通透性，抑制 $Na^+$ 和 $Ca^{2+}$ 的内流，导致动作电位不易产生；即抑制病灶放电的扩散。高浓度苯妥英钠能抑制神经末梢对GABA的摄取，诱导GABA受体增生，由此间接增强GABA的作用，使 $Cl^-$ 内流增加而出现超极化，也可抑制异常高频放电的发生和扩散。

【临床应用】

1. 治疗癫痫　主要用于癫痫大发作、局限性发作、精神运动性发作、自主神经性发作，对肌阵挛发作效果较差，对小发作无效，有时还可使小发作频率增加。1岁以下的婴儿不宜使用，静脉注射可治疗癫痫持续状态。

2. 治疗中枢疼痛综合征　中枢性疼痛综合征包括三叉神经痛和舌咽神经痛等，其神经元放电与癫痫有相似的发作机制。感觉通路神经元在轻微刺激下即产生强烈

笔记

放电，引起剧烈疼痛。苯妥英钠能使疼痛减轻，发作次数减少。

3. 抗心律失常　可用于强心苷中毒所致的室性及室上性心律失常和对利多卡因无效的心律失常（对室性期前收缩、室性心动过速的疗效较室上性心动过速、心房颤动及心房扑动好）、麻醉手术引起的室性心律失常。

【不良反应】除对胃肠道有刺激外，苯妥英钠的其他不良反应都与血药浓度大致平行。一般血药浓度 10μg/ml 时可有效地控制大发作，而 20μg/ml 左右则可出现毒性反应。

1. 常见的副反应　有恶心、呕吐、食欲缺乏、牙龈增生（可能是药物自唾液排出影响了胶原代谢）、多毛等，与长期服药用量过大有关，停药后多可恢复。

2. 急性中毒症状　眼球震颤、共济失调、眩晕、复视、语言含糊、意识障碍，偶见皮疹、剥脱性皮炎、神经过敏、焦虑、巨细胞性贫血（叶酸缺乏有关）、白细胞减少、周围神经病变和精神异常。

3. 过敏反应　常见皮疹、粒细胞缺乏、血小板减少、再生障碍性贫血。偶见肝脏损害。

4. 妊娠期服用偶致畸胎（可致小头症、智能障碍、斜视、眼距过宽、光头等异常称胎儿苯妥英钠综合征）

【注意事项】妊娠、肝或肾疾病、严重心肌供血不足、低血压、窦性心动过缓、传导阻滞的患者慎用。静滴过快可出现心室纤颤、心脏停搏；肌注偶尔引起软组织坏死。本品不能与异烟肼合用，10%合用者可出现苯妥英钠中毒。长期服用该药者如突然停药可使发作加剧，甚可导致癫痫持续状态，故更换药物时应先递减。严重肝、肾功能损害患者禁用。心律失常者不能静脉注射。

## 卡马西平

卡马西平（carbamazepine）又称酰胺咪嗪。

【体内过程】口服吸收良好，血浆蛋白结合率为 80%，约 2～4 小时达血药峰浓度。本品在肝中代谢为有活性的环氧化物。本品为肝药酶诱导药，连续用药 3～4 周后，半衰期可缩短 50%。

【药理作用】卡马西平抗癫痫的作用机制与苯妥英钠相似。治疗浓度时能降低神经细胞膜对 $Na^+$ 和 $Ca^{2+}$ 的通透性，从而降低细胞的兴奋性，延长不应期，抑制癫痫灶及其周围神经元放电。类似苯妥英钠，卡马西平能增强 GABA 的突触传递功能。

抗精神病和抗躁狂作用机制是抑制了边缘系统和颞叶的点燃作用。

【临床应用】

1. 癫痫　对复杂部分发作（如精神运动性发作）疗效良好，至少 2/3 病例发作可得到控制和改善。对大发作和部分性发作也为首选药之一。对癫痫并发的精神症状也有效。

2. 中枢性痛症　对三叉神经痛和舌咽神经痛有效，其疗效优于苯妥英钠（机制不明，可能减低中枢神经的突触传递）。

3. 精神病和躁狂　可用于锂盐无效的躁狂症患者，其副作用比锂盐少而疗效好。

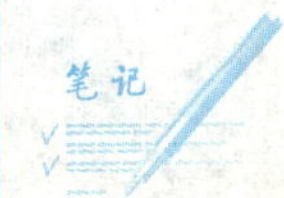

【不良反应】用药早期可出现多种不良反应，如头昏、眩晕、恶心、呕吐和共济失调等，亦可有皮疹和心血管反应。严重的反应有骨髓抑制（粒细胞减少、再生障碍性贫血和血小板减少）、肝损害和心血管损害。

## 苯巴比妥

苯巴比妥（phenobarbital，PB）又名鲁米那（luminal），1913 年开始用于癫痫治疗，是一种常用抗癫痫药物。

【体内过程】口服或肌内注射均易吸收，并迅速分布于全身组织和体液中，可通过胎盘。基本上在肝内全部代谢，经肾排出，部分以原型从肾排出。尿液 pH 对其排出影响较大。苯巴比妥中毒时，可用碳酸氢钠碱化尿液以促进排出。

【药理作用】苯巴比妥能提高电刺激大脑皮层运动区及间脑的最低有效阈值，不仅能降低病灶细胞的兴奋性，抑制病灶异常放电，也能升高病灶周围正常细胞的兴奋阈值，限制癫痫病灶异常放电的扩散。还具有能降低兴奋的突触后电位而不改变膜电位的作用，此作用主要见于 GABA 能神经传递的突触。它增强 GABA 介导的 $Cl^-$ 内流，减弱谷氨酸介导的除极。但与苯二氮䓬类不同，巴比妥类是通过延长氯通道开放时间而增加 $Cl^-$ 内流，引起超极化。较高浓度时，则抑制 $Ca^{2+}$ 依赖性动作电位，抑制 $Ca^{2+}$ 依赖性递质释放，并且呈现拟 GABA 作用，即在无 GABA 时也能直接增加 $Cl^-$ 内流。

【临床应用】适用于各型癫痫发作。能预防和治疗癫痫大发作、局限性发作（单纯部分性发作）、小发作、癫痫持续状态、发热惊厥等。与苯妥英钠、舒噻美、抑痫丸合用治疗精神运动性发作疗效更佳。治疗量长期服用，不引起智力低下，久服也不易产生耐受现象。

【不良反应】见第十二章镇静催眠药。

【注意事项】用药过程中不可突然停药，若换药应逐渐减量。肌内注射苯巴比妥钠用于癫痫持续状态。重症肌无力患者、妊娠、哺乳、黏液性水肿者慎用，肝、肾及呼吸功能低下者禁用，不宜与扑痫酮同用。

## 苯二氮䓬类药物

临床应用于癫痫的药物有地西泮、氯硝西泮。

【药理作用】苯二氮䓬类药物具有中枢抑制性递质甘氨酸样活性，通过 GABA 能机制而起到抗癫痫作用，即增强 GABA 能神经的传递。苯二氮䓬类药能改变 GABA 的释放或增加其与受体部位的亲和力。这类药能继发性的改变 5-羟色胺、多巴胺及儿茶酚胺的周转，作用于脑的胆碱能系。对癫痫发作的放电起传播作用的皮质下脑结构有抑制作用，可能与其能纠正患者大脑低水平的 5-羟色胺有关。小剂量地西泮能抑制中脑网状结构中的多突触通路，中等剂量或大剂量能提高惊厥阈值，可能是通过抑制强直刺激后增强现象（PTP）以及突触的传递而发挥作用。

【临床应用】地西泮控制癫痫持续状态疗效最佳，为首选药物。对肌阵挛性小发作有很好效果。对局限性发作及精神运动性发作疗效较差。

氯硝西泮对小发作较地西泮为佳，亦可用于肌阵挛发作、失神发作 Lennox-Gastaut 综合征、婴儿痉挛症。对精神运动性发作、局限性发作及难治性癫痫亦有一定的效果。

笔记

静脉注射还可治疗癫痫持续状态。

【不良反应】常见不良反应有嗜睡、乏力、头昏、食欲缺乏、共济失调，可出现粒细胞下降、肝功能改变、黄疸、皮疹等。静注过快可致呼吸抑制，偶可引起血压下降。肝肾疾患、心功能异常及婴儿慎用，老年体弱者减少药量，青光眼、重症肌无力患者禁用。

其他抗癫痫药见表 13-2。

表 13-2　其他传统抗癫痫药

| 药物 | 抗癫痫作用机制 | 临床应用 | 不良反应 |
| --- | --- | --- | --- |
| 丙戊酸钠 | 抑制电压敏感性 $Na^+$ 通道，影响脑内 γ-氨基丁酸的代谢，抑制癫痫灶异常放电和扩散，减少癫痫发作 | 对各种类型的癫痫发作都有一定疗效。对顽固性癫痫亦有效，对小发作优于乙琥胺，但由于肝毒性不做首选。尤其对大发作合并小发作的疗效最佳 | 常见的为胃肠道反应，如厌食、恶心、呕吐等，也可见脱发、嗜睡、乏力及共济失调等。少数出现肝毒性、血碱性磷酸酶升高、氨基转移酶升高及黄疸，多数为可逆性的 |
| 奥卡西平 | 阻滞电压敏感性钠通道阻断病灶放电、抑制兴奋性谷氨酸 | 全身性强直-阵挛发作和部分性发作，顽固性三叉神经痛，及防治躁狂抑郁 | 嗜睡、头痛、头晕、复视、恶心、呕吐和疲劳，超过 10% 的患者会出现上述反应 |
| 乙琥胺 | 增强抑制性递质（如 GABA）的作用，直接或间接地增加氯化物电导 | 小发作的优选药物，对肌阵挛性癫痫和婴儿痉挛亦有效。对大发作无效，并可致大发作加重 | 本品较安全，有的完全无副反应。少数可有乏力、嗜睡、眩晕、头痛、恶心、呕吐、皮疹 |
| 扑痫酮 | 在人体内经肝脏代谢为苯巴比妥发挥抗癫痫作用 | 对大发作、精神运动性发作及局限性发作均有效，以对精神运动性发作疗效更好。用于难治的不全性癫痫 | 头晕、恶心、嗜睡、共济失调等少数可见复视、眼震；偶见巨细胞性贫血，极少数过敏者可见皮疹。有致胎儿畸形及新生儿凝血障碍和肝肾毒性 |
| 托吡酯 | 阻断电压依赖性钠通道，限制持续反复放电；增强 GABA 介导的抑制性作用；抑制兴奋性氨基酸的激动作用 | 成人癫痫部分发作、脑性瘫痪并癫痫及小儿癫痫治疗面肌痉挛症周围神经痛 | 共济失调、注意力受损、意识模糊、头晕、疲劳、感觉异常、嗜睡和思维异常；偶有血栓栓塞 |
| 拉莫三嗪 | 抑制脑内兴奋性氨基酸，如谷氨酸、天冬氨酸的释放 | 用于其他抗癫痫药不能控制的部分性和全身性癫痫发作的辅助治疗 | 头晕、共济失调、无力、嗜睡、肝毒性、皮疹、变态反应 |
| 苯丙氨酯 | 对抗发作的扩散和提高发作阈值来减少发作频率；降低痫性放电的传播发作阈值而减少癫痫发作次数 | 广谱抗癫痫药物。对部分性发作，失神性发作、婴幼儿肌阵挛发作 Lennox-Gastaut 综合征均有效 | 复视，与其他 AEDs 合用时可引起视力模糊。皮炎、皮疹、瘙痒；消化道不良反应和中枢神经系统症状 |

笔记

续表

| 药物 | 抗癫痫作用机制 | 临床应用 | 不良反应 |
| --- | --- | --- | --- |
| 加巴喷丁 | 与大脑皮质和海马所特有的高度亲和力的膜蛋白结合减少脑内兴奋性氨基酸(谷氨酸和天冬氨酸)的生成 | 用于常规 AEDs 治疗无效的癫痫患者的附加治疗 | 嗜睡,头昏,共济失调,眼球震颤,头痛;药疹,白细胞减少,血尿素氮增加 |
| 氨己烯酸 | 阻断了 GABA 的分解途径,导致脑内 GABA 浓度显著升高 | 主要是对于复杂部分性发作的添加治疗,可作为婴儿痉挛症一线抗癫痫药物 | 头昏、共济失调、复视、记忆障碍、行为异常,偶见意识改变 |
| 左乙拉西坦 | 作用于中枢神经的突触囊泡蛋白,调节突触囊泡的胞外分泌功能和突触前神经递质的释放 | 除用于难治性癫痫的辅助治疗之外,左乙拉西坦适应证也逐渐扩展到新诊断癫痫的单药治疗 | 嗜睡、头晕、无力及血小板减少,精神和行为不良反应:抑郁、神经质敌意、情绪不稳定或焦虑等 |

## 第二节 抗惊厥药

惊厥是由疾病或药物等多种原因引起的中枢神经过度兴奋的症状,表现为全身骨骼肌不自主地强直性收缩。多见于高热、子痫、破伤风、癫痫强直-阵挛发作和中枢兴奋药中毒等,强烈持续的惊厥,可致呼吸及循环衰竭,应及时救治。

常用抗惊厥药有:苯二氮䓬类、巴比妥类和水合氯醛等药物(见第十二章镇静催眠药)。此类药物的抗惊厥作用主要通过:①抑制神经元对 GABA 的重吸收,提高抑制性神经递质 GABA 的含量,并提高脊髓神经元对 GABA 的反应;②拮抗兴奋性氨基酸的作用;③抑制离子的跨膜转运。由于影响钠离子的跨膜转运,因此具有一定的镇痛作用,尤其对神经痛具有一定疗效。此外,硫酸镁注射给药也有抗惊厥作用。

硫酸镁(magnesium sulfate)静脉或肌内注射,可引起中枢抑制、抗惊厥和抗高血压作用。主要作为泻下药和利胆药(口服)。

【药理作用】抗惊厥作用:神经化学传递和骨骼肌收缩均需 $Ca^{2+}$ 参与,$Mg^{2+}$ 与 $Ca^{2+}$ 化学性质相似,可以特异性地竞争 $Ca^{2+}$ 结合位点,拮抗 $Ca^{2+}$ 的作用,使运动神经末梢乙酰胆碱释放减少,骨骼肌松弛和血压下降。

【临床应用】

1. 抗惊厥 可用于各种惊厥,尤其对子痫有较好的抗惊厥作用,子痫是妊娠高血压综合征者产前出现惊厥,因其兼有惊厥和高血压,故可首选硫酸镁治疗。

2. 抗高血压作用 较高浓度 $Mg^{2+}$ 可直接扩张血管平滑肌,抑制心肌而引起血压下降,也可用于高血压危象的治疗。

【不良反应】$Mg^{2+}$ 过高则可抑制延髓的呼吸中枢和血管运动中枢,引起呼吸抑制、血压剧降、心跳停止而导致死亡。其中腱反射消失常为呼吸停止的先兆。如用药不当引起急性 $Mg^{2+}$ 中毒应立即进行人工呼吸,缓慢静脉注射钙剂(氯化钙或葡萄糖酸钙)对抗。

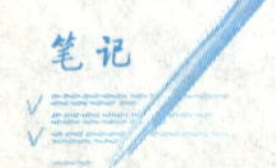

## 学习小结

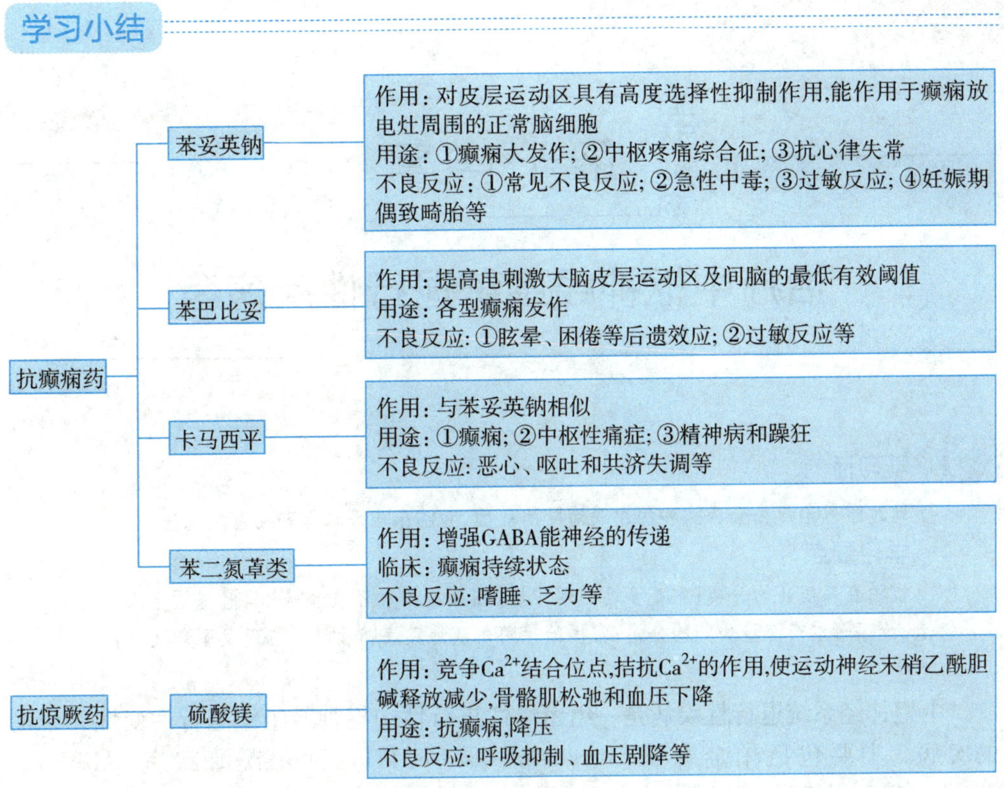


（李海涛）

## 复习思考题

1. 临床常见的癫痫发作类型，及临床首选药物和可选药物。
2. 简述抗癫痫药苯妥英钠的主要作用机制，临床应用以及不良反应。

# 第十四章

# 治疗中枢神经系统退行性疾病药

**学习目的**

通过学习治疗帕金森病和阿尔茨海默病药物，为临床合理选择药物奠定基础。

**学习要点**

抗帕金森病药的分类；左旋多巴药理作用、临床应用和不良反应；其他抗帕金森病药的特点；治疗阿尔茨海默病的分类；常用治疗阿尔茨海默病药物临床应用及不良反应。

中枢神经系统退行性疾病是一组由慢性进行性中枢神经组织退行性变性而产生的疾病。主要包括帕金森病(Parkinson disease, PD)、阿尔茨海默病(Alzheimer disease, AD)、亨廷顿病(Huntington disease, HD)、肌萎缩侧索硬化症(Amyotrophic lateral sclerosis, ALS)等。虽然本组疾病的病因和病变的部位各不相同，但神经细胞发生退行性病理学改变是其共同的特征。

本章重点介绍治疗帕金森病和阿尔茨海默病药。

## 第一节　抗帕金森病药

### 一、概述

帕金森病又称震颤麻痹，是一种主要表现为进行性椎体外系功能障碍的中枢神经系统退行性疾病。该病典型症状为静止震颤、肌肉强直、运动迟缓和姿势反射受损，严重患者伴有记忆障碍和痴呆等症状。如不及时有效的治疗，病情呈慢性进行性加重，晚期往往全身僵硬，活动受限，严重影响其生活质量。临床上按不同病因分为：原发性、动脉硬化性、脑炎后遗症和化学药物中毒性(如 $Mn^{2+}$、Co、抗精神病药物中毒)等四类，它们均出现相同的主要症状，总称为帕金森病综合征(Parkinsonism)。

帕金森病的病因及发病机制尚不清楚，学者们曾经提出多巴胺(DA)缺失学说、氧化应激学说、兴奋性神经毒性学说、线粒体功能障碍学说等。目前多数学者支持多巴胺缺失学说和氧化应激学说。

正常情况下，黑质中 DA 能神经元发出上行纤维到达纹状体(尾核及壳核)，与纹状体神经元形成突触，释放多巴胺，对脊髓前角运动神经元起抑制作用；另一方面，尾

笔记

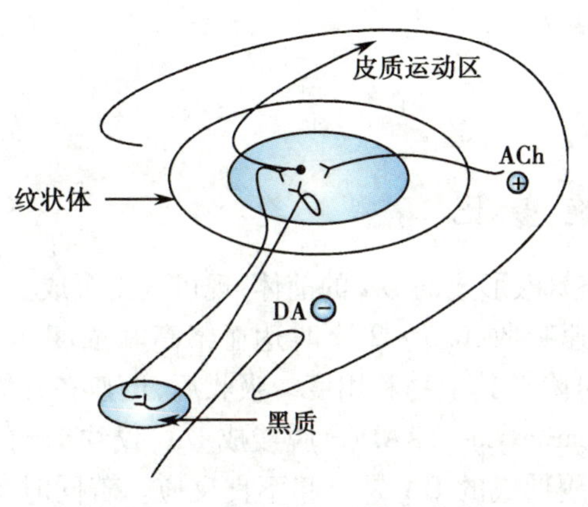


图 14-1　黑质-纹状体多巴胺能神经通路示意图

核中胆碱能神经元与尾-壳核神经元形成突触，释放乙酰胆碱，对脊髓前角运动神经元起兴奋作用。正常时两种递质处于平衡状态，共同参与运动功能调节（图 14-1）。

多巴胺缺失学说认为帕金森病是由于黑质中多巴胺能神经元变性、数目减少，纹状体内多巴胺含量减少，黑质-纹状体通路多巴胺能神经功能减弱，胆碱能神经功能则相对占优势，从而出现帕金森病的肌张力增高等临床症状。

氧化应激学说解释了黑质多巴胺能神经元变性的原因，即在氧化应激时，PD 患者 DA 氧化代谢过程中产生大量 $H_2O_2$ 和超氧阴离子，在黑质部位 $Fe^{2+}$ 催化下，进一步生成毒性更大的羟自由基，而此时黑质线粒体呼吸链的复合物 I 活性下降，抗氧化物（特别是谷胱甘肽）消失，无法清除自由基，因此，自由基通过氧化神经膜类脂、破坏 DA 神经元膜功能或直接破坏细胞 DNA，最终导致神经元变性。

经典的抗帕金森病药主要包括拟多巴胺类药和抗胆碱药两类。前者通过直接补充 DA 前体物或抑制 DA 降解而产生作用；后者通过拮抗相对过高的胆碱能神经而缓解症状。两药合用可增加疗效，其总体目标是恢复多巴胺能和胆碱能神经系统功能的平衡状态。氧化应激学说为 PD 的治疗带来新的思路，即从治疗征候群方向转向预防 DA 神经元自身中毒的问题。如现已证明司来吉兰除具有选择性地抑制单胺氧化酶 B（MAO-B）外，更重要的作用是一种有效的自由基清除剂（free radical scavenger）。此外，DA 受体及其亚型选择性激动药也已成为 PD 治疗的亮点。其他新的治疗手段如胚胎干细胞移植、基因干预治疗等正在探索之中。

## 二、抗帕金森病药分类

### （一）拟多巴胺类药

1. 多巴胺的前体药　左旋多巴。
2. 左旋多巴的增效药

（1）氨基酸脱羧酶（AADC）抑制药：卡比多巴、苄丝肼。

（2）单胺氧化酶 B（MAO-B）抑制药：司来吉兰。

（3）儿茶酚氧位甲基转移酶（COMT）抑制药：托卡朋、恩他卡朋、硝替卡朋。

3. DA 受体激动药　溴隐亭、利修来得、罗匹尼罗、普拉克索、阿扑吗啡。
4. 促多巴胺释放药　金刚烷胺。

### （二）中枢抗胆碱药

苯海索、苯扎托品。

## 三、拟多巴胺类药

### （一）多巴胺的前体药

#### 左旋多巴

左旋多巴(levodopa,L-DOPA)是由酪氨酸形成的 DA 的前体,现可人工合成。

【体内过程】口服后主要从小肠迅速吸收,0.5～2 小时达血浆高峰浓度,$t_{1/2}$为 1～3 小时。胃排空延缓和酸度增加,均可降低其生物利用度。吸收后,迅速在外周被 *L*-芳香族氨基酸脱羧酶(*L*-amino acid decarboxylase,AADC)脱羧成 DA,仅约 1% 的左旋多巴进入中枢而发挥作用。在外周脱羧形成的 DA 易引起不良反应。若同时服用 AADC 抑制药如卡比多巴和苄丝肼,可使入脑的左旋多巴增加,减少外周不良反应。左旋多巴主要经肝脏代谢,迅速由肾排泄。

【药理作用】进入脑组织的左旋多巴,在中枢多巴脱羧酶的作用下转变为 DA,补充纹状体中 DA 的不足,使 DA 和 ACh 两种神经递质重新达到平衡,使增高的肌张力降低。

【临床应用】

1. 帕金森病　治疗各种类型的 PD 患者,但对吩噻嗪类等抗精神病药所引起的帕金森综合征无效。治疗初期疗效尤其显著。作用特点是:①用药 2～3 周后才开始起效;②用药 1～6 个月后 50% 的患者获得较好疗效;③对轻症及年轻患者疗效较好,对重症及老年患者疗效较差;④对肌肉僵直及运动困难者疗效较好,对肌肉震颤者疗效较差。

2. 肝性脑病　左旋多巴还可用于急性肝功能衰竭所致的肝性脑病。肝性脑病时,肝脏对苯乙胺和酪胺的转化功能出现异常,生成“假递质”—羟苯乙醇胺(▮胺)和苯乙醇胺,“假递质”取代了正常递质去甲肾上腺素,使神经功能紊乱。使用左旋多巴后,在脑内转化成 DA,并进一步转化成 NA,与“假递质”相竞争,纠正神经传导功能的紊乱,使患者由昏迷转为苏醒。

【不良反应】左旋多巴的不良反应多由左旋多巴在外周生成的 DA 所致。

1. 早期反应

(1) 胃肠道反应:治疗早期由于 DA 刺激延髓催吐化学感受区(CTZ),可出现厌食、恶心、呕吐或上腹部不适,继续使用可产生耐受性,偶见胃溃疡、出血和穿孔。

(2) 心血管反应:部分患者早期会出现轻度直立性低血压,继续用药可自然减轻。部分人可见心动过速,偶见心律失常,可用 β 受体拮抗药对抗。

2. 长期用药后神经系统反应

(1) 运动障碍:表现为不自主异常运动,是长期较大剂量后最常见的不良反应。疗程一年以上者发生率在 80% 以上,表现为头面部的不自主运动,如张口、咬舌、伸舌、眨眼、皱眉、头颈扭动等,也可累及躯干、肢体肌肉,表现似手舞足蹈,减少用量可克服。

(2) “开-关反应”(症状波动):“开”时活动正常或几近正常,而“关”时突然出现严重的 PD 症状,两种现象交替出现,严重地妨碍正常生活。多见于用药 3～5 年后,发生率在 40%～80%,与黑质-纹状体内 DA 储备减少有关。小量分次服用,并加用 $D_2$

笔记

受体激动药溴隐亭或司来吉兰，可获得较好改善。

(3) 精神障碍：部分患者可出现焦虑、失眠、噩梦、幻觉、妄想、抑郁以及轻度躁狂等，严重者需减量或完全停药。

【药物相互作用】维生素 $B_6$ 为多巴脱羧酶的辅基，可增加左旋多巴的外周不良反应，所以禁止与左旋多巴同用。利血平能耗竭黑质-纹状体中 DA 神经元的递质，抗精神病药能阻断中枢多巴胺受体，两者均能对抗左旋多巴，引起锥体外系运动失调，导致药源性 PD。

### (二) 左旋多巴增效药

1. 氨基酸脱羧酶(AADC)抑制药

(1) 卡比多巴：卡比多巴(carbidopa，α-甲基多巴肼)是外周脱羧酶抑制药，不能通过血脑屏障，仅抑制外周左旋多巴转化为多巴胺，与左旋多巴合用时，可减少左旋多巴用量及提高左旋多巴疗效，还可明显减轻和防止左旋多巴的外周不良反应。

卡比多巴单用无效，临床用其复方制剂，以卡比多巴与左旋多巴 1∶10 的比例配伍，称为心宁美(sinemet)，现有心宁美控释剂(Sinemet CR)。

(2) 苄丝肼：苄丝肼(benserazide)其作用机制、用途与卡比多巴相同，与左旋多巴以 1∶4 的比例组成复方制剂美多巴。

2. 单胺氧化酶 B(MAO-B)抑制药　司来吉兰(selegiline)，也称思吉宁。

【体内过程】口服吸收迅速，0.5 小时达血浆高峰浓度。生物利用度低，仅平均 10% 的原型药物在循环系统内(个体差异大)。本品亲脂且略显碱性，可迅速渗入各组织，包括脑。血浆蛋白结合率为 80%。主要通过肝代谢为去甲基司来吉兰、左旋甲基苯丙胺及左旋苯丙胺。$t_{1/2}$ 为 1.6 小时。代谢物主要随尿液排泄，15% 随粪便排泄。

【药理作用】司来吉兰是一种选择性和不可逆性单胺氧化酶 B(MAO-B)抑制药，降低黑质-纹状体内 DA 降解，使 DA 浓度增加；该药又是抗氧化药，抑制黑质-纹状体的超氧阴离子和羟自由基生成。该药对肠道 MAO-A 无作用，不会产生 MAO 非选择性抑制药所引起的高血压危象。

【临床应用】单用治疗早期或轻症帕金森病。司来吉兰与左旋多巴合用，能增加及延长左旋多巴的效果，降低左旋多巴用量，减少外周不良反应，并能消除长期单独使用左旋多巴出现的“开-关反应”。该药是目前 PD 保护性治疗的首选药物之一。

【不良反应】可出现口干，短暂血清转氨酶值上升及睡眠障碍(如失眠)。由于司来吉兰能增加左旋多巴效果，左旋多巴副作用也会增加。所以，两药联用时，左旋多巴剂量至少应降低 30%。大剂量司来吉兰及同时服用含高酪胺食品可能引发血压增高。运动员慎用。

3. 儿茶酚氧位甲基转移酶(COMT)抑制药　左旋多巴代谢有两条途径：由 AADC 脱羧转化为多巴胺，经 COMT 代谢转化成 3-O-甲基多巴(3-OMD)，后者可与左旋多巴竞争转运载体而影响左旋多巴的吸收和进入脑组织。因此抑制 COMT 就显得尤为重要。

硝替卡朋(nitecapone)增加纹状体中左旋多巴和多巴胺。因不易通过血脑屏障，当与卡比多巴合用时，它只抑制外周的 COMT，而不影响脑内的 COMT，增加纹状体中

笔记

左旋多巴生物利用度。

托卡朋(tolcapone)和恩他卡朋(entacapone)为新型 COMT 抑制药,能延长左旋多巴半衰期,稳定血浆浓度,使更多左旋多巴进入脑组织,安全而有效地延长症状波动患者"开"时间。其中托卡朋是唯一能同时抑制外周和中枢 COMT 的药物,比恩他卡朋生物利用度高,半衰期长,COMT 抑制作用也更强,而恩他卡朋仅抑制外周 COMT。两药均可明显改善病情稳定的 PD 患者日常生活能力和运动功能,尤适用于伴有症状波动患者。托卡朋主要不良反应为肝脏损害,甚至出现暴发性肝功能衰竭,因此仅适用于其他抗 PD 药物无效时,且应用时需严密监测肝功能。恩他卡朋对肝脏无严重损害,但有腹泻、头痛、多汗、口干、氨基转移酶升高、腹痛、尿色变黄等不良反应。

### (三) DA 受体激动药

1. 溴隐亭　溴隐亭(bromocriptine)属麦角类,为 DA 受体激动药,兴奋黑质-纹状体和下丘脑-垂体通路的 DA 受体,治疗帕金森病强度与左旋多巴相似,对重症患者也有效,改善震颤效果好,但不良反应多,如胃肠道反应、直立性低血压、精神错乱等,仅用于不能耐受左旋多巴者。

2. 培高利特　培高利特(pergolide)第一代 DA 受体激动药,适用于长期应用左旋多巴出现疗效减退的患者,可延长"开"的时间,临床应用及不良反应同溴隐亭,大剂量可能引发重大的心脏瓣膜疾病。

3. 罗匹尼罗和普拉克索　罗匹尼罗(ropinirole)和普拉克索(pramipexole)均为非麦角生物碱类新型 DA 受体激动药,选择性激动 $D_2$ 和 $D_3$ 受体。相对溴隐亭和培高利特而言,本类药物患者耐受性好,用药剂量可很快增加,一周以内即可达治疗浓度,虽也可引起恶心和乏力,但胃肠道反应小。本类药物的出现给 DA 受体激动药的临床应用带来了新的趋向。由于患者对其耐受性好,临床上越来越多地作为帕金森病的早期治疗药物,而不是仅仅作为左旋多巴的辅助药物。但罗匹尼罗和普拉克索仍具有拟多巴胺类药共有的不良反应,如恶心、直立性低血压和运动功能障碍等。作为辅助用药可引起幻觉和精神错乱。已证实服用罗匹尼罗和普拉克索的患者在驾驶时,出现突发性睡眠(sudden sleep attack),酿成交通事故,故服药期间禁止从事驾驶和高警觉性工作。

4. 阿扑吗啡　阿扑吗啡(apomorphine)又称去水吗啡,为 DA 受体激动药,可用于治疗帕金森病,改善严重的"开-关反应",但长期用药会引起 QT 间期延长,肾功能损害和精神症状。仅用于其他药物,如 DA 受体激动药或 COMT 抑制药对"开-关反应"无效时。

### (四) 促多巴胺释放药

金刚烷胺(amantadine)最初为抗病毒药,后发现有抗帕金森病作用,能够促进 DA 能神经末梢释放 DA,也具有抗胆碱活性和 N-甲基-D-天冬氨酸受体阻滞作用,但疗效不及左旋多巴。其特点为起效快、持续时间短、作用弱。用于帕金森病,对少动、强直、震颤均有改善作用,对伴异动症患者可能有帮助。肾功能不全、癫痫、严重胃溃疡、肝病患者慎用,哺乳期妇女禁用。

笔记

### 四、中枢抗胆碱药

当帕金森病患者脑内 DA 能神经功能降低时，中枢胆碱能神经兴奋性相对增加。中枢抗胆碱药能抑制 ACh 的兴奋作用，主要适用于有震颤的患者，无震颤的患者一般不用，老年患者慎用，青光眼及前列腺肥大患者禁用。

#### 苯 海 索

苯海索(benzhexol，安坦，artane)口服吸收好，易透过血脑屏障，对帕金森病、脑炎、动脉硬化引起的震颤效果肯定，对继发性流涎有改善作用，单用对强直、动作迟缓疗效差。其特点：①对早期轻症患者疗效较好，而晚期重症疗效差；②作用不及左旋多巴，但可作左旋多巴辅助药，或其不能耐受者的选择；③对由抗精神病药氯丙嗪引起的锥体外系反应有效；④外周抗胆碱作用弱，仅有阿托品的 1/10～1/3，应用安全。

#### 苯 扎 托 品

苯扎托品(benztropine，苄托品)除有抗胆碱作用外，还具有抗组胺作用，轻度局麻作用，以及皮层抑制作用。其作用和不良反应相似于苯海索。

## 第二节　治疗阿尔茨海默病药

阿尔茨海默病(AD，又称原发性痴呆症)是一种与年龄高度相关的、以进行性认知障碍和记忆力损害为主的中枢神经系统退行性疾病。表现为记忆力、判断力、抽象思维等一般智力的丧失。但视力、运动能力等则不受影响。AD 的主要病理特征为：大脑萎缩、脑组织内出现老年斑、脑血管淀粉样蛋白沉积和神经元纤维缠结，认知和记忆的主要解剖部位——海马的组织结构萎缩，功能基础的胆碱能神经兴奋传递障碍和中枢神经系统内乙酰胆碱受体变性及神经元数目减少等。目前的治疗策略是增加中枢胆碱能神经功能，纠正中枢部位的胆碱能功能不足。主要有乙酰胆碱酯酶抑制药和 M 受体激动药。此外，还有神经生长因子增强药及神经保护药等可用于该类疾病的治疗。

### 一、乙酰胆碱酯酶抑制药

乙酰胆碱酯酶抑制药是目前最主要的治疗 AD 药物，该类药物通过抑制乙酰胆碱酯酶(acetylcholinesterase，AChE)使 ACh 的水平增加，改善 AD 症状。其不良反应也主要与其 AChE 抑制作用有关。

#### 他 克 林

他克林(tacrine)为第一代可逆性胆碱酯酶抑制药，通过抑制血浆及组织中的 AChE 增加 ACh 的含量，此外还可直接激动 M、N 型受体，促进 ACh 释放，促进脑组织对葡萄糖的利用。

改善轻度 AD 患者的临床症状，多与卵磷脂合用治疗 AD，可延缓病程 6～12 个

笔记

月，提高患者的认知能力和自理能力。

肝毒性最常见，是患者终止治疗的主要原因。

### 多奈哌齐

【体内过程】多奈哌齐（donepezil），口服后吸收良好，进食和服药时间对药物吸收无影响，生物利用度几乎为100%，达峰时间为3～4小时，$t_{1/2}$约70小时。代谢产物主要经肾脏排泄，少量以原型经肾排出。

【药理作用】属第二代可逆性中枢AChE抑制药。通过抑制AChE来增加中枢ACh的含量，对丁酰胆碱酯酶无作用，与第一代他克林相比，多奈哌齐对中枢AChE有更高的选择性。半衰期较长，能改善轻度至中度AD患者的认知能力和临床综合功能。

【临床应用】用于改善患者的认知功能，延缓病情发展。用于轻度至中度AD患者，改善患者的认知功能，延缓病情发展。具有剂量小、毒性低和价格相对较低等优点。

【不良反应】肝毒性及外周抗胆碱作用较他克林轻。不良反应有：①全身反应，较常见的有流感样胸痛、牙痛等；②心血管系统反应，如高血压、血管扩张、低血压、心房颤动等；③消化系统反应，大便失禁、胃肠道出血、腹部胀痛等；④神经系统反应，如谵妄、震颤、眩晕、易怒、感觉异常等；⑤其他，如失水、尿失禁、呼吸困难、视物模糊等。

### 利凡斯的明

利凡斯的明（rivastigmine，卡巴拉汀）属于第二代AChE抑制药，临床试验表明，本品具有安全性、耐受性好、不良反应轻等优点，且无外周活性，尤其适用于伴有心脏、肝脏以及肾脏等疾病的AD患者，是极有前途的AD治疗药。主要不良反应有恶心、呕吐、乏力、眩晕、精神错乱、嗜睡、腹痛和腹泻等。禁用于严重肝、肾损害患者及哺乳期妇女。慎用于病窦综合征、房室传导阻滞、消化性溃疡、哮喘、癫痫、肝或肾功能中度受损患者。

### 加兰他敏

加兰他敏（galanthamine）属于第二代AChE抑制药，对神经元中的AChE有高度选择性，在胆碱能高度不足的区域（如突触后区域）活性最大。适用于治疗轻、中度AD，临床有效率50%～60%，疗效与他克林相当，但无肝毒性。治疗初期，患者有恶心、呕吐及腹泻等不良反应，以后即消失，用药6～8周后疗效显著。本品可能成为AD治疗的首选药。

### 石杉碱甲

石杉碱甲（huperzine A，哈伯因）是我国学者于1982年从中药千层塔中分离得到的一种生物碱，本品为强效、可逆的AChE抑制药，具有显著改善记忆和认知功能的作用，可用于各型AD的治疗。常见不良反应有恶心、头晕、多汗、腹痛、视物模糊等，一般可自行消失，严重者可用阿托品拮抗。有严重心动过缓、低血压及心绞痛、哮喘、肠梗阻患者慎用。

笔记

### 美曲磷脂

美曲磷脂(metrifonate,敌百虫)是第一个问世的 AChE 抑制药。1952 年作为杀虫剂使用,20 世纪 80 年代用于治疗 AD,唯一以无活性前药形式存在的 AChE 抑制药,服用数小时后转化为有活性的代谢产物而发挥持久的疗效。能改善 AD 患者的行为障碍和认知能力,也能改善患者的幻觉、抑郁、焦虑、情感淡漠等症状。用于轻、中度 AD。

## 二、M 胆碱受体激动药

### 呫诺美林

呫诺美林(xanomeline)为选择性 $M_1$ 受体激动药,是目前发现的选择性最高的 $M_1$ 受体激动药之一。口服易吸收,大剂量可明显改善 AD 患者的认知能力和行为障碍,但易引起胃肠道和心血管方面的不良反应,皮肤给药可减少胃肠道不良反应。

### 沙可美林

沙可美林(sabcomeline)常用其盐酸盐,为相对选择性 $M_1$ 受体激动药,对 $M_1$ 受体的选择性比 $M_2$ 受体高 100 倍。动物实验表明,本品能逆转 DA 诱导产生的认知缺陷,提高认知能力。临床试验亦显示,AD 患者服用本品的第 4 周起效,认知能力得到显著提高,具有安全性、耐受性好等优点。口服后 1 ~2 小时血药浓度达峰值,$t_{1/2}$ 为 6 ~10 小时。血药浓度超过 0.3μg/L 易发生不良反应,常见不良反应有轻微出汗等。

## 三、N-甲基-D-天冬氨酸(NMDA)受体拮抗药

### 美金刚

美金刚(memantine,美金刚胺)是一种非特异性的 NMDA 受体拮抗药。是第一个用于治疗重度 AD 的药物。其机制可能与干扰谷氨酸兴奋毒性反应、抗氧化应激有关。与 AChE 抑制药合用治疗中、重度 AD 效果更好。

不良反应及注意事项:①服后有轻微眩晕不安、头重、口干等,饮酒可能加重不良反应;②肝功能不良、意识紊乱患者以及孕妇哺乳期妇女禁用;③肾功能不良时减量。

## 四、神经生长因子增强药和神经保护药

### (一)神经生长因子增强药

是一类能促进神经系统发育和维持神经系统功能的蛋白质。具有促进神经元生长、分化、存活和修复损伤,纠正钙稳态失调,增强中枢胆碱系统功能等作用,主要用于治疗轻、中度老年性痴呆症。如 AIT-082(neotrofin),神经营养因子,包括成纤维细胞生长因子(FGF)、神经生长因子(NGF)、脑源性神经营养因子(BDNF)等,有望成为新的抗老年痴呆药。

### (二)神经保护药

1. 丙戊茶碱(propentofylline)为血管和神经保护药,临床试验显示,它能抑制神经

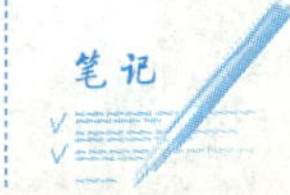

元腺苷重摄取和抑制磷酸二酯酶，对神经起保护作用。此外，它还通过抑制小神经胶质细胞过度活跃和降低氧自由基水平产生神经保护作用，从而改善和延缓 AD 患者的病程进展。Ⅲ期临床试验中显示了它具有确切的痴呆症状改善作用且有良好的安全性。常见不良反应有头痛、恶心、腹泻，但持续时间短。

2. 尼莫地平（nimodipine）、氟桂利嗪（flunarizine）等常用的 $Ca^{2+}$ 通道阻滞药，可通过抑制 $Ca^{2+}$ 内流，防止 $Ca^{2+}$ 超载和抑制神经细胞的凋亡，发挥神经保护药的作用，并可改善脑血供。

## 学习小结

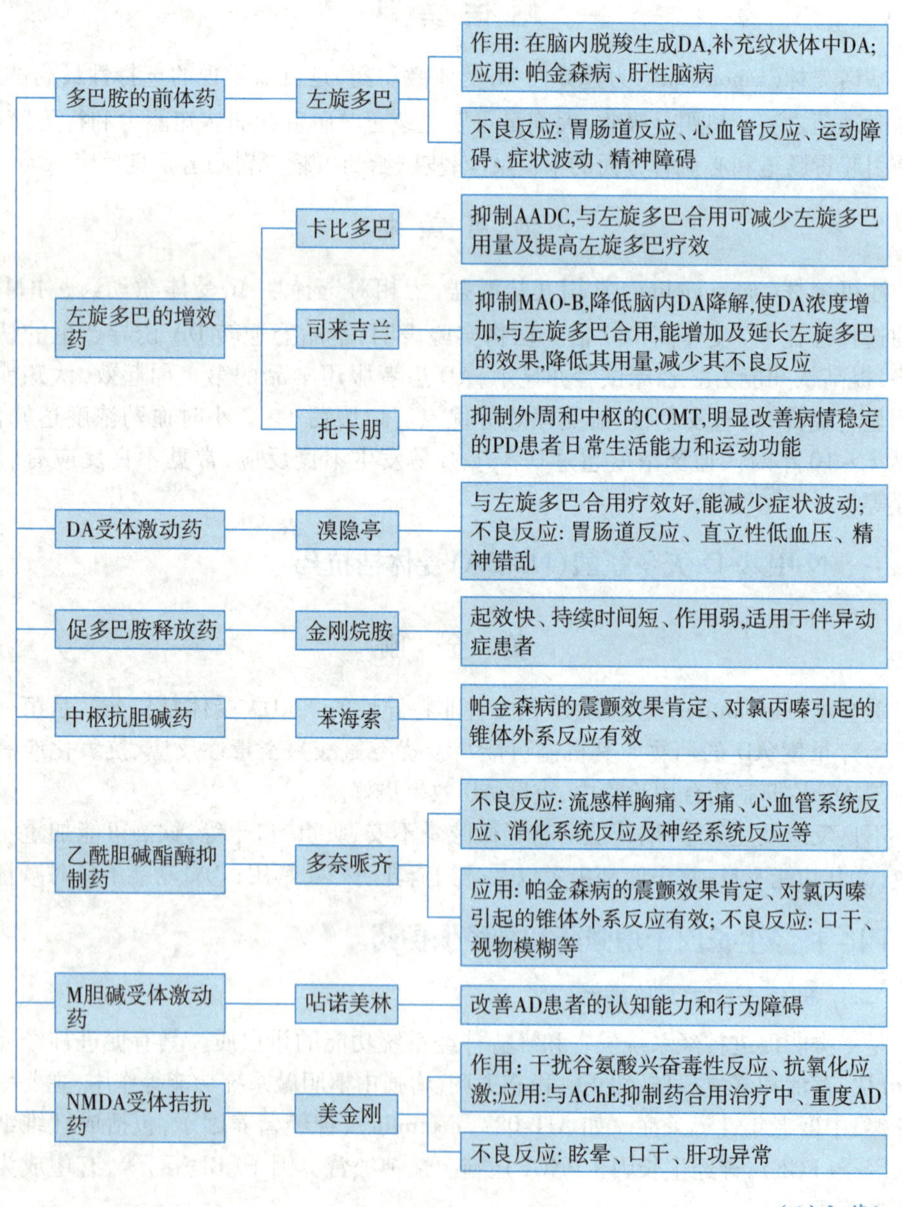


（刘文革）

## 复习思考题

1. 左旋多巴为何对吩噻嗪类等抗精神病药所引起的帕金森综合征无效?
2. 用左旋多巴治疗帕金森病时,如何提高疗效减轻不良反应?
3. 他克林治疗 AD 的作用机制。

# 第十五章

# 抗精神失常药

**学习目的**

通过学习抗精神失常药物，为进一步学习临床药理学、神经内科学奠定基础。

**学习要点**

氯丙嗪的药理作用、作用机制、用途、不良反应等；碳酸锂、丙米嗪和氯氮平的作用特点、作用机制及用途。

精神失常是由多种原因引起的精神活动障碍的一类疾病。包括精神分裂症、躁狂症、抑郁症和焦虑症。治疗这些疾病的药物统称为抗精神失常药。按照其用途分为抗精神病药（antipsychotic drugs）、抗躁狂症药（antimanic drugs）、抗抑郁症药（antidepressive drugs）和抗焦虑症药（antianxiety drugs）。抗焦虑症药苯二氮䓬类已在第十二章镇静催眠药述及，本章重点讨论前三类药物。

## 第一节　抗精神病药

抗精神病药也称作神经安定药（neuroleptic drug），主要用于治疗精神分裂症，对其他精神病的躁狂症状也有效。精神分裂症是一组以思维、情感、行为之间不协调，精神活动与现实脱离为主要特征的精神病。临床上将精神分裂症分为Ⅰ型和Ⅱ型，前者以幻觉和妄想为主，后者则以情感淡漠、主动性缺乏为主。

精神分裂症的病因提出过多种学说，但迄今为止，精神病患者脑内多巴胺递质活动过强的学说得到广泛的认可。脑内 DA 神经通路主要有 4 条：①黑质-纹状体通路；②中脑-边缘系统通路；③中脑-皮质通路；④下丘脑-垂体通路（也称结节-漏斗通路）。其中，中脑-皮质通路与中脑-边缘系统通路参与精神、情绪及行为活动调节。现研究认为这 2 条通路的功能亢进，引起了思维和精神活动的失常（图 15-1）。多数资料表明：精神分裂症患者脑内的多巴胺的代谢和 $D_2$ 受体都确实高于正常人，采用抗精神病药阻断中脑-皮质通路和中脑-边缘系统通路的多巴胺受体，呈现抗精神病和镇静作用；但值得注意的是，阻断下丘脑-垂体通路的多巴胺受体，导致内分泌紊乱；阻断黑质-纹状体通路的多巴胺受体，而导致锥体外系症状。

在中枢神经系统中，递质 5-HT 能够控制觉醒水平和睡眠-觉醒周期。与心境抑郁，自杀行为也有密切关系。其中 $5\text{-}HT_2$ 受体与精神分裂症关系密切，如致幻剂麦角

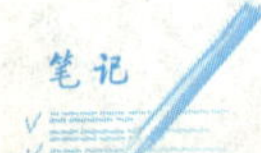

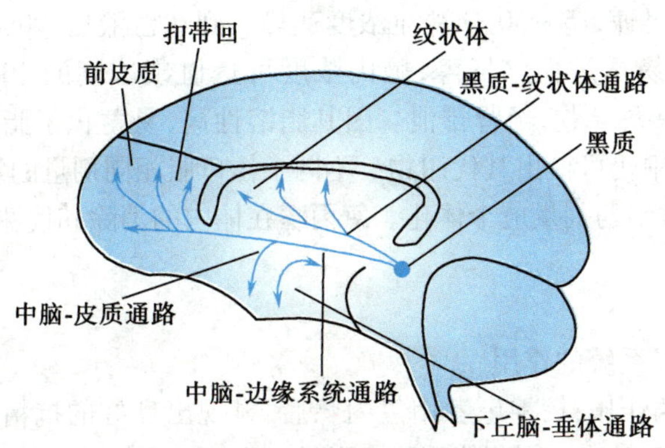


图 15-1　脑内 DA 神经通路示意图

酸二乙酰胺(LSD)是吲哚类物质,对 5-$HT_2$ 受体起激动作用,能引起精神病性症状,从而提出了分裂症的 5-HT 假说。氯氮平(clozapine)和利培酮(risperidone)的抗精神病作用主要是通过阻断 5-$HT_2$ 受体而实现的。

目前临床常用的治疗精神分裂症的药物按药理作用可分为两类:①典型抗精神病药物又称传统抗精神病药物,主要为 $D_2$ 受体阻滞药。代表药物有氯丙嗪、氟哌啶醇等。按其临床作用特点又分为低效价和高效价两类。前者以氯丙嗪为代表,镇静作用强,副作用明显,对心血管和肝脏毒性较大,用药剂量较大;后者以氟哌啶醇为代表,抗幻觉妄想作用突出、镇静作用较弱、对心血管和肝脏毒性小、治疗剂量较小。②非典型抗精神病药又称非传统抗精神病药,这类药物的靶点除多巴胺 $D_2$ 受体以外,还包括其他受体,如 5-羟色胺(5-HT)受体、谷氨酸受体等,对中脑边缘系统的作用选择性高,治疗剂量较小,出现副作用的情况较少,对精神分裂症单纯型疗效较传统抗精神病药好。代表药物有氯氮平、利培酮、奥氮平、喹硫平等。

根据化学结构也可将抗精神病药分为四大类:吩噻嗪类、硫杂蒽类、丁酰苯类及其他。

## 一、吩噻嗪类

吩噻嗪是由硫、氮原子联结两个苯环的三环化合物,母核无药理活性。根据侧链不同,分为二甲胺类、哌嗪类和哌啶类。氯丙嗪是吩噻嗪类药物的典型代表,也是应用最广泛的抗精神病药物。化学结构见图 15-2。

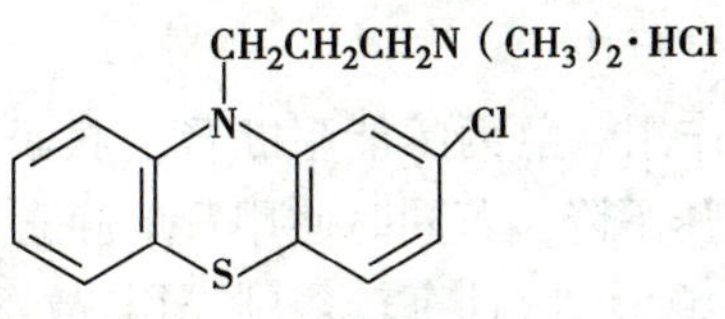

$CH_2CH_2CH_2N(CH_3)_2 \cdot HCl$

图 15-2　氯丙嗪的化学结构示意图

### 氯　丙　嗪

【体内过程】氯丙嗪(chlorpromazine,又名冬眠灵,wintermin)口服易吸收,但吸收不规则,吸收速度受胃内食物、抗胆碱能药的影响。吸收后 2 ~ 4 小时内血药浓度高

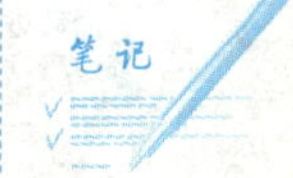

峰;肌内注射吸收迅速,15～30分钟血浓度达峰。到达血液后,90%以上与血浆蛋白结合。脂溶性高,易透过血脑屏障,脑内浓度可达血浆浓度的10倍。主要在肝经P450系统代谢为多种产物,经肾排泄。因其脂溶性高,易蓄积于脂肪组织,停药后数周乃至半年后,尿中仍可检出其代谢物。不同个体口服相同剂量的氯丙嗪后血药浓度可差10倍以上,故给药剂量应个体化。氯丙嗪在体内的消除和代谢随年龄而递减,故老年患者须减量。

【药理作用】

1. 对中枢神经系统的作用

(1) 抗精神病作用:精神患者用氯丙嗪后,显现出良好的抗精神病作用,能迅速控制兴奋躁动,大剂量连续用药能消除患者的幻觉、妄想等症状,恢复理智,情绪安定,生活自理。但对抑郁症无效,甚至使之加重。

(2) 镇静作用:用药后,很快产生安定、镇静作用。同时伴感情淡漠、迟钝、对周围事物不感兴趣的现象,这一点与地西泮差异很大。能显著减少动物自发活动,有嗜睡感,在安静环境中易诱导入睡,但易觉醒。与巴比妥类催眠药不同,加大剂量也不引起麻醉;对动物有镇静驯化作用,能减少动物的攻击行为,使之驯服,易于接近。氯丙嗪的镇静作用出现快,但极易产生耐受性。一般认为产生镇静作用与氯丙嗪阻断$\alpha_1$和$H_1$受体有关。

(3) 镇吐作用:该药有强大的镇吐作用。小剂量时即可对抗DA受体激动药阿扑吗啡引起的呕吐反应,这是其阻断了延髓第四脑室底部的催吐化学感受区(CTZ)的$D_2$受体的结果。大剂量的氯丙嗪直接抑制呕吐中枢。但是,三氟丙嗪不能对抗前庭刺激引起的呕吐,如对晕动病(晕车、晕船)引起的呕吐无效。对顽固性呃逆有效,其机制是氯丙嗪抑制位于延髓与催吐化学感受区旁呃逆的中枢调节部位。

(4) 对体温调节的作用:氯丙嗪对下丘脑体温调节中枢有很强的抑制作用,与解热镇痛药不同,氯丙嗪不但降低发热机体的体温,也能降低正常体温。氯丙嗪阻断了体温调节中枢的DA受体,使体温调节中枢失灵。机体转而类似变温动物,体温作用随外界环境温度而变化,环境温度愈低其降温作用愈显著,与物理降温同时应用,则有协同降温作用;在炎热天气,氯丙嗪却可使体温升高,这是其干扰了机体正常散热机制的结果。

(5) 增强中枢神经系统抑制药的作用:氯丙嗪可强化全身性麻醉药、镇静催眠药、镇痛药、解热镇痛抗炎药及乙醇的中枢抑制作用。上述药物与氯丙嗪合用时必须减量,并密切观察药物的不良反应。

2. 对自主神经系统的作用 氯丙嗪能阻断肾上腺素α受体和M胆碱受体。阻断α受体可致血管扩张、血压下降。若同时使用肾上腺素,可使肾上腺素的升压作用翻转。由于连续用药易产生耐受性,且有较多副作用,故不适合于高血压的治疗。阻断M胆碱受体作用较弱,可引起口干、便秘、视力模糊、尿潴留等副作用。

3. 对内分泌系统的影响 氯丙嗪能阻断下丘脑-垂体通路的$D_2$受体,使垂体内分泌的调节受到抑制。减少催乳素抑制因子的释放,而使催乳素分泌增加,乳房肿大及泌乳。抑制促性腺激素的分泌,减少促性腺激素的释放,动物实验可阻止排卵,抑制动情周期,引起不孕和假孕。还能抑制促皮质激素和生长激素的分泌,使生长发育迟

笔记

缓,12 岁以下儿童,应慎用此类药物。曾利用其抑制垂体生长激素的分泌作用,试用于巨人症的治疗,但疗效不肯定。

【临床应用】

1. 精神分裂症　氯丙嗪治疗是一种对症治疗,主要应用于治疗精神分裂症和预防精神分裂症的复发。能够显著缓解Ⅰ型精神分裂症(精神运动性兴奋和幻觉妄想为主)的阳性症状,如进攻、亢进、妄想、幻觉等。对急性患者效果显著,但不能根治,需长期用药,甚至终生治疗。对慢性精神分裂症患者疗效较差。对Ⅱ型精神分裂症(冷漠等阴性症状为主)患者无效甚至加重病情。氯丙嗪对其他精神病伴有的兴奋、躁动、紧张、幻觉和妄想等症状也有显著疗效。对各种器质性精神病(如脑动脉硬化性精神病、感染中毒性精神病等)和症状性精神病的兴奋、幻觉和妄想症状也有效,但剂量要小,症状控制后须立即停药。

2. 神经官能症　小剂量可治疗神经官能症,消除焦虑、紧张等症状。

3. 呕吐和顽固性呃逆　氯丙嗪对药物和某些疾病(如尿毒症)引起的呕吐具有显著的镇吐作用。对顽固性呃逆具有显著疗效。对晕动症无效。

4. 低温麻醉与人工冬眠　物理降温(冰袋、冰浴)配合氯丙嗪应用可降低患者体温,用于低温麻醉。该方法使患者体温降至 28 ~ 32℃,降低心、脑等重要生命器官的耗氧量,以利于某些特殊手术的实施。氯丙嗪与其他中枢抑制药(哌替啶、异丙嗪)合用,组成冬眠合剂,用于严重创伤、感染性休克、高热惊厥、中枢性高热及甲状腺危象等病症的辅助治疗。这种方法可使患者深睡,体温、基础代谢及组织耗氧量均降低,增强患者对缺氧的耐受力。减轻机体对伤害性刺激的反应。

【不良反应】由于氯丙嗪的药理作用广泛,所以不良反应也较多。

1. 常见不良反应　有外周 M 受体阻断症状如口干、便秘、尿潴留、视物模糊、眼压增高等;还有外周 α 受体的阻断症状如直立性低血压、心动过速、鼻塞等;一般不需停药,减少剂量或用药后卧床可降低直立性低血压的发生率。随着用药时间延长,部分反应可逐渐减轻。

2. 锥体外系反应　由于氯丙嗪也能阻断黑质-纹状体通路的 $D_2$ 受体,使纹状体中 DA 功能减弱,胆碱功能相对增强,故长期大量服用氯丙嗪易发生锥体外系反应。主要有:①帕金森综合征,表现为动作缓慢、面容呆板、动作迟缓失调、静止性震颤、流涎、运动起始困难等;②静坐不能,表现为坐立不安,烦躁徘徊;③急性肌张力障碍,表现为面、颈、背部肌肉痉挛,口歪眼斜,强迫性张口、伸舌、斜颈,可伴有呼吸困难、吞咽障碍。常发生在服药的第 1 周,停药或减量后可消失,或用中枢抗胆碱药苯海索治疗。

此外,长期大量服用氯丙嗪一年以上,还可引起迟发性运动障碍,表现为面部不自主有节律的刻板运动,如吸吮、咂嘴、舔舌等口舌腮三联症,捻丸动作,肢体呈舞蹈样徐动症。

3. 内分泌系统紊乱　如乳腺增大、泌乳、月经停止、抑制儿童生长等。

4. 心血管系统反应　直立性低血压较常见,可用去甲肾上腺素等升压,禁用肾上腺素治疗。因氯丙嗪阻断 α 受体,可翻转肾上腺素的升压作用。一次吞服大剂量氯丙嗪后可致急性中毒,患者出现昏睡、血压下降至休克水平。并出现心动过速、心肌损害、心电图异常(PR 间期或 QT 间期延长、T 波低平或倒置),此时应立即对症治疗。

5. 精神异常　氯丙嗪也可以引起精神异常。如意识障碍、委靡、淡漠、兴奋、躁

笔记

动、消极、抑郁、幻觉、妄想等，应与原有疾病加以鉴别，发生后应立即减量或停药。少数患者用药时可出现局部或全身抽搐，脑电有癫痫样放电。有癫痫史者更易发生，应慎用。严重时可加用抗癫痫药物。

6. 过敏反应　常见症状有皮疹、接触性皮炎。少数患者出现肝损害、黄疸。也可出现粒细胞减少、溶血性贫血和再生障碍性贫血等。发生过敏反应需立即停药。

7. 急性中毒　大剂量的氯丙嗪可导致中毒，患者出现昏睡、血压下降至休克水平，并出现心肌损伤，此时应立即对症处理。

【药物相互作用及禁忌证】氯丙嗪能抑制DA受体激动药、左旋多巴的作用。氯丙嗪的去甲基代谢物可以拮抗胍乙啶的降压作用，可能是阻止后者被摄入神经末梢。某些肝药酶诱导药如苯妥英钠、卡马西平等可加速氯丙嗪的代谢，应注意适当调节剂量。

氯丙嗪能降低惊厥阈，诱发癫痫，故有癫痫及惊厥史者禁用；氯丙嗪能升高眼压，青光眼患者禁用；乳腺增生症和乳腺癌患者禁用；对冠心病患者易致猝死，应慎用。

#### 其他吩噻嗪类药

1. 奋乃静(perphenazine)　作用较氯丙嗪缓和，对心血管系统、肝脏及造血系统的不良反应较氯丙嗪轻。除镇静作用、控制精神运动兴奋作用次于氯丙嗪外，其他同氯丙嗪。奋乃静对慢性精神分裂症的疗效则高于氯丙嗪。

2. 三氟拉嗪(trifluoperazine)和氟奋乃静(fluphenazine)　中枢镇静作用较弱，且具有兴奋和激活作用。除有明显的抗幻觉妄想作用外，此两药对行为退缩、情感淡漠等症状有较好疗效，适用于精神分裂症偏执型和慢性精神分裂症。

3. 硫利达嗪(thioridazine，甲硫达嗪)　有明显镇静作用，抗幻觉妄想作用不如氯丙嗪，锥体外系副作用轻，老年人易耐受，作用缓和为其优点。

## 二、硫杂蒽类

### 氯普噻吨

氯普噻吨(chlorprothixene)又称氯丙硫蒽或泰尔登(tardan)，本品可阻断神经突触后多巴安受体而改缓解症状，药理作用与氯丙嗪相似，抗精神病的作用不如氯丙嗪，但镇静催眠作用比氯丙嗪强。亦有较弱的阻断α受体和M受体作用。具有一定的抗焦虑和抗抑郁作用，临床适用于伴有强迫状态或焦虑抑郁情绪的精神分裂症、焦虑性神经官能症以及更年期抑郁症患者。不良反应轻，锥体外系反应少。

### 氟哌噻吨

氟哌噻吨(flupenthixol)又称三噻吨，本品抗精神病的作用较强，但无镇静作用，临床用于精神分裂症的淡漠疗效较好。不良反应轻，锥体外系反应轻。

## 三、丁酰苯类

### 氟哌啶醇

氟哌啶醇(haloperidol，氟哌丁苯，haloperidol)药理作用与氯丙嗪相同。能阻断$D_2$

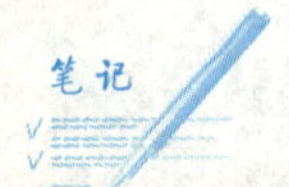

受体，对 $D_2$ 受体选择性高，有很强的抗精神病作用。α 受体阻断作用较轻，镇静、降压作用弱，但耐受性好。是目前临床最常用的抗精神病药物之一。主要用于治疗精神分裂症及躁狂症。能迅速控制急性症状。又能改善慢性病症。亦有较强的镇吐作用，也可用于镇吐及顽固性呃逆。锥体外系的不良反应严重。因有致畸等报道，孕妇禁用。

### 氟 哌 利 多

氟哌利多(droperidol，哒哌啶醇，dridol)能阻断边缘系统、下丘脑、黑质-纹状体系统等部位的 DA 受体而发挥作用。药理作用与氟哌啶醇相似。但抗精神病作用、镇静及止吐作用较氯丙嗪强，特点是显效快，持续时间短。临床用于治疗精神分裂症、情感性障碍，对控制急性精神运动性兴奋，妄想等症状疗效较好。但锥体外系反应较多。

### 匹 莫 齐 特

匹莫齐特(pimozide)，临床上用于治疗精神分裂症、躁狂症和秽语综合征。此药有较好的抗幻觉、妄想作用，并使慢性退缩被动的患者活跃起来。与氯丙嗪相比，其镇静、降压、抗胆碱等副作用较弱，而锥体外系反应较强。匹莫齐特易引起室性心律失常和心电图异常(如 Q-T 间隔延长、T 波改变)，故对伴有心脏病的患者禁用。

## 四、其他抗精神病药物

### 五 氟 利 多

五氟利多(penfluridol)为一长效抗精神分裂症药，一次服药有效血药浓度可维持一周。抗精神病作用强，与氟哌啶醇作用相似，几无镇静作用。对控制幻觉、妄想等阳性症状作用明显，对急、慢性精神分裂症患者都有效，尤其对慢性患者疗效的维持和巩固较好。

### 舒 必 利

舒必利(sulpiride，硫苯酰胺)对幻觉妄想型、紧张型精神分裂症效果好，奏效快。其特点是明显减轻幻觉、妄想，并可以改善及活跃情绪，故也可用于抑郁症的治疗。锥体外系反应轻，其他不良反应也较少。

### 瑞 莫 必 利

瑞莫必利(remoxipride)与舒必利为同类药物，选择性阻断黑质-纹状体系统以外的 $D_2$ 受体，抗精神分裂作用强，适用于急、慢性精神分裂症和以幻觉、妄想、思维混乱为主要症状的其他精神病。对 5-HT、NA、ACh、GABA 等受体几无作用，因此锥体外系反应及其他不良反应都很少。

### 氯 氮 平

氯氮平(clozapine)的结构属于苯二氮䓬类，具有 $D_2$ 受体、5-HT 受体的阻断作用，目前在我国许多地区将其作为治疗精神分裂症的首选药。

笔记

氯氮平为广谱神经安定药，对精神分裂症的疗效与氯丙嗪相当，但起效迅速，多在一周内见效；抗精神病作用强，对其他药无效的病例仍有效，也适用于慢性患者；氯氮平对其他抗精神病药无效的精神分裂症的阴性和阳性症状都有治疗作用。没有锥体外系反应，也不影响内分泌是其最大的优点。一般不良反应有外周 M 受体的阻断副作用和 α 受体阻断副作用。严重者有粒细胞减少甚至缺乏，可能由于免疫反应引起。因此，用药前及用药期间须作白细胞计数检查。亦有引起染色体畸变的报道。

### 奥 氮 平

奥氮平（olanzapine，奥兰扎平）的结构与氯氮平相似，保留了氯氮平较强的抗精神病作用，对阳性和阴性症状都有效，并有抗抑郁作用。去除了抗胆碱作用，减轻了粒细胞减少的不良反应，锥体外系反应轻微。

### 利 培 酮

利培酮（risperidone，维思通）为 $D_2$ 受体、5-HT 受体的混合阻断药，有良好的抗精神病作用。其特点是：可控制幻觉、妄想、思维障碍以及情感淡漠、反应迟钝等症状，且对认知功能障碍和继发性抑郁、焦虑有治疗作用。适用于急、慢性精神分裂症及伴有情感症状如焦虑、抑郁等患者。短期应用副作用小，锥体外系反应少见。目前已成为一线治疗药物。

## 第二节　抗躁狂症药

躁狂症的特征是情绪高涨、烦躁不安、活动过度和思维、言语不能自制。前述的氯丙嗪、氟哌啶醇等抗精神失常药临床抗躁狂症效果好、作用快；抗癫痫药卡马西平、丙戊酸钠和钙通道阻滞药维拉帕米等都有一定的抗躁狂症作用；目前临床最常用的是碳酸锂。

### 碳 酸 锂

碳酸锂（lithium carbonate）从 1949 年起用于治疗躁狂症。

【体内过程】碳酸锂口服吸收快，血药浓度高峰出现于服药后 2～4 小时。但通过血脑屏障进入脑组织和神经细胞需要一定时间，因此，锂盐显效较慢。碳酸锂主要自肾排泄，约 80% 由肾小球滤过的锂在近曲小管与 $Na^+$竞争重吸收，故增加钠摄入可促进其排泄。而缺钠或肾小球滤出减少时，可导致体内锂潴留，引起中毒。

【药理作用】碳酸锂主要是锂离子发挥药理作用，治疗剂量对正常人的精神行为没有明显的影响。目前认为其治疗机制主要在于：①在治疗浓度抑制除极化和 $Ca^{2+}$依赖的 NA 和 DA 从神经末梢释放，而不影响或促进 5-HT 的释放；②摄取突触间隙中儿茶酚胺并增加其灭活；③抑制腺苷酸环化酶和磷脂酶 C 所介导的反应；④影响 $Na^+$、$Ca^{2+}$、$Mg^{2+}$的分布，影响葡萄糖的代谢。

【临床应用】

1. 躁狂症　对急性躁狂和轻度躁狂疗效显著，有效率为 80%。

笔记

2. 躁狂抑郁症 该症的特点是躁狂和抑郁的双向循环发生。长期重复使用碳酸锂不仅可以减少躁狂复发，对预防抑郁复发也有效，但对抑郁的作用不如躁狂显著。

【不良反应】锂盐不良反应较多。安全范围窄，最适浓度为0.8～1.5mmol/L之间，超过2mmol/L即出现中毒症状。一般要求当血药浓度升至1.6mmol/L时，应立即停药。轻度的毒性症状包括恶心、呕吐、腹痛、腹泻和细微震颤；较严重的毒性反应涉及神经系统，包括精神紊乱、反射亢进、明显震颤、发音困难、惊厥、直至昏迷与死亡。碳酸锂可抑制甲状腺功能，出现甲状腺肿大，停药可恢复。

## 第三节 抗抑郁症药

抑郁症是情感障碍类精神病的一种。引起的症状原因是中枢神经递质儿茶酚胺和5-HT的不足。世界卫生组织估计，世界人口中患抑郁性患者有1.2亿～2亿人。女性的发病率高于男性。主要临床表现为情感的异常（自罪自责、悲观等）和行为的异常（对周围事物不感兴趣、言语减少、运动迟缓等），甚至企图自杀。抗抑郁症药（antidepressant drugs）为主要用于治疗情绪低落，抑制消极的一类药物。用药后70%左右抑郁患者病情明显改善。维持治疗可减少复发。

临床常用有三环类抗抑郁症药（NA、5-HT再摄取抑制药）、NA再摄取抑制药、5-HT再摄取抑制药及其他抗抑郁症药。其中三环类抗抑郁症药最常用，代表药为丙米嗪。

### 一、三环类抗抑郁症药

三环类抗抑郁症药（tricyclic antidepressants）是临床应用最常用的抗抑郁症药，以丙米嗪（imipramine，米帕明）、阿米替林（amitriptyline）为主要代表。

#### 丙 米 嗪

【体内过程】丙咪嗪口服吸收良好，但个体差异大，临床应用应个体化。吸收后2～8小时血药浓度到高峰，血浆$t_{1/2}$为10～24小时。在体内广泛分布于全身组织，以脑、肝、肾及心脏分布量较多，主要在肝脏代谢，在侧链N上脱甲基转变为去甲基丙米嗪，后者具有显著抗抑郁症作用。丙米嗪及去甲基丙米嗪大部分被氧化为无效的羟化物或与葡萄糖醛酸结合，经肾排出。

【药理作用】

1. 中枢神经系统 正常人服用后，情感活动并无增加，出现困倦、头晕、口干、视力模糊、血压稍降等，以上疗效与氯丙嗪相似。长期连用后，以上症状加重，并出现注意力不集中，思维能力低下等症状。对抑郁症患者连用后，情绪显著提高，精神振奋等。本品起效慢，连用2～3周后疗效显著，故不宜用于急性治疗。临床研究提示抑郁症患者脑内的NE、5-HT代谢异常，浓度降低。丙咪嗪可通过抑制突触前膜对NE、5-HT的再摄取，致突触间隙对NE、5-HT的浓度增高，增加突触的传递功能而发挥抗抑郁症作用。

2. 植物神经系统 治疗量有抗胆碱作用，能阻断M受体，引起阿托品样副作用。

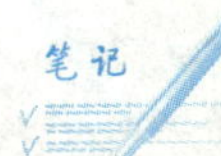

3. 心血管系统　治疗初期可阻断 $\alpha_1$ 受体，降低血压，反射性地引起心率加快。该作用随着治疗很快消失，转而激动 $\alpha_1$ 受体。心电图可出现 T 波倒置或低平，易发生心律失常。这些不良反应可能与该药阻断单胺类再摄取从而引起心肌中 NA 浓度增高有关。另外，丙米嗪对心肌有奎尼丁样直接抑制效应，故心血管病患者慎用。

【临床应用】

1. 抑郁症　对内源性、反应性及更年期抑郁症疗效好。对精神分裂症的抑郁症疗效较差。也可用于强迫症的治疗。还可用于治疗反应性抑郁症、乙醇依赖症、慢性疼痛。

2. 小儿遗尿症　近年还试用于治疗精神性尿频和神经性呃逆。

3. 焦虑和恐惧症　对伴有焦虑的抑郁症患者疗效显著，对恐惧症也有效。

【不良反应】

1. M 受体阻断作用　常见口干、便秘、视力模糊、尿潴留及眼压升高，故前列腺肥大及青光眼患者禁用。

2. 中枢神经系统反应　主要表现为嗜睡、乏力及肌肉震颤等。有些患者用量过大可转为躁狂、兴奋状态。

3. 过敏反应　极少数患者可出现皮疹、粒细胞减少及黄疸等。

【药物相互作用】三环类抗抑郁症药能与苯妥英钠、保泰松、阿司匹林、东莨菪碱和吩噻嗪类等竞争而降低其血浆蛋白结合率。与单胺氧化酶抑制药合用，可引起血压明显升高、高热和惊厥。还能增强中枢抑制药的作用。如与抗精神病药、抗帕金森病药合用时，其抗胆碱作用可相互增强。此外，三环类抗抑郁症药还能对抗胍乙啶及可乐定的降压作用。

### 其他三环类抗抑郁症药（表 15-1）

表 15-1　其他三环类抗抑郁症药

| 药物 | 药理作用 | 临床应用 | 不良反应 | 注意事项 |
|---|---|---|---|---|
| 阿米替林（amitriptyline） | 抑制 5-HT 再摄取，增加突触间隙中 5-HT 的含量。镇静作用和抗胆碱作用较明显 | 用于情感障碍性抑郁症、更年期抑郁症、神经性抑郁症、功能性遗尿 | 有头昏、口干、便秘、视力模糊，排尿困难。心动过速、低血压等 | 青光眼、尿潴留、前列腺肥大者禁用 |
| 氯米帕明（clomipramine） | 类似于丙米嗪，但对 5-HT 再摄取有较强的抑制作用 | 用于抑郁症、强迫症、恐惧症和发作性睡眠引起的肌肉松弛 | 与丙米嗪相同 | 慎用于儿童和孕妇。老年患者应适当减量 |
| 多塞平（doxepin） | 类似于丙米嗪 | 用于伴有焦虑症状的抑郁症，也可用于治疗消化性溃疡 | 与丙米嗪相同 | 老年抑郁症应减量 |
| 地昔帕明（desipramine） | 类似于丙米嗪 | 用于治疗各种抑郁症 | 副作用少 | |

## 二、去甲肾上腺素摄取抑制药

去甲肾上腺素(NA)摄取抑制药选择性抑制NA的再摄取,用于脑内NA缺乏为主的抑郁症。尤其适用于尿检NA的代谢物显著减少的患者。这类药物的特点是奏效快,而镇静作用、抗胆碱作用和降压作用均比三环类抗抑郁症药弱。常用药物有马普替林、阿莫沙平等。

### 马普替林

马普替林(maprotiline)为四环类抗抑郁症药,主要抑制外周和中枢的NE再摄取,对5-HT摄取无影响。由于NA再摄取减少,突触间隙NA浓度增高产生了抗抑郁作用。与其他三环类抗抑郁症药一样,用药2~3周后才充分发挥疗效。本品抗胆碱作用与丙米嗪类似,远比阿米替林弱。其镇静作用和对血压的影响与丙米嗪类似。对心脏的影响也与三环类抗抑郁症药一样。延长Q-T间隔,增加心率。

本品亦有较强的抗抑郁及抗焦虑作用,为广谱抗抑郁症药。对各种抑郁症均有效。尤其适用迟缓性抑郁症,本品能提高情绪,缓解症状。

不良反应较轻,常见阿托品样副作用,如口干、便秘、视力模糊、眼压升高等。也有用药后出现皮炎和皮疹的报道。能增强拟肾上腺素药作用,减弱降压药物反应等。

### 去甲替林

去甲替林(nortriptyline)的药理作用与阿米替林相似,但本品抑制NA摄取远强于对5-HT的摄取。与母药阿米替林相比,其镇静、抗胆碱、降低血压作用及对心脏的影响和诱发惊厥作用均较弱。有助于抑郁症患者入睡,但缩短REM睡眠时间。由于阻断α受体可致直立性低血压,由干扰胆碱作用可致心率加快。

去甲替林治疗内源性抑郁症效果优于反应性抑郁症,比其他三环类抗抑郁症药治疗显效快。本品与三环类抗抑郁症药物一样,可降低惊厥发作阈,癫痫患者应慎用。其他类似阿米替林。

### 阿莫沙平

阿莫沙平(amoxapine)能选择性的抑制NA再摄取。抗抑郁作用类似丙咪嗪,而镇静、抗胆碱作用弱于丙米嗪,还有一定的抗多巴胺作用。临床上用于各种抑郁症。

## 三、5-羟色胺再摄取抑制药

5-羟色胺(5-HT)再摄取抑制药具有抗抑郁和抗焦虑双重作用,很少引起镇静作用,也不损害精神运动功能。对心血管和自主神经系统功能影响小。多用于脑类5-HT减少所致的抑郁症,用于病因不清所引起的抑郁症,其抗抑郁效果需要2~3周才显现出来。

### 氟西汀

氟西汀(fluoxetine)又名百忧解(prozac),本品为强效5-HT再摄取抑制药,而对肾上腺素受体、组胺受体、乙酰胆碱受体、GABA受体等几乎无亲和力。不引起低血压,

笔记

镇静作用较弱、不良反应轻。

治疗各种抑郁症，本品因在肝脏代谢，肝功不好时可采用隔日疗法。该药对强迫症及神经性贪食症亦有效。

不良反应偶有恶心呕吐、头痛头晕、乏力、失眠、厌食、体重下降、震颤、惊厥、性欲降低等。肝病者服用后半衰期延长，须慎用。肾功能不全者，长期用药须减量。延长服药间隔时间。氟西汀与 MAO 抑制药合用时须警惕“5-HT 综合征”的发生，初期主要表现为不安、激动、恶心、呕吐或腹泻，随后高热，强直、肌阵挛或震颤、自主神经功能紊乱、心动过速、高血压、意识障碍。最后可引起痉挛和昏迷，严重者可致死，应引起临床重视。心血管疾病、糖尿病者应慎用。

### 帕罗西汀

帕罗西汀（paroxetine）又名赛洛特（seroxat）为强效 5-HT 摄取抑制药。口服吸收良好，食物不影响其吸收。给药后 6 小时达峰浓度。$t_{1/2}$ 约 21 小时。能增强脑内浓度而发挥治疗抑郁症的作用。临床用于各类抑郁症，明显改善抑郁、精神运动迟缓等。不良反应常见胃肠道反应，肝肾功能不良者慎用。

### 舍曲林

舍曲林（sertraline）又名郁乐复，是一选择性抑制 5-HT 再摄取的抗抑郁症药。可用于各类抑郁症的治疗，对强迫症有效。主要不良反应为口干、恶心、腹泻、男性射精延迟、震颤、出汗等。该药与其他药物的相互作用临床经验不多，借鉴氟西汀的经验，禁与 MAO 抑制药合用。

## 四、其他抗抑郁症药

### 曲唑酮

曲唑酮（trazodone）用于治疗抑郁症，其抗抑郁作用机制可能与抑制 5-HT 摄取有关。具有镇静作用，适于夜间给药。几无 M 受体阻断作用。少见口干、便秘等不良反应，是一个较安全的抗抑郁症药。不良反应较少，偶有恶心、呕吐、体重下降、心悸、直立性低血压等。该药具有 $\alpha_2$ 受体阻断药的特点，可翻转可乐定的中枢性心血管效应。过量中毒会出现惊厥、呼吸停止等。

### 米安舍林

米安舍林（mianserin）为一种四环类抗抑郁症药。对突触前 $\alpha_2$ 受体有阻断作用。其治疗抑郁症的作用机制是通过抑制负反馈而使突触前 NA 释放增多。疗效与三环类抗抑郁症药相当，而抗胆碱样作用较轻，常见头晕、嗜睡等。

### 米氮平

米氮平（mirtazapine）通过阻断突触前 $\alpha_2$ 受体而增加 NA 的释放，间接提高 5-HT 的更新率而发挥抗抑郁效果，抗抑郁作用与阿米替林相当，其抗胆碱样及 5-HT 样作用（恶心、头痛、性功能障碍等）较轻。

## 学习小结

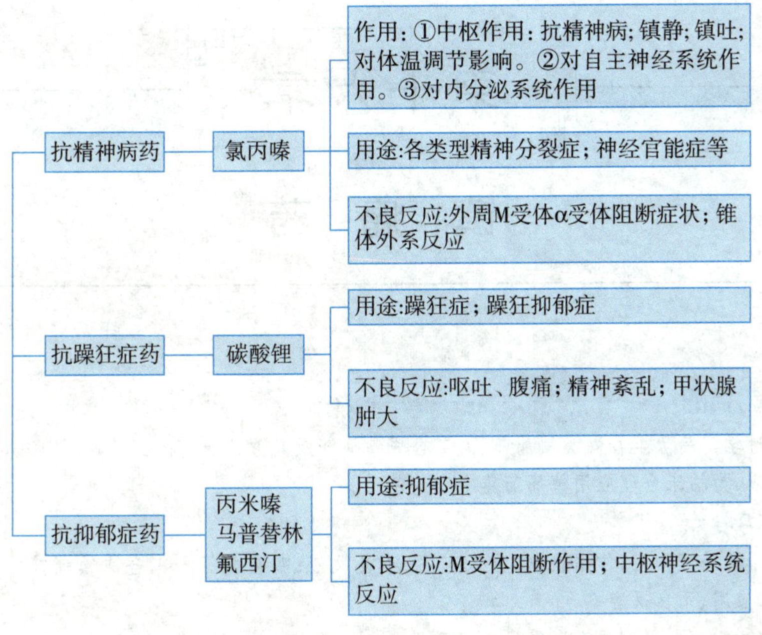


（潘德顺）

## 复习思考题

1. 试述多巴胺受体的分布及功能意义。氯丙嗪的药理作用和多巴胺受体的关系。

2. 比较氯丙嗪与解热镇痛药对体温调节的特点、机制及临床应用的不同。

3. 氯丙嗪锥体外系的不良反应有哪些？其表现如何？如何治疗？

# 第十六章

# 镇 痛 药

## 学习目的

通过学习阿片生物碱类镇痛药、人工合成镇痛药及其他镇痛药的药理作用、临床应用及不良反应，为临床合理应用镇痛药奠定理论基础。

## 学习要点

吗啡的药理作用、作用机制、临床应用、不良反应；哌替啶等人工合成镇痛药的作用特点、临床应用、不良反应。

疼痛是临床许多疾病和损伤的常见症状之一，是机体受到伤害性刺激后发出的一种保护反应，常伴有不愉快的情绪反应或心血管和呼吸方面的变化。剧烈疼痛不仅使患者感到痛苦，还可引起机体生理功能紊乱，甚至休克。因此合理应用镇痛药可有效缓解疼痛，减轻患者痛苦并预防休克。但疼痛的性质、部位、特征等是诊断疾病的重要依据，在疾病尚未确诊之前，不应滥用镇痛药，以免掩盖病情，贻误诊治。

镇痛药(analgesics)是一类主要作用于中枢神经系统特定部位，选择性消除或缓解疼痛，减轻因疼痛所致的紧张、焦虑、恐惧等情绪反应，但不影响意识及其他感觉的药物。包括麻醉性镇痛药和非麻醉性镇痛药。麻醉性镇痛药(narcotic analgesics)通过激动中枢神经系统特定部位的阿片受体发挥镇痛作用，易产生药物依赖性(drug dependence)或成瘾性(addiction)，又称阿片类镇痛药(opioid analgesics)或成瘾性镇痛药(addictive analgesics)。此类药物按照来源不同分为：①阿片生物碱类镇痛药，如：吗啡、可待因；②人工合成镇痛药，如：哌替啶、美沙酮、芬太尼等。本类药物大多数属于麻醉药品管理范围，必须严格遵守相关法律法规。非麻醉性镇痛药是指成瘾性或依赖性较小，未被列入麻醉药品品种目录的药物。主要包括喷他佐辛、曲马多、罗通定等。

## 第一节　阿片生物碱类镇痛药

阿片(opium)来源于罂粟科植物罂粟未成熟蒴果浆汁的干燥物，含有 20 余种生物碱。其中吗啡(morphine)在阿片中约含 10%，可待因(codeine)约含 0.5%，属于菲类生物碱，具有镇痛作用。异喹啉类生物碱中的罂粟碱(papaverine)约含 1%，具有扩张血管和松弛平滑肌的作用。

笔记

## 吗 啡

吗啡(morphine)的化学结构于1902年确定,系氢化吡啶菲的稠环母核,其基本骨架是以A、B、C、D环构成的氢化菲核,菲核环A与环C间有氧桥,环B与环D相稠合(图16-1)。当环A3-位上酚羟基的氢原子被甲基取代,则镇痛作用减弱,如可待因;环A和环C上的羟基均被甲氧基取代,即成为蒂巴因(thebaine),无镇痛作用,但可作为具有强大镇痛作用的药物如埃托啡(etorphine)的前体;17位叔胺氮上的甲基被烯丙基取代,不仅镇痛作用减弱,而且成为吗啡的拮抗药,如烯丙吗啡和纳洛酮;破坏氧桥,且17位无侧链,则成为阿扑吗啡(apomorphine),无镇痛作用而有很强的催吐作用(表16-1)。

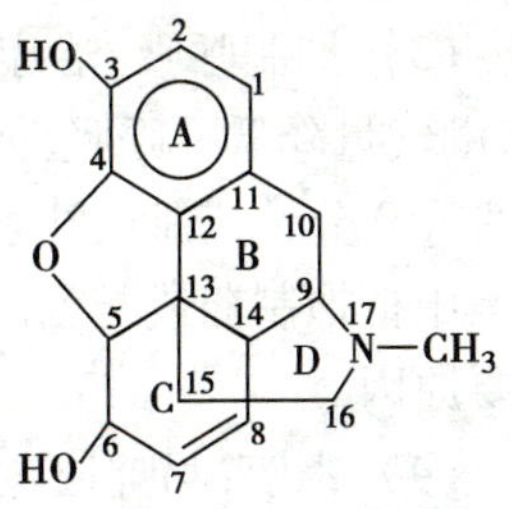


图16-1 吗啡的化学结构示意图

表16-1 吗啡及其衍生物的构效关系

| 药名 | 取代部位和取代基 | | | | 作用特点 |
|---|---|---|---|---|---|
| | 3 | 6 | 14 | 17 | |
| 吗啡 | —OH | —OH | —H | $—CH_3$ | 镇痛,易成瘾(激动药) |
| 可待因 | $—OCH_3$ | —OH | —H | $—CH_3$ | 镇痛、成瘾性减弱,镇咳(激动药) |
| 海洛因 | $—OCOCH_3$ | $—OCOCH_3$ | —H | $—CH_3$ | 镇痛,成瘾性增强(激动药) |
| 烯丙吗啡 | —OH | —OH | —H | $—CH_2CH═CH_2$ | 部分激动药 |
| 纳洛酮 | —OH | ═O | —OH($C_7—C_8$为单键) | $—CH_2CH═CH_2$ | 阻断药 |

【体内过程】吗啡口服易吸收,首关效应明显,生物利用度低(仅25%),故常注射给药。皮下注射30分钟后吸收60%。吸收后约1/3与血浆蛋白结合,游离型药物迅速分布至全身。在组织滞留时间短,脂溶性较低,仅有少量通过血脑屏障,但足以发挥中枢性药理作用。在肝脏与葡萄糖醛酸结合,代谢产物吗啡-6-葡萄糖醛酸的药理活性比吗啡强,镇痛强度是吗啡的2倍。主要以吗啡-6-葡萄糖醛酸的形式经肾脏排泄,少量经乳腺排泄,可通过胎盘屏障。吗啡血浆$t_{1/2}$为2~3小时,而吗啡-6-葡萄糖醛酸血浆$t_{1/2}$稍长。肾功能减退者和老年患者对吗啡-6-葡萄糖醛酸的排泄缓慢,易致蓄积效应。

【药理作用】

1. 中枢神经系统

(1) 镇痛作用:吗啡镇痛作用强大,对绝大多数疼痛均有效。对持续性慢性钝痛作用优于间断性锐痛,对组织损伤、炎症和肿瘤等所致疼痛效果优于神经性疼痛。成人皮下注射5~10mg能明显减轻和消除疼痛。一次给药,镇痛作用持续4~6小时。

笔记

(2) 镇静、致欣快作用:吗啡有明显的镇静作用,可改善由疼痛所引起的焦虑、紧张、恐惧等情绪反应,提高对疼痛的耐受力。吗啡还可引起欣快感(euphoria),产生飘飘欲仙的满足感,使疼痛更易于耐受。这是吗啡镇痛效果良好的重要因素,也是造成患者强迫性用药形成依赖性的主要原因。

(3) 抑制呼吸:治疗量吗啡可明显降低呼吸中枢对 $CO_2$ 的敏感性,使呼吸频率减慢,潮气量降低。呼吸抑制程度与剂量相关,剂量越大,抑制作用越显著。静脉注射吗啡5~10分钟或肌内注射30~90分钟时呼吸抑制作用最明显。与麻醉药、镇静催眠药等中枢抑制药或与乙醇合用,可加重其呼吸抑制。呼吸抑制是吗啡急性中毒致死的主要原因。

(4) 镇咳:吗啡通过激动延髓孤束核阿片受体,抑制咳嗽中枢,产生镇咳作用。但吗啡易成瘾,故临床上用成瘾性较轻的可待因代替。

(5) 缩瞳:吗啡兴奋支配瞳孔的副交感神经,引起瞳孔括约肌收缩,瞳孔缩小,针尖样瞳孔为其中毒特征。

(6) 催吐:吗啡兴奋延髓催吐化学感受区,引起恶心、呕吐。

(7) 其他中枢作用:吗啡作用于下丘脑体温调节中枢,改变体温调定点,使体温略有降低,但长期大剂量应用,体温反而升高;抑制下丘脑释放促性腺激素释放激素(GnRH)和促肾上腺皮质激素释放激素(CRH),从而降低血浆促肾上腺皮质激素(ACTH)、黄体生成素(LH)、卵泡刺激素(FSH)等的浓度。

2. 平滑肌 治疗量吗啡提高胃肠平滑肌张力,减慢胃排空速度,使肠道推进性蠕动减慢;抑制胆汁、胰液和肠液分泌;提高回盲瓣及肛门括约肌张力,而吗啡抑制中枢作用也会减弱便意,因此易引起便秘。吗啡还能引起胆道奥迪括约肌痉挛收缩,使胆道和胆囊内压增加,诱发或加重胆绞痛,阿托品可部分缓解。吗啡降低子宫平滑肌收缩频率和幅度,可对抗催产素的作用延缓产程;提高膀胱括约肌张力,引起尿潴留;治疗量对支气管平滑肌作用不明显,大剂量可收缩支气管,诱发或加重哮喘。

3. 心血管系统 吗啡可扩张血管,引起直立性低血压。吗啡能模拟缺血性预适应对心肌缺血损伤的保护作用,缩小梗死病灶,减少心肌细胞死亡。吗啡的呼吸抑制作用导致 $CO_2$ 积聚,可使脑血管扩张,脑血流量增加和颅内压升高。

4. 抑制免疫 吗啡抑制淋巴细胞增值,减少细胞因子分泌,减弱自然杀伤细胞的细胞毒作用,抑制人类免疫缺陷病毒(HIV)蛋白诱导的免疫反应等。对免疫系统的抑制作用可能是吗啡吸食者易感染 HIV 病毒及其他感染性疾病的主要原因。

【作用机制】1962年,我国学者邹刚等提出吗啡的镇痛作用部位主要在中枢第三脑室周围灰质。1973年国外学者用放射性标记的方法证实大鼠脑内广泛存在阿片受体。阿片受体分布密度较高的是在丘脑内侧、脑室、导水管周围灰质和脊髓胶质区,与痛觉的整合及感受有关。分布在中脑边缘系统及蓝斑核的阿片受体,与情绪及精神活动有关。分布在中脑盖前核的阿片受体与缩瞳有关,分布在延髓孤束核的受体与咳嗽、呼吸中枢和交感神经中枢有关,分布在脑干及后区迷走神经背核的受体与胃肠道反应有关,阿片受体有四种亚型:μ、δ、κ 和 σ 受体,各亚型激动后可产生不同的效应。内源性阿片样肽(或内阿片肽)包括甲硫氨酸脑啡肽、亮氨酸脑啡肽、β 内啡肽和强啡肽等近20种与阿片类药物作用相似的肽类,其分布与体内阿片受体一致,能与阿片受

笔记

体特异性结合，产生镇痛等作用。

机体镇痛系统由内源性阿片肽和阿片受体组成。伤害性刺激使痛觉传入神经末梢并释放P物质、谷氨酸等递质，与接受神经元上的受体结合，通过脊髓丘脑束将痛觉冲动传入中枢。内源性阿片肽由特定的神经元释放后可激动感觉神经突触前、后膜的阿片受体，通过G蛋白耦联机制，抑制腺苷酸环化酶，钾通道开放，钙通道抑制，使突触前膜神经递质释放减少，突触后膜超级化，最终减弱或阻滞痛觉信号的传递，产生镇痛作用(图16-2)。吗啡等阿片类镇痛药通过激动脊髓胶质区、丘脑内侧、脑室及导水管周围灰质等部位的阿片受体(主要是μ受体)，模拟内源性阿片肽对痛觉的调制功能而产生镇痛作用。吗啡的镇静、致欣快作用可能与激动边缘系统及蓝斑核阿片受体，以及中脑边缘叶的中脑腹侧背盖区-伏隔核多巴胺能神经与阿片受体/阿片肽系统的相互作用有关。

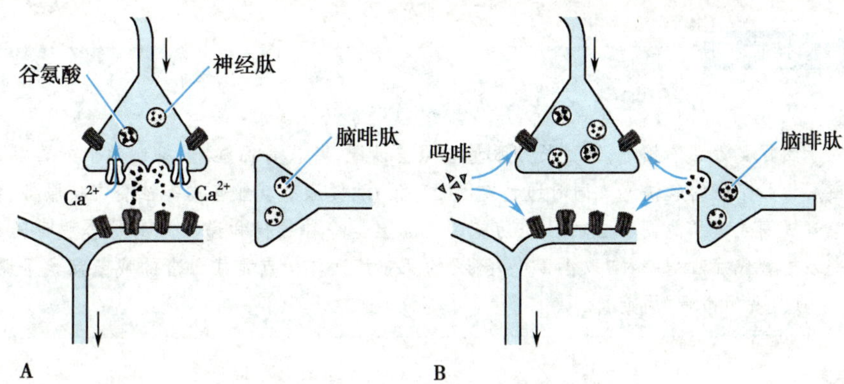


图16-2 吗啡的镇痛作用机制示意图

A. 痛觉神经末梢释放谷氨酸、神经肽等递质，将痛觉传入中枢。B. 内源性脑啡肽或外源性吗啡作用于突触前、后膜上的阿片受体，促进$K^+$外流，减少$Ca^{2+}$内流，使突触前膜神经递质释放减少，突触后膜超极化，从而抑制痛觉传入中枢

【临床应用】

1. 镇痛　吗啡对各种疼痛均有效，可消除或缓解严重创伤、烧伤和晚期恶性肿瘤疼痛等。对心肌梗死引起的剧痛，除能缓解疼痛和减轻焦虑外，其扩血管作用还可减轻患者心脏负担；对内脏平滑肌痉挛引起的胆绞痛、肾绞痛需加用M受体阻断药如阿托品等可有效缓解；但对神经压迫性疼痛疗效较差。由于吗啡易成瘾，除癌症性剧痛外，仅用于其他镇痛药无效时短期止痛。

2. 心源性哮喘　心源性哮喘是因左心衰竭，引起突发性的急性肺水肿而导致的呼吸困难、气促和窒息感。除应用强心苷、氨茶碱和吸氧外，静脉注射吗啡也是治疗的主要措施。其机制为：①扩张外周血管，降低外周血管阻力，减轻心脏前、后负荷，有利于缓解左心衰竭和消除肺水肿；②抑制呼吸中枢对$CO_2$的敏感性，使急促浅表的呼吸得以缓解；③镇静作用有利于缓解患者的紧张、恐惧和窒息感。但若患者伴有休克、昏迷、严重肺部疾患或痰液过多者应禁用。

3. 腹泻　用于缓解急、慢性消耗性腹泻的症状。可选含少量吗啡的阿片酊或复方樟脑酊，如伴有细菌感染，需同时服用抗菌药。

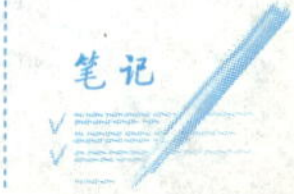

【不良反应】

1. 副作用 治疗量的吗啡可引起恶心、呕吐、呼吸抑制、嗜睡、眩晕、便秘、尿潴留、低血压、胆绞痛等。

2. 耐受性及成瘾性 连续多次应用易产生耐受性和成瘾性。产生耐受性后药效减弱，需增大剂量才能达到原来的药效。产生成瘾性后一旦停药会出现戒断症状，表现为烦躁、失眠、震颤、呕吐、腹泻、流泪、流涕、出汗、散瞳，甚至虚脱等。

3. 急性中毒 吗啡过量引起急性中毒，表现为昏迷、针尖样瞳孔（严重缺氧时则瞳孔散大）、呼吸高度抑制、血压降低，甚至休克。呼吸麻痹是中毒致死的主要原因，需进行人工呼吸、吸氧和静脉注射阿片受体阻断药纳洛酮等进行抢救。

【禁忌证】吗啡禁用于分娩止痛、哺乳期妇女止痛；支气管哮喘及肺心病患者禁用；颅脑损伤所致颅内压升高患者、肝功能严重减退患者、新生儿和婴儿禁用。

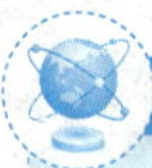知识链接

**美沙酮替代疗法**

对于阿片类毒品依赖者，通过长期限量口服美沙酮，替代毒品注射，抑制他们对毒品的渴求和使用毒品带来的欣快感。同时通过提供心理治疗、健康和就业咨询等社会支持服务，使毒品依赖者提高或恢复他们各自的社会功能。实际上是一种替代和递减法的综合脱毒治疗方法。美沙酮替代疗法是一种“以小毒攻大毒”的保守疗法。优点是戒毒者的戒断症状平缓，不痛苦；缺点是费用昂贵、周期长。

## 可 待 因

可待因（codeine）又称甲基吗啡，口服易吸收，生物利用度为60%，血浆 $t_{1/2}$ 为2～4小时。大约10%的可待因脱甲基后转变为吗啡。可待因与阿片受体亲和力低，镇痛作用仅为吗啡的1/12～1/10，作用持续时间与吗啡相似；镇咳作用是吗啡的1/4；镇静作用不明显。用于中等程度疼痛和剧烈干咳。在一般剂量时，呼吸抑制作用较轻，无明显的便秘、尿潴留及直立性低血压等不良反应。欣快感及成瘾性弱于吗啡。

### 附：阿片受体阻断药

## 纳 洛 酮

纳洛酮（naloxone）对各型阿片受体均有竞争性拮抗作用。口服易吸收，首关效应明显，常静脉给药，2分钟见效，持续30～60分钟。血浆 $t_{1/2}$ 为40～55分钟。在肝脏与葡萄糖醛酸结合失活。巴比妥类药物或长期饮酒诱导肝药酶，可缩短其血浆 $t_{1/2}$。临床主要用于吗啡等阿片类镇痛药急性中毒所致的呼吸抑制、休克、循环衰竭等症状的解救。对长期应用阿片类药物者有催瘾作用，可用于对阿片类药物成瘾患者的鉴别诊断。也用于急性乙醇中毒、休克、脊髓损伤、脑卒中、脑外伤、心肺复苏等救治。纳洛酮也是研究疼痛与镇痛的重要工具药。不良反应少，大剂量偶见轻度烦躁不安。

笔记

### 纳 曲 酮

纳曲酮(naltrexone)与纳洛酮相似,对 κ 受体的拮抗作用强于纳洛酮,口服生物利用度较高(30%),作用时间更长。临床应用同纳洛酮。

## 第二节 人工合成镇痛药

### 哌 替 啶

哌替啶(pethidine),又名度冷丁(dolantin),属于苯基哌啶衍生物。是目前临床常用的人工合成镇痛药。于1937年在人工合成阿托品类似物时发现具有吗啡样作用。

【体内过程】口服易吸收,但皮下或肌内注射吸收更迅速,起效快,故临床常用注射给药。血浆蛋白结合率为60%,可通过胎盘屏障,血浆 $t_{1/2}$ 为3小时。主要在肝脏代谢为哌替啶酸和去甲哌替啶,后者有明显中枢兴奋作用。主要经肾脏排泄,也有少量经乳腺排出。

【药理作用】作用与吗啡基本相似,镇痛作用强度约为吗啡的1/10~1/7,作用时间持续时间较短,为2~4小时。镇静、欣快、呼吸抑制和扩张血管作用与吗啡相当。无明显镇咳作用。也能兴奋平滑肌,提高平滑肌和括约肌张力,但作用时间短,较少引起便秘和尿潴留,但仍可引起胆绞痛。大剂量可收缩支气管平滑肌,对妊娠末期子宫收缩无明显影响,不对抗催产素的作用,不延缓产程。

【临床应用】

1. 镇痛 因成瘾性比吗啡轻,产生较慢,临床上代替吗啡用于外伤、手术后及晚期癌症等引起的剧痛。用于胆绞痛等内脏绞痛时须合用阿托品。不延缓产程,可用于分娩止痛,但产前2~4小时不宜使用,以免抑制新生儿呼吸。

2. 心源性哮喘 代替吗啡用于心源性哮喘的辅助治疗。其机制同吗啡。

3. 麻醉前给药和人工冬眠 麻醉前给药,使患者镇静,缓解术前紧张、恐惧情绪反应,减少麻醉药用量,缩短诱导期。哌替啶与氯丙嗪、异丙嗪组成冬眠合剂用于人工冬眠疗法。

【不良反应】治疗量可引起眩晕、恶心、呕吐、口干、心悸、直立性低血压,但很少引起便秘和尿潴留。久用也会产生耐受性和成瘾性,过量可明显抑制呼吸。偶可致中枢兴奋,如震颤、肌肉痉挛和惊厥。禁忌证同吗啡。

### 美 沙 酮

美沙酮(methadone)为 μ 受体激动药,镇痛效价强度与吗啡相当,但持续时间较长。该药的欣快作用弱于吗啡,耐受性和成瘾性产生较慢,程度较轻。口服易吸收,约30分钟起效。生物利用度92%,血浆蛋白结合率90%,$t_{1/2}$ 为15~40小时。主要经肝脏代谢,随尿、胆汁或粪便排泄,反复应用可在组织中蓄积。主要用于创伤、手术后或晚期癌症引起的剧痛;作为替代疗法用于吗啡和海洛因等成瘾的脱毒治疗。不良反应一般为眩晕、嗜睡、恶心、呕吐、出汗、便秘及直立性低血压等。长期用药易致多汗、淋巴细胞增多、血浆白蛋白和糖蛋白以及催乳素含量升高。用于阿片类药物成瘾的替代

笔记

治疗时，肺水肿是过量中毒的主要死因。禁用于分娩止痛。

### 芬 太 尼

芬太尼（fentanyl）主要激动 μ 受体，属短效镇痛药。其效价强度约为吗啡的 100 倍，作用迅速，静注后 1～2 分钟达高峰，维持约 10 分钟；肌注 15 分钟起效，维持 1～2 小时。也会产生明显欣快感、呼吸抑制和依赖性，大剂量产生肌肉僵直。用于麻醉辅助用药和静脉复合麻醉，或与氟哌利多（droperidol）合用于外科小手术或医疗检查，如烧伤换药、内镜检查等。

### 喷 他 佐 辛

喷他佐辛（pentazocine）又名镇痛新，为阿片受体部分激动药，激动 κ 受体而拮抗 μ 受体。口服和注射给药均吸收良好，主要经肝脏代谢及肾脏排泄。镇痛作用为吗啡的 1/3，呼吸抑制作用为吗啡的 1/2。大剂量（60～90mg）致烦躁、焦虑、幻觉等精神症状。该药成瘾性小，未列入麻醉药品管理范围。临床主要用于慢性剧痛和术后疼痛。常见不良反应有恶心、呕吐、出汗、眩晕等。剂量过大抑制呼吸、血压升高、心率加快。

## 第三节 其他镇痛药

### 曲 马 朵

曲马朵（tramadol）有较弱的 μ 受体激动作用，镇痛强度与喷他佐辛相似，镇咳效力为可待因的 1/2，对呼吸抑制作用弱，无明显扩张血管和降压作用，耐受性和依赖性不明显。其作用机制尚未完全阐明。适用于中、重度急、慢性疼痛及外科手术等。长期应用也可产生成瘾性。不良反应有多汗、头晕、恶心、呕吐、口干、疲劳等。可诱发癫痫，静注过快可致颜面潮红、一过性心动过速。

### 布 桂 嗪

布桂嗪（bucinnazine）又名强痛定（fortanodyn），其镇痛作用约为吗啡的 1/3。对皮肤、黏膜及运动器官的疼痛有显著的镇痛作用。临床用于偏头痛、三叉神经痛、关节痛、痛经、炎症性及外伤性疼痛和晚期癌痛。偶见恶心、头晕、困倦等不良反应，停药后消失。有一定成瘾性。

### 罗 通 定

罗通定（rotundine）又名左旋延胡索乙素，是消旋四氢巴马汀的左旋体，是中药延胡索中所含的生物碱。口服后 10～30 分钟起效，作用持续时间 2～5 小时。罗通定有镇痛、镇静、安定和中枢性肌肉松弛作用。其作用机制与阿片受体无关，是通过阻断脑内多巴胺受体，也可增加与痛觉有关的特定脑区脑啡肽原和内啡肽原的 mRNA 表达，促进脑啡肽和内啡肽的释放，从而发挥镇痛作用。对慢性持续性钝痛效果较好，对创伤、手术后疼痛或晚期癌痛效果较差。无明显成瘾性。主要用于治疗一般性头痛、胃肠道和肝胆系统疾病引起的钝痛以及脑震荡后头痛，也用于痛经及分娩止痛等。

笔记

## 学习小结

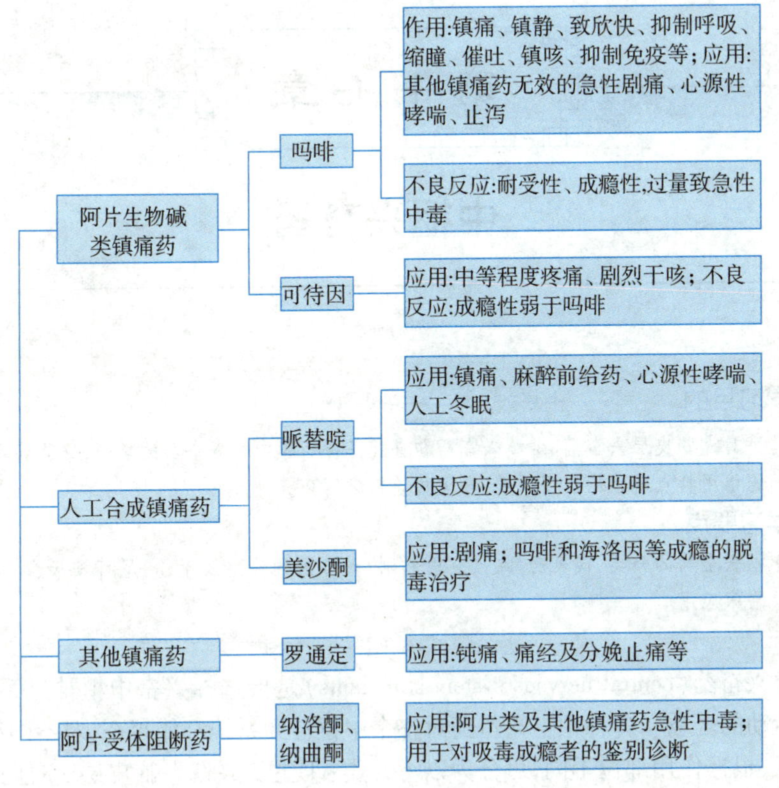


(李 丽)

## 复习思考题

1. 吗啡治疗心源性哮喘的作用机制是什么?
2. 用镇痛药治疗胆绞痛、肾绞痛时需跟哪种药物合用?为什么?

# 第十七章

# 中枢兴奋药

**学习目的**

通过对大脑皮层兴奋药、延髓兴奋药和脊髓兴奋药等中枢兴奋药的学习，掌握常用中枢兴奋药的作用特点及临床应用原则，合理指导临床用药。

**学习要点**

中枢兴奋药的分类、代表药、临床应用原则；咖啡因的作用及用途；尼可刹米、洛贝林的特点及临床应用。

中枢兴奋药(central nervous system stimulants)是指选择兴奋中枢神经系统，提高其功能活动的药物。各种中枢兴奋药对整个中枢神经系统都能兴奋，对不同部位有一定选择性，根据作用部位不同，可分为以下几类：①主要兴奋大脑皮层药：能提高大脑皮层高级神经活动，如咖啡因、可可碱、茶碱、甲氯芬酯等；②主要兴奋延髓呼吸中枢药：用于解救呼吸衰竭，如尼可刹米、洛贝林等；③主要兴奋脊髓药：作用于脊髓运动神经元，提高反射功能，如士的宁、一叶萩碱等。中枢兴奋药作用时间短，需反复用药，一旦过量，易引起惊厥，继而引发中枢抑制；所以应用时须严格掌握适应证和剂量，目前中枢兴奋药的治疗用途已逐步减少。另外安非他明类、可卡因类、小剂量尼古丁、致幻药等亦具有中枢兴奋作用，但多为涉及药品滥用的中枢兴奋药，临床应用较少。从药物依赖角度而言，本类药物和中枢抑制药及中枢麻醉药等均具有重要的临床意义。

## 第一节 主要兴奋大脑皮层药

### 咖 啡 因

咖啡因(caffeine)为甲基黄嘌呤衍生物，结构见图 17-1，为咖啡豆、可可和茶叶中的主要生物碱，在咖啡豆中含量最高。咖啡因属于一类精神药品管理范畴，是国际奥委会规定禁止使用的兴奋剂，尿检浓度超过 12μg/ml 即视为阳性。

【体内过程】咖啡因口服易吸收，与苯甲酸钠结合形成复盐吸收更好，临床常用皮下或肌内注射剂。生物利用度接近 100%，分布全身，$t_{1/2}$为 2.5～4.5 小时。脂溶性高，主要以简单扩散方式透过血脑屏障，口服后 5 分钟脑内浓度即上升，30 分钟达高峰，可过胎盘屏障，也可随乳汁分泌。在肝中 84% 去甲基化成为副黄嘌呤仍具有与咖

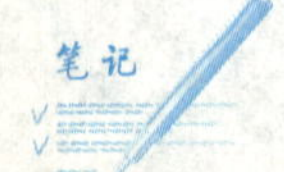

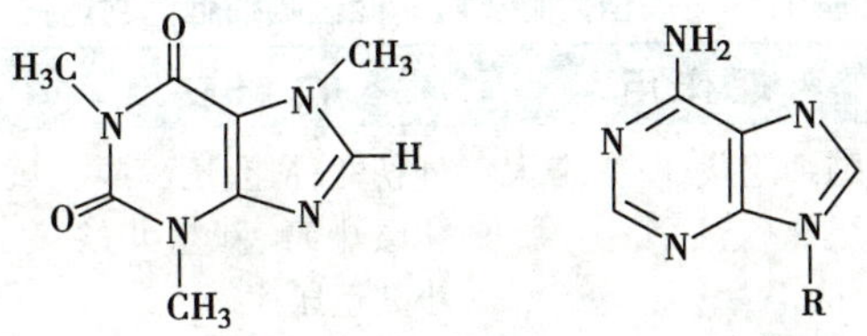

图 17-1　咖啡因和腺苷的化学结构示意图

啡因相同的药理活性；最终转化形成 1,7-二甲基尿酸、1-甲基尿酸等随尿液排出体外，1%～5%以原型经肾排泄。

【药理作用】

1. 中枢神经系统　小剂量(50～200mg)咖啡因能兴奋大脑皮层，疲劳减轻，精神振奋，思维敏捷，工作效率提高；大剂量(250～500mg)直接兴奋延髓呼吸中枢和血管运动中枢，使呼吸中枢对 $CO_2$ 的敏感性增加，呼吸加深加快，血压升高；中毒剂量(>800mg/次或>3g/d)则兴奋脊髓，引起强直、惊厥甚至死亡。

2. 心血管系统　小剂量咖啡因可减慢心率，可能兴奋迷走神经中枢的结果；较大剂量能直接兴奋心脏，表现为正性肌力和正性频率作用，该作用不利于心绞痛患者及室性快速型心律失常患者。咖啡因还能扩张冠状动脉和肾动脉血管；但对脑血管具有收缩作用，可缓解血管过度扩张引起的搏动性头痛。

3. 舒张平滑肌　咖啡因有较弱的舒张支气管平滑肌和胆道平滑肌作用。其化学结构与腺苷(adenosine)类似，可竞争性拮抗腺苷受体和抑制磷酸二酯酶(PDE)，其舒张支气管平滑肌的作用可能与其抑制 PDE 使 cAMP 增加有关。

4. 其他作用　咖啡因可促进胃酸分泌，使溃疡加重或诱发溃疡，机制可能与甲基黄嘌呤类直接刺激胃壁细胞分泌胃酸以及直接兴奋心脏后反射性兴奋迷走神经有关。另外咖啡因还有增加基础代谢和利尿的作用。

【临床应用】

1. 解救中枢抑制　治疗严重传染病或中枢抑制药过量等导致的中枢抑制状态。如镇静催眠药过量引起的昏睡和呼吸抑制；急性感染及麻醉药、镇痛药中毒引发的呼吸、循环衰竭，但这方面应用越来越少。

2. 头痛　与麦角胺配伍，治疗偏头痛，两者均可使脑血管收缩，减少脑动脉搏动；与解热镇痛药合用治疗一般性头痛。

3. 神经官能症　与溴化物合用调节大脑皮层的兴奋与抑制过程。

【不良反应】口服中等剂量咖啡因可引发激动、失眠、焦虑、烦躁不安、心悸、呼吸加快、肌肉抽搐等症状；可诱发心律失常，但罕见；中毒量可引发呕吐、强直、惊厥；故儿童高热惊厥时不宜使用含咖啡因的复方退热制剂；致死量约为 10g 左右。另外饮用咖啡因>600mg/d 可产生类似焦虑状态综合征或慢性中毒，包括焦虑、烦躁不安、失眠和自发性流产、死胎、活动性溃疡等。长期饮用含咖啡因的饮料，可产生习惯性甚至依赖性，突然停用，20 小时后可出现沮丧、易激和头痛等戒断症状。

此外，临床还有部分药物能兴奋大脑皮层，改善脑细胞代谢，用于脑功能失调、脑血管疾病及其他因素导致的功能障碍，见表 17-1。

笔记

表17-1　兴奋大脑皮层、促进脑细胞代谢药物

| 药　物 | 药理作用 | 临床应用 | 不良反应及使用注意 |
|---|---|---|---|
| 甲氯芬酯（meclofenoxate） | 促进脑细胞代谢；兴奋大脑皮层 | 外伤性昏迷、乙醇或一氧化碳中毒、新生儿缺氧、小儿遗尿症 | 高血压患者慎用。精神过度兴奋及有椎体外系症状患者禁用 |
| 吡拉西坦（piracetam） | 促进乙酰胆碱合成，增强神经兴奋的传导，促进脑内代谢 | 急、慢性脑血管病、脑外伤、各种中毒性脑病等多种原因所致的记忆减退及轻、中度脑功能障碍。也可用于儿童智能发育迟缓 | 兴奋、易激动、头晕、头痛和失眠等；偶见轻度肝功能损害，表现为轻度转氨酶升高 |
| 哌甲酯（methylphenidate） | 兴奋大脑皮层、呼吸中枢；促进多巴胺和去甲肾上腺素的释放，抑制神经末梢对儿茶酚胺的再摄取，提高中枢神经系统的觉醒水平 | ①轻度的脑功能失调：抑郁症、智力障碍、神经官能症、记忆力减退、精力不集中、协调和联想能力降低以及小儿多动症等；②发作性睡眠；③中枢抑制药中毒解救 | 失眠、头晕、头痛、焦虑、心悸、血清转氨酶及碱性磷酸酶升高等；注射给药可致血压升高 |

## 第二节　主要兴奋延髓呼吸中枢药

该类药主要有尼可刹米、洛贝林、二甲弗林等，具有直接或间接的兴奋延髓呼吸中枢作用，能使呼吸加深，改善通气量，升高血中氧分压和降低二氧化碳分压，参与临床呼吸衰竭急救。

本类中枢兴奋药主要用于对抗中枢抑制药中毒或某些严重疾病引起的中枢昏迷和呼吸抑制，如慢性阻塞性肺疾病（COPD）引起的慢性呼吸衰竭以及缺氧、二氧化碳潴留引起的肺性脑病等，可避免吸氧疗法引起的呼吸抑制。应注意呼吸兴奋药对急性中枢性呼吸衰竭治疗作用是有限的，仅适合抢救短时间内能纠正呼吸衰竭的患者。临床呼吸衰竭需配合原发病治疗、防治疾病诱因、物理通气（如较为安全有效的人工呼吸机维持）、供氧、抗感染治疗等进行综合救治，不可过分依赖呼吸兴奋药。对心跳暂停、循环衰竭引起的呼吸停止应少用或不用，因其能增强脑细胞代谢，增加氧耗而加重脑细胞缺氧。对呼吸肌麻痹等引起的外周呼吸抑制宜选用新斯的明解救，用呼吸兴奋药抢救无效。

多数中枢呼吸兴奋药选择性低，安全范围小，兴奋呼吸中枢的剂量与致惊厥剂量之间的距离小。随着剂量的增加或静脉滴注过快易引起烦躁不安、肌肉抽搐、惊厥甚至导致呼吸抑制（此类中枢抑制不能用兴奋延髓呼吸中枢药物进行解救）。所以应用时须严格控制给药剂量及给药间隔时间，密切观测患者呼吸功能恢复情况及肌肉紧张度，亦可采用几种药物交替使用以降低不良反应的发生。

### 尼可刹米

尼可刹米（nikethamide），又名可拉明（coramine）。

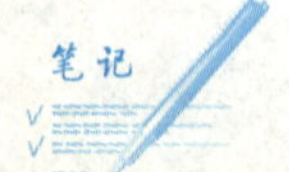

【体内过程】口服易吸收，临床主要用于静脉注射给药，也可肌内注射。全身分布，效应持续时间短，一次静脉注射可维持5～10分钟。代谢成烟酰胺，经甲基化成N-甲基烟酰胺经尿排出。

【药理作用】

1. 直接兴奋延髓呼吸中枢，增加通气量；也可刺激颈动脉体和主动脉窦化学感受器，反射性兴奋呼吸中枢；提高呼吸中枢对二氧化碳的敏感性，使呼吸加深加快。

2. 对血管运动中枢、大脑皮层、脊髓也有一定兴奋作用，此作用能改善注意力和催醒，但持续时间短。

【临床应用】

1. 解救各种原因引发的呼吸抑制　作用温和，安全范围较宽，常用于解救各种原因引发的呼吸抑制。

2. 对抗中枢抑制药中毒　解除吗啡中毒引起的呼吸抑制疗效好，对巴比妥类效果差。巴比妥类中毒时临床抢救应以改善通气（如吸氧、人工呼吸、呼吸机）为主，中枢兴奋药只作为辅助用药，或抢救时送往医院途中使用。

【不良反应】治疗量可见出汗、皮肤瘙痒等；大剂量可引起血压上升、心悸、心律失常、咳嗽、呕吐、肌肉震颤和僵直等（应及时停药，以免出现惊厥）；严重者出现癫痫样惊厥大发作，随后中枢抑制。

## 多沙普仑

多沙普仑（doxapram）为短效的呼吸兴奋药，作用于颈动脉窦化学感受器和呼吸中枢，亦可增加儿茶酚胺的释放，有升压作用。主要用于急性呼吸衰竭和术后的呼吸抑制及寒战。常见不良反应为皮肤瘙痒、恶心、呕吐，严重出血、心律失常、呼吸困难和血栓性静脉炎等。卟啉病患者慎用；吸入性全麻药需停用10分钟以后才能用本药，以免引起心律失常。

## 洛贝林

洛贝林（lobeline），又名山梗菜碱，是从山梗菜中提取的生物碱，现已人工合成。通过刺激颈动脉体和主动脉窦化学感受器反射性兴奋呼吸中枢，作用强度较尼可刹米弱，临床用于新生儿窒息、小儿感染性疾病（肺炎、白喉）引发的呼吸衰竭，也可用于吸入麻醉药及一氧化碳中毒引起的呼吸抑制。肌内、皮下、静注或静滴给药，作用持续时间短，安全范围大，较少引起惊厥。但大剂量可引起迷走中枢兴奋，导致心动过缓、传导阻滞；更大剂量可激动交感神经节及肾上腺髓质，释放大量儿茶酚胺类物质引发心动过速；严重者引起惊厥，中枢抑制。

**附：主要兴奋脊髓药**

主要兴奋脊髓的药物有士的宁（strychnine）和一叶萩碱（securinine），由于极易引起惊厥，临床已少用，主要做为实验工具药。

## 士的宁

为马钱子中提取的一种生物碱，亦是中枢主要抑制性递质甘氨酸的拮抗药。口服吸收迅速，选择性兴奋脊髓，使神经冲动在脊髓中容易传导，反射增强，反射时间缩短，

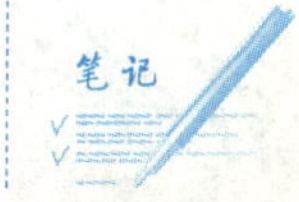

骨骼肌紧张度提高；对延髓呼吸中枢和心血管中枢，大脑皮层及视、听分析器也有一定的兴奋作用。

临床用于巴比妥类药物中毒解救，但安全范围窄；也用于偏瘫、瘫痪、因注射链霉素引发的骨骼肌松弛及弱视等。过量易致强直性惊厥，可用戊巴比妥钠、水合氯醛解救。

## 一叶萩碱

兴奋脊髓使肌张力增加，但较士的宁弱；且能兴奋脑干增强呼吸。此外，有增强心肌收缩力、升高血压和抑制胆碱能神经的作用。

可用于治疗脊髓灰白质炎后遗症（小儿麻痹症）、面神经麻痹等。不良反应较士的宁少，偶有心悸、头痛、肌肉震颤、手足麻木、肝损害等，停药后可恢复；过量可致惊厥。

## 学习小结

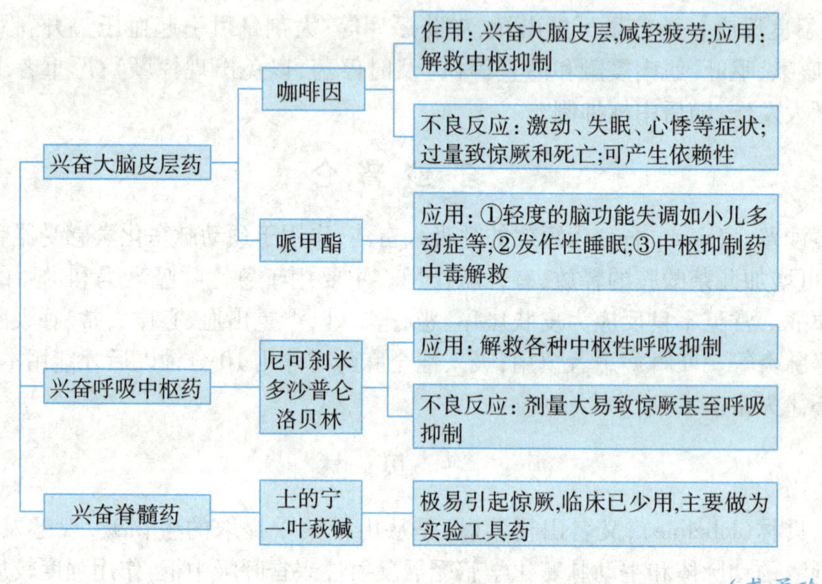


（龚勇珍）

## 复习思考题

1. 如何看待中枢兴奋药目前在临床急救中的应用？
2. 试述尼可刹米及洛贝林用于呼吸衰竭抢救的机制。

# 第十八章

# 解热镇痛抗炎药与抗痛风药

**学习目的**

学习解热镇痛抗炎药与抗痛风药的药理作用、临床应用、不良反应和禁忌证，为合理使用该类药提供基础。

**学习要点**

解热镇痛抗炎药的共同作用机制；阿司匹林的体内过程、药理作用、临床应用与不良反应；对乙酰氨基酚、布洛芬、吲哚美辛、吡罗昔康的药理作用与临床应用；抗痛风药的分类、作用特点与应用。

## 第一节　解热镇痛抗炎药

### 一、概述

解热镇痛抗炎药(antipyretic-analgesic and anti-inflammatory drugs)是一类具有解热、镇痛作用的药物，大多数药物还有抗炎、抗风湿作用。其结构多为有机酸类化合物，与甾体抗炎药不同，因此又称为非甾体抗炎药(non-steroidal anti-inflammatory drugs，NSAIDs)。本类药物的化学结构虽属不同类别，但它们主要通过抑制花生四烯酸(arachidonicacid，AA)代谢过程中的PG合成酶(环氧酶或环氧合成酶，cyclo-oxygenase，COX)，使前列腺素(prostaglandin，PG)合成减少，发挥解热、镇痛、抗炎等共同的药理作用。

1. 解热作用　人体正常体温一般在37℃左右，通过体温调节中枢对产热和散热过程的精细调节，使体温维持在相对恒定的水平。在某些病理状态下，外源性致热原，如病原微生物(病毒、真菌、细菌)、非微生物抗原、炎症渗出物、致热性类固醇等，刺激机体单核细胞和中性粒细胞产生和释放内热原，如白介素1β(IL-1β)、肿瘤坏死因子(TNF-α)、白介素6(IL-6)。内热原通过血脑屏障，作用于下丘脑体温调节中枢，使$PGE_2$合成与释放增多，体温调节中枢调定点升高，引起产热增加，散热减少，体温上升而发热。

解热镇痛抗炎药能抑制下丘脑体温调节中枢的COX，减少PG的合成，使体温调节中枢的体温调节点恢复正常，皮肤血管扩张、血流量增加、出汗增多而增加散热过程，从而发挥解热作用。

笔记

COX 分为 COX-1 和 COX-2 两种同工酶,各自具有其不同的特征。COX-1 为固有型,属正常组织成分,广泛存在于血管、胃、肾和血小板等大多数组织器官中,催化产生 PGs 等,参与维持正常生理功能,如调节血管的舒缩、维持胃血流量和胃黏液正常的分泌、血小板的聚集与黏附等,有助于维持内环境的稳定。COX-2 为诱生型,在炎症组织中由多种细胞因子如 IL-1、TNF-α、IL-6 和炎症介质诱导产生。化学、物理、生物性的损伤因子可通过激活磷脂酶 $A_2$(phospholipase, $PLA_2$)使细胞膜磷脂水解成 AA,AA 经 COX-2 催化生成 PGs(图 18-1)。解热镇痛抗炎药的解热、镇痛、抗炎作用与抑制 COX-2 有关,而抗血栓作用和胃出血等不良反应则与抑制 COX-1 有关。最近在人和犬脑组织中发现一种新的同工酶 COX-3,其特征尚在研究中。

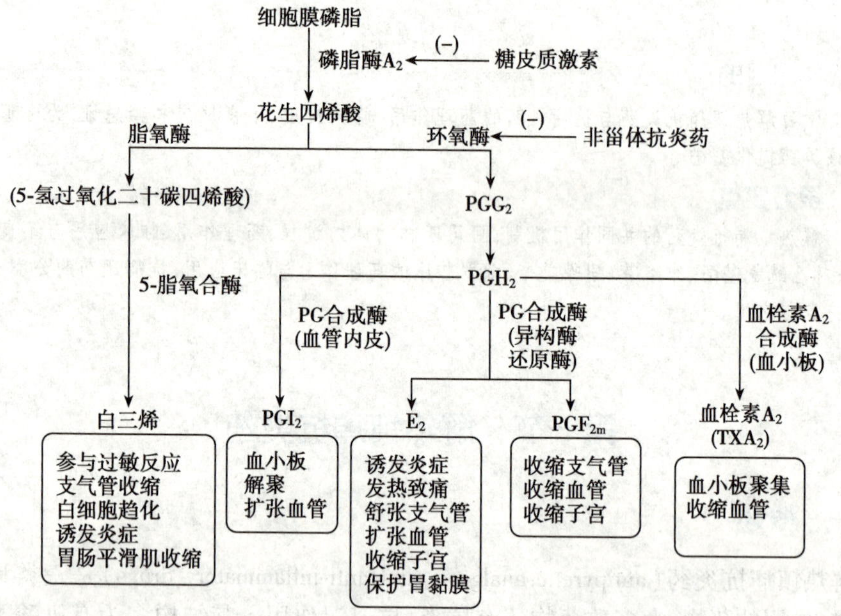


图 18-1　花生四烯酸的代谢过程及 NSAIDs 作用环节示意图

解热镇痛抗炎药只降低发热患者的体温,对正常体温几乎没有影响,也不能将体温降低至正常以下,与氯丙嗪的降温作用有区别。其解热作用的强弱与其抑制 COX-2 活性程度相一致。

发热是机体的一种防御反应,热型是诊断疾病的重要依据之一。因此,不宜见热就解热。但高热或发热时间过久则消耗体力,引起头痛、失眠、肌肉关节酸痛,甚至惊厥、抽搐、昏迷,严重者可危及生命,此时应合理使用解热镇痛抗炎药以缓解症状。但对幼儿、老年和体弱的患者用量不宜过大,以免因解热镇痛抗炎药引起出汗过多而导致虚脱。解热镇痛热抗炎药的解热作用只是对症治疗,对引起发热的病因无作用,体内药物消除后体温将继续上升,故应配合对因治疗。

2. 镇痛作用　当组织损伤或炎症反应时,局部产生并释放致痛的化学物质如 PGs、缓激肽和 5-HT 等,作用于痛觉感受器引起疼痛。PG($E_1$、$E_2$、$F_2$)有直接而持久的致痛作用,并可增敏痛觉感受器。解热镇痛抗炎药通过抑制外周病变部位的 COX,减少 PGs 合成而发挥镇痛作用。也能通过部分影响脊髓和皮质下中枢发挥镇痛作用。

笔记

与吗啡类镇痛作用不同的是，解热镇痛抗炎药仅有中等程度的镇痛作用，对创伤性剧痛及内脏平滑肌绞痛无效，对头痛、牙痛、肌肉痛、关节痛、痛经等慢性钝痛有良好的效果，对一些小手术后的疼痛也有镇痛作用，对轻度癌症疼痛有较好的镇痛作用，是 WHO 和我国卫计委推荐的"癌症三梯度治疗方案"轻度疼痛的主要药物和替代药物。解热镇痛抗炎药在镇痛时不抑制呼吸、不产生欣快感和成瘾性。

3. 抗炎作用　在炎症反应早期，炎症局部在致炎介质的作用下表现为血管扩张，毛细血管通透性增加，白细胞和巨噬细胞游走至炎性区域；在炎症反应晚期则表现为成纤维细胞增生和肉芽组织的形成。PG($E_1$、$E_2$)具有强致炎作用，不仅能使血管扩张，使血管通透性增加，引起局部充血、水肿和疼痛，还与缓激肽、组胺、5-HT 等的炎症介质产生协同效应。

除苯胺类的药物外，其他的解热镇痛抗炎药均有抗炎作用，但抗炎作用程度相差较大。解热镇痛抗炎药通过抑制炎症局部 COX，使 PG 合成减少，减轻炎症反应早期的红、热、肿、痛等症状，但对炎症后期的增生过程影响不明显。故临床上常用于风湿性关节炎、类风湿关节炎的对症治疗，能明显地缓解关节的红、热、肿、痛等症状，但不能根除病因，也不能阻止病程的发展或并发症的出现。

本类药物的抗炎作用还可能与抑制多种细胞黏附分子的表达及白细胞与血小板的黏附有关。

## 二、常用解热镇痛抗炎药

按其结构不同，解热镇痛抗炎药可分为水杨酸类、苯胺类、吡唑酮类及其他有机酸类等。根据其对 COX 的选择性，解热镇痛抗炎药可分为非选择性 COX 抑制药和选择性 COX-2 抑制药。

### （一）水杨酸类

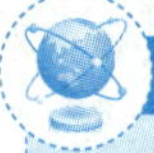

知识链接

#### 阿司匹林的问世和新生

人类在公元前两千多年以前已经用柳树叶治疗关节炎、止痛和解热。1828 年，法国药学家 Leroux 和意大利化学家 Piria 从柳树皮里分离提纯出了活性成分水杨苷，因其酸味，又称为水杨酸。水杨酸极为难吃，且对胃刺激大，作为药物并不成功。尽管 1853 年法国化学家 Gerhardt 合成了乙酰水杨酸，但没有发现它的医学价值。1897 年德国拜耳化学家霍夫曼合成了乙酰水杨酸，用于治疗风湿病、降温和止痛，并确定其商品名为阿司匹林，很快阿司匹林就成了世界上最畅销的药物。

1971 英国维恩发现，阿司匹林能抑制 COX 使 PGs 的生成减少而产生止痛和降温作用。该研究发表在《自然》杂志，维恩因此而荣获了 1982 年的诺贝尔医学/生理奖。这一机制的阐明为抗炎药物的研发提供了新途径，目前这类药的研发仍方兴未艾。

在临床应用中发现，小剂量阿司匹林能预防血小板聚集，减轻血栓带来的危险，故阿司匹林可用于预防血栓性疾病。也有研究发现，长期服用阿司匹林可预防和降低癌症危险、防治老年性痴呆、妊娠毒血症等，另外，还有增强机体免疫力、抗衰老作用等。至今，阿司匹林还在不断地被人们发现它的新作用。

笔记

水杨酸类(salicylates)药物包括阿司匹林(aspirin)、水杨酸钠(sodium salicylate)和二氟尼柳(diflunisal)等,其中以阿司匹林最为常用,结构见图 18-2。水杨酸刺激性大,仅外用作为抗真菌药和角质溶解药。

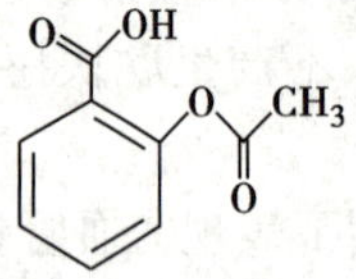

图 18-2 阿司匹林的化学结构示意图

阿司匹林又称乙酰水杨酸(acetylsalicylic acid)临床应用历史悠久,至今仍是最常用的药物之一。

【体内过程】

1. 吸收 阿司匹林口服吸收快而完全,主要在小肠上段吸收,其吸收速率和吸收程度与药物崩解度、溶出速率、颗粒大小、胃肠内 pH、胃排空速率等有关。食物可降低吸收速度,但不影响吸收量。口服 1 ~ 2 小时左右血药浓度达峰值。

2. 分布 阿司匹林本身与血浆蛋白结合较少,可被胃肠黏膜、肝脏和红细胞中的酯酶迅速水解成水杨酸,$V_d$为 0.17L/kg,与血浆蛋白结合率可达 80% ~90%。游离型的水杨酸盐在体内迅速分布到各组织器官,也能进入关节腔、脑脊液和乳汁中,并通过胎盘进入胎儿体内。甲状腺激素、苯妥英钠、青霉素及其他的有机酸类 NSAIDs 与阿司匹林竞争与血浆蛋白的结合,使游离型药物增多。

3. 消除 阿司匹林主要在肝脏氧化代谢,其代谢物与甘氨酸、葡萄糖醛酸结合后经肾排泄。阿司匹林排泄速度及量与其给药剂量有关。当口服阿司匹林小剂量(<1.0g)时,水解生成的水杨酸的量较少,按一级动力学消除,$t_{1/2}$为 2 ~3 小时。当口服较大剂量(≥1.0g)时,由于水杨酸生成量大,肝脏代谢水杨酸的能力已达饱和,则按零级动力学消除,$t_{1/2}$可达 15 ~30 小时,而发生水杨酸盐急性中毒。尿液 pH 可影响水杨酸的排泄速度,在碱性和酸性尿液中水杨酸盐的排泄量分别为 85% 和 5%。故当水杨酸盐急性中毒时,可用碳酸氢钠碱化尿液,使解离型的水杨酸盐增多,肾小管对其再吸收减少,以加速其排出,降低其血药浓度,是解救中毒的有效方法之一。

【药理作用】

1. 解热镇痛 常用剂量(0.5g)即有较强而持久的解热镇痛作用。

2. 抗炎抗风湿 较大剂量具抗炎抗风湿作用,且其作用随剂量增加而增强。

3. 影响血栓形成 血栓的形成与血小板的聚集有关,血栓烷素 $A_2$(thromboxane $A_2$,$TXA_2$)能诱导血小板释放 ADP 和聚集,而前列环素(prostacyclin,$PGI_2$)是 $TXA_2$ 的生理对抗剂,可抑制血小板聚集。在血小板内花生四烯酸在 COX-1 和 $TXA_2$ 合成酶催化下生成 $PGH_2$,进而生成 $TXA_2$。在血管内膜中,花生四烯酸在 COX-1 及 $PGI_2$ 合成酶催化下生成 $PGH_2$,进而形成 $PGI_2$。低浓度的阿司匹林能抑制血小板中 $TXA_2$ 合成酶,使 $TXA_2$ 生成减少,而对血管内皮中 $PGI_2$ 合成无影响,从而抑制血小板聚集,防止血栓形成。过量则可引起凝血障碍,延长出血时间。大剂量阿司匹林能抑制血管内皮 $PGI_2$ 合成酶,使 $PGI_2$ 减少,而 $TXA_2$ 占优势,可能促进血小板聚集,促进血栓形成。

【临床应用】

1. 发热及轻、中度疼痛 临床可用于感冒发热、头痛、牙痛、肌肉痛、神经痛、关节痛、月经痛和术后创口痛等。

2. 风湿热及炎症 大剂量(3 ~5g/d)有明显抗炎抗风湿作用,疗效迅速可靠,用药后 24 ~48 小时可使急性风湿热患者退热,关节红、肿、痛明显缓解,是临床治疗风

笔记

湿、类风湿关节炎的首选药，最好用至耐受量。也可作风湿热的鉴别诊断。

3. 预防血栓形成　每日给予小剂量(50～100mg)阿司匹林可防治血栓性疾病，如冠状动脉硬化性疾病、心肌梗死、脑血栓形成及手术后有静脉血栓形成倾向的患者，能减少缺血性心脏病发作和复发的危险，也可使一过性脑缺血发作患者的脑卒中发生率和病死率降低。

4. 其他　脑内COX-2过度表达与阿尔茨海默病(Alzheimer disease，AD)有关，口服100mg/d对阿尔茨海默病发生有阻遏作用。孕妇血中$TXA_2/PGI_2$的升高与妊娠高血压的发生有关，服用阿司匹林40～100mg/d可降低妊娠高血压和子痫的发生率。阿司匹林还有驱除胆道蛔虫的作用，口服可治疗胆道蛔虫病。另外，阿司匹林粉末外用可治足癣。

【不良反应与注意事项】短期应用于解热镇痛不良反应少，长期或大量服用不良反应多且严重。

1. 胃肠道反应　最为常见，阿司匹林为酸性较强的有机酸，口服对胃黏膜有直接刺激作用，引起恶心、呕吐、上腹部不适等，大剂量的阿司匹林刺激延髓催吐化学感受区(CTZ)引起恶心、呕吐。内源性PGs有抑制胃酸分泌及增强胃黏膜屏障保护作用，而阿司匹林抑制COX-1，胃黏膜PGs的合成减少，以致胃酸分泌增加，胃黏膜保护作用降低，长期服用阿司匹林可致胃黏膜不同程度损伤，如糜烂性胃炎、出血，诱发或加重溃疡病，严重者致溃疡穿孔。故胃溃疡患者禁用。饭后服用、服用阿司匹林肠溶制剂、与抗酸药或与胃黏膜保护药如硫糖铝、米索前列醇等合用可减轻胃黏膜损伤，减少胃溃疡的发生率。

2. 凝血障碍　阿司匹林小剂量长期应用，因抑制COX和$TXA_2$合成酶，$TXA_2$减少，血小板聚集抑制，出血时间延长。阿司匹林大剂量可抑制肝脏合成凝血酶原，引起凝血障碍而致出血，可用维生素K预防或对抗。故严重肝损害、低凝血酶原血症、维生素K缺乏和血友病患者、产妇、月经过多者禁用。手术前1周的患者应停用，以防出血过多。

3. 过敏反应　偶见皮疹、荨麻疹、血管神经性水肿和过敏性休克。部分哮喘患者服用阿司匹林后可诱发支气管哮喘，称为“阿司匹林哮喘”。其发病机制可能与阿司匹林抑制COX，PGs合成受阻，而脂氧酶(lipoxygenase，LOX)活性相对增高(图18-1)，白三烯类(LTs)合成增加致支气管强烈痉挛，因而诱发哮喘。“阿司匹林哮喘”用肾上腺素治疗无效，可用糖皮质激素和抗组胺药治疗。哮喘和慢性荨麻疹患者禁用阿司匹林，过敏体质患者应慎用。

4. 水杨酸反应　阿司匹林敏感者或是阿司匹林使用剂量过大表现为头痛、眩晕、恶心、呕吐、耳鸣以及视力和听力下降，严重者出现高热、脱水、惊厥、精神错乱、昏迷等反应，称水杨酸反应，是水杨酸中毒的表现。应立即停药，静脉滴注碳酸氢钠以碱化尿液，加速水杨酸盐从尿排出，并进行对症治疗。

5. 瑞夷综合征　病毒感染伴有发热的儿童和青少年服用阿司匹林后，表现为急性肝脂肪变性-脑病综合征，以肝衰竭合并脑病为突出表现。患者有急性感染症状，继而惊厥、频繁呕吐、颅内压增高与昏迷等。病理检查发现有内脏组织脂肪变性、急性脑水肿等，虽少见，但预后恶劣，可致死。故10岁左右儿童，患流感或水痘病毒感染后不宜用阿司匹林，可用对乙酰氨基酚代替。

笔记

### 阿司匹林赖氨酸

阿司匹林赖氨酸(aspirin-dl-lysine)为阿司匹林与赖氨酸制成的复盐,又称为赖氨匹林(dl-lysine-acetylsalicylate,ASPEGIC)。其水溶性大,可制成注射剂用于肌内注射或静脉注射。不仅起效快,作用强,而且避免了口服给药对胃肠道的直接刺激。该药肌内注射的生物利用度低于静脉注射给药,静脉注射同等剂量比阿司匹林的镇痛效果强4~5倍。临床主要用于治疗多种原因引起的发热和疼痛,如上呼吸道感染引起的发热、手术后痛、癌性疼痛、风湿病、关节痛、神经痛等。

### 二 氟 尼 柳

二氟尼柳(diflunisal,二氟苯水杨酸,双氟尼酸,dolobid)为水杨酸衍生物,口服吸收好,2~3小时血液浓度达峰值,血浆蛋白结合率为90%,在体内不被代谢,主要以结合型药物随尿排泄,少量随乳汁排出。二氟尼柳通过抑制PG合成而产生解热、镇痛、抗炎作用,比阿司匹林镇痛抗炎作用强且维持时间长。主要用于轻、中度疼痛的镇痛,如关节炎,腕、踝关节的扭伤及小手术、肿瘤等疼痛,也可用于骨关节炎、类风湿关节炎。胃肠道刺激较阿司匹林小,但对肾功能有较明显的损伤。

#### (二)苯胺类

苯胺类衍生物中,以非那西汀最早使用,但因毒性大,除用于复方制剂外,均被其活性代谢产物对乙酰氨基酚所取代。

### 对乙酰氨基酚

对乙酰氨基酚(acetaminophen)又名醋氨酚、扑热息痛(paracetamol)。

【体内过程】 口服易吸收,0.5~2小时血药浓度达峰值,血浆蛋白结合率为25%~50%,90%以上在肝脏代谢,中间代谢产物对肝脏有毒性,主要以与葡萄糖醛酸结合的形式从肾脏排泄,$t_{1/2}$为2~3小时。

【药理作用】 对乙酰氨基酚通过抑制COX,选择性抑制下丘脑体温调节中枢PGs的合成,导致外周血管扩张、出汗而达到解热的作用,其解热作用强度与阿司匹林相似;对乙酰氨基酚通过抑制PGs等的合成和释放,提高痛阈而起到镇痛作用,其镇痛作用较阿司匹林弱;对乙酰氨基酚对外周的COX几乎没有作用,因此无明显抗炎作用。

【临床应用】 用于感冒发热、头痛、关节痛、神经痛、肌肉痛、牙痛等,尤其适用于对阿司匹林不能耐受或过敏的患者。儿童因病毒感染引起发热头痛需用NSAIDs时,可首选对乙酰氨基酚。

【不良反应】 治疗量不良反应较少,偶见皮疹、荨麻疹、药热及粒细胞减少等过敏反应。过量引起急性中毒性肝坏死,表现为恶心、呕吐、发热、黄疸等,可能是对乙酰氨基酚在体内代谢产生过多的毒性代谢物(N-乙酰对位苯醌亚胺),超过了谷胱甘肽的解毒能力,导致肝细胞坏死。剂量过大还可致高铁血红蛋白血症和溶血。长期用药可致肾毒性,如肾乳头坏死、慢性间质性肾炎等。因此对乙酰氨基酚不宜大剂量或长期服用,乙醇中毒、肝病或病毒性肝炎、肾功能不全患者慎用。

#### (三)吡唑酮类

保泰松(phenylbutazone)、羟基保泰松(oxyphenbutazone)、氨基比林(amidopyrine)、

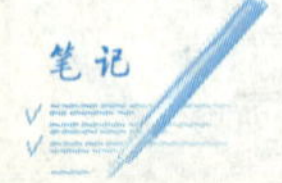

安乃近(analgine)均属吡唑酮类解热镇痛抗炎药,其抗炎抗风湿作用强,但解热作用较弱。由于保泰松等可引起致命的造血系统的毒性反应,现已较少用,其他的吡唑酮类药物也较少单独应用,氨基比林仅作为某些解热镇痛药复方制剂的成分。

### (四)其他有机酸类

**1. 吲哚乙酸类**

## 吲 哚 美 辛

【体内过程】吲哚美辛(indomethacin,消炎痛)口服吸收快而完全,1 ~4 小时血药浓度达峰值,血浆蛋白结合率达 90%,主要经肝脏代谢,约 60% 经肾脏排泄,30% 随胆汁排泄。直肠给药也易吸收。

【药理作用】吲哚美辛是最强的 PG 合成酶抑制药之一,对 COX-1 和 COX-2 都有强大的抑制作用,亦有 $PLA_2$ 抑制作用。具有显著的抗炎抗风湿和解热镇痛作用。抗炎作用为阿司匹林的 10 ~40 倍。

【临床应用】主要用于急性风湿及类风湿关节炎、强直性关节炎、骨关节炎、急性痛风性关节炎、癌性发热及其他顽固性发热。由于该药不良反应多且严重,不宜作为治疗关节炎的首选药,仅用于其他 NSAIDs 药物无效或不耐受的病例。

【不良反应】不良反应发生率高,约有 20% 患者必须停药。

1. 消化道反应　常见有恶心、呕吐、腹痛、腹泻(12.5% ~44%)等,甚至胃溃疡、出血、穿孔(2% ~5%),与水杨酸盐类合用时尤其增强,故消化性溃疡患者忌用。饭后服用可减少胃肠反应。

2. 中枢神经反应　发生率较高,约 20% ~50%,症状有头痛、眩晕等,偶有精神失常,故癫痫、精神失常患者禁用。

3. 肝肾功能及造血功能损害　可表现为黄疸、转氨酶升高、粒细胞及血小板减少、再生障碍性贫血等,与氨苯蝶啶合用可引起肾功能损害。故肝肾功能不全者、出血性疾病患者禁用。

4. 其他　常见皮疹、哮喘等过敏反应,也可发生“阿司匹林哮喘”,故过敏性体质患者慎用,阿司匹林过敏者不宜使用;儿童对吲哚美辛较敏感,有用药后因激发潜在性感染而死亡者,故儿童慎用;可引起胎儿动脉导管早闭,故孕妇禁用,尤其是妊娠后 3 个月禁用;长期应用可致角膜沉着及视网膜改变,引起视物模糊,应立即做眼科检查。

**2. 邻氨基苯甲酸类**　该类药物均能抑制 COX,具有解热、镇痛和抗炎作用。甲芬那酸(mefenamic acid,甲灭酸)和氯芬那酸(clofenamic acid,氯灭酸)不良反应较多且重,不作为首选药物;临床常用的药物有双氯芬酸等。

## 双 氯 芬 酸

【药理作用】双氯芬酸(diclofenac)为一种新型的强效抗炎镇痛药,口服易吸收,镇痛、抗炎及解热作用比吲哚美辛强 2 ~2.5 倍,比阿司匹林强 26 ~50 倍。主要作用机制是抑制 COX,使 PGs 合成受阻。

【临床应用】主要用于类风湿关节炎、骨关节炎、强直性脊柱炎、痛风性关节炎;非关节性的软组织风湿痛,如肩痛、腱鞘痛、滑囊炎、肌痛等;急性轻中度疼痛,如术后疼痛、扭伤、劳损、原发性痛经、头痛、牙痛也有效。

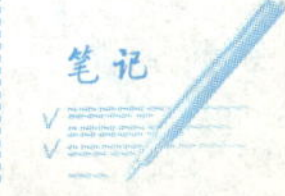

【不良反应】因其对 COX-2 的抑制强于对 COX-1 的抑制，因此引起胃肠道的不良反应较阿司匹林、吲哚美辛等低。不良反应主要有胃肠道刺激，如恶心、呕吐、腹痛、腹泻、胃不适、食欲缺乏，少数出现胃、十二指肠溃疡、胃黏膜出血、穿孔等；中枢神经系统反应如头痛、眩晕、嗜睡、失眠及视、听障碍等；偶见肝功能异常、白细胞减少等。故活动性消化性溃疡、过敏性鼻炎或荨麻疹的患者不宜使用。哺乳妇女慎用。

3. **芳基烷酸类**　常用药物包括布洛芬、氟比洛芬（flurbiprofen）、酮洛芬（ketoprofen）、阿明洛芬（alminoprofen）等。

### 布 洛 芬

布洛芬（ibuprofen，异丁苯丙酸）口服吸收快而完全，1～2 小时血药浓度达峰值，血浆蛋白结合率达 99%，5 小时后关节液浓度与血药浓度相等，以后的 12 小时内关节液浓度高于血药浓度。其抗炎镇痛作用比阿司匹林强 16～32 倍。主要用于风湿性、类风湿关节炎和骨关节炎，也可用于一般发热疼痛。胃肠道不良反应较阿司匹林轻，患者较易耐受，但长期服用应注意胃肠溃疡和出血。偶见头痛、眩晕和视物模糊，其他不良反应较少见。孕妇、哺乳期妇女及哮喘患者禁用。

4. **烯醇酸类**　常用的药物包括吡罗昔康、美洛昔康（meloxicam）、氯诺昔康（lornoxicam）等。

### 吡 罗 昔 康

吡罗昔康（piroxicam，炎痛喜康）为速效、长效、强效的抗炎镇痛药。其作用强度略强于吲哚美辛。除可通过抑制 COX 使局部组织的 PGs 合成减少，还可抑制白细胞趋化和溶酶的释放。抑制软骨中的黏多糖酶和胶原酶活性，减轻软骨的破坏，也是其抗炎镇痛机制之一。适用于治疗风湿性、类风湿关节炎、强直性脊柱炎、急性痛风、原发性痛经、肩周炎、腰肌劳损等。对 COX-2 具有选择性的抑制作用，因而其抗炎作用强而不良反应较轻，患者易耐受。但每日剂量超过 30mg 时或长期服用，胃肠道溃疡发生率明显上升。

#### （五）选择性 COX-2 抑制药

传统的解热镇痛抗炎药多为非选择性 COX 抑制药，其治疗作用主要与 COX-2 抑制有关，其 COX-1 抑制作用会引起胃黏膜损害等不良反应。近年来已合成系列选择性 COX-2 抑制药，如塞来昔布、罗非昔布（rofecoxib）、帕瑞昔布（parecoxib）、尼美舒利等。

### 塞 来 昔 布

塞来昔布（celecoxib）抑制 COX-2 的作用较 COX-1 高 375 倍，是选择性的 COX-2 抑制药。在治疗剂量时对 COX-1 无明显影响，也不影响 $TXA_2$ 的合成。口服易吸收，血浆蛋白结合率高，主要在肝脏代谢。作用持续时间 6～8 小时。用于风湿性、类风湿关节炎、骨关节炎的治疗，也可用于手术后疼痛、痛经、牙痛及发热等。胃肠道不良反应发生率较低，可能引起水肿、多尿和肾损害，有增加心血管不良事件的可能性，心肌梗死、脑梗死、血黏度高患者应尽量避免使用。

笔记

### 尼美舒利

尼美舒利(nimesulide)为选择性 COX-2 抑制药,使 PG 合成减少,亦可抑制炎症过程中的其他炎性介质的生成。口服吸收快而完全,1 ~ 2 小时血药浓度达峰值,血浆蛋白结合率达 99%,作用持续时间 6 ~ 8 小时。适用于治疗风湿性及类风湿关节炎、骨关节炎、痛经、手术后疼痛或上呼吸道感染引起的发热等。胃肠道不良反应少且轻微。在儿童发热用药的选择上需慎用尼美舒利,该药对中枢神经和肝脏造成损伤的案例时常出现。尼美舒利口服制剂禁用于 12 岁以下儿童。

#### (六) 5-LOX/COX-2 双重抑制药

AA 的两条代谢途径存在着一定的平衡关系,单纯抑制一条代谢途径将会使大量的 AA 进入另一条代谢途径,当选择性地抑制了 COX 的活性时,5-LOX 代谢产物增加,这些代谢产物可进行炎症的发展,5-LOX/COX-2 双重抑制药可能达到协同抗炎的目的,代表性的药物有利克非隆(licofelone)。

其他解热镇痛抗炎药物见表 18-1。

表 18-1　其他解热镇痛抗炎药物

| 药　名 | 作用特点 | 临床应用 | 不良反应 |
|---|---|---|---|
| 双水杨酯(salsalate,水杨酰水杨酸) | 抗炎镇痛作用似阿司匹林 | ①慢性钝痛;②感冒发热;③急慢性风湿性关节炎;④痛风 | 少见,对胃几乎无刺激性,肾功能不全者慎用 |
| 水杨酸镁(magnesium salicylate) | 与阿司匹林相似,对血小板聚集则无显著影响 | 风湿性及类风湿关节炎、关节痛 | 胃肠道刺激小,长期服用不影响消化功能,偶见眩晕、耳鸣 |
| 芬布芬(fenbufen) | 抗炎、镇痛作用比阿司匹林强,长效 | ①风湿性、类风湿性关节炎,强直性脊柱炎;②其他疼痛;③痛风 | 少见 |
| 萘普生(naproxen) | 有较强的抗炎抗风湿和解热镇痛作用 | 风湿性和类风湿关节炎、骨关节炎及急性痛风等。对三叉神经痛、头痛也有较好的疗效 | 胃肠道的不良反应较阿司匹林或保泰松轻 |
| 酮洛芬(ketoprofen) | 抗炎较布洛芬强 | 同布洛芬 | 比布洛芬、吲哚美辛少而轻 |
| 舒林酸(sulindac,硫茚酸) | 似吲哚美辛,作用强度为其 1/2 | 风湿病、滑囊炎;急性痛风性关节炎 | 少而轻,多见胃肠道反应 |
| 醋氯芬酸(aceclofenac) | 作用类似双氯芬酸,另外还有促进软骨修复的作用 | 类风湿关节炎、骨关节炎 | 同双氯芬酸 |
| 美洛昔康(meloxicam) | 选择性 COX-2 抑制药,对 COX-1 抑制作用弱 | 类风湿关节炎、疼痛性骨关节炎 | 胃肠道反应、贫血、血细胞减少和血小板减少等 |
| 金诺芬(auranofin) | 抗炎及抗免疫作用 | 活动性类风湿关节炎 | 腹泻或稀便 |

### （七）解热镇痛药的复方制剂（表 18-2）

解热镇痛药常配成复方制剂。复方中常配伍的药物类别有:①中枢兴奋药:加用小剂量的中枢兴奋药如咖啡因,可对抗中枢抑制作用,消除疲倦、嗜睡等症状;②中枢抑制药:如苯巴比妥;③解热镇痛药:2 种或 2 种以上的解热镇痛药合用,可产生协同作用,且剂量减小;④抗过敏药及黏膜血管收缩药:合用抗组胺药如苯海拉明或氯苯那敏等,黏膜血管收缩药如麻黄碱可减轻头痛、鼻塞等症状;⑤合用镇咳、祛痰药,可减轻咳嗽、痰多等症状。

表 18-2 常用解热镇痛药复方制剂

| 药　名 | 对乙酰氨基酚 | 伪麻黄碱 | 氯苯那敏 | 右美沙芬 | 其他成分 |
|---|---|---|---|---|---|
| 小儿速效伤风干糖浆 | √ |  | √ |  | 咖啡因、人工牛黄 |
| 银得菲片 | √ | √ | √ |  |  |
| 酚麻美敏片(泰诺) | √ | √ | √ | √ |  |
| 日夜百服宁(夜片) | √ | √ | √ | √ |  |
| 白加黑(日片) | √ | √ |  | √ |  |
| 白加黑(夜片) | √ | √ |  | √ | 苯海拉明 |
| 复方氨酚烷胺胶囊(快克) | √ |  |  |  | 咖啡因、人工牛黄、金刚烷胺 |
| 康必得胶囊 | √ |  |  |  | 葡萄糖酸锌、板蓝根、异丙嗪 |
| 力克舒胶囊 | √ |  | √ |  | 咖啡因、咳平、消炎酶 |
| 新康泰克胶囊 |  | √ | √ |  |  |
| 可立克胶囊 | √ |  | √ |  | 咖啡因、人工牛黄,金刚烷胺 |
| 感冒灵片 | √ |  |  |  | 水杨酰胺、去甲肾上腺素、咖啡因 |
| 百服宁 | √ | √ | √ | √ |  |

有些解热镇痛药复方中常含有非那西汀和氨基比林(或氨替比林),久用前者可形成依赖性并损伤肾脏,后者可致粒细胞减少,这两种药已不再单用,仅作为复方的一种成分。

## 第二节 抗 痛 风 药

痛风是体内嘌呤代谢紊乱所引起的一种疾病,主要表现为高尿酸血症,尿酸盐在关节、肾脏及结缔组织中析出结晶。急性发作时可引起关节局部炎症反应和局部粒细胞浸润,最常见的是第一跖趾关节局部红、肿、热及剧烈痛,未及时治疗则可发展成慢性痛风或肾脏病变。慢性痛风的治疗可通过抑制尿酸的合成或促进尿酸的排泄,降低血液中尿酸的水平,从来减少尿酸在关节或肾脏的沉着。抑制尿酸合成药有别嘌醇,促进尿酸排泄药有如丙磺舒、磺吡酮(sulfinpyrazone)及苯溴马隆。急性痛风发作可用秋水仙碱、非甾体类抗炎药、激素等药物迅速缓解症状。

笔记

## 秋 水 仙 碱

【体内过程】秋水仙碱(colchicine)口服吸收快,0.5 ~2 小时血药浓度达高峰,与血浆蛋白结合率为10% ~34%。主要在肝脏代谢,从肾脏及随胆汁排泄。

【药理作用】对急性痛风性关节炎有选择性抗炎作用,用药后数小时关节红、肿、热、痛即行消退,对一般性疼痛及其他类型关节炎并无作用。其作用机制可能是:①和中性微管蛋白的亚单位结合,改变细胞膜功能,包括抑制中性白细胞的趋化、黏附和吞噬作用;②抑制磷脂酶 $A_2$,减少单核细胞和中性白细胞产生前列腺素和白三烯;③抑制局部细胞产生 IL-6。秋水仙碱还有抑制细胞分裂的作用。

【临床应用】用于痛风性关节炎的急性发作、预防复发性痛风关节炎的急性发作、家族性地中海热;秋水仙碱也属于抗癌药,可用于治疗白血病、乳腺癌等;对于肝硬化、顽固性椎间盘病所致的慢性疼痛也有治疗作用。

【不良反应】不良反应较多。常见消化道反应。中毒时出现水样腹泻及血便,脱水,休克;对肾及骨髓也有损害作用。禁用于骨髓增殖低下、肝肾功能不全者及孕妇。

## 丙 磺 舒

丙磺舒(probenecid)又名羧苯磺胺,口服吸收完全,大部分通过肾近曲小管主动转运而排泄,因脂溶性大,易被重吸收,可竞争性抑制肾小管对尿酸的重吸收,增加尿酸排泄,降低血中尿酸盐的浓度,防止尿酸盐结节的形成,减少关节的损伤,亦可促进已形成的尿酸盐溶解。可用于治疗慢性痛风。因无镇痛及消炎作用,故不适用于急性痛风。

丙磺舒可竞争性抑制有机酸如青霉素、头孢菌素在肾小管的分泌,故可以增加这些药物的血药浓度,延长其作用时间。

## 别 嘌 醇

别嘌醇(allopurinol,别嘌呤醇)为次黄嘌呤的异构体。口服由胃肠道吸收完全,经肝代谢,约有70%代谢为有活性的氧嘌呤醇。次黄嘌呤及黄嘌呤可被黄嘌呤氧化酶催化而生成尿酸。别嘌醇及其代谢产物可抑制黄嘌呤氧化酶,使次黄嘌呤及黄嘌呤不能转化成尿酸,尿酸生成及排泄都减少,避免尿酸盐微结晶的沉积,防止发展为慢性痛风性关节炎或肾病变。一般口服后 24 小时尿酸浓度开始下降,2 ~4 周下降最为明显。临床用于痛风和痛风性肾病。

别嘌醇不良反应少,偶见皮疹、胃肠反应及转氨酶升高、白细胞减少等。服用初期可诱发痛风,故于开始 4 ~8 周内可与小剂量秋水仙碱合用;服药期间应多饮水,并使尿液呈中性或碱性以促进尿酸排泄。

## 苯 溴 马 隆

苯溴马隆(benzbromarone)为苯骈呋喃衍生物,口服易吸收,其代谢产物为有效型。能抑制肾小管对尿酸重吸收,降低血中尿酸浓度,系一强力促尿酸排泄药,服药后 24 小时血中尿酸为服药前 66.5%。用药后可缓解关节红、肿、热、痛等症状,并能使痛风结节消散。临床用于反复发作的痛风性关节炎伴有高尿酸血症及痛风石患者。不良反应较少,但可有胃肠道反应、肾绞痛及激发急性关节炎发作,少数患者可出现粒细胞减少。

## 学习小结

- 解热镇痛抗炎药
  - 水杨酸类：阿司匹林
    - 作用：解热镇痛抗炎抗风湿，影响血栓形成；风湿、类风湿关节炎的首选药，预防血栓形成
    - 不良反应：胃肠道反应；饭后服用、服用肠溶制剂、与抗酸药或与胃黏膜保护药等合用可减轻
  - 苯胺类：对乙酰酰氨基酚
    - 作用：解热镇痛作用较强而持久，几无抗炎抗风湿作用
  - 吡唑酮类：保泰松
    - 使用注意：严重，致命的造血系统的毒性反应，不宜单独使用
  - 有机酸类：布洛芬
    - 作用：抗炎镇痛作用强，主要用于风湿性、类风湿关节炎和骨关节炎
  - 选择性COX-2抑制药：塞来昔布
    - 作用：选择性的COX-2抑制药，治疗剂量时对COX-1无明显影响
  - 5-LOX/COX-2双重抑制药：利非克隆
    - 作用：双重抑制药5-LOX和COX-2达到协同抗炎
- 抗痛风药
  - 秋水仙碱
    - 应用：痛风性关节炎的急性发作、预防复发性痛风关节炎的急性发作
  - 丙磺舒
    - 作用：竞争性抑制肾小管对尿酸的重吸收，增加尿酸排泄，用于慢性痛风
  - 别嘌醇
    - 作用：抑制黄嘌呤氧化酶，尿酸生成及排泄都减少
  - 苯溴马隆
    - 作用：促尿酸排泄，用于反复发作痛风性关节炎伴有高尿酸血症及痛风石患者

（黄丽萍）

## 复习思考题

1. 解热镇痛抗炎药有哪些共同作用，它们的机制各是什么？
2. 不同剂量的阿司匹林对血栓形成有什么不同的影响？为什么？

# 第十九章

# 利尿药与脱水药

**学习目的**

通过学习肾脏生理、利尿药分类、各类代表药和脱水药的相关知识，为本教材后续学习抗高血压药、治疗慢性心功能不全药及临床合理用药提供理论基础。

**学习要点**

利尿药的概念、分类、尿液形成生理、各类利尿药代表药的药理作用、临床应用、不良反应。脱水药的概念、共性及临床应用。

## 第一节　利　尿　药

利尿药(diuretics)是一类直接作用于肾脏，能增加电解质和水排泄，使尿量增多的药物。临床上主要用于治疗各种原因引起的水肿，也可用于某些非水肿性疾病，如高血压、肾结石、高钙血症等的治疗。

常用利尿药按其效能及作用部位，一般分为3类：

1. 高效利尿药(high efficacy diuretics)　又称袢利尿药，主要作用于髓袢升支粗段，常用药物有呋塞米、依他尼酸、布美他尼等。

2. 中效利尿药(moderate efficacy diuretics)　主要作用于远曲小管近端，常用药物有噻嗪类。

3. 低效利尿药(low efficacy diuretics)　包括作用于近曲小管的碳酸酐酶抑制药，如乙酰唑胺和作用于远曲小管远端和集合管的$Na^+$-$K^+$交换抑制药，如螺内酯、氨苯蝶啶等。

为了更好理解各类利尿药的作用和利尿机制，必须先了解利尿作用有关肾脏尿液形成的生理学基础。

### 一、利尿药的生理学基础及作用机制

尿液的生成是通过肾小球滤过、肾小管和集合管的重吸收和分泌3个环节而实现的。利尿药主要影响了尿液的生成，特别是抑制肾小管和集合管的重吸收和分泌功能而发挥利尿作用(图19-1)。

#### (一)肾小球的滤过

血液中的成分，除蛋白质和血细胞外，其他成分均可经肾小球滤过而形成原尿。

笔记

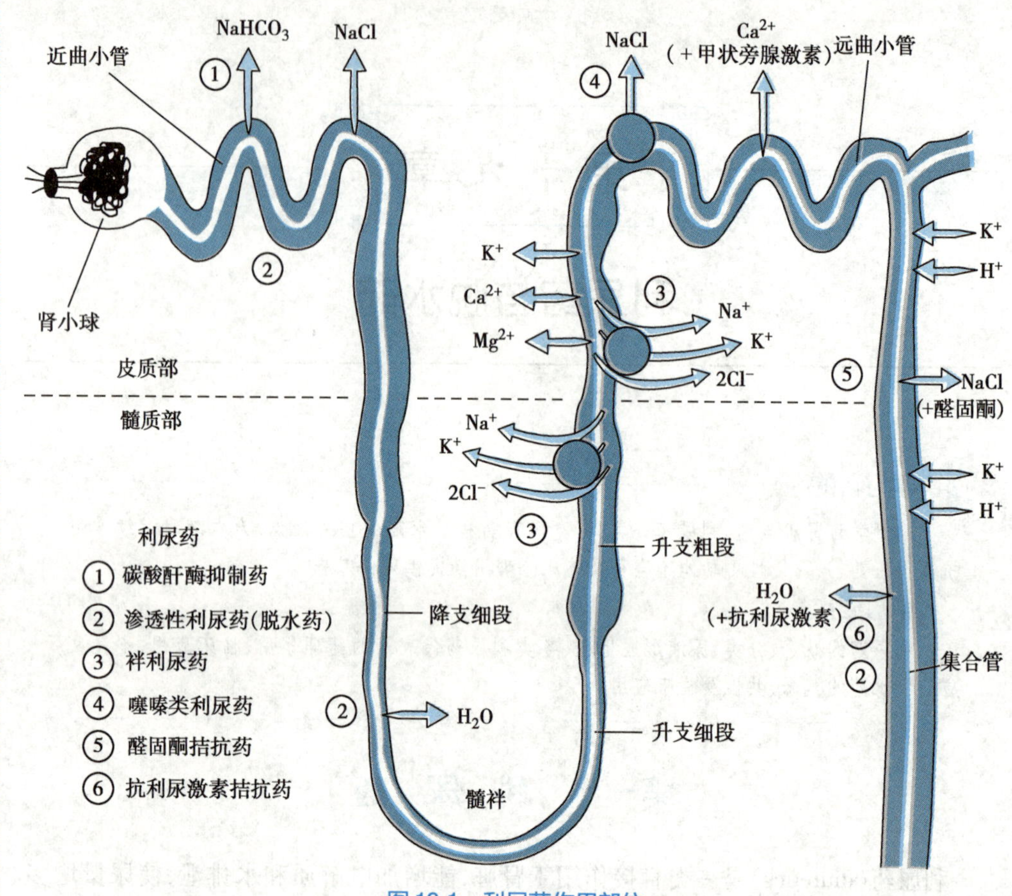


图 19-1 利尿药作用部位

正常成年人每日形成原尿量约 180L，但排出的终尿每日仅 1～2L，说明约 99% 的原尿在肾小管被重吸收，仅有 1% 成为终尿排出体外。有些药物如强心苷、氨茶碱、多巴胺等，可以通过加强心肌收缩力、扩张肾血管、增加肾血流量及肾小球滤过率，使原尿生成增加，肾小管的重吸收也相应增加，由于这种球-管平衡的调节机制，故终尿量并不能明显增多，利尿作用很弱。

### （二）肾小管的重吸收

肾小管由近曲小管、髓袢、远曲小管组成，是影响终尿生成的主要因素。由于 99% 的原尿在肾小管重吸收，所以药物只要减少肾小管重吸收率 1%，就意味着可使终尿增加 1 倍。$Na^+$是重吸收的主要电解质，水是伴随 $Na^+$而重吸收的。因此，凡能抑制肾小管对 $Na^+$重吸收的药物，均可产生利尿作用。由于各段肾小管对 $Na^+$、$Cl^-$等离子和水的重吸收方式和程度不同，故各类利尿药的作用机制和强度有明显差别。

1. 近曲小管　原尿中近 65%～70% 的 $Na^+$和水在此段被重吸收，主要通过 2 个环节：①钠泵（$Na^+$-$K^+$-ATP 酶）主动转运：基侧质膜的 $Na^+$，$K^+$-ATP 酶将吸收进入细胞内的 $Na^+$泵出细胞，进入间质，使细胞内 $Na^+$保持一个较低的水平；②$Na^+$-$H^+$交换：肾小管上皮细胞内的 $H^+$来源于 $CO_2$ 和 $H_2O$ 生成的 $H_2CO_3$，这一生成过程又依赖于肾小管上皮细胞内碳酸酐酶（carbonic anhydrase，CA）的催化，然后 $H_2CO_3$再解离成 $H^+$和 $HCO_3^-$，$H^+$将小管液中的 $Na^+$换入细胞内，然后由 $Na^+$泵将 $Na^+$送至组织间液。

抑制碳酸酐酶的利尿药乙酰唑胺，可使 $H^+$ 生成减少，从而抑制 $Na^+$-$H^+$ 交换，使近曲小管对 $Na^+$ 的重吸收减少，而产生利尿作用。但因近曲小管对 $Na^+$ 的重吸收减少时，可代偿性地激活近曲小管及其下各段肾小管对 $Na^+$ 的重吸收功能而抵消其利尿作用，故该药利尿作用弱，且因排出 $HCO_3^-$ 而易导致代谢性酸中毒，现已少作利尿药使用。目前尚无作用于近曲小管的高效利尿药。

2. 髓袢降支细段　降支细段只吸收水。由于此段髓质高渗，水被渗透压驱动而重吸收。

3. 髓袢升支粗段髓质部和皮质部　原尿中 30% ~35% 的 $Na^+$ 在此段被重吸收，该段只对 $Na^+$ 和 $Cl^-$ 重吸收，而不伴有水的重吸收，产生对尿液的稀释作用。此段管腔膜上存在着 $Na^+$-$K^+$-2$Cl^-$ 共转运子，基侧膜存在着 $Na^+$-$K^+$-ATP 酶。$Na^+$-$K^+$-ATP 酶首先将肾小管上皮细胞内的 $Na^+$ 泵出到组织间液，在细胞内与管腔液间形成 $Na^+$ 的浓度差，然后启动管腔膜上的 $Na^+$-$K^+$-2$Cl^-$ 共转运子，将 1 个 $Na^+$、1 个 $K^+$ 和 2 个 $Cl^-$ 转运到细胞内，进入细胞的 $K^+$ 可经管腔膜上的 $K^+$ 通道返回管腔，形成 $K^+$ 的再循环。细胞内的 $Cl^-$ 可通过基侧膜进入组织间液。最终结果是 $Na^+$ 和 $Cl^-$ 被重吸收至细胞间液中，$K^+$ 又返回管腔液中，造成管腔内正电位，进而驱动 $Mg^{2+}$ 和 $Ca^{2+}$ 的重吸收（图 19-2）。

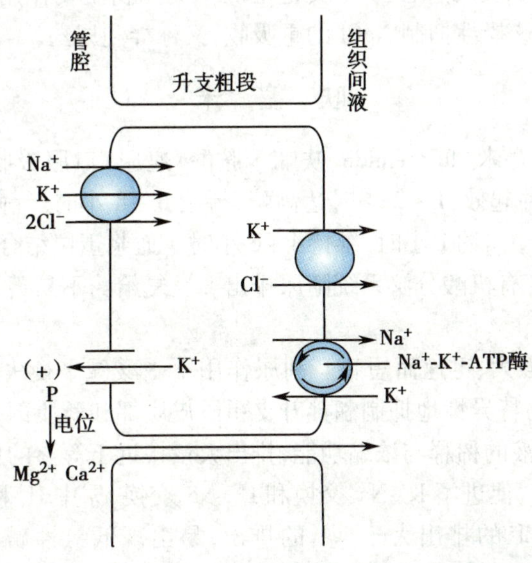


图 19-2　髓袢升支粗段的 $Na^+$-$K^+$-2$Cl^-$ 共同转运系统示意图

由于此段几乎不伴有水的重吸收，原尿流经该段的过程中随着 $Na^+$、$Cl^-$ 的重吸收而被逐渐稀释，渗透压也逐渐由高渗变为低渗，这就是肾脏对尿液的稀释功能。同时 $Na^+$、$Cl^-$ 被转运到髓质间液，与尿素一起形成髓质高渗区。当低渗尿液流经髓质高渗区的集合管时，在抗利尿激素（ADH）的影响下，大量的水被重吸收，这就是肾脏对尿液的浓缩功能。

高效利尿药，如呋塞米等能选择性地抑制髓袢升支粗段髓质部和皮质部的 $Na^+$-$K^+$-2$Cl^-$ 共转运子，既降低肾脏对尿液的稀释功能，又由于无法维持髓质的高渗而降低肾脏对尿液的浓缩功能，从而产生强大的利尿作用。

4. 远曲小管及集合管　此段重吸收原尿 $Na^+$ 5% ~10%，$Na^+$ 重吸收的方式主要

笔记

通过:①远曲小管近端的 $Na^+$-$Cl^-$共转运子:该转运子可将 $Na^+$、$Cl^-$转运入细胞内,再由钠泵将 $Na^+$泵出到组织间液,$Cl^-$则被动重吸收。此段中的 $Na^+$、$Cl^-$同向转运不受 $K^+$的影响,转运速率较升支粗段为慢。噻嗪类利尿药可抑制该段 $Na^+$-$Cl^-$共转运子,而抑制小管液中的 $Na^+$、$Cl^-$重吸收。但此段与肾髓质间液高渗的形成无关,故不影响肾脏对尿液浓缩过程,仅影响尿液的稀释过程,利尿作用呈中等强度。②远曲小管远端及集合管存在 $Na^+$-$H^+$交换和 $Na^+$-$K^+$交换,药物主要影响 $Na^+$-$K^+$交换,该段管腔膜侧存在着 $Na^+$和 $K^+$通道,管腔液中的 $Na^+$与细胞内的 $K^+$,形成 $Na^+$-$K^+$交换。此过程主要受醛固酮的调节,低效利尿药中,螺内酯是醛固酮受体阻断药,通过抑制醛固酮与醛固酮受体的结合,间接抑制 $Na^+$-$K^+$交换,增加 $Na^+$和水的排出,产生利尿作用;而氨苯蝶啶则可直接抑制 $Na^+$通道,抑制 $Na^+$-$K^+$交换,减少 $Na^+$和水的重吸收,而产生利尿作用。两药利尿作用均较弱,且可造成 $K^+$的排泄减少,故又称留钾利尿药。

除留钾利尿药外,其他利尿药都能促进钾排泄。故这些利尿药又称排钾利尿药。

## 二、常用利尿药

### (一)高效利尿药

常用药物有呋塞米、依他尼酸、布美他尼。本类药物主要作用部位在髓袢升支粗段皮质部和髓质部,选择性抑制 NaCl 的重吸收,又称袢利尿药。

#### 呋 塞 米

【体内过程】呋塞米(furosemide,呋喃苯胺酸,速尿)口服吸收迅速,生物利用度约为60%,约30分钟起效,1~2小时达高峰,持续6~8小时。静脉注射5~10分钟起效,30分钟达高峰,$t_{1/2}$约1小时,维持4~6小时。血浆蛋白结合率95%以上。大部分以原型经近曲小管有机酸分泌系统随尿排出。反复给药不易蓄积。

【药理作用】

1. 利尿 作用强大、迅速而短暂。利尿作用不受酸碱平衡失调及电解质紊乱的影响。其作用机制为特异性地抑制髓袢升支粗段皮质部和髓质部 $Na^+$-$K^+$-$2Cl^-$共转运子,干扰了肾脏对尿液的稀释与浓缩功能,排出大量接近于等渗的尿液。

由于排 $Na^+$较多,促进了 $K^+$-$Na^+$交换和 $H^+$-$Na^+$交换,尿中 $H^+$和 $K^+$排出也增多,易引起低血钾。由于 $Cl^-$的排出大于 $Na^+$的排出,易出现低氯性碱中毒。同时减小了 $Ca^{2+}$、$Mg^{2+}$重吸收的驱动力,使它们的排泄也增加。长期应用可使某些患者产生明显的低镁血症。而由于 $Ca^{2+}$在远曲小管可被主动重吸收,故一般不引起低钙血症。综上所述,呋塞米可以使尿中 $Na^+$、$K^+$、$Cl^-$、$Mg^{2+}$、$Ca^{2+}$排出增多。

2. 扩张血管 该药能扩张肾血管,降低肾血管阻力,改变肾皮质内血流分布,增加肾血流量;还能扩张小静脉,降低左室充盈压,减轻肺淤血。扩血管机制可能与本品促进前列腺素合成,抑制其分解有关。

【临床应用】

1. 严重水肿 对心、肝、肾等各类水肿均有效,主要用于其他利尿药无效的严重水肿,但应注意电解质紊乱。

2. 急性肺水肿和脑水肿 静脉注射治疗急性肺水肿的主要机制为:①扩张静脉血管,回心血量减少,减轻心脏负荷;②强大的利尿作用使血容量减少,左室舒张末期

笔记

压力降低，减轻左心负担，从而消除左心衰竭引起的急性肺水肿。治疗脑水肿主要则由于利尿后血液浓缩，血浆渗透压增高，而利于脑水肿的消除。

3. 急、慢性肾功能衰竭　急性肾衰时，呋塞米可通过扩张肾血管，增加肾血流量，可改善急性肾功能衰竭早期的少尿及肾缺血；通过强大的利尿作用，冲洗肾小管，防止肾小管的萎缩和坏死；但不能延缓肾衰的进程。大剂量呋塞米可治疗慢性肾衰，可使尿量增加，以纠正慢性肾功能衰竭的尿量减少。

4. 药物中毒　结合输液使尿量在一日内达到5L以上，可加速药物或毒物的排泄。主要用于经肾排泄的药物中毒的抢救，如巴比妥类、水杨酸类、溴剂、氟化物等。

5. 高钾血症和高钙血症　可增加钾排出，抑制 $Ca^{2+}$ 的重吸收。通过应用袢利尿药和静脉输入生理盐水而增加 $Ca^{2+}$ 的排泄，这对迅速控制高钙血症有一定的临床意义。

【不良反应】

1. 水与电解质紊乱　利尿过度可引起低血容量、低血钠、低血钾、低血镁及低氯性碱中毒。长期使用还可以引起低血镁。以低血钾最为常见，由于低钾，可增强强心苷对心脏的毒性及诱发肝性脑病，故应注意及时补充钾盐或加服留钾利尿药。由于 $Na^+$-$K^+$-ATP 酶的激活需要 $Mg^{2+}$，当低血钾和低血镁同时存在时，如不纠正低血镁，即使补 $K^+$ 也不易纠正低钾血症。

2. 耳毒性　表现为眩晕、耳鸣、听力减退或暂时性耳聋，呈剂量依赖性。耳毒性的发生机制可能与药物引起内耳淋巴液电解质成分改变和耳蜗管基底膜毛细胞损伤有关。肾功能不全者慎用，同时避免与氨基糖苷类抗生素等具有耳毒性的药物合用，以免产生永久性耳聋。

3. 高尿酸血症　长期用药时可减少尿酸排泄，诱发痛风，原因是该药和尿酸均通过肾脏有机酸分泌系统排泄，产生竞争性抑制，故对痛风患者禁用。

4. 其他　可致恶心、呕吐、腹泻，大剂量时尚可出现胃肠出血。亦可致过敏反应，如皮疹、嗜酸性粒细胞增多、间质性肾炎等，呋塞米为磺胺类衍生物，与磺胺药可有交叉过敏反应；偶致骨髓抑制，可发生白细胞、血小板减少。

该药还应注意避免与非甾体类抗炎药，如吲哚美辛等同用，以免减弱其排 $Na^+$ 作用，而影响利尿等作用。

### 布美他尼、依他尼酸

布美他尼（bumetanide）的作用机制同于呋塞米，但作用较呋塞米强50倍，耳毒性最小，为呋塞米的1/6。其特点为起效快、作用强、毒性低、用量小。依他尼酸（ethacrynic acid，利尿酸）作用也同于呋塞米，但最易引起永久性耳聋，现已少用，但不是磺胺类衍生物，故对磺胺类过敏者可选用。

#### （二）中效利尿药

噻嗪类（thiazides）是临床广泛应用的一类口服中效利尿药，如氯噻嗪（chlorothiazide）、氢氯噻嗪（hydrochorothiazide）、环戊噻嗪（cyclopenthiazide）等，效能基本一致，但因化学结构上的微小差异，使药物在效价强度和作用时间长短等方面产生了明显差异，由于本类药物毒性小，治疗剂量范围较宽，其效价强度的大小在实际应用中并无重要意义。代表药物是氢氯噻嗪。

笔记

## 氢氯噻嗪

【体内过程】氢氯噻嗪(hydrochlorothiazide,双氢克尿噻)脂溶性较高,口服吸收迅速而完全。口服后1~2小时起效,4~6小时达高峰,可持续6~12小时。主要以原型从肾小管分泌排出。尿毒症者,其半衰期明显延长。

【药理作用】

1. 利尿 该药利尿作用温和持久,其作用机制是:①抑制远曲小管近端 $Na^+$-$Cl^-$ 共转运子,抑制 $Na^+$ 和水的再吸收,使肾脏的尿液稀释功能降低。但因与髓质间隙高渗的形成无关,不影响肾的浓缩功能,故只产生中等强度利尿作用。②该药还可轻度抑制髓袢升支粗段皮质部碳酸酐酶,减少 $Na^+$-$H^+$ 交换,使 $Na^+$ 再吸收减少,参与利尿作用。尿中除排出 $Na^+$、$Cl^-$ 外,$K^+$ 的排泄也增多,长期服用可引起低血钾。本类药对碳酸酐酶有一定的抑制作用,故略增加 $HCO_3^-$ 的排泄。此外,能增强远曲小管对钙的重吸收,可使 $Ca^{2+}$ 从肾排出减少,这与药物促进远曲小管由甲状旁腺激素(PTH)调节的 $Ca^{2+}$ 重吸收有关。

2. 抗利尿 该药可减少尿崩症患者的尿量和减轻烦渴的症状,其作用机制可能为:抑制磷酸二酯酶,增加远曲小管及集合管细胞内 cAMP 的含量,从而提高远曲小管对水的通透性,使水的重吸收增加,从而减少尿崩症患者的尿量;由于增加 NaCl 的排出,导致血浆渗透压降低而减轻口渴感,饮水量减少,尿量减少。

3. 降压 是常用的降压药之一,用药早期通过利尿、血容量减少而降压,长期用药则通过扩张外周血管而产生降压作用(详见第二十章抗高血压药)。

【临床应用】

1. 各类轻、中度水肿 其中对心源性水肿疗效较好,对肾性水肿的疗效与肾功能损害程度有关,肾功能受损较轻者疗效较好。对肝性水肿与螺内酯合用以增加疗效,可避免血钾过低,诱发肝性脑病。

2. 尿崩症 对肾性尿崩症及加压素无效的垂体性尿崩症可明显减少尿崩症患者的尿量。对轻症效果较好,重症疗效差。

3. 高血压 可单用治疗轻度高血压,与其他降压药合用治疗中、轻度高血压(详见第二十章抗高血压药)。

4. 特发性高钙尿症和肾结石。

【不良反应】

1. 电解质紊乱 长期应用可致低血钾、低血钠、低血镁、低氯性碱血症等,合用留钾利尿药可减少低血钾的发生。

2. 代谢异常 ①血糖升高,与剂量有关,可能与其抑制胰岛素的分泌,减少组织利用葡萄糖,停药后能自行恢复;②高脂血症,可升高甘油三酯、胆固醇。糖尿病和高脂血症患者慎用。

3. 高尿酸血症 氢氯噻嗪的利尿作用减少了细胞外液容量,从而增加近曲小管对尿酸的重吸收,并竞争性抑制尿酸从肾小管分泌,痛风患者慎用。

4. 其他 可使肾小球滤过率下降,加重肾功不良,故肾功能不全者慎用。本类药物为磺胺类药物,与磺胺类有交叉过敏反应,可见皮疹、皮炎等,偶见严重的过敏反应如溶血性贫血、血小板减少、坏死性胰腺炎等。

笔记

### （三）低效利尿药

本类药物利尿作用弱，较少单用，主要与其他利尿药合用，按其作用方式的不同包括两类：保钾利尿药和碳酸酐酶抑制药。保钾利尿药包括螺内酯、氨苯蝶啶、阿米洛利，碳酸酐酶抑制药的代表药为乙酰唑胺。

#### 螺 内 酯

【药理作用】螺内酯（spironolactone，安体舒通）为醛固酮受体阻断药，其化学结构与醛固酮相似，可与醛固酮竞争醛固酮受体，间接抑制远曲小管远端和集合管 $Na^+$-$K^+$ 交换，表现出排钠利尿和留钾的作用。其作用特点为：（1）利尿作用弱，起效慢，作用持久。口服后 1 天起效，2～3 天达高峰，停药后可持续 2～3 天；（2）利尿作用与体内醛固酮的浓度有关，对切除肾上腺的动物无利尿作用。

【临床应用】

1. 醛固酮升高有关的顽固性水肿　如肝硬化、肾病综合征等引起的水肿。因利尿作用弱，较少单用，常与中效或高效利尿药合用，除了可以增强利尿作用外还可以减少钾离子电解质紊乱。

2. 慢性充血性心力衰竭　近年来认识到醛固酮在心衰发生发展中起重要作用，因而螺内酯用于心衰的治疗已经不仅仅限于通过排 $Na^+$、利尿消除水肿，而是通过抑制心肌纤维化等多方面的作用而改善患者的状况。

【不良反应】不良反应较轻，少数患者可引起头痛、困倦与精神异常等。久用可引起高血钾，尤其当肾功能不良时，故肾功能不全者禁用。还有性激素样副作用，可引起男子乳房女性化和性功能障碍，妇女可出现多毛症等，停药可消失。

#### 氨苯蝶啶、阿米洛利

【药理作用】氨苯蝶啶（triamterene）、阿米洛利（amiloride）虽然两药的化学结构不同，却有相似的药理作用。其作用机制是阻断远曲小管末端和集合管腔膜上 $Na^+$ 通道而减少 $Na^+$ 的重吸收，抑制 $K^+$ 分泌，从而产生排 $Na^+$、利尿、保 $K^+$ 的作用。作用起效较快，服药后 2 小时即出现利尿作用。氨苯蝶啶利尿作用可维持 16 小时；阿米洛利利尿作用可维持 22～24 小时。由于直接抑制 $Na^+$-$K^+$ 交换，与醛固酮无关，因而对肾上腺切除的动物仍有利尿作用。

【临床应用】临床上常与排钾利尿药合用治疗因心力衰竭、肝硬化和肾炎等引起的水肿。

【不良反应】不良反应较少。长期服用可致高钾血症，严重肝肾功能不全者、有高钾血症倾向者禁用。偶见嗜睡、恶心、呕吐、腹泻等消化道症状。氨苯蝶啶还能抑制二氢叶酸还原酶，故可引起叶酸缺乏。肝硬化患者服用此药可发生巨幼红细胞性贫血。阿米洛利对无尿、肾功能损害、糖尿病、酸中毒和低血钠患者慎用。

#### 依 普 利 酮

依普利酮（eplerenone）是一种新型选择性醛固酮受体拮抗剂，其抗醛固酮受体的活性约为螺内酯的 2 倍它只作用于醛固酮受体，而不作用于雄激素和孕酮受体，其具有副作用较小，对高血压、心力衰竭等的疗效较好的特点，可减轻高血压患者的蛋白

笔记

尿,对于合并糖尿病的高血压患者,肾脏保护作用更为明显。

### 乙酰唑胺

乙酰唑胺(acetazolamide,醋唑磺胺)可抑制肾小管上皮细胞中的碳酸酐酶,使近曲小管上皮细胞中 $H_2CO_3$生成减少,进而使 $Na^+$-$H^+$交换减少,增加 $Na^+$和水的排出。由于利尿作用弱,目前很少用于利尿。因该药还可抑制眼睫状体上皮细胞和中枢神经细胞中的碳酸酐酶,减少房水和脑脊液的产生,故可用于治疗青光眼和预防高山病引起的脑水肿。该药长期使用可致代谢性酸中毒及尿结石等。

## 第二节 脱 水 药

脱水药(dehydrant agents)又称渗透性利尿药(osmotic diuretics),是指能使组织脱水的药物。它们的共同特点是:①不易透出血管而渗入组织液中,因此静脉给药后,可迅速提高血浆渗透压;②在体内不被代谢;③容易经肾小球滤过,但不易被肾小管重吸收,有助于维持肾小管中尿液渗透压;④对机体无毒性作用和过敏反应。该类药物主要有甘露醇、山梨醇、高渗葡萄糖等。

### 甘 露 醇

甘露醇(mannitol)可溶于水,一般配成20%高渗水溶液,供静脉注射或静脉滴注。

【药理作用】

1. 脱水 甘露醇静脉注射后不易渗入组织,在体内不被代谢,因此可迅速提高血浆渗透压,促使组织间液水分向血液内转移而引起组织脱水。静脉注射后20分钟,颅内压及眼内压显著下降,作用维持6小时。

2. 利尿 静脉注射后产生的脱水作用,可使循环血量增加,并提高肾小球滤过率。甘露醇在肾小管内几乎不被吸收,使原尿渗透压升高,而增加尿量。

3. 导泻 口服用药可引起渗透性腹泻。

【临床应用】

1. 脑水肿 甘露醇是目前治疗脑水肿、降低颅内压安全有效的首选药。适用于多种原因如肿瘤、颅脑外伤或组织缺氧等引起的脑水肿。

2. 青光眼 可治疗青光眼急性发作及术前应用,降低眼内压。

3. 预防急性肾功能衰竭 在急性肾功能衰竭时,及时用甘露醇,使肾小管液发生渗透效应,阻止水分重吸收,维持足够尿流量,使肾小管内有害物质稀释,防止肾小管萎缩坏死;同时由于使血浆高渗,通过脱水作用,可减轻肾间质水肿,另外,血容量增加,可改善急性肾衰早期的血流动力学变化,对肾衰竭伴有低血压者效果较好。

4. 术前肠道准备 术前4~8小时,10%溶液1000ml于30分钟内口服完毕。

【不良反应】可出现水和电解质紊乱,静脉注射过快可产生一过性头痛、视力模糊、眩晕、畏寒及注射部位疼痛等。心功能不全及活动性颅内出血者忌用。

### 山 梨 醇

山梨醇(sorbitol)是甘露醇的同分异构体,作用与临床应用同甘露醇,进入人体内大部分在肝内转化为果糖，故作用较弱。易溶于水、价廉，一般可配成25%的高渗水溶液使用。

### 高渗葡萄糖

50%高渗葡萄糖(hypertonic glucose)也有脱水和渗透性利尿作用，因易被代谢，加之部分葡萄糖能扩散到组织中，故作用不持久，停药后可出现颅内压回升而引起反跳现象。临床上常与甘露醇或山梨醇合用，治疗脑水肿和急性肺水肿。

## 学习小结

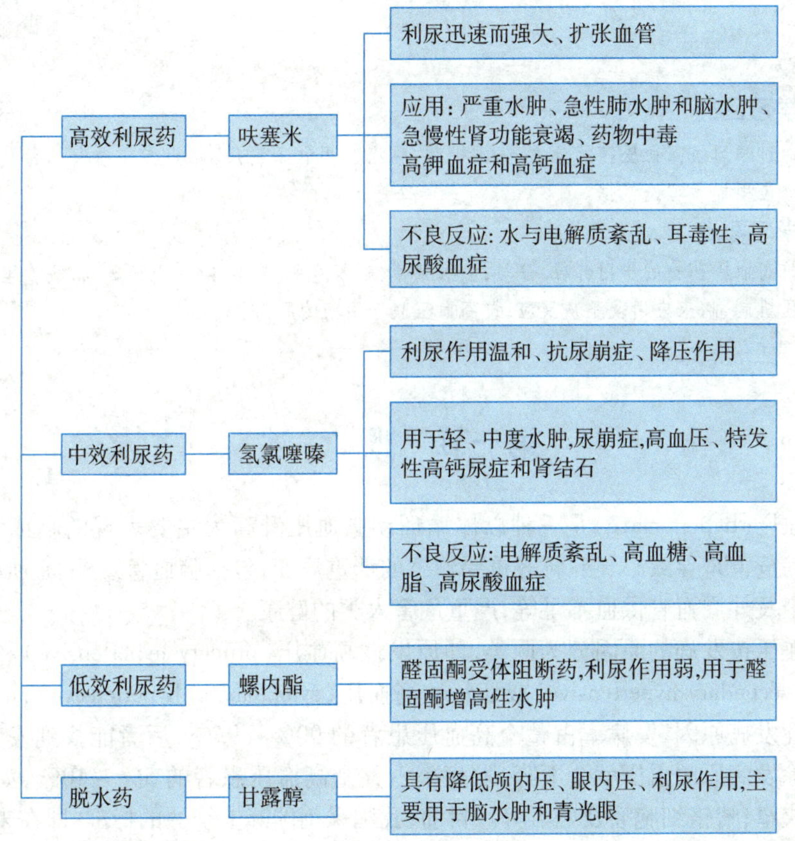


（孟宪丽）

### 复习思考题

1. 分析各类利尿药对尿液钾离子排泄的影响及机制。
2. 利尿药的分类、各类的代表药、药物作用部位及机制？

笔记

# 第二十章

# 抗高血压药

**学习目的**

通过学习抗高血压药的分类、降压机制、临床应用和不良反应,为指导临床抗高血压药的合理应用提供理论依据。

**学习要点**

抗高血压药物的作用部位、分类;氢氯噻嗪、硝苯地平、普萘洛尔、卡托普利、氯沙坦的主要降压机制、临床应用及不良反应;抗高血压联合用药的原则。

## 第一节 概 述

高血压(hypertensive)是一种以体循环动脉血压升高为主要表现的临床综合征,其最大的危害是导致心、脑、肾等重要器官的严重病变,包括脑血管意外、心肌梗死、肾功能不全及外周血管供血不足等,严重危害人类的健康。

高血压按发病的原因分为两类,即原发性高血压(primary hypertensive)和继发性高血压(secondary hypertensive)或症状性高血压(symptomatic hypertensive),前者找不到特异性发病原因,发病率占整个高血压患者的90% ~95%,后者能找到发病原因,只要消除发病原因血压就会下降,发病率占整个高血压患者的5% ~10%,如继发于肾动脉狭窄,嗜铬细胞瘤及妊娠等。目前,我国采用国际上统一的标准,即在未服抗高血压药情况下,血压≥140/90mmHg(18.7/12.0kPa)即可诊断为高血压。

临床上将高血压又分为急进型和缓进型2种。急进型高血压又称为恶性高血压,其特点是病程发展迅速,血压升高显著,并常于数月至2年内出现严重的并发症。缓进型高血压起病隐匿,病情发展缓慢,病程较长,根据舒张压程度和血管病变引起心、脑、肾等重要器官的损害程度,缓进型高血压可分为轻、中、重度或1、2、3级高血压(表20-1)。

高血压是不同原因或疾病所引起的临床表现,其发生机制较为复杂,尚未完全阐明。高血压发生发展的病理生理过程涉及多种因素,包括神经功能紊乱,自身调节功能减弱,激素或局部活性物质异常等,这些因素主要通过交感神经和肾素-血管紧张素两个系统的调控来保持血压的相对稳定。由于神经体液在血压调节中起重要作用,因此调整神经体液因素变化一直是寻找抗高血压药物的主要途径。

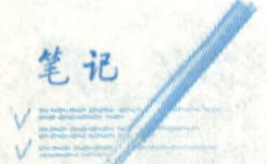

表 20-1　血压水平的定义和分类（世界卫生组织/国际高血压学会，WHO/ISH）

| 类别 | 收缩压（mmHg） | 舒张压（mmHg） |
|---|---|---|
| 理想血压 | <120 | <80 |
| 正常血压 | <130 | <85 |
| 正常高值 | 130～139 | 85～89 |
| 1 级高血压（轻度） | 140～159 | 90～99 |
| 2 级高血压（中度） | 160～179 | 100～109 |
| 3 级高血压（重度） | ≥180 | ≥110 |
| 单纯收缩性高血压 | ≥140 | <90 |

抗高血压药（antihypertensive drugs）又称降压药（hypotensive drugs），临床上主要用于治疗高血压和防止并发症的发生。合理选用抗高血压药，不仅可以有效控制血压，还能延缓因血压升高所引发的重要脏器的病理变化进程，减少并发症的发生率和降低其死亡率，延长寿命。

根据抗高血压药物主要作用部位（图 20-1）和作用机制的不同，可将其分为以下几类：

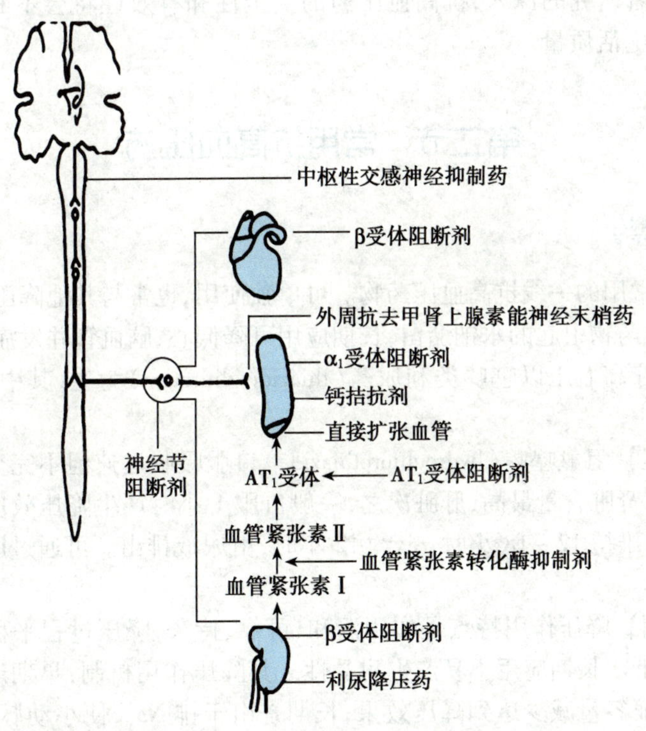


图 20-1　抗高血压药作用部位

1. 利尿药　如氢氯噻嗪等。

2. 钙通道阻滞药　如硝苯地平、尼群地平、氨氯地平、维拉帕米、左氨氯地平、拉西地平等。

3. 交感神经阻滞药　包括：①中枢性降压药，如可乐定、甲基多巴等；②神经节阻滞药，如咪噻吩、美卡拉明等；③去甲肾上腺素能神经末梢阻滞药，如利血平、胍乙啶等；④肾上腺素受体阻断药，又分为 $\alpha_1$ 受体阻断药，如哌唑嗪、特拉唑嗪等；β 受体阻断药，如普萘洛尔、美托洛尔、阿替洛尔；α 和 β 受体阻断药，如拉贝洛尔等。

4. 肾素-血管紧张素系统抑制药　包括：①血管紧张素Ⅰ转化酶（ACE）抑制药，如卡托普利、依那普利、雷米普利、福辛普利等；②血管紧张素Ⅱ受体阻断药，如氯沙坦、缬沙坦、厄贝沙坦、坎地沙坦、替米沙坦等；③肾素抑制药，如雷米克林、阿利克仑等。

5. 血管扩张药　包括：①直接舒张血管平滑肌药，如硝普钠、肼屈嗪等；②钾通道开放药如二氮嗪、米诺地尔等；③其他舒张血管药，如吲达帕胺、硫酸镁、酮色林等。

目前我国临床上常用的一线抗高血压药是利尿药、钙通道阻滞药、肾上腺素受体阻断药、血管紧张素Ⅰ转化酶（ACE）抑制药和血管紧张素Ⅱ受体阻断药。中枢性降压药和血管扩张药已较少单独使用，但在联合用药和复方制剂中仍经常使用。临床常用的降压药物，虽然能有效控制血压，但也有很多不足的地方，主要表现在不良反应、并发症、耐受性和靶器官损伤等方面。因此，近年来新型抗高血压药的研究方向为注重降低不良反应和并发症、提高患者耐受性和保护靶器官等，除了联用降压药、器官保护等方面，基因治疗、时辰治疗学、服药依从性和非药物治疗也是研究热点。随着研究的深入，抗高血压药的安全性和有效性将会不断的提高，进一步改善患者的生活质量。

## 第二节　常用抗高血压药

### 一、利尿药

利尿药是常用的一线抗高血压药物。可单独使用，也常与其他降压药合用以增强疗效，减轻其他药物引起的水钠潴留，长期应用可降低心、脑血管并发症的发生率和病死率。临床治疗高血压以噻嗪类利尿药（thiazide diuretics）为主，其中以氢氯噻嗪最常用。

【体内过程】氢氯噻嗪（hydrochlorothiazide）口服吸收迅速但不完全，进入体内分布于各组织，以肾脏含量最高，肝脏次之，一般口服 1 小时产生降压效应，约 2 小时血药浓度达峰值，维持 12～18 小时，$t_{1/2}$ 约 12 小时，由尿液排出。可通过胎盘屏障，并从乳汁排泄。

【药理作用】降压作用特点是作用温和、可靠、持久，降压过程平稳，对卧位和立位血压均能降低。长期应用不易产生耐受性。其降压作用机制：早期通过利尿排钠，使细胞外液及血容量减少达到降压效果；长期是由于排 $Na^+$，使小动脉血管细胞内低钠，$Na^+$-$Ca^{2+}$ 交换降低，减少 $Ca^{2+}$ 内流，降低细胞内 $Ca^{2+}$ 浓度，使血管平滑肌对缩血管物质的反应性减弱而血压降低。还能诱导血管壁产生缓激肽、$PGE_2$ 等扩血管物质，达到降压的效果。

【临床应用】单用可适于轻、中度高血压，与其他降压药联合应用可用于治疗中、重度高血压，尤其适用于伴有心力衰竭的高血压患者。临床实验表明，长期小剂量应

笔记

用噻嗪类利尿药能较好的控制老年高血脂患者血压，也能降低心力衰竭和脑卒中的发病率和死亡率。

【不良反应】小剂量无明显不良反应，但长期大剂量应用可导致电解质紊乱，如低血钠、低血钾、高血钙，用药时适度限钠、注意补钾或与留钾利尿药、β受体阻断药、血管紧张素系统抑制药合用减少不良反应的发生；对糖代谢及脂质代谢出现不良影响，如高血糖、高血脂，故高血压患者合并有糖尿病或高血脂症者慎用。

## 二、钙通道阻滞药

钙通道阻滞药是治疗高血压的一类重要药物，能选择性地控制电压门控性 $Ca^{2+}$ 通道，抑制细胞内钙离子内流，导致血管平滑肌松弛、血管扩张、血压下降。该类药物在降压的同时可激活压力感受器介导的交感神经兴奋。

钙通道阻滞药品种繁多，按结构不同可为二氢吡啶类和非二氢吡啶类。前者对血管平滑肌选择性强，血管扩张明显，且较少影响心脏，常用药物有硝苯地平、尼群地平、尼卡地平、左氨氯地平、拉西地平等；后者选择性较差，对心脏和血管均有作用，常用药物有维拉帕米、地尔硫䓬等。各类钙通道阻滞药对心脏和血管的选择性不同，对心脏的作用最强的药物是维拉帕米，硝苯地平较弱。对血管的作用最强的是安氯地平和尼莫地平，尤其对冠状动脉选择性更高，尼莫地平选择性舒张脑血管。该类药物在降压的同时不减少心、脑、肾等重要器官的血流量；还能抑制血小板聚集，增加红细胞变形能力，降低血液的黏稠度，长期应用可逆转或改善高血压引起的左心室肥厚和血管肥厚，增加血管的顺应性，有保护心肌的作用，对高血压患者预后有利。

### 硝苯地平

【体内过程】硝苯地平（nifedipine，心痛定）口服易吸收，20～30分钟起效，1～2小时达到最大效应，作用持续6～7小时，舌下含服5～15分钟起效。与血浆蛋白结合率高达98%，主要经肾脏排泄。

【药理作用】硝苯地平作用于细胞膜L-型钙通道，抑制细胞外 $Ca^{2+}$ 的内流，导致小动脉扩张，总外周血管阻力下降，血压下降，血压越高越明显，对正常血压无降压作用。降压快、作用强、维持时间久，在降压的同时不影响糖代谢，但伴有反射性心率加快，心排出量增加和增加肾素活性等不良反应，与β受体阻断药合用可防止该反应的出现。

【临床应用】对各型高血压均有作用，对高血压伴有心绞痛、脑血管病、肾功能不良者疗效较好，可单用。因降压时反射使交感神经活动增高，引起心率增快、心排出量增加、血浆肾素活性增高，故常与利尿药、β受体阻断药、ACEI合用，以增强疗效，减少不良反应。目前，多用其控释与缓释制剂。

【不良反应】常见面部潮红、头痛、眩晕、心悸、踝部水肿，如水肿严重，可利用利尿剂以减轻症状，但不能根治。该药的短效制剂有可能加重心肌缺血，伴有心肌缺血的高血压患者慎用。

### 尼群地平

尼群地平（nitrendipine）口服易吸收，30分钟后血浆浓度达高峰，血浆蛋白结合率达98%，$t_{1/2}$约为2～4小时。尼群地平药理作用与硝苯地平相似，降压作用温和持久，适用于各型高血压长期治疗，也可用于缺血性心脏病或慢性心功能不全，对高血压伴有心、脑供血不足疗效较好。还可用于血管性痴呆的延缓或预防。其不良反应较少，少数患者可产生头痛、面部潮红、眩晕、疲倦等不良反应。

#### 氨氯地平

氨氯地平（amlodipine）属第三代钙通道阻滞药。该药起效缓和，维持时间长，降压平稳，口服吸收好，生物利用度高，每日只需服药1次，降压作用可维持24小时，血药浓度较稳定，可减少血压波动造成的器官损伤，为目前治疗原发性高血压的常用药，也可用于稳定性与变异性心绞痛。不良反应与硝苯地平相似，但发生率低，由血管扩张引起的头痛、面红、心率加快等症状不明显。

## 三、肾上腺素受体阻断药

肾上腺素受体（α和β受体）广泛分布于中枢神经和心血管组织，在血压调节中起重要作用。用于治疗高血压的肾上腺素受体阻断药有β受体阻断药，α受体阻断药及兼有α和β受体阻断作用的药物。

### （一）β受体阻断药

β受体阻断药治疗高血压疗效确切、安全可靠，降压强度与利尿药相似，能降低心血管并发症如脑卒中和心肌梗死的发生率和死亡率，为抗高血压治疗的一线药物。主要有普萘洛尔、美托洛尔、阿替洛尔、纳多洛尔、吲哚洛尔等。

#### 普萘洛尔

【体内过程】普萘洛尔（propranolol，心得安）口服首关效应明显，生物利用度为25%，个体差异大，$t_{1/2}$约为4小时。起效慢，连用2周以上才产生降压作用。

【药理作用】该药为非选择性β受体阻断药，对$\beta_1$、$\beta_2$受体都有作用。降压机制主要包括：①抑制心肌收缩力：阻断心肌$\beta_1$受体，使心肌收缩力减弱，心率减慢，心排出量减少而发挥作用；②抑制肾素分泌：阻断肾小球旁器部位的$\beta_1$受体，减少肾素分泌，从而抑制肾素血管紧张素系统；③抑制外周交感神经活性：阻断去甲肾上腺素能神经突触前膜$\beta_2$受体，消除正反馈作用，减少NA的释放；④抑制中枢交感活性：阻断血管运动中枢的β受体，从而抑制外周交感神经张力而降压；⑤促进前列环素生成，扩张血管。

【临床应用】适用于轻、中度高血压，对伴有心排出量偏高或血浆肾素活性增高者以及伴有冠心病、脑血管病变者更适宜。

【不良反应】该类药物长期使用不能突然停药，以免诱发或加重心绞痛。支气管哮喘、严重左心室衰竭及重度房室传导阻滞者禁用，长期应用使血浆甘油三酯升高，高密度脂蛋白减少。

#### 美托洛尔和阿替洛尔

美托洛尔（metoprolol）和阿替洛尔（atenolol）属于选择性$\beta_1$受体阻断药，降压机制与普萘洛尔相同，但对心脏$\beta_1$受体有较强的选择性，对支气管平滑肌上的$\beta_2$受体影响较小。口服吸收完全，用于各种程度的高血压，降压作用持续时间较长，每日服用1～

笔记

2 次，作用优于普萘洛尔，美托洛尔的控释片一次给药后作用维持 24 小时，不良反应较少。

### （二）α、β 受体阻断药

#### 拉 贝 洛 尔

拉贝洛尔（labetalol）对 $\alpha_1$、β 受体均有竞争性阻断作用，其降压作用出现较快、但作用较温和，对心率影响不明显。临床可用于各型高血压，尤其是伴有心绞痛的高血压病人，静脉注射可用于高血压危象。该药可诱发支气管哮喘，头皮刺麻感是该药的特殊反应，其他尚有胃肠道反应、头痛、乏力和过敏现象。

## 四、肾素-血管紧张素系统抑制药

肾素-血管紧张素系统（renin-angiotensin system RAAS）是由肾素、血管紧张素及其受体构成的体液系统，其在血压调节及体液平衡中起到十分重要的作用，对高血压发病有重大影响。RAS 不仅存在于循环系统，而且存在于心脏、肾脏、脑及血管局部。肾素是肾小球旁器官在血容量降低或 β 受体激动时分泌的一种酶，使肝脏产生的血管紧张素原转变为血管紧张素 Ⅰ（angiotensin Ⅰ，Ang Ⅰ），后者在血管紧张素 Ⅰ 转化酶的作用下转变为血管紧张素 Ⅱ（angiotensin Ⅱ，Ang Ⅱ），血管紧张素 Ⅱ 可导致强烈的血管收缩。作用于该系统的抗高血压药有 ACEI（血管紧张素 Ⅰ 转化酶抑制药）、血管紧张素 Ⅱ 受体阻断药和抑制肾素药。肾素-血管紧张素系统抑制药的作用环节（图 20-2）。

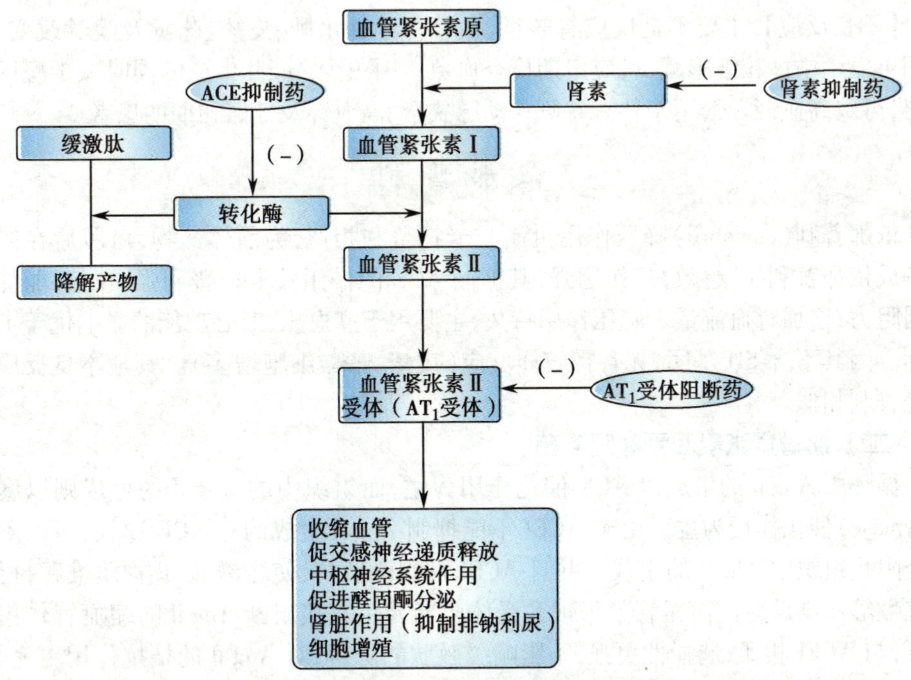


图 20-2　肾素-血管紧张素系统及其抑制药的作用环节示意图

### （一）血管紧张素 Ⅰ 转化酶抑制药

卡托普利是第一个口服的血管紧张素 Ⅰ 转化酶抑制药（ACEI，angiotensin-I con-

笔记

verting enzyme inhibitor)。目前有 20 余种高效、长效且不良反应较少的 ACEI。根据化学结构该类药物可分为 3 类:含巯基(-SH)的如卡托普利、阿拉普利等;含羧基(-COOH)的如依那普利、赖诺普利等;含次磷酸基(-POOR)的如福辛普利等。

### 卡托普利

【体内过程】卡托普利(captopril)口服吸收快,给药后 1 小时血中药物浓度达峰值,生物利用度为 75%,食物能影响其吸收,因此宜在进餐前 1 小时服用。体内消除较快,$t_{1/2}$为 2 小时,主要从肾脏排泄,肾功能不全者应减少用量。

【药理作用】卡托普利具有中等强度的降压作用,可降低外周阻力,不引起反射性心率加快,对正常肾素型及高肾素型高血压患者疗效更佳,同时可增加肾血流量。降压机制:①抑制血管紧张素Ⅰ转化酶(ACE),减少 AngⅡ形成,从而使血管舒张;②抑制 AngⅡ生成的同时,可减少醛固酮分泌,有利于钠的排出;③抑制缓激肽的灭活,从而保存缓激肽的作用。缓激肽能激活激肽 $B_2$受体,进而激活磷酸酯酶 C(PLC),产生 IP3,释放细胞内 $Ca^{2+}$,激活 NO 合酶,产生 NO。细胞内 $Ca^{2+}$增加,也激活细胞膜上的磷酸酶 $A_2$($PLA_2$),诱生 $PGI_2$。NO 与 $PGI_2$都有舒张血管、降低血压的作用。

【临床应用】适用于各型高血压,为抗高血压治疗的一线药物。治疗轻、中度原发性和肾性高血压。与利尿药及 β 受体阻断药合用于重度或顽固性高血压。在降压的同时,还能逆转高血压左心室肥厚和抑制血管平滑肌细胞肥大、增生与重构。对高血压合并有糖尿病患者,减少心肌梗死及心衰的发生,对肾脏有一定的保护作用,可预防或延缓高血压并发糖尿病肾病的进展。

【不良反应】主要不良反应有咳嗽、血管神经性水肿、皮疹、味觉及嗅觉改变等。久用可发生中性粒细胞减少,应定期检查血象。因减少 AngⅡ生成的同时减少醛固酮分泌,可致高血钾。禁用于伴有双侧肾动脉狭窄、高血钾及妊娠初期的患者。

### 依那普利

依那普利(enalapril)降压作用机制与卡托普利相似,为前体药物,口服后在体内水解成依那普利拉,起效慢,作用强,其抑制 ACE 的作用较卡托普利强 10 倍,能降低外周阻力,增加肾血流量。降压作用持久,主要用于高血压,对心功能的影响优于卡托普利。因其不含-SH 基团,无青霉胺样反应(皮疹、嗜酸细胞增多)。其他不良反应与卡托普利相似。

#### (二)血管紧张素Ⅱ受体阻断药

循环中 AngⅡ的生成以 ACE 催化作用为主,而组织中的 AngⅡ的生成则以糜酶(chymase)催化作用为主。由于 ACEI 不能抑制 AngⅡ生成的非 ACE 途径,所以不能完全阻止组织中 AngⅡ的生成。并且 ACEI 抑制激肽酶,使缓激肽、P 物质堆积,可引起咳嗽等不良反应。而血管紧张素Ⅱ受体阻断药可直接阻断 AngⅡ的缩血管作用而降压,与 ACEI 相比,选择性更强,不影响缓激肽的降解,对 AngⅡ的拮抗作用更完全,不良反应较 ACEI 少,是继 ACEI 后的新一代肾素-血管紧张素系统抑制药。

血管紧张素Ⅱ受体(AT)有 4 种亚型,以 $AT_1$和 $AT_2$两种亚型为主。$AT_1$主要分布在血管平滑肌、心肌组织、脑、肾、肺及神经,对心血管功能的稳定具有调节作用。$AT_2$主要分布在肾上腺髓质,生理作用尚不完全清楚。该类降压药主要阻断 $AT_1$受体,常

笔记

用药有氯沙坦（losartan）、缬沙坦（valsartan）、厄贝沙坦（irbesartan）、坎地沙坦、替米沙坦等。

### 氯沙坦

【体内过程】氯沙坦（losartan）口服吸收迅速，首关效应明显，生物利用度约为33%，药物达峰时间约为1小时，$t_{1/2}$为2小时。部分在体内转变为作用更强、$t_{1/2}$更长的活性代谢产物，大部分随胆汁排出，部分随尿排出。每日服药1次，作用可维持24小时。

【药理作用】氯沙坦为第一个用于临床的$AT_1$受体阻断药，可选择性地与$AT_1$受体结合，从而拮抗AngⅡ的缩血管作用，使血压下降。同时，还能增加肾血流量和肾小球滤过率，减少醛固酮的分泌，增加尿液的排出，具有保护肾脏的作用。

【临床应用】用于治疗各型高血压，可用于服用ACE抑制药引起剧烈干咳而不能耐受的高血压患者。其效能与依那普利相似，对多数患者每日服用1次，每次50mg，即可有效控制血压，用药3～6天可达最大降压效果。该药长期应用还有促进尿酸排泄作用。

【不良反应】较ACEI少，主要有肾功能障碍、高血钾和与剂量相关的直立性低血压。肝功能不全或循环血量不足时，应减少初始剂量。孕妇及哺乳期妇女禁用。

#### （三）肾素抑制药

### 阿利克仑

阿利克仑（aliskiren）为第二代肾素抑制药，作用于肾素血管紧张素醛固酮系统（RAS）的第一限速步骤。对天然的血管紧张素具有高度的选择性，可直接抑制肾素而降低肾素活性、血管紧张素Ⅰ和Ⅱ水平。但对血管紧张素转化酶几无亲和力，同时也不增加缓激肽和P物质水平。不产生反射性心动过速，不影响心功能。长期用药患者会出现严重低血压、皮疹、高钾血症、高尿酸血症等，偶见颈部血管神经性水肿、面部和四肢水肿。一般过敏者和严重肝、肾功能不全者、肾病综合征患者禁用。

## 第三节　其他抗高血压药

### 一、中枢性抗高血压药

该类药物包括可乐定（clonidine）、甲基多巴（methyldopa）、利美尼定（rilmenidine）和莫索尼定（moxonidine）等。其中可乐定为第一代中枢性抗高血压药，是咪唑类衍生物，化学名为二氯苯胺咪唑啉。

### 可乐定

【体内过程】口服吸收良好，生物利用度约75%，口服0.5小时后起效，2～4小时作用达高峰，持续6～8小时，$t_{1/2}$约为9小时。易透过血脑屏障，血浆蛋白结合率为

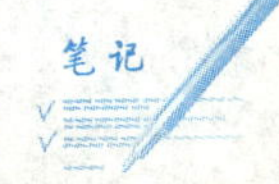

20%，约50%在肝脏代谢，其余以原型经肾脏排出。

【药理作用】降压作用中等偏强，作用机制主要是激动血管运动中枢延髓腹外侧核吻侧端(rostal ventrolateral medulla，RVLM)的 $I_1$ 咪唑啉受体，使外周交感张力降低，从而产生降压作用。该药的降压机制还涉及激动脑内阿片受体，促进内源性阿片肽的释放；激动外周交感神经突触前膜 $\alpha_2$ 受体及其相邻的咪唑啉受体，通过负反馈抑制去甲肾上腺素的释放(图20-3)。

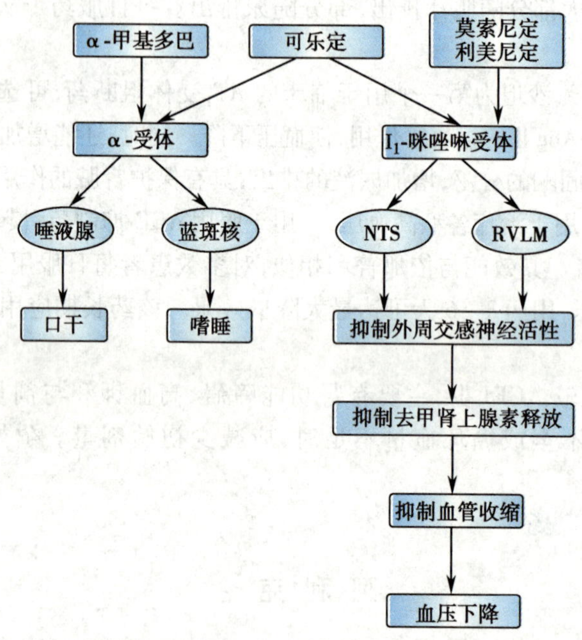


图20-3 中枢性降压药作用机制示意图

【临床应用】常用于其他降压药无效的中、重度高血压，对兼有溃疡病的高血压及肾性高血压较为适宜。较少单独使用，与利尿药合用有协同作用。口服也可用于预防偏头痛或作为治疗吗啡类成瘾药。

【不良反应】常见口干、嗜睡、便秘、阳痿、抑郁、水肿、体重增加和心动过缓等。长期应用可致水钠潴留，合用利尿药可避免。突然停药可引起交感神经亢进的停药综合征，表现为血压骤升、心悸、兴奋、震颤、腹痛、出汗等，再用可乐定或用酚妥拉明可取消上述反应，因此需要逐渐减量后再停药。

### 莫索尼定

莫索尼定(moxonidine)是第二代中枢性抗高血压药，主要通过激动延髓腹外侧核吻侧端 $I_1$ 咪唑啉受体而发挥降压作用。降压作用略低于可乐定。优点为对 $I_1$ 咪唑啉受体的选择性比可乐定高，口服吸收好，作用持久，因其对 $\alpha_2$ 受体作用较弱，不良反应较可乐定少，无停药反跳现象。主要不良反应有口干、嗜睡等。

## 二、$\alpha_1$ 受体阻断药

用于抗高血压治疗的α受体阻断药是一类选择性阻断血管平滑肌突触后膜 $\alpha_1$ 受

笔记

体,使血管扩张,血压下降,但并不影响突触前膜的 $\alpha_2$ 受体的药物。现用于临床的该类药物有哌唑嗪(prazosin),特拉唑嗪(terazosin)等。

### 哌　唑　嗪

【体内过程】哌唑嗪口服易吸收,2 小时血药浓度达峰值,生物利用度为 60%,个体差异大,$t_{1/2}$ 约为 3 小时。但降压作用可持续 10 小时,主要在肝脏代谢,10% 的原型药经肾排出。

【药理作用】选择性阻断血管平滑肌突触后膜 $\alpha_1$ 受体使血管扩张,产生中等偏强的降压作用,对突触前膜的 $\alpha_2$ 受体无阻断作用,故不会引起反射性的心率增快,长期应用使血脂降低,对糖代谢无影响。

【临床应用】用于各型高血压。对血浆肾素活性高,合并糖尿病、心衰等高血压患者疗效较好。对高血压伴有前列腺肥大的患者,在降压的同时,改善排尿困难的症状,对重度高血压患者与利尿药及 β 受体阻断药合用,提高疗效。

【不良反应】主要不良反应为"首剂现象",患者首次服用 90 分钟内出现体位性低血压,表现为心悸、昏厥、意识消失,约有 50% 的患者会发生。首次剂量减半,并在临睡前服用,可避免首剂现象的发生。在服用哌唑嗪前一天停止使用利尿药,可减轻首剂现象的发生。另有眩晕疲乏、鼻塞、口干、尿痛及胃肠道不良反应。

## 三、神经节阻滞药

代表药物有咪噻吩(trimethaphan,阿方那特)及美卡拉明(mecamylamine)。

该类药物是通过阻断交感神经节而降血压,作用快而强。但因副交感神经节同时被阻断,所以不良反应多而严重,且易发生直立性低血压和耐受性,目前已基本不用,仅偶尔用于高血压危象、高血压脑病等危急情况以及外科手术中的控制性降压,以减少手术中出血。

## 四、血管扩张药

### (一)直接扩张血管药

### 肼　屈　嗪

【体内过程】肼屈嗪(hydralazine)口服吸收快且完全,约 1 ~4 小时达血药峰浓度,其生物利用度低,为 30% ~50%;87% 与血浆蛋白结合,主要在肝内代谢,生成无活性的乙酰化代谢产物,$t_{1/2}$ 为 2 ~4 小时,以原型药物(12% ~14%)及代谢物形式经肾排出,乙酰化为本品灭活的代谢途径之一,乙酰化的速度因受遗传基因的影响而有所不同,因此存有个体差异。

【药理作用】主要通过舒张小动脉平滑肌,降低外周阻力而降压。其扩张血管平滑肌的机制是促进血管内皮细胞 NO 的生成,增加细胞内 cGMP 含量,降低血管平滑肌细胞 $Ca^{2+}$ 内流或胞内储存钙的释放。降压作用快而较强,口服后 20 ~30 分钟显效。

笔记

一次给药维持12小时，降压的同时伴有反射性交感神经兴奋，使心率加快，心排出量增加，从而减弱其降压作用。降压时还伴有血浆肾素活性增高及水钠潴留。本品对卧位和立位血压均有效，一般不引起直立性低血压。

【临床应用】治疗中、重度高血压。较少单独使用，常与利尿药或β受体阻断药合用，以增强疗效，减少不良反应。

【不良反应】较多，常见头痛、面红、黏膜充血、心动过速，并可诱发心绞痛和心力衰竭，大剂量（每日400mg以上）长期（5个月以上）应用可产生风湿样关节炎或红斑狼疮样综合征，每日用量在200mg以下则很少发生。一旦发生，应停药并用糖皮质激素治疗。

### 硝普钠

【体内过程】硝普钠（sodium nitroprusside）口服不吸收，静脉滴注后立即起效，维持1～3分钟，其水溶液遇光、热或长时间贮存易分解产生有毒的氰化物，需现配现用，并有黑纸包裹避光。

【药理作用】其降压作用特点强、快、短。可直接扩张小动脉和小静脉平滑肌，静脉滴注几秒钟血压下降，2分钟内降压作用明显，停药后2～10分钟血压回升到用药前水平。降压作用是通过在血管内释放NO而产生强大的舒张血管作用。

【临床应用】主要用于治疗高血压危象、恶性高血压、慢性心功能不全及麻醉时控制性降压。也可用于高血压合并心衰或嗜铬细胞瘤引起的血压升高。

【不良反应】静脉滴注可见恶心、呕吐、出汗、头痛、发热、不安、肌肉痉挛等。长期或过量给药可引起血中硫氰化物蓄积而中毒，引起急性精神病或甲状腺功能低下等。

#### （二）钾通道开放药

钾通道开放药（potassium channel openers）又称钾通道激活药（potassium channel activators），是一类新型的血管扩张药，主要有米诺地尔（minoxidil）、吡那地尔（pinacidil）、尼可地尔（nicorandil）等。该类药物通过激活血管平滑肌细胞膜钾通道，$K^+$外流增加，细胞膜超极化而产生平滑肌舒张作用。

### 米诺地尔

【药理作用】米诺地尔（minoxidil）本身没有降压作用，经肝脏代谢为硫酸米诺地尔-N-氧化物才能发挥作用。作用机制为较持久地作用于动脉平滑肌，使细胞钾通道开放，引起显著的血管扩张，同时伴交感神经反射性兴奋，致心率加快，心肌收缩力加强，心排出量增强。

【临床应用】主要用于严重的原发性或肾性高血压及其他降压药无效的高血压。不宜单用，与利尿药和β受体阻断药合用可避免药物引起的水钠潴留和反射性交感神经兴奋。

【不良反应】主要为水钠潴留、心悸，长期应用可引起多毛症等。

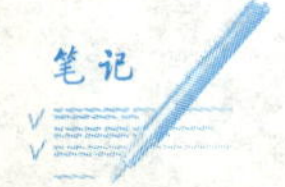

### 吡那地尔

【药理作用】吡那地尔(pinacidil)扩张血管,使收缩压和舒张压均下降,作用较哌唑嗪强。用药后1~3小时血压下降到最低值,作用可维持6小时。降压机制可能系激活血管平滑肌细胞膜ATP敏感性钾通道,$K^+$外流增加,细胞膜超极化而产生平滑肌舒张作用。也有报道认为扩张血管的进一步机制与降低细胞内钙有关,因为细胞膜超极化使钙通道难以激活,阻止了钙内流。

【临床应用】主要用于轻、中度高血压。与利尿药和β受体阻断药合用可提高疗效。

【不良反应】主要为水钠潴留及头痛、嗜睡、乏力、心悸、心电图T波改变、直立性低血压、颜面潮红及多毛症等。

#### (三)其他舒张血管药

### 吲达帕胺

吲达帕胺(indapamide)具有利尿作用和钙通道阻滞作用。化学结构虽不同于噻嗪类,但利尿强度相似。其对血管平滑肌有较高的选择性,使外周阻力下降,产生降压效应。该药对血管平滑肌的作用大于利尿作用,但不引起直立性低血压、颜面潮红和心动过速。口服后2~3小时起效,$t_{1/2}$不良者慎用。为13小时左右。单独服用对轻中度原发性高血压具有良好疗效,也可与β受体阻断药联合应用。不良反应有头痛、恶心、失眠等。高剂量时利尿作用增强,可致低血钾,严重肝、肾功能衰竭患者禁用。

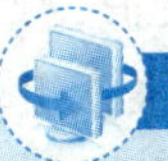

知识拓展

**生物活性肽类降血压作用**

生物活性肽是有着多种活性的多肽,具有多种人体代谢和生理调节功能。源于食物蛋白质中的生物活性肽在医药与食品中具有广泛的应用,已有研究证实其具有显著的降血压特点。目前,从食物蛋白(乳酪蛋白、鱼、贝类)中获取多种生物活性肽类,其可以有效控制血压,如从牛奶中提取α-casein、β-casein等活性肽可以有效降低舒张压和收缩压。研究发现,其降压主要是由一类具有ACE抑制活性的多肽类物质,对正常血压无影响,天然来源,安全性好。随着分子技术的不断发展,肽类结构与功能将不断研究,会有更多活性肽直接或经结构改造发展为新药。与此同时,多学科之间的交融将会产生更多新思路、新技术和新方法,为肽类药物的发展提供广阔前景。

## 第四节　抗高血压药的应用原则

高血压的药物治疗的最终目标不仅仅是单纯地降低血压,更重要的是改善患者的靶器官功能和形态,防止严重并发症的出现,从而提高生活质量,延长寿命。为达到这一目标,应用抗高血压药物时应遵循以下原则:

笔记

1. 根据高血压程度选用药物　轻、中度高血压开始应选择单药治疗，利尿药、钙通道阻滞药、肾上腺素受体阻断药、血管紧张素Ⅰ转化酶（ACE）抑制药和血管紧张素Ⅱ受体阻断药等的一种均可。单药治疗效果不好可采用2种药物联合治疗，以利尿药为基础，加用上述其他一线药。重度高血压可采用三药联用，即在二联的基础上加用直接血管扩张药或中枢性降压药。高血压危象宜采用静脉滴注或肌注快速起效的药物，如硝普钠。

2. 根据患者特点及合并症选药　①高血压伴有心力衰竭者宜用利尿药、ACEI等；②伴有肾功能不全者宜用ACEI、钙通道阻滞药等；③伴有窦性心动过速者宜用美托洛尔等β受体阻断药；④伴有消化性溃疡者，宜用可乐定，不宜用利血平，伴有精神抑郁者也不宜用利舍平；⑤伴有糖尿病及痛风者不宜用噻嗪类利尿药，宜用ACEI、$\alpha_1$受体阻断药和钙通道阻滞药；⑥伴有支气管哮喘者不宜用β受体阻断药；⑦高血压危象和高血压脑病时，宜选用静脉给药作用迅速的药物硝普钠等；⑧老年高血压，上述一线药物均可使用，避免使用能引起直立性低血压的药物（大剂量利尿药、$\alpha_1$受体阻断药等）和一线影响认知能力的药物（如可乐定等）。

3. 平稳降压和长期治疗　高血压病一旦确诊，就应积极治疗，药物宜从小剂量开始，逐步增加，达到效果后改用维持量，应避免降压过快、过剧。尽量使用中、长效药物，或者多使用缓释、控释制剂，平稳降压有效保护靶器官，从而延缓或减少心、脑、肾等重要器官并发症的发生，降低患者的死亡率。高血压的治疗需要长期用药甚至终生用药，应提高患者对长期治疗重要性的认识，坚持按医嘱用药，即使血压趋向正常也不能随便停药，更换药物时也应逐步替代。

4. 联合用药　联合用药的目的是增加降压疗效，加强对靶器官的保护，减少不良反应。最合理的药物联合方案如下：①利尿药和ACEI或血管紧张素Ⅱ受体阻断药；②利尿药和β受体阻断药；③β受体阻断药和钙通道阻滞药；④β受体阻断药和$\alpha_1$受体阻断药；⑤钙通道阻滞药和ACEI或血管紧张素Ⅱ受体阻断药。

5. 个体化治疗　不同患者或同一患者在不同病程阶段所需药物和剂量不同。应坚持“最好疗效，最小不良反应”的原则，综合患者的病情和药物特点，采用个体化治疗方案。如老年高血压患者首选长效钙通道阻滞药尼群地平；左室肥厚患者首选ACEI或血管紧张素Ⅱ受体阻断药；心力衰竭患者宜合并使用利尿药及ACEI或血管紧张素Ⅱ受体阻断药；冠心病患者首选β受体阻断药与ACEI。ACEI、血管紧张素Ⅱ受体阻断药都有肾脏保护作用。糖尿病人为了避免肾和心血管的损害，常需要联合用药，首选ACEI，或者ARB，必要时选择钙通道阻滞药、噻嗪类利尿药或β受体阻断药。

笔记

## 学习小结

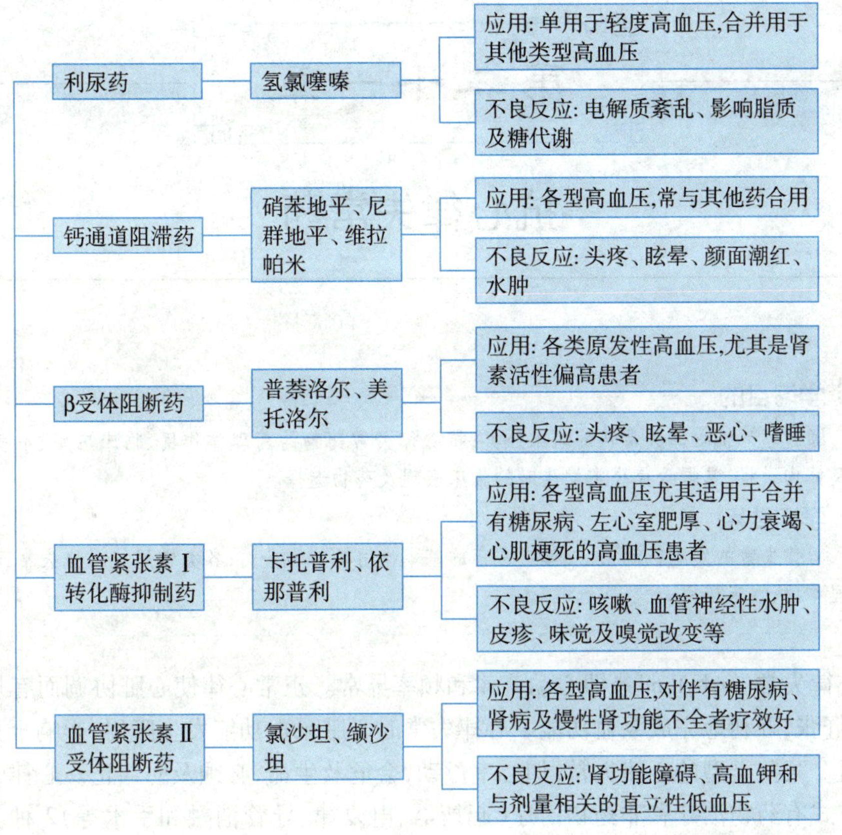


(龙子江)

## 复习思考题

1. 抗高血压药物的分类及各类代表药物有哪些?
2. 一线抗高血压药物的药理作用机制、临床应用、不良反应,各举一例说明。
3. 如何合理使用抗高血压药?

# 第二十一章

# 抗心律失常药

**学习目的**

通过学习抗心律失常药的临床分类;抗心律失常药物的药理作用作用、临床应用、不良反应及体内过程,掌握心律失常发生时的临床表现及药物选择。

**学习要点**

心律失常的发生机制,抗心律失常药的基本作用机制和分类;各类常用抗心律失常药的药理作用、临床应用。

心律失常(arrhythmia)即心动节律和频率异常。正常心律使心脏协调而有规律地收缩、舒张,顺利地完成泵血功能。心律失常时心脏泵血功能发生障碍,影响全身器官的供血。某些类型的心律失常,如心室颤动,会危及生命,必须及时纠正。心律失常的治疗方式有药物治疗和非药物治疗(起搏器、电复律、导管消融和手术等)2 种。药物治疗在抗心律失常方面发挥着重要作用,但抗心律失常药又存在致心律失常(proarrhythmia)的副作用。要正确合理应用抗心律失常药,必须掌握心脏电生理特征、心律失常发生机制和药物作用机制。

## 第一节　心律失常的电生理学基础

心脏正常功能的维持有赖于其正常的电活动,其正常电活动基础是组成心脏的每一个细胞动作电位活动的整体协调平衡,而每一个细胞的动作电位又取决于细胞的各种跨膜电流。不同部位的心肌细胞的动作电位特征不完全相同(图 21-1),按动作电位特征可分为两大类:快反应细胞和慢反应细胞。两类细胞动作电位时程(action potential duration,APD)中参与的电流不同,但各类细胞都有其一般特征。

### 一、心肌细胞的分类

根据心肌电生理特性,心肌细胞又可分为快反应细胞和慢反应细胞。

1. 快反应细胞　快反应细胞包括心房肌细胞、心室肌细胞和希-普细胞。其动作电位 0 相除极由钠电流介导,速度快、振幅大。快反应细胞的整个 APD 中有多种内向电流和外向电流参与。浦肯野细胞 APD 中参与电流见图 21-2。

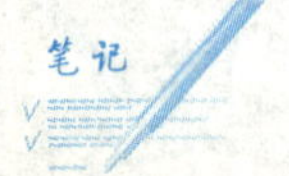

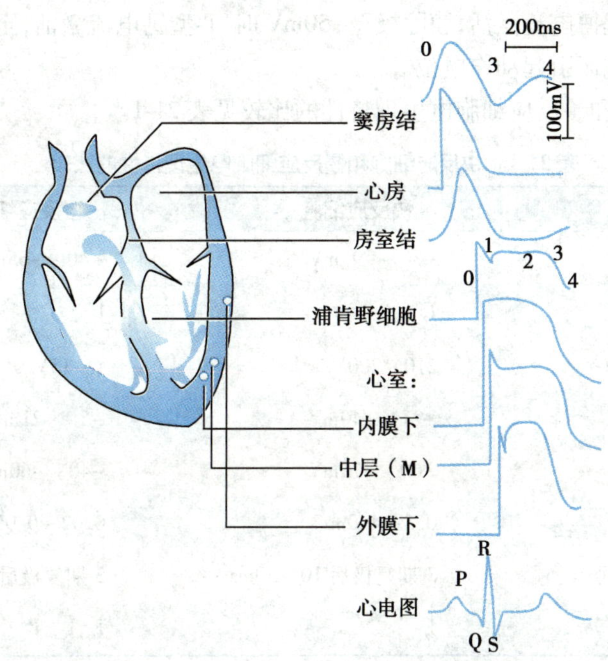


图 21-1　心脏不同部位细胞的动作电位特征及与心电图的关系

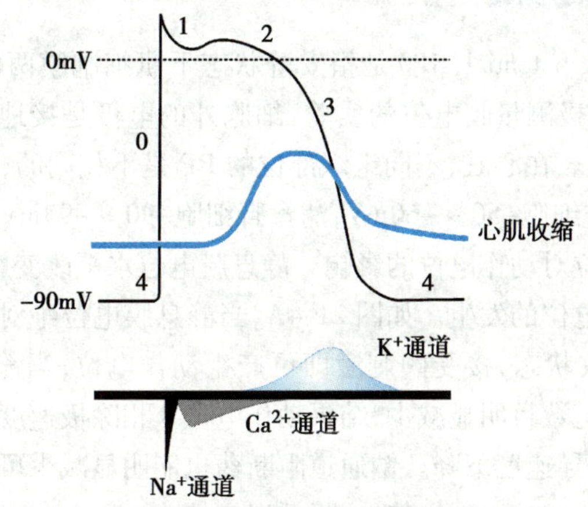


图 21-2　浦肯野细胞动作电位时程中的主要参与电流

2. 慢反应细胞　慢反应细胞包括窦房结和房室结细胞，其动作电位 0 相除极由 *L*-型钙电流介导，速度慢、振幅小。慢反应细胞无 $I_{K1}$ 钾电流控制静息膜电位，动作电位是内向电流和外向电流相互消长的结果，静息膜电位不稳定、易除极，因此自律性高。在慢反应细胞 APD 中参与的电流见图 21-3。

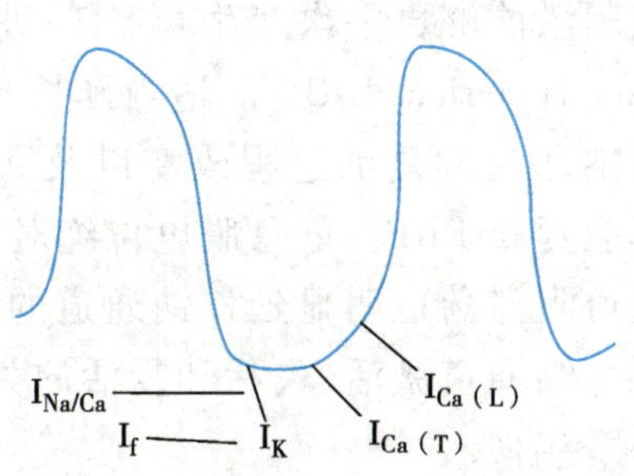


图 21-3　窦房结细胞动作电位时程中的参与电流

复极过程中，内向 $Na^+/Ca^{2+}$ 交换电流逐渐减小，平台期激活的延迟整流钾电流至舒张期也逐渐减小，而起搏电流激活，膜除极至-50mV 时，T-型钙电流激活，至舒张末期时 L-型钙电流激活，进而引起动作电位。

快反应细胞和慢反应细胞电生理特性的比较见表 21-1。

表 21-1　快反应细胞和慢反应细胞电生理特性的比较

| 参数 | 快反应细胞 | 慢反应细胞 |
| --- | --- | --- |
| 静息电位 | -80 ~ -95mV | -40 ~ -65mV |
| 0 期除极化电流 | $I_{Na}$ | $I_{Ca}$ |
| 0 期除极最大速率 | 210 ~ 700V/s | 1 ~ 15V/s |
| 超射 | +21 ~ +40mV | -5 ~ +21mV |
| 阈电位 | -60 ~ -75mV | -40 ~ -60mV |
| 传导速度 | 0.5 ~ 4.0m/s | 0.02 ~ 0.05m/s |
| 兴奋性恢复时间 | 3 期复极后 10 ~ 50ms | 3 期复极后 100ms 以上 |
| 4 期除极电流 | $I_f$ | $I_k$，$I_{Ca}$，$I_f$ |

## 二、静息电位的形成

静息电位（resting potential，RP）是指安静状态下肌细胞膜两侧的电位差，一般是外正内负。利用微电极测量膜电位的实验，细胞外的电极是接地的，因此 RP 是指膜内相对于零的电位值。在心脏，不同组织部位的 RP 是不相同的，心室肌、心房肌约为 -80 ~ -90mV，窦房结细胞-50 ~ -60mV，浦肯野细胞-90 ~ -95mV。

药物、静息膜电位对动作电位的影响　静息膜电位水平改变影响钠通道的功能状态，因此也影响动作电位的发生。如图 21-4A，当静息膜电位绝对值高于 80mV 时，所有钠通道都处于开放状态，接受阈刺激即可产生动作电位；当静息膜电位为-60mV 时，能够开放的钠通道数目明显减少，结果动作电位 0 相除极速度缓慢、动作电位幅度减小、兴奋性降低、传导速度下降。钠通道阻断药也能明显减少可开放的钠通道比例，减慢动作电位 0 相除极速率、减慢传导、降低兴奋性。

在动作电位平台时期，大部分钠通道处于失活状态，随着动作电位的复极，失活状态的钠通道逐渐复活，能够接受刺激重新开放。从动作电位 0 相到细胞接受刺激能够再一次产生可扩布动作电位的时间，称为有效不应期（effective refractory period，ERP）。适当延长 ERP 是抗心律失常药物的重要机制之一。ERP 受钠通道的复活过程改变以及 APD 变化的影响，减慢钠通道复活或延长 APD 都能延长 ERP。静息膜电位绝对值减少的另一效应是钠通道复活时间延长，钠通道阻滞药也明显延长钠通道的复活（图 21-4B）。静息膜电位及钙通道阻滞药与钙通道激活、失活和复活的关系同静息膜电位及钠通道阻滞药与钠通道的关系相似。

笔记

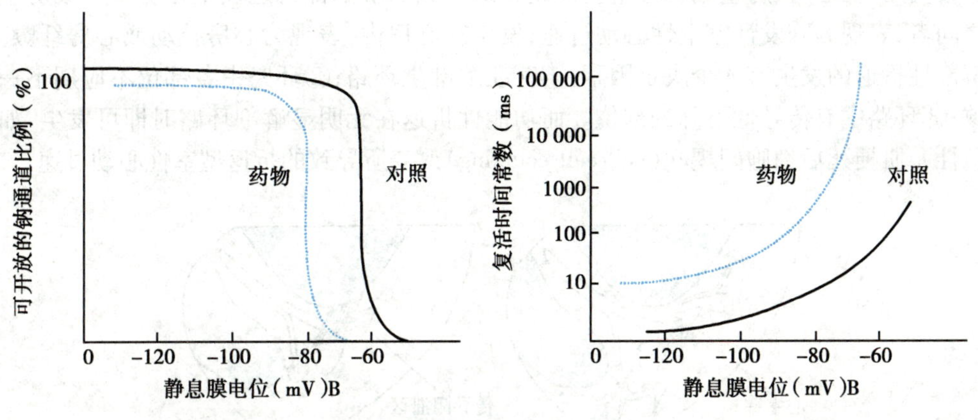


图 21-4　静息膜电位与钠通道功能关系

## 三、心肌细胞动作电位的产生机制

动作电位（action potential，AP）是指一个阈上刺激作用于心肌组织可引起一个扩布性的除极化膜电位波动。AP 产生的基本机制是心肌组织受到刺激时会引起特定离子通道的开放及带电离子的跨膜运动，从而引起膜电位的波动。由于不同心肌细胞具有不同种类和特性的离子通道，因而不同部位的心肌 AP 的开关及其他电生理特征不尽相同。

心室肌、心房肌和浦肯野细胞均属于快反应细胞，AP 形态相似。心室肌 AP 复极时间较长（100～300ms），其特征是存在 2 期平台。AP 分为 0、1、2、3、4 期（图 21-5）。

心房肌动作电位与心室肌相比，主要特点是：①1 期复极较迅速，平台期不明显，因为心房肌 $I_{to}$ 电流较强而 $I_{Ca\text{-}L}$ 较弱；②3 期复极和静息期有乙酰胆碱激活的钾通道 $I_K$（ACh）参与。

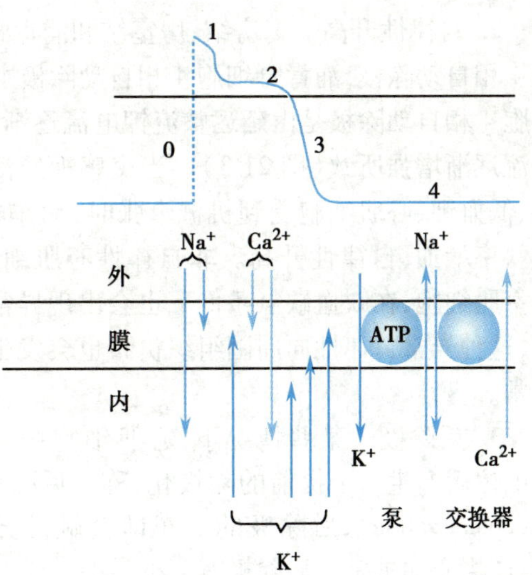


图 21-5　0、1、2、3、4 相时各离子电流的运行

## 四、心律失常发生机制

窦房结是心脏的正常起搏点，窦房结的兴奋沿着正常传导通路依次传导下行，直至整个心脏兴奋，完成一次正常的心脏节律。这其中的任一环节发生异常，均会产生心律失常。

1. 折返（reentry）　是指一次冲动下传后，又可顺着另一环形通路折回，再次兴奋原已兴奋过的心肌，是引发快速型心律失常的重要机制之一，其形成过程见图 21-6，折返分为解剖性折返和功能性折返两类。当心脏内两点间存在不止一条传导通路，而且这些通路具有不同的电生理特征时容易发生解剖性折返。如预激综合征（Wolff-Parkinson-White syndrome，WPW syndrome）的发生是由于存在房室

笔记

连接旁路，在心房、房室结和心室间形成折返所致。解剖性折返发生在房室结或房室之间者，表现为阵发性室上性心动过速；发生在心房内，表现为心房扑动或心房纤颤。解剖性折返的发生有 3 个决定因素：①存在解剖学环路；②环路中各部位不应期不一致；③环路中有传导性下降的部位。而功能性折返在无明显解剖环路时即可发生，如急性心肌梗死后细胞间耦联（cell-cell coupling）改变所导致的折返型室性心动过速。

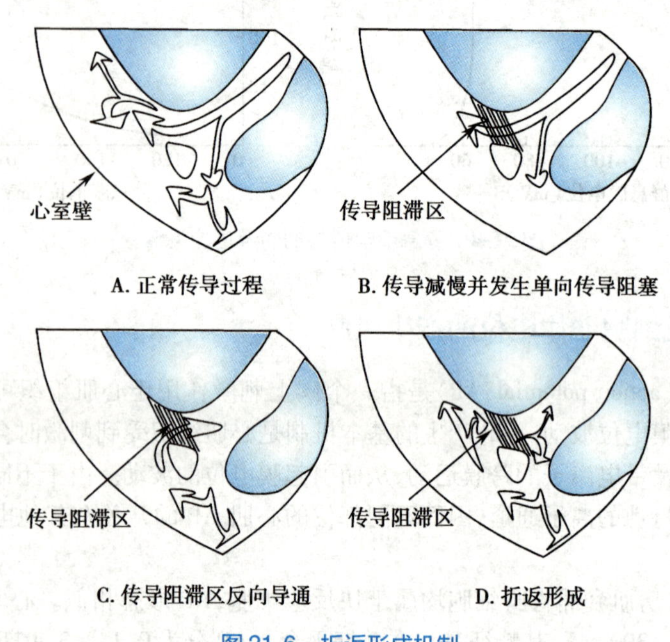


图 21-6　折返形成机制

2. 自律性升高　窦房结、房室结和浦肯野细胞都具有自律性，自律性源于动作电位 4 相自动除极，浦肯野细胞 4 相自动除极主要由起搏电流（$I_f$）决定，窦房结、房室结细胞 4 相自动除极是由延迟整流钾电流逐渐减小，而起搏电流、T-型钙电流和 L-型钙电流逐渐增强所致（图 21-3）。当交感神经活性增高、低血钾、心肌细胞受到机械牵张时，动作电位 4 相斜率增加，自律性升高。非自律性心肌细胞，如心室肌细胞，在缺血缺氧条件下也会出现异常自律性，这种异常自律性向周围组织扩布也会发生心律失常。

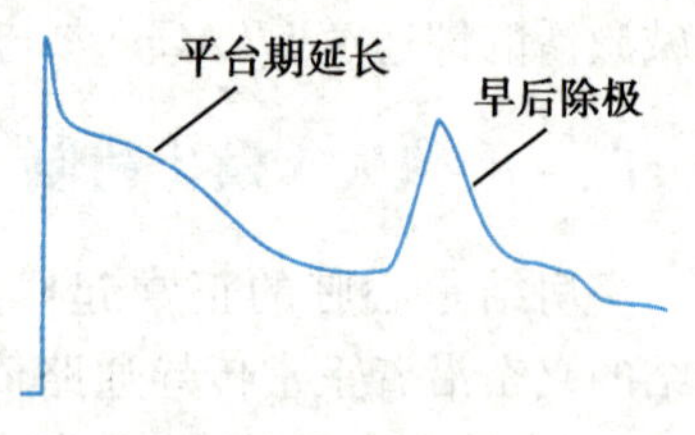


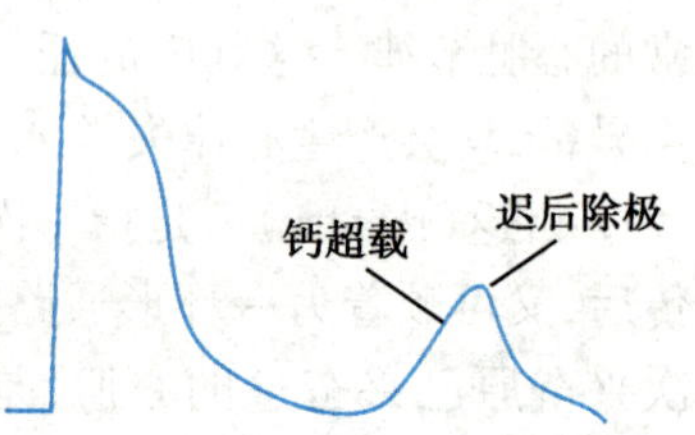


图 21-7　心肌细胞的早后除极和迟后除极

3. 后除极　某些情况下，心肌细胞在一个动作电位后产生一个提前的除极化，称为后除极（afterdepolarization），后除极的扩布即会触发异常节律，产生心律失常。后除极有 2 种类型：

（1）早后除极（early afterdepolarization，EAD）：一种发生在完全复极之前的后除极，常发生在 2、3 相复极中，APD 过度延长时易于发生（图 21-7）。延长 APD 的因素如药物、胞外低钾等都存在诱发早后除极的危险。早后除极所触发的心律失常以尖端扭转型心动过速（torsades de pointes）常见。

（2）迟后除极（delayed afterdepolarization，DAD）：细胞内钙超载时发生在动作电位完全或接近完全复极时的一种短暂的振荡性除极（图 21-7）。细胞内钙超载时，激活钠钙交换电流（$Na^+/Ca^{2+}$ exchanger），钠钙交换电流具有生电性（钠钙交换电流有双向性，当细胞内钙升高时，泵出 1 个 $Ca^{2+}$，泵入 3 个 $Na^+$，表现为内向电流），引起膜除极，当达到钠通道激活电位时，引起动作电位。诱发迟后除极的因素有强心苷中毒、心肌缺血、细胞外高钙等。

4. 基因缺陷　QT 间期延长综合征（long QT syndrome，LQTs）是目前第一个被肯定由自由基缺陷引起的心肌复极异常的疾病，表现为心电图 QT 间期延长并发生恶性心律失常性晕厥及猝死。已发现 7 个基因与 LQTS 有关，它们分别是 *kcnq1*（lqt1）、*kcnh2*（lqt2）、*scn5a*（lqt3）、*ankyrin-b*（lqt4）、*kcne1*（lqt5）、*kcne2*（lqt6）、*kcnj2*（lqt7）。

5. 心律失常发生的离子通道靶点学说　心肌细胞膜上存在多种离子通道，如 $I_{Na}$、$I_{Ca}$、$I_{Kr/HERG}$、$I_{Ks}$、$I_{Kur}$、$I_{K1}$、$I_{to}$、$I_{KM3}$、$I_{KATP}$ 等，这些通道表达和功能的彼此平衡是心脏正常功能的基础。当某种通道的功能或表达异常时，通道间平衡被打破，将出现心律失常。

## 第二节　抗心律失常药的作用机制和分类

### 一、抗心律失常药的作用机制

心律失常发生的原因是冲动形成异常或冲动传导异常或两者兼有，因此对心律失常的治疗就是要减少异位起搏活动、调节折返环路的传导性或有效不应期以消除折返。

#### （一）降低自律性

抗心律失常药可通过降低动作电位 4 相斜率（β 肾上腺素受体阻断药）、提高动作电位的发生阈值（钠通道或钙通道阻滞药）、增加静息膜电位绝对值（腺苷和乙酰胆碱）、延长 APD（钾通道阻滞药）等方式降低自律性（图 21-8）。

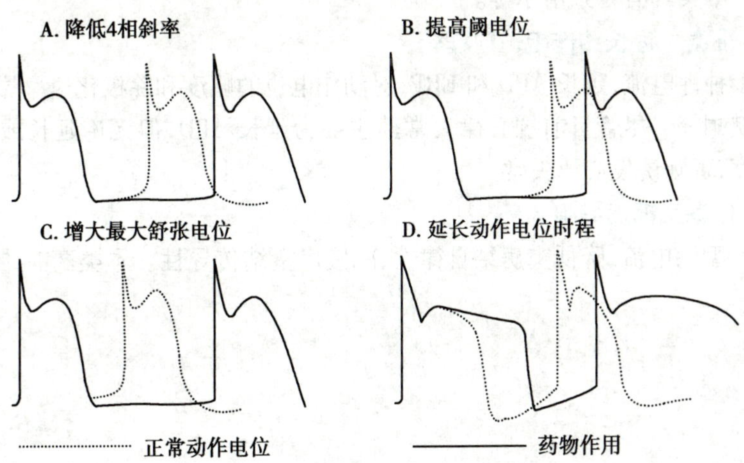


图 21-8　降低自律性的四种方式

### （二）减少后除极

钠通道或钙通道阻滞药（如奎尼丁或维拉帕米）可减少迟后除极的发生，缩短APD的药物可减少早后除极的发生。

### （三）消除折返

1. 改变传导性 钙通道阻滞药和β肾上腺素受体阻断药可减缓房室结的传导性而消除房室结折返所致的室上性心动过速。

2. 延长ERP 钠通道阻滞药和钾通道阻滞药可延长快反应细胞的ERP，钙通道阻滞药（维拉帕米）可延长慢反应细胞的ERP。

## 二、抗心律失常药分类

Vaughan Williams 分类法根据药物的主要作用通道和电生理特点，将众多化学结构不同的药物归纳成四大类：

### （一）Ⅰ类 钠通道阻滞药

从药物对通道产生阻滞作用到阻滞作用解除的时间用复活时间常数（$\tau_{recovery}$）表示。复活时间常数可反映钠通道阻滞药的作用强度。根据复活时间常数的长短，本类药物又分为3个亚类，即Ⅰa、Ⅰb、Ⅰc。

1. Ⅰa类 适度阻滞钠通道，$\tau_{recovery}$ 1～10秒，降低动作电位0相上升速率，不同程度抑制心肌细胞膜$K^+$、$Ca^{2+}$通透性，延长复极过程，且以延长ERP更为显著。本类药有奎尼丁、普鲁卡因胺等。

2. Ⅰb类 轻度阻滞钠通道，$\tau_{recovery}$<1秒，轻度降低动作电位0相上升速率，降低自律性，缩短或不影响APD。本类药有利多卡因、苯妥英钠等。

3. Ⅰc类 明显阻滞钠通道，$\tau_{recovery}$>10秒，显著降低动作电位0相上升速率和幅度，减慢传导性的作用最为明显。本类药有普罗帕酮、氟卡尼等。

### （二）Ⅱ类 β肾上腺素受体阻断药

阻断心脏β受体，抑制交感神经兴奋所致的起搏电流、钠电流和*L*-型钙电流增加，表现为减慢4相舒张期除极速率而降低自律性，降低动作电位0相上升速率而减慢传导性。本类药有普萘洛尔等。

### （三）Ⅲ类 延长动作电位时程药

抑制多种钾电流，延长APD和ERP，对动作电位的幅度和除极化速率影响小。本类药有胺碘酮等。尽管目前抗心律失常药主要为延长APD，但无论延长或缩短APD均不宜过度，否则诱发心律失常。

### （四）Ⅳ类 钙通道阻滞药

抑制*L*-型钙电流，降低窦房结自律性，减慢房室结传导性。本类药有维拉帕米和地尔硫䓬。

笔记

## 第三节　常用抗心律失常药

### 一、Ⅰ类　钠通道阻滞药

#### （一）Ⅰa类

#### 奎　尼　丁

奎尼丁(quinidine)为茜草科植物金鸡纳树皮所含的生物碱,是抗疟药奎宁的右旋体。两者对心脏都有作用,但奎尼丁对心脏的作用比奎宁强5～10倍,因而临床用于心律失常的预防和治疗。

【体内过程】口服后几乎全部被胃肠道吸收,经1～2小时血药浓度达高峰,生物利用度为70%～80%。血浆蛋白结合率约80%,组织中药物浓度较血药浓度高10～21倍,心肌浓度尤高。$t_{1/2}$为5～7小时。主要经过肝脏P450氧化代谢,其羟化代谢物仍有药理活性,21%以原型随尿液排出。

【药理作用】奎尼丁低浓度(1μmol/L)时即可阻滞$I_{Na}$、$I_{Kr}$,较高浓度尚具有阻滞$I_{Ks}$、$I_{K1}$、$I_{to}$及$I_{Ca}$(L)作用。此外,本品还具有明显的抗胆碱作用和阻断外周血管α受体作用。奎尼丁阻滞激活状态的钠通道,并使通道复活减慢,因此显著抑制异位起搏活动和除极化阻滞的传导性、兴奋性,并延长除极化组织的不应期。奎尼丁阻滞钠通道、延长APD的作用也使大部分心肌组织的不应期延长。奎尼丁能阻滞多种钾通道,延长心房、心室和浦肯野细胞的APD,这种作用在心率减慢时更明显。奎尼丁还可减少$Ca^{2+}$内流,具有负性肌力作用。

1. 降低自律性　可减慢$Na^+$内流,使动作电位4相坡度减小,自律性降低,对心房肌和浦肯野纤维的作用较强,从而抑制心房异位起搏点,对正常窦房结则影响较弱。

2. 减慢传导速度　可抑制0相$Na^+$内流,降低心房肌、心室肌和浦肯野纤维0相除极的速度和幅度,减慢传导。由心电图可见PR间期延长,QRS波加宽,此作用可使病理状态下的单向传导阻滞变为双向传导阻滞,从而消除折返激动。

3. 延长有效不应期　奎尼丁对钾通道及钙通道有一定抑制作用。由于减慢3相$K^+$外流和2相$Ca^{2+}$内流,因而动作电位时程和有效不应期均可延长,其中有效不应期的延长更明显。此外ERP在心肌局部病变时,某些浦肯野纤维末梢部位ERP缩短,造成临近细胞复极不一致而形成折返。奎尼丁可使这些末梢部位ERP延长而趋于一致,因而减少折返的发生。

4. 其他　奎尼丁还有较明显的抗胆碱作用和α受体阻断作用,使外周血管舒张,血压下降而反射性兴奋交感神经。

【临床应用】奎尼丁为广谱抗心律失常药,适用于心房纤颤、心房扑动、室上性和室性心动过速的转复和预防,以及频发室上性和室性期前收缩的治疗。对心房纤颤、心房扑动目前虽多采用电转律法,但奎尼丁仍有应用价值,用于转律后防止复发。

【不良反应】

1. 毒性反应　用药初期,常见胃肠道反应,恶心、呕吐、腹泻等。长时间服药,可出现"金鸡纳反应(cinchonism)",表现为头痛、头晕、耳鸣、腹泻、恶心、视力模糊等症

笔记

状。奎尼丁心脏毒性较为严重，中毒浓度可致房室传导阻滞。临床上奎尼丁晕厥多见于应用小剂量治疗初期。

2. 低血压　应用奎尼丁的患者2% ~8%可出现QT间期延长和尖端扭转型心动过速。奎尼丁的α受体阻断作用可引起血管扩张、心肌收缩力减弱、血压下降。

3. 抗胆碱作用　增加窦性频率，加快房室传导、治疗心房扑动时能加快心室率，因此应先给予钙通道阻滞药、β肾上腺素受体阻断药或地高辛以减慢房室传导、降低心室率。

【药物相互作用】奎尼丁与地高辛合用，使后者肾清除率降低而增加其血药浓度；与双香豆素、华法林合用，可竞争与血浆蛋白的结合，使后者抗凝血作用增强；肝药酶诱导药苯巴比妥能加速奎尼丁在肝中的代谢。

【禁忌证】严重心肌损害、心功能不全，重度房室传导阻滞、强心苷中毒、高血钾及对本品过敏的患者禁用。低血压及肝、肾功能不全者慎用。

## 普鲁卡因胺

普鲁卡因胺（procainamide）是普鲁卡因的衍生物，对血浆酯酶的耐受性较强，作用较久。

【体内过程】口服吸收迅速而完全，1小时血药浓度达高峰。肌内注射后0.5 ~1小时、静脉注射后仅4分钟血药浓度即达峰值。生物利用度约80%，$t_{1/2}$为3 ~6小时。本品在肝代谢为仍具活性的N-乙酰卡尼（NAPA），NAPA也具有抗心律失常作用，但其药理学特性与母药不同，它几乎没有Ⅰ类药物的作用，而具有明显Ⅲ类药物（钾通道阻滞药）的作用。

【药理作用】普鲁卡因胺对心肌的直接作用与奎尼丁相似，但无明显阻断胆碱或α肾上腺素受体作用。普鲁卡因胺能抑制0相和4相$Na^+$内流，降低自律性，减慢传导，延长大部分心脏组织的APD和ERP。对心肌收缩力的抑制及血管扩张作用较奎尼丁弱，抗胆碱作用亦弱。

【临床应用】应用及禁忌证与奎尼丁相同，对房性、室性心律失常均有效，可用作奎尼丁的替换药。静脉注射或静脉滴注用于抢救危急病例，但对于急性心肌梗死时的持续性室性心律失常，普鲁卡因胺不作首选（首选利多卡因）。

【不良反应】口服可有胃肠道反应；静脉给药可引起低血压。大剂量有心脏抑制作用。过敏反应较常见，如出现皮疹、药热、白细胞减少、肌痛等。中枢神经系统有幻觉、精神失常等。口服普鲁卡因胺已很少使用，因长期应用少数患者出现红斑狼疮综合征。

## 丙　吡　胺

【体内过程】口服吸收良好，服后1 ~3小时血药浓度达峰值，吸收率达90%。在体内广泛分布，血浆蛋白结合率约50%。部分经肝脏代谢，约50%以原型经肾排出。$t_{1/2}$为6 ~10小时，肾功能降低时，$t_{1/2}$延长。

【药理作用】丙吡胺（disopyramide）对心肌电生理的影响与奎尼丁和普鲁卡因胺相类似，可抑制4相和0相$Na^+$内流，降低自律性，减慢传导，均较奎尼丁弱；在抑制心肌兴奋性，延长房室有效不应期方面较奎尼丁强。此外，还有抗胆碱作用。

【临床应用】对室上性和室性期前收缩，阵发性心动过速、预激综合征伴心房颤动、心房扑动和室上性心动过速都有效。静注用于利多卡因治疗无效的室性心动过速。

【不良反应】有弱抗胆碱作用，常引起口干、便秘、视力模糊、排尿困难、失眠等。因抑制钙内流而出现的心血管反应可有心肌收缩力减弱、心脏停搏、传导阻滞和室性心律失常。心衰患者用药后可加重心衰，如与普萘洛尔合用则更易发生。房室传导阻滞、青光眼患者禁用，肝、肾功能不全者及老年人慎用。

### （二）Ⅰb类

## 利多卡因

利多卡因（lidocaine）为一局部麻醉药，现广泛用于治疗室性心律失常，尤其是心肌梗死并发的心律失常。

【体内过程】首关消除明显，生物利用度低，只能非肠道用药。本品在血液中约有70%与血浆蛋白结合，体内分布广泛。本品几乎全部在肝脏中代谢，$t_{1/2}$为2小时。

【药理作用】

1. 传导性　利多卡因对激活和失活状态的钠通道都有阻滞作用，当通道恢复至静息态时，阻滞作用迅速解除，因此利多卡因对除极化组织（如缺血区）作用强。心房肌细胞APD短，钠通道处于失活状态的时间短，利多卡因的阻滞作用也弱，因此对房性心律失常疗效差。

2. 动作电位和有效不应期　利多卡因抑制参与动作电位复极2相的少量钠内流，缩短浦肯野纤维和心室肌的APD，使静息期延长。利多卡因对正常心肌组织的电生理特性影响小，对除极化组织的钠通道（处于失活态）阻滞作用强，因此对于缺血或强心苷中毒所致的除极化型心律失常有较强抑制作用。

3. 降低自律性　利多卡因能降低动作电位4相除极斜率，提高兴奋阈值，降低自律性。

【临床应用】利多卡因的心脏毒性低，主要用于室性心律失常，如心脏手术、心导管术、急性心肌梗死或强心苷中毒所致的室性心动过速或心室纤颤。

【不良反应与注意事项】肝功能不良患者静脉注射过快，可出现头昏、嗜睡或激动不安、感觉异常等，剂量过大可引起心率减慢、房室传导阻滞和低血压，Ⅱ、Ⅲ度房室传导阻滞患者禁用。心衰、肝功能不全者长期滴注后可产生药物蓄积，儿童或老年人应适当减量。

## 苯妥英钠

苯妥英钠（phenytoin）作用与利多卡因相似，抑制失活状态的钠通道，降低部分除极的浦肯野纤维4相自发除极速率，降低其自律性。与强心苷竞争$Na^+$-$K^+$-ATP酶，抑制强心苷中毒所致的滞后除极。本品主要用于治疗室性心律失常，特别对强心苷中毒引起的室性心律失常有效，亦可用于心肌梗死、心脏手术、心导管术等所引发的室性心律失常，但疗效不如利多卡因。苯妥英钠快速静注容易引起低血压，高浓度可引起心动过缓。常见中枢不良反应有头昏、眩晕、震颤、共济失调等，严重者出现呼吸抑制。低血压时慎用，窦性心动过缓及Ⅱ、Ⅲ度房室传导阻滞者禁用。孕妇用药可致胎儿畸形，禁用。

### 美　西　律

美西律（mexiletine）的化学结构及药理作用与利多卡因相似，但可口服，且作用时间较久。

美西律电生理作用与利多卡因相似。本品口服吸收迅速、完全，口服后3小时血药浓度达峰值，作用维持8小时，生物利用度为90%，$t_{1/2}$约12小时。用于室性心律失常，特别对心肌梗死和洋地黄中毒引起的室性心律失常有效。对利多卡因治疗无效的患者，此药仍可有效。对室上性心律失常疗效较差。不良反应与剂量相关，可出现胃肠道不适，长期口服可出现神经症状，如震颤、共济失调、复视、精神失常等。房室传导阻滞、窦房结功能不全、心室内传导阻滞、有癫痫史、低血压或肝病者慎用。

#### （三）Ⅰc类

### 普　罗　帕　酮

【体内过程】普罗帕酮（propafenone）口服吸收良好，但由于肝脏首关效应，生物利用度仅24%。服后0.5～1小时起效，2～3小时血药浓度达峰值，作用较久，可达11小时。大部分经肝脏代谢消除。约1%原型药经肾排出，$t_{1/2}$为3～4小时。有效血药浓度个体差异大。

【药理作用】普罗帕酮具有强的钠通道阻滞作用，化学结构与普萘洛尔相似，具有弱的β肾上腺素受体阻断作用。普罗帕酮能减慢心房、心室和浦肯野纤维的传导，延长APD和ERP，但对复极过程的影响弱于奎尼丁。

【临床应用】适用于室上性和室性期前收缩、室上性和室性心动过速、伴发心动过速和心房颤动的预激综合征。

【不良反应】常见恶心、呕吐、味觉改变等。心血管系统不良反应为房室传导阻滞、加重充血性心衰，还可引起直立性低血压，其减慢传导作用易致折返，引发心律失常。肝肾功能不全时应减量。心电图QRS延长超过21%以上或QT间期明显延长者，宜减量或停药。本品一般不宜与其他抗心律失常药合用，以避免心脏抑制。

### 氟　卡　尼

氟卡尼（flecainide）抑制钠通道作用强于Ⅰa、Ⅰb类药物，明显减慢心肌细胞0相最大上升速率并降低幅度，减慢心脏传导。本品对$I_{Kr}$、$I_{Ks}$有明显抑制作用，使心房、心室的APD明显延长。本品口服吸收良好，生物利用度达90%，主要在肝脏代谢，成年健康人$t_{1/2}$为14小时，肾功能不全者$t_{1/2}$超过21小时。本品属于广谱抗快速心律失常药，可用于室上性和室性心律失常。本品致心律失常发生率极高，包括室性心动过速或心室颤动、房室传导阻滞、诱发折返性心律失常和长QT间期综合征，其致心律失常作用主要与抑制$I_{Na}$及$I_{Kr}$过强有关。不良反应有头晕、乏力、恶心等。

## 二、Ⅱ类　β肾上腺素受体阻断药

β肾上腺素受体阻断药的研制开发较快，用于抗心律失常主要有普萘洛尔（propranolol）、美托洛尔（metoprolol）、阿替洛尔（atenolol）、纳多洛尔（nadolol）、醋丁洛尔

笔记

(acebutolol)、噻吗洛尔(timolol)、阿普洛尔(alprenolol)、艾司洛尔(esmolol)等。尽管这些药物的药理作用及药代动力学特征不尽相同，但β肾上腺素受体阻断作用和直接细胞膜作用是其抗心律失常的基本机制。

### 普萘洛尔

普萘洛尔(propranolol，心得安)为最常用的β肾上腺素受体阻断药，可用于高血压、心绞痛、心律失常、甲亢、充血性心力衰竭、慢性青光眼、慢性偏头痛的治疗。

【体内过程】口服吸收完全，首关效应强，生物利用度为30%，口服后2小时血药浓度达峰值，但个体差异大。血浆蛋白结合率达93%，本品主要在肝脏代谢，$t_{1/2}$为3～4小时，肝功能受损时明显延长。90%以上经肾排泄，尿中原型药不到1%。

【药理作用】普萘洛尔能降低窦房结、心房和浦肯野纤维自律性，在运动及情绪激动时作用明显。本品能减少儿茶酚胺所致的滞后除极发生，减慢房室结传导，延长房室结有效不应期。

1. 降低自律性　交感活动加强时，儿茶酚胺释放增多，可加快窦房结4相除极速度和异位起搏速率。普萘洛尔能阻断窦房结β受体，防止交感活动对4相除极和异位起搏的影响，降低自律性。本品对正常心律影响小，但对运动、情绪激动或窦房结功能异常而引起的心率加快，则使之明显减慢。

2. 减慢传导速度　在较高浓度，本品可抑制房室结和浦肯野纤维，减慢传导速度，并延长其ERP，这是降低0相$Na^+$内流的结果。

【临床应用】主要用于室上性心律失常，对于交感神经兴奋性过高、甲状腺功能亢进及嗜铬细胞瘤等引起的窦性心动过速效果良好。与强心苷或地尔硫䓬合用，控制心房扑动、心房纤颤及阵发性室上性心动过速时的室性频率过快效果较好。心肌梗死患者应用本品，可减少心律失常的发生，缩小心肌梗死范围，降低死亡率。普萘洛尔还可用于运动或情绪变动所引发的室性心律失常，减少肥厚型心肌病所致的心律失常。

【不良反应】本品可致窦性心动过缓、房室传导阻滞，并可能诱发心力衰竭和哮喘、低血压、精神压抑、记忆力减退等。长期应用对脂质代谢和糖代谢有不良影响，故高脂血症、糖尿病患者慎用。突然停药可产生反跳现象。

### 阿替洛尔

阿替洛尔(atenolol)是长效$β_1$肾上腺素受体阻断药，心脏选择性强，抑制窦房结及房室结自律性，减慢房室结传导，对希-普系统也有抑制作用。可用于室上性心律失常的治疗，减慢心房颤动和心房扑动时的心室率。对室性心律失常亦有效。口服后2～3小时达峰浓度，$t_{1/2}$为7小时。不良反应与普萘洛尔相似，由于选择性作用于$β_1$受体，可用于糖尿病和哮喘患者，但须注意剂量不宜过大。

### 艾司洛尔

艾司洛尔(esmolol)为短效$β_1$肾上腺素受体阻断药，具有心脏选择性，抑制窦房结及房室结的自律性、传导性。主要用于室上性心律失常，减慢心房扑动、心房颤动时的心室率。本品静脉注射后数秒钟起效，$t_{1/2}$为9分钟。不良反应有低血压、轻度抑制心肌收缩。

## 三、Ⅲ类　延长动作电位时程药

### 胺　碘　酮

胺碘酮(amiodarone)的化学结构与甲状腺素相似,分子中含有2个碘原子,占其分子量的37.2%。

【体内过程】口服、静脉注射给药均可。口服给药吸收缓慢,生物利用度约40%。静脉注射10分钟起效,吸收后药物迅速分布到各组织器官中。本品主要在肝脏代谢,$t_{1/2}$长达数周,血浆蛋白结合率95%,停药后作用可持续4~6周。

【药理作用】

1. 胺碘酮对心脏多种离子通道均有抑制作用,如:$I_{Na}$、$I_{Ca}$(L)、$I_K$、$I_{KI}$、$I_{to}$等,降低窦房结、浦肯野纤维的自律性和传导性,明显延长APD和ERP,延长QT间期和QRS波。

2. 胺碘酮延长APD的作用不依赖于心率的快慢,无逆使用依赖性(reverse use-dependence)。逆使用依赖性是指心率快时,药物延长动作电位时程的作用不明显,而当心率慢时,却使动作电位时程明显延长,此作用易诱发尖端扭转型室性心动过速。

3. 此外,胺碘酮尚有非竞争性拮抗α、β肾上腺素能受体作用和扩张血管平滑肌作用,能扩张冠状动脉,增加冠脉流量,减少心肌耗氧量。

【临床应用】胺碘酮为广谱抗心律失常药,对心房扑动、心房颤动、室上性心动过速和室性心动过速都有效。

【不良反应】常见心血管反应如窦性心动过缓、房室传导阻滞及QT间期延长,偶见尖端扭转型室性心动过速。有房室传导阻滞及QT间期延长者禁用本品。

本产品长期应用可见角膜褐色微粒沉着,不影响视力,停药后微粒可逐渐消失。少数患者有甲状腺功能亢进或减退及肝坏死。个别患者出现间质性肺炎或肺纤维化,长期应用必须定期测肺功能、进行肺部X光检查和监测T3、T4。

### 索 他 洛 尔

索他洛尔(sotalol)能阻断β受体,降低自律性,减慢房室结传导;能阻滞$I_K$,延长心房、心室及浦肯野纤维的APD和ERP。索他洛尔口服吸收快,无首关效应,生物利用度达90%~100%。本品与血浆蛋白结合少,在心、肝、肾浓度高。在体内不被代谢,几乎全部以原型经肾排出,$t_{1/2}$为12~15小时,老年人、肾功能不全者$t_{1/2}$明显延长。临床用于各种严重室性心律失常,也可治疗阵发性室上性心动过速及心房颤动。不良反应较少,少数QT间期延长者偶可出现尖端扭转型室性心动过速。

### 多 非 利 特

多非利特(dofetilide)是新近开发的特异性$I_{Kr}$钾通道阻滞药,仅阻滞$I_{Kr}$钾通道而无其他药理作用。多非利特延长动作电位时程的作用是具有逆使用依赖性,因此易诱

笔记

发尖端扭转型室性心动过速。本品长期口服可有效维持心房颤动或心房扑动复律后的窦性心律。本品主要以原型经肾排泄，肾功能不良者宜减量。主要毒性反应是尖端扭转型室性心动过速。

## 四、Ⅳ类 钙通道阻滞药

### 维拉帕米

【体内过程】口服吸收迅速而完全。口服后2～3小时血药浓度达峰值。由于首关效应，生物利用度仅10%～30%。在肝脏代谢，其代谢物去甲维拉帕米仍有活性，$t_{1/2}$为3～7小时。

【药理作用】维拉帕米(verapamil)对激活态和失活态的L-型钙通道均有抑制作用，对$I_{Kr}$钾通道亦有抑制作用，表现为：①降低窦房结自律性，降低缺血时心房、心室和浦肯野纤维的异常自律性，减少或取消后除极所引发的触发活动；②减慢房室结传导性，此作用除可终止房室结折返，尚能防止心房扑动、心房颤动引起的心室率加快；③延长窦房结、房室结的ERP，大剂量延长浦肯野纤维的APD和ERP。

【临床应用】治疗室上性和房室结折返引起的心律失常效果好，对急性心肌梗死、心肌缺血及强心苷中毒引起的室性期前收缩有效。为阵发性室上性心动过速首选药。

【不良反应】口服安全，可出现便秘、腹胀、腹泻、头痛、瘙痒等。静脉给药可引起血压降低、暂时窦性停搏。Ⅱ、Ⅲ度房室传导阻滞、心功能不全、心源性休克患者禁用此药，老年人、肾功能低下者慎用。

## 五、其他类

### 腺苷

腺苷(adenosine)为内源性嘌呤核苷酸，作用于G蛋白耦联的腺苷受体，激活心房、房室结、心室的乙酰胆碱敏感$K^+$通道缩短APD，降低自律性。腺苷也抑制$I_{Ca(L)}$，此作用可延长房室结ERP，抑制交感神经兴奋所致的迟后除极。静脉注射后迅速起效，$t_{1/2}$约10秒钟。本品可被体内大多数组织细胞所摄取，并被腺苷脱氨酶灭活，使用时需要静脉快速注射给药，否则在药物到达心脏前即被灭活。临床主要用于迅速终止折返性室上性心律失常。静脉注射速度过快可致短暂心脏停搏。治疗剂量，多数患者会出现胸闷、呼吸困难。

## 六、常用抗心律失常药的药理学特征

抗心律失常药种类繁多，其合理选用应考虑多种因素，如心律失常的类型、心功能、各药的作用特点(表21-2)及不良反应等。表21-3比较了常用抗心律失常药的临床疗效。

笔记

表 21-2　抗心律失常药的作用

| 药物 | 钠通道阻滞作用 | | 不应期 | | 钙通道阻滞作用 | 异位起搏活动 | 抗交感作用 |
|---|---|---|---|---|---|---|---|
| | 正常细胞 | 除极细胞 | 正常细胞 | 除极细胞 | | | |
| 奎尼丁 | + | ++ | ↑ | ↑↑ | + | ↓↓ | + |
| 普鲁卡因胺 | + | +++ | ↑ | ↑↑↑ | 0 | ↓ | + |
| 利多卡因 | 0 | +++ | ↓ | ↑↑ | 0 | ↓↓ | 0 |
| 普罗帕酮 | + | ++ | ↑ | ↑↑ | + | ↓↓ | + |
| 氟卡尼 | + | +++ | 0 | ↑ | 0 | ↓↓ | 0 |
| 普萘洛尔 | 0 | + | ↓ | ↑↑ | 0* | ↓↓ | +++ |
| 胺碘酮 | + | +++ | ↑↑ | ↑↑ | + | ↓↓ | + |
| 索他洛尔 | 0 | 0 | ↑↑ | ↑↑↑ | 0 | ↓↓ | ++ |
| 维拉帕米 | 0 | + | 0 | ↑ | +++ | ↓↓ | + |
| 腺苷 | 0 | 0 | 0 | 0 | 0 | 0 | + |

注："*"表示普萘洛尔无直接抑制钙通道的作用，但抑制交感神经兴奋所致的钙电流增加

表 21-3　常用抗心律失常药的临床药理特征

| 药物 | 窦房结自律性 | 房室结不应期 | PR 间期 | QRS 时程 | QT 间期 | 心律失常的治疗 | |
|---|---|---|---|---|---|---|---|
| | | | | | | 室上性 | 室性 |
| 奎尼丁 | ↑↓[1,2] | ↑↓[2] | ↑↓[2] | ↑↑ | ↑↑ | + | +++ |
| 普鲁卡因胺 | ↓[1] | ↑↓[2] | ↑↓[2] | ↑↑ | ↑↑ | + | +++ |
| 利多卡因 | 无[1] | 无 | 0 | 0 | 0 | 0[3] | +++ |
| 普罗帕酮 | 0 | ↑ | ↑ | ↑↑↑ | 0 | + | +++ |
| 氟卡尼 | 无[1]↓ | ↑ | ↑ | ↑↑↑ | 0 | +[4] | ++++ |
| 普萘洛尔 | ↓↓ | ↑↑ | ↑↑ | 0 | 0 | + | + |
| 胺碘酮 | ↓↓[1] | ↑ | 可变 | ↑ | ↑↑↑↑ | +++ | +++ |
| 索他洛尔 | ↓↓ | ↑↑ | ↑↑ | 0 | ↑↑↑ | +++ | +++ |
| 维拉帕米 | ↓↓ | ↑↑ | ↑↑ | 0 | 0 | +++ | 0 |
| 腺苷 | ↑↓ | ↑↑↑ | ↑↑↑ | 0 | 0 | ++++ | 未定 |

注：[1]抑制病窦；[2]抗胆碱作用和直接抑制作用；[3]对地高辛引起的房性心律失常有作用；[4]预激综合征

由表可见，以奎尼丁、普萘洛尔、维拉帕米为代表的三类药物为广谱抗心律失常药，对室上性和室性心律失常都有一定疗效。而普萘洛尔和维拉帕米类主要对室上性心律失常疗效佳。普萘洛尔为控制窦性心动过速最有效的药物，维拉帕米对室上性心动过速疗效佳。利多卡因、苯妥英钠主要对室性心律失常有效，也是治疗强心苷中毒所致心律失常（室上性或室性）最有效者。由于利多卡因较安全有效，为室性心律失常首选药，无效或疗效不佳时可选用美西律、普罗帕酮等药。普萘洛尔、维拉帕米兼有降压和抗心绞痛作用，对合并这些疾病的患者更适用。

笔记

## 学习小结

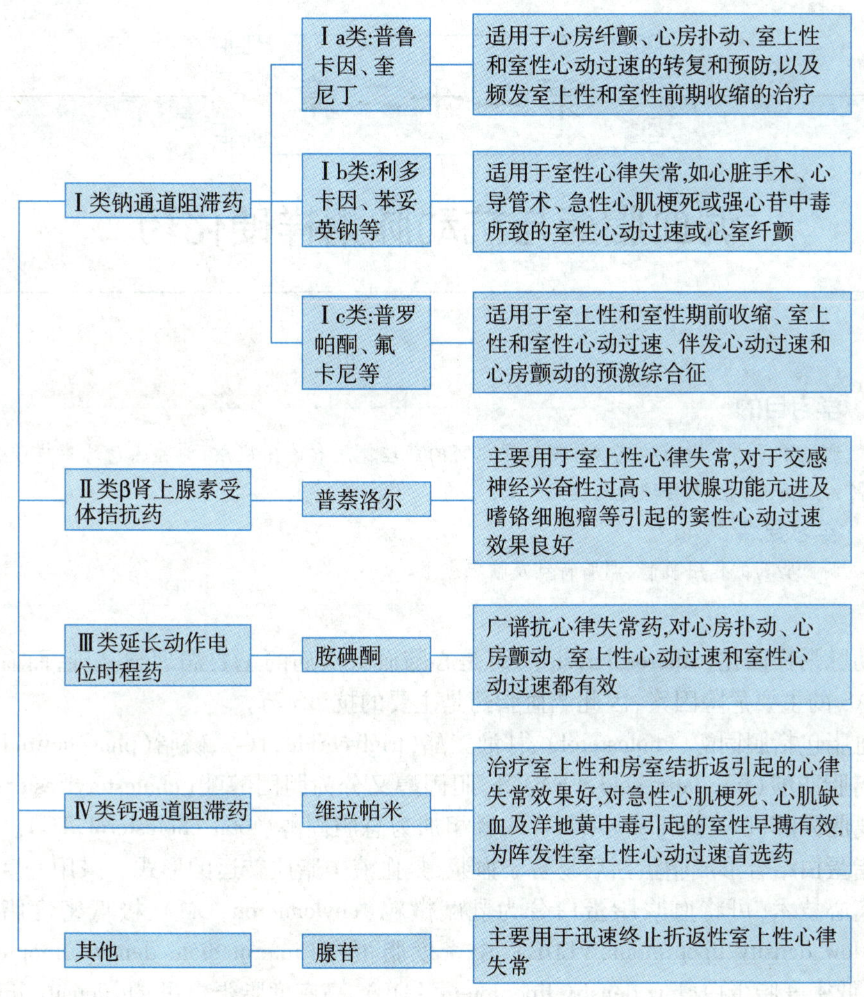


（李海涛）

### 复习思考题

1. 心律失常的发生机制及目前四大类抗心律失常药的抗心律失常作用机制。
2. 简述动作电位各时相中的参与电流。

# 第二十二章

# 调血脂药与抗动脉粥样硬化药

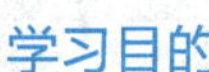

**学习目的**

通过学习调血脂药和抗动脉粥样硬化药的药理作用和临床应用,为临床动脉粥样硬化的防治及高脂血症的合理选药奠定基础。

**学习要点**

调血脂药的作用机制、调脂特点及临床应用。

动脉粥样硬化(atherosclerosis,AS)是心脑血管疾病的主要病理学基础,而血脂异常是 AS 的主要危险因素,因此调血脂药是主要的抗 AS 药。

血脂包括胆固醇(cholesterol)、甘油三酯(triglyceride,TG)、磷脂(phospholipid,PL)和游离脂肪酸(free fatty acid,FFA)等,胆固醇又分为胆固醇酯(cholesteryl ester,CE)和游离胆固醇(free cholesterol,FC)两者相加为总胆固醇(total cholesterol,TC)。血脂与载脂蛋白结合形成脂蛋白后易溶于血浆,是血液中脂质转运的形式。采用密度梯度超速离心技术,可将血浆脂蛋白分为乳糜微粒(chylomicron,CM)、极低密度脂蛋白(very low density lipoprotein,VLDL)、中密度脂蛋白(intermediate density lipoprotein,IDL)、低密度脂蛋白(low density lipoprotein,LDL)、高密度脂蛋白(high density lipoprotein,HDL)和脂蛋白(a)[lipoprotein(a),LP(a)]。血浆脂蛋白微粒由肠黏膜和肝脏合成,在血浆进行广泛的代谢(图 22-1)。小肠吸收食物中 TG 和胆固醇合成 CM,肝脏产生 VLDL,两者均富含 TG,TG 被毛细血管合成的脂蛋白酯酶(LPL)水解产生 FFA。VLDL 代谢生成的 IDL 部分由肝脏清除,部分生成 LDL。通过 LDL 受体识别,LDL 大部分由肝脏清除。HDL 代谢则较复杂,因其能把过多的胆固醇从组织中转运到肝脏,并有抗氧化作用,抑制 LDL 的氧化修饰,被认为是保护性脂蛋白。

血浆 LDL、VLDL、CM 和 LP(a)升高,HDL 降低是 AS 的危险因素。尤其氧化型 LDL(oxidized LDL,ox-LDL)促进泡沫细胞的形成,在 AS 发展中占重要地位。血脂异常有些是原发性的,有些继发于其他疾病如糖尿病、过量饮酒、甲状腺功能减退和药物影响。按脂蛋白升高的类型不同分为 6 种类型(表 22-1),其中Ⅱa、Ⅱb 型多见,致 AS 风险较高。临床高脂血症分类主要基于血清胆固醇、甘油三酯的异常或者两个都异常(表 22-2)。大多数患者只是血脂异常,没有临床症状;但严重高胆固醇血症会导致肌腱结节、黄斑瘤,严重高甘油三酯血症出现胰腺炎、肝脾增大、出疹性黄瘤,并且患者缺血性脑卒中、缺血性心脏病的危险增加。

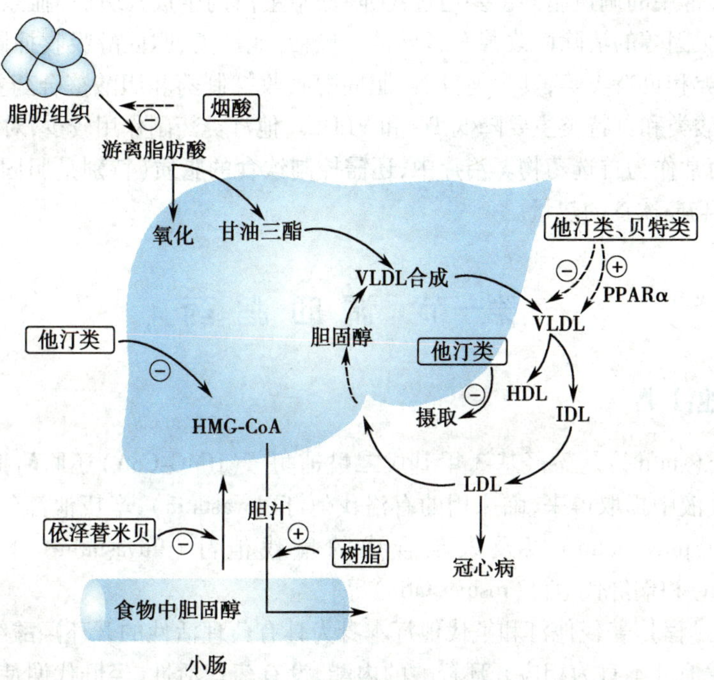


图 22-1　脂蛋白代谢及调血脂药作用机制示意图

HMG-CoA:3-羟基-3-甲基戊二酰辅酶 A;PPARα:过氧化物酶体增殖体激活受体α;VLDL:极低密度脂蛋白;IDL:中密度脂蛋白;LDL:低密度脂蛋白;HDL:高密度脂蛋白

表 22-1　高脂蛋白血症 Fredrickson 分型

| 类型 | 脂蛋白升高 | 血脂升高 | |
|---|---|---|---|
| | | TC | TG |
| Ⅰ | CM | + | +++ |
| Ⅱa | LDL | ++ | |
| Ⅱb | VLDL、LDL | ++ | ++ |
| Ⅲ | VLDL | ++ | ++ |
| Ⅳ | VLDL | + | ++ |
| Ⅴ | CM、VLDL | + | ++ |

表 22-2　原发性高脂血症

| 类型 | 脂蛋白异常 | 患病率 | 血脂浓度（mmol/L） | |
|---|---|---|---|---|
| | | | TC | TG |
| 普通高胆固醇血症 | Ⅱa 或Ⅱb | 非常普遍 | 6.5～9.0 | <2.3 |
| 家族性高胆固醇血症 | Ⅱa 或Ⅱb | 中度普遍 | 7.5～16.0 | <2.3 |
| 家族性高甘油三酯血症 | Ⅳ或Ⅴ | 普遍 | 6.5～12.0 | 10.0～30.0 |
| 家族性混合性高脂血症 | Ⅱa、Ⅱb、Ⅳ或Ⅴ | 普遍 | 6.5～10.0 | 2.3～12.0 |
| 家族性异常β脂蛋白血症 | Ⅲ | 不普遍 | 9.0～14.0 | 9.0～14.0 |
| 家族性高乳糜微粒血症 | Ⅰ | 罕见 | <6.5 | 10.0～30.0 |

笔记

临床上常用的调血脂药主要通过:①降低脂蛋白的生成;②增加血浆脂蛋白的代谢;③增加胆固醇的清除而改善血脂异常。包括:他汀类、胆固醇吸收抑制药、胆酸螯合药、烟酸类和贝特类等,其中他汀类、胆固醇吸收抑制药和胆酸螯合药主要降低 TC 和 LDL,烟酸类和贝特类主要降低 TG 和 VLDL。他汀类药副作用较少,对 LDL 的预期疗效较好而常作为首选药物。治疗中,还需控制饮食的脂质(特别是胆固醇和饱和脂肪)摄入和监控饮食的热量。

# 第一节 调血脂药

## 一、他汀类

他汀类(statins)是 3-羟基-3-甲基戊二酰辅酶 A(HMG-CoA)还原酶抑制药,最初从霉菌培养液中提取得来,临床用的有洛伐他汀(lovastatin)、辛伐他汀(simvastatin)、普伐他汀(pravastatin)以及人工合成的氟伐他汀(fluvastatin)、阿托伐他汀(atorvastatin)和瑞舒伐他汀(rosuvastatin)等。

【体内过程】普伐他汀和氟伐他汀本身为具有药理活性的开环羟酸结构,而洛伐他汀和辛伐他汀本身为相应开环羟酸的内酯,没有药理活性,经肝代谢使内酯环开环而活化。洛伐他汀主要随胆汁排泄,其他他汀类药物大部分经肝脏代谢灭活,随胆汁由肠道排出,小部分经肾原型排泄。常用的他汀类药代动力学特点见表 22-3。

表 22-3 常用他汀类的药代动力学特点

| 药物 | 口服吸收(%) | 食物对生物利用度影响(%) | $t_{peak}$(小时) | 血浆蛋白结合率(%) | 随粪排泄(%) | $t_{1/2}$(小时) | 剂量范围(mg/d) |
|---|---|---|---|---|---|---|---|
| 洛伐他汀 | 30 | +50 | 2~4 | >95 | 85 | 3 | 10~80 |
| 辛伐他汀 | 60~85 | 0 | 1.2~2.4 | >95 | 60 | 1.9 | 5~40 |
| 普伐他汀 | 35 | -30 | 1~1.5 | 50 | 70 | 1.52 | 10~40 |
| 氟伐他汀 | 98 | 0 | 0.6 | ≥98 | >90 | 1.2 | 20~40 |
| 阿托伐他汀 | | -13 | 1~2 | ≥98 | >95 | 14 | 10~80 |
| 瑞舒伐他汀 | 20 | -20 | 3~5 | 88 | 90 | 19 | 5~40 |

【药理作用】

1. 调血脂作用 抑制 HMG-CoA 还原酶,减少内源性胆固醇合成。人体内胆固醇主要由肝脏合成,HMG-CoA 还原酶是合成胆固醇的限速酶。他汀类化学结构中的开环羟酸部分与 HMG-CoA 十分相似,对酶的亲和力比 HMG-CoA 高 10 000 倍,因此能在肝脏竞争抑制 HMG-CoA 还原酶,从而抑制胆固醇的合成,减少 VLDL 的产生。肝胆固醇合成减少除使血浆胆固醇水平降低,还通过自身调节机制使肝细胞膜上 LDL 受体的数量和活性代偿性增加,对血浆中 LDL 清除增加。

因此,他汀类药物能明显降低 LDL 和 TC,也有一定降低 VLDL、TG 和升高 HDL 作用。其作用呈剂量依赖性,用药 2 周显效,4~6 周达高峰。

2. 其他作用　他汀类药物还有与降低 LDL 不相关或间接相关的作用，包括抗炎，改善血管内皮功能，降低脂蛋白的氧化，抑制血管平滑肌细胞增殖和加速其凋亡，降低血浆 C 反应蛋白而减轻炎症反应，抑制血小板聚集等作用，这些作用有助于抗 AS。

【临床应用】

1. 各型高胆固醇血脂和混合型高脂血症　除阿托伐他汀外，对纯合子家族性高胆固醇血脂无效。

2. 2 型糖尿病和肾病综合征引起的高脂血症。

3. 冠心病的一级和二级预防。

【不良反应】有较好的耐受性和安全性，最常见的不良反应为胃肠道不适、腹泻、胀气，头痛、皮疹、头晕等。此外，尚有少见的特殊的不良反应：

1. 肌病　罕见，以强烈肌痛为特征，首先是手臂和大腿，然后全身类似流感样疲劳无力，肌酸磷酸激酶（CPK）超过正常上限的 10 倍。罕见横纹肌溶解症，可发展为急性肾衰。以辛伐他汀引起肌病的发病率高，普伐他汀和氟伐他汀此反应少。

2. 肝毒性　偶见，表现为无症状性转氨酶升高，与剂量有关，发生后应立即停药。用药期间应可 6 个月检查一次肝功能。孕妇及有活动性肝病（或转氨酶持续升高）者禁用。原有肝病史者慎用。

【药物相互作用】他汀类与胆酸螯合药合用可增强降胆固醇疗效，但应间隔 4 小时以上，以免药物被吸附；与贝特类、烟酸类调血脂药、红霉素、环孢素合用会提高肌病的发生率；与华法林同用，有可能使凝血酶原时间延长。

### 阿托伐他汀

$t_{1/2}$为 14 小时，代谢产物具有活性，可在一日中任何时间服用，主要随粪便排泄，仅 2% 由肾脏排泄，肾功能不全患者不必调整剂量。起始剂量 10mg，最大为每日 80mg。降胆固醇作用显著，同时明显降低 TG。起始剂量用于治疗高胆固醇血脂，可使 TC 降低 35% ~61%；用于治疗高甘油三酯血症，可使 TG 降低 26% ~46%。许多大规模临床试验证实其能大幅度地减少心血管事件发生的危险，用于冠心病和缺血性脑卒中的防治。大剂量对纯合子家族性高胆固醇血脂也有效。

### 血　脂　康

血脂康是以特种大米、特制红曲霉素为原料发酵而成，富含洛伐他汀等多种 HMG-CoA 还原酶抑制药、多种不饱和脂肪酸、麦角甾醇、人体必需氨基酸和锌、锰等多种微量元素。能降低 TC、LDL 和 TG，升高 HDL，用于高脂血症疗效好，副作用少。

## 二、胆固醇吸收抑制药

### 依 折 麦 布

依折麦布（ezetimibe）通过抑制小肠黏膜上皮细胞胆固醇吸收而降低 TC 和 LDL，可单独或联合用于以胆固醇升高为主的患者，特别适合作为不能耐受他汀治疗者的替代。

依折麦布被吸收后在肝脏中与葡萄糖醛酸结合后经肝肠循环，特异地定位于小肠黏膜上皮细胞，与刷状缘的一种膜蛋白 NPC1L1（Niemann-Pick C1 Like 1）结合，选择

笔记

性抑制食物和胆汁来源胆固醇的吸收。与胆酸螯合药不同，不影响脂溶性维生素、三酰甘油或胆汁酸的吸收。尽管肝脏胆固醇合成代偿性增加，但血浆 LDL 水平降低。由于依折麦布与他汀类药作用机制互补，两类药联合应用降胆固醇作用显著增强，并可对 TG 与 HDL 等血脂参数产生有益作用。依折麦布还可以抑制植物胆固醇的吸收。用于原发性高胆固醇血症、纯合子家族性高胆固醇血症、纯合子谷甾醇血症的治疗。此药不良反应较少，主要为头痛和腹泻，少数患者有过敏反应、肌病。与他汀类药物合用可见转氨酶升高。

## 三、胆酸螯合药

### 考来烯胺和考来替泊

此类药物是阴离子交换树脂，带正电荷，口服后不吸收，与带负电荷的胆汁酸结合随粪便排泄，常用药物有考来烯胺（cholestyramine，消胆胺）和考来替泊（colestipol，降胆宁）。

【药理作用】肝脏胆汁酸是由胆固醇经 7-α 羟化酶作用转化而来，排入肠道的胆汁酸有利于胆固醇的吸收，正常情况下 95% 的胆汁酸被重吸收形成肝肠循环，胆汁酸结合树脂在肠道通过离子交换与胆汁酸结合后产生下列作用：①减少食物中脂类（包括胆固醇）的吸收；②阻滞胆汁酸在肠道的重吸收，将排空肝胆汁酸储存，促使肝胆汁酸合成增加而消耗胆固醇；③刺激肝细胞表面 LDL 受体产生，而增加 LDL 的清除，使血浆 LDL 水平降低，该作用与他汀类相似。此过程有 HMG-CoA 还原酶活性的继发性增高而部分抵消降脂作用，合用他汀类药物可增强胆酸螯合药的药效。对血 TG 无影响或轻度升高，故对单纯 TG 升高者无效。

【临床应用】

1. 高胆固醇血症尤其是Ⅱa 型高脂蛋白血症　纯合子家族性高胆固醇血症患者因肝细胞膜上缺乏 LDL 受体，所以这类药物无效。

2. 胆道不完全阻塞所伴随的瘙痒症　因降低血清中的胆酸，可缓解胆酸过多而沉积于皮肤所致的瘙痒。

【不良反应】有一定的刺激性和特殊的臭味，少数人用后可能有嗳气、食欲减退、腹胀和便秘等。可妨碍噻嗪类、普萘洛尔、华法林和地高辛等药物吸收。

## 四、烟酸类

烟酸（nicotinic acid）为最早使用的广谱调血脂药，但其不良反应（皮肤潮红和消化不良）限制了其应用，目前临床多用其衍生物如阿昔莫司、烟酸肌醇酯和烟酸维生素 E 酯等，副作用较少。

### 烟　　酸

烟酸是一种 B 族维生素，在体内转化为烟酰胺才能发挥维生素的作用，不过只有烟酸具有调血脂作用。该调脂作用需要比其作为维生素功能更大的剂量。烟酸的酯化物在体内释放出烟酸仍然有效。

【药理作用】烟酸的基本作用是降低脂肪组织的 FFA，具有广泛调脂作用。

烟酸抑制脂肪组织的脂肪酶对 TG 的脂解作用，使血中 FFA 降低，进而使肝脏 TG

合成减少。结果，肝脏 VLDL 合成减少，以致 LDL 水平降低。烟酸也增强 LPL 的活性，从而促进 CM 和 VLDL 中 TG 的水解。该药能使 TG 下降 35% ~45%，LDL 降低 20% ~30%。烟酸是升高 HDL（升高 30% ~40%）的最佳药物，也是少有的降低 LP(a)（降低约 40%）的药物。HDL 升高有利于胆固醇的逆向转运，使细胞中过多的胆固醇转移到肝脏。

【临床应用】可用于各型高胆固醇血症和高甘油三酯血症，对Ⅱb 和Ⅳ型最好。适用于脂质三联症（LDL 高、TG 高、HDL 低）及高 LP(a) 血症。

【不良反应】开始常有皮肤潮红及瘙痒等，服药前 30 分钟服用阿司匹林可缓解，长期应用可致皮肤干燥、色素沉着或棘皮症。另外，烟酸也可引起恶心、呕吐、腹泻等胃肠刺激症状，餐时或餐后服用可以减轻。大剂量可引起高血糖、高尿酸血症及肝功能异常。活动性溃疡病、糖尿病、痛风及显著肝功异常者禁用。

### 阿昔莫司

阿昔莫司（acipimox）是烟酸的异构体。口服吸收迅速，达峰时间约 2 小时，不与血浆蛋白结合，原型从肾脏排泄，$t_{1/2}$ 为 2 小时。药理作用类似烟酸，可使血浆 TG、VLDL、LDL 降低，HDL 升高，作用更强而持久，还可降低血浆纤维蛋白和全血黏度。主要用于治疗Ⅱb、Ⅲ、Ⅳ型高脂血症，2 型糖尿病伴高脂血症患者。不良反应较少而轻。

## 五、贝特类

贝特类（苯氧酸衍生物）第一代药物有氯贝丁酯（clofibrate）和吉非贝齐（gemfibrozil），第二代有非诺贝特（fenofibrate）、苯扎贝特（benzafibrate）和环丙贝特（ciprofibrate）。氯贝丁酯又称氯贝特，是 1967 年最早上市的贝特类药物，因容易诱发胆石症，且不降低致命的心血管事件，现已少用。

【药理作用】贝特类的作用机制较多，主要通过激活过氧化物酶体增殖体激活受体 α（peroxisome proliferator activated receptor-α，PPAR-α）影响脂质代谢，明显降低血浆 TG、VLDL，中度降低 TC 和 LDL，升高 HDL。

PPAR-α 是核受体，主要作用是调节 LPL 和一些载脂蛋白基因的转录。贝特类激动 PPAR-α，产生：①使 LPL 合成增多，加速富含 TG 的脂蛋白（CM 和 VLDL）的清除；②增加 HDL 的合成；③促进 LDL 的清除。

此外，贝特类还具有抗凝血、加速纤维蛋白溶解等作用。

【临床应用】主要治疗高甘油三酯血症。对Ⅲ型（家族性异常 β 脂蛋白血症）疗效好，可消除黄色瘤，对 HDL 下降的轻度高胆固醇血症也有效。也用于 2 型糖尿病的高脂血症。

【不良反应】通常耐受良好，不良反应主要为消化道反应。少有乏力、头痛、皮疹、阳痿、转氨酶升高等。肌病不常见，但很严重（横纹肌溶解），会出现肌蛋白尿和急性肾功能衰竭。与他汀类药联合应用，可能增加肌病的发生。贝特类亦可增强口服抗凝药的抗凝活性。

### 非诺贝特

口服吸收快，进餐时服用能增加吸收，血浆蛋白结合率 99%，在肠道或肝脏转化

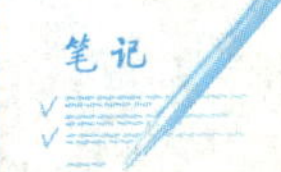

为活性物质非诺贝特酸，65%经肾脏排泄，$t_{1/2}$为22小时。除调脂作用以外，尚降低高尿酸血症患者的血尿酸水平，降低血液黏滞度。禁用于患肝胆疾病、孕妇、儿童及肾功不全者。

## 第二节　抗动脉粥样硬化药

其他常用抗动脉粥样硬化药包括：抗氧化药，多烯脂肪酸类和多糖类。

### 一、抗氧化药

氧自由基可对LDL进行氧化修饰，形成ox-LDL。后者可损伤血管内皮，促进单核细胞黏附并进入内皮下。ox-LDL被巨噬细胞或平滑肌细胞不断吞噬形成泡沫细胞，促进AS发生和发展。

#### 普 罗 布 考

普罗布考（probucol）又称丙丁酚，口服吸收率低于10%，且不规则，餐后服用吸收增加。抗氧化作用强。降血脂作用弱，单用使TC、LDL和HLD下降。主要与其他调血脂药合用治疗各型高胆固醇血症。用药后少数患者有消化道反应和肝功能不全，偶见患者心电图QT间期延长，勿与奎尼丁等QT间期延长药物同用。禁用于心肌损伤患者。

#### 维生素E

维生素E（vitamin E）苯环的羟基失去电子或$H^+$，可清除氧自由基和过氧化物，也可抑制磷酯酶$A_2$和脂氧酶，减少氧自由基的生成，中断过氧化物和丙二醛生成。有很强的抗氧化作用，能防止脂蛋白的氧化修饰及其所引起的一系列AS病变过程。

### 二、多烯脂肪酸类

多烯脂肪酸类（polyunsaturated fatty acids，PUFAs），根据其不饱和键在脂肪酸链中开始出现的位置不同分为n-3和n-6两类。

n-3类主要有二十碳五烯酸（eicosapentaenoic acid，EPA）和二十二碳六烯酸（docosahexaenoicacid，DHA），主要存在于海洋生物藻、鱼及贝壳类中。此类药物使血浆TG、VLDL、TC和LDL下降，HDL升高；也有抑制血小板聚集、使全血黏度下降、抑制血管平滑肌向内膜增殖和舒张血管等作用。上述作用均有利于防治AS。临床除用于降血脂外，也可用于预防血管再造术后的再梗阻。

n-6类主要存在于玉米、葵花子等植物油中，常用月见草油（evening primrose oil）和亚油酸（linoleic acid）。有调血脂和抗AS作用，用于防治冠心病及心肌梗死等，但作用较弱。

### 三、多糖类

包括硫酸肝素（heparin sulfate）、硫酸皮肤素（dermatan sulfate）、硫酸软骨素（chondroitin sulfate）及冠心舒等。具有肝素样的药理作用，可能是有较好前景的抗AS药。

笔记

药物含有大量负电荷，结合在血管内皮表面，防止白细胞、血小板的黏附及释放有害因子，产生保护血管内皮作用，此外还有抗凝、抗血小板聚集作用，也能抑制血管平滑肌细胞增生，临床主要用于预防 AS 和血管再造术后的再狭窄。

## 学习小结

| 药物 | 作用及应用 |
| --- | --- |
| 他汀类<br>阿托伐他汀 | 抑制HMG-CoA还原酶而减少胆固醇合成，降低血LDL、TC，各型高脂血症的首选药，可见胃肠道功能失调、皮疹、肌病和转氨酶升高 |
| 胆固醇吸收抑制药依折麦布 | 阻断小肠黏膜胆固醇吸收，降低血LDL、TC，他汀类药物反应不足时的补充应用，可见头痛、腹泻、过敏反应和肌病 |
| 胆酸螯合药<br>考来烯胺 | 结合胆汁酸而降低胆固醇吸收，降低血LDL、TC，用于Ⅱ型高脂血症 |
| 烟酸类阿<br>昔莫司 | 降低脂肪组织的FFA动员，降低血TG、VLDL、升高HDL，用于各型高脂血症，尤其脂质三联症，可见皮肤潮红、瘙痒，胃肠刺激症状等 |
| 贝特类<br>吉非贝齐 | 激动PPAR-α，降低血TG、VLDL、升高HDL，主要用于高甘油三酯血症，Ⅲ型高脂血症，可见消化道反应，横纹肌溶解 |

（廖端芳）

## 复习思考题

1. 常用调血脂药对脂质代谢影响的作用靶点在哪里？
2. 主要降低 TC 和 LDL 的药物各有哪些？其作用机制是什么？

笔记

# 第二十三章

# 抗心绞痛药

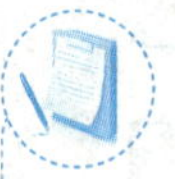

**学习目的**

通过学习心绞痛的药物治疗策略和常用抗心绞痛药，为临床各类心绞痛的合理用药奠定理论基础。

**学习要点**

硝酸酯类、β受体阻断药和钙通道阻滞药的药理作用、临床应用和主要不良反应。

心绞痛（angina pectoris）是因冠状动脉供血不足引起的心肌急剧的、暂时性缺血与缺氧综合征，其典型临床表现为突发性心前区及胸骨后阵发性绞痛或闷痛并向左上肢放射。最常见的病因是冠状动脉粥样硬化心脏病，简称冠心病。冠状动脉血流量不足，导致心肌缺血、缺氧的代谢产物乳酸、丙酮酸、组胺、类似激肽样多肽、$K^+$等在心肌局部堆积，刺激交感神经传入中枢引起心绞痛。

根据世界卫生组织"缺血性心脏病的命名及诊断标准"，临床上心绞痛分为3类：①劳累性心绞痛：其特点是疼痛由体力劳累、情绪激动等增加心肌需氧量的情况所诱发，休息或舌下含服硝酸甘油可缓解。包括稳定型心绞痛、初发型心绞痛、恶化型心绞痛。②自发性心绞痛：其特点为疼痛发生与体力或脑力活动引起心肌需氧量增加无明显关系，不易被硝酸甘油缓解。多在安静状态下发生，疼痛程度较重，时间较长。包括卧位型心绞痛、变异型心绞痛、急性冠状动脉功能不全、梗死后心绞痛。③混合性心绞痛：其特点是在心肌需氧量增加或无明显增加时均可发生，常为冠状动脉狭窄使冠状动脉血流贮备量减少所致。临床常将初发型、恶化型及自发性心绞痛称为不稳定型心绞痛。

心绞痛的主要病理生理基础是心肌组织供氧和需氧失衡，任何引起心肌组织对氧的需求量增加和（或）冠脉狭窄、痉挛致心肌组织供血供氧减少的因素都可成为诱发心绞痛的诱因（图23-1）。

心肌的氧供取决于动静脉氧分压差及冠状动脉血流量，正常情况下心肌细胞摄取血液氧含量的65%～75%，已接近于极限，因此主要通过增加冠状动脉流量来提高心肌的氧供应，而后者又取决于冠状动脉阻力、灌流压、侧支循环及舒张时间等因素。

心肌耗氧量的决定因素有心室壁张力、心率、心肌收缩力，三者均与心肌耗氧量成正比。临床上常用三项乘积（收缩压×心率×左心室射血时间）来反映心肌耗氧。

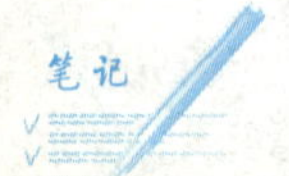

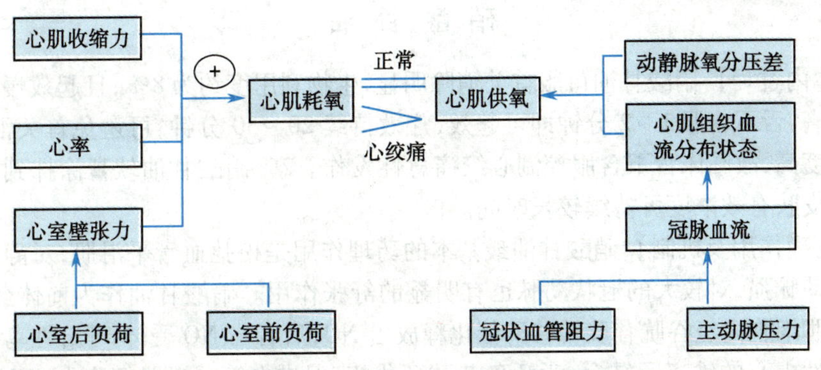


图 23-1　影响心肌耗氧量和供氧量的因素示意图

从上述心绞痛的病理生理基础可见增加心肌组织供血、降低心肌耗氧量是治疗心绞痛的主要策略。常用的抗心绞痛药包括硝酸酯类、β 肾上腺素受体阻断药和钙通道阻滞药。此外，冠状动脉粥样硬化斑块的形成、血栓形成和血小板聚集是诱发不稳定型心绞痛的重要因素，故他汀类调血脂药、抗血小板药等也有助于心绞痛的防治。

## 第一节　硝 酸 酯 类

本类药物均有硝酸多元酯结构，分子中的-O-$NO_2$是发挥作用的关键结构（图 23-2）。常用药物包括：硝酸甘油（nitroglycerin）、硝酸异山梨醇酯（isosorbide dinitrate）、单硝酸异山梨醇酯（isosorbide mononitrate）、戊四硝酯（pentaerithrityl tetranitrate），其中以硝酸甘油最为常用。常用硝酸酯类制剂体内过程特点见表 23-1。

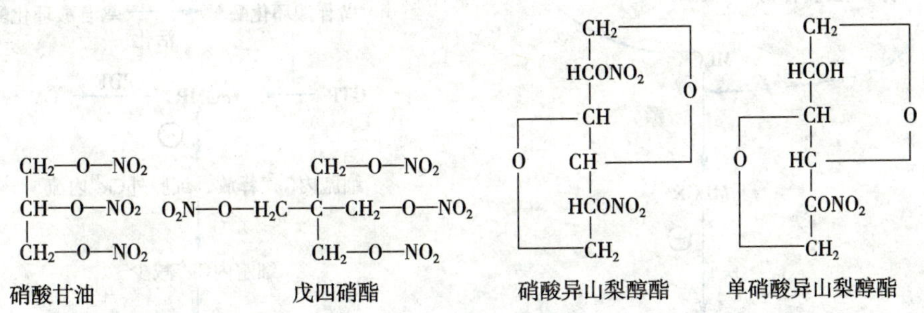


图 23-2　硝酸酯类的结构示意图

表 23-1　常用硝酸酯类药物制剂体内过程特点

| | 药物 | 制剂 | 剂量（mg） | 起效时间（分钟） | 持续时间 |
|---|---|---|---|---|---|
| 速效 | 硝酸甘油 | 舌下含片 | 0.3～0.6 | 2～5 | 10～30 分钟 |
| | 硝酸异山梨醇酯 | 舌下含片 | 5～10 | 5～20 | 10～60 分钟 |
| | 硝酸甘油 | 控释口服片 | 6.5～13 | 30～90 | 6～12 小时 |
| 长效 | 硝酸异山梨醇酯 | 口服片 | 10～60 | 15～45 | 4～6 小时 |
| | 单硝酸异山梨醇酯 | 口服片 | 20 | 45～60 | 6～10 小时 |
| | 戊四硝酯 | 口服片 | 10～40 | 30～90 | 2～6 小时 |

注：硝酸甘油速效类尚有气雾剂和口颊片，长效类尚有油膏和贴片

## 硝酸甘油

【体内过程】硝酸甘油口服首关消除明显，生物利用度约为8%，且起效慢。因其脂溶性高，舌下含服1～2分钟即可起效，疗效持续20～30分钟，可避免首关消除，生物利用度高，故临床舌下含服控制心绞痛急性发作。2%硝酸甘油软膏涂抹到前臂等部位的皮肤有效浓度可持续较长时间。

【药理作用及机制】硝酸甘油最基本的药理作用是松弛血管平滑肌，对静脉舒张作用较动脉强，对较大的冠状动脉也有明显的舒张作用。硝酸甘油作为前体药，在血管平滑肌细胞内经谷胱苷肽转移酶催化释放出NO，后者与NO受体-可溶性鸟苷酸环化酶活性中心的铁离子结合，激活鸟苷酸环化酶，促进血管平滑肌细胞内cGMP的生成增多，进一步激活蛋白激酶G引起细胞内$Ca^{2+}$浓度降低，使血管平滑肌松弛，该松弛血管平滑肌作用不依赖于血管内皮细胞。硝酸甘油扩血管作用还有$PGI_2$和降钙素基因相关肽的机制参与。降钙素基因相关肽能激活血管平滑肌细胞的ATP敏感型钾通道，从而使平滑肌细胞膜超极化，产生扩血管效应（图23-3）。

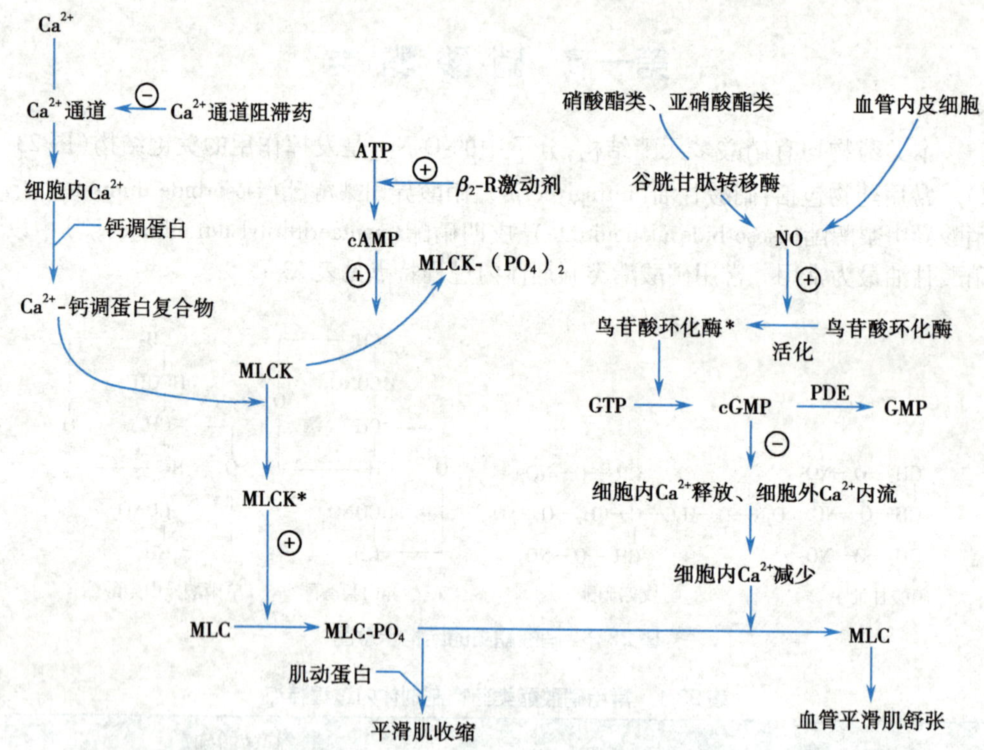


图23-3　硝酸酯类、钙通道阻滞剂抗心绞痛的作用机制示意图

*：表示活性型；MLCK：肌球蛋白轻链激酶；MLC：肌球蛋白轻链；PDE：磷酸二酯酶；ATP：三磷酸腺苷；cAMP：环磷酸腺苷；GTP：三磷酸鸟苷；GMP：鸟苷酸

1. 降低心肌耗氧量　①舒张静脉使回心血量减少，心室容积缩小而降低心室壁张力，减少心肌耗氧量；②较大剂量舒张动脉降低心脏射血阻力，减少心脏做功，同时射血阻力降低又可使心排血完全，左室内压下降，心室壁张力下降而降低心肌耗氧量。

2. 改善缺血区心肌供血　①增加心内膜下的血液供应：由于冠状动脉从心外膜

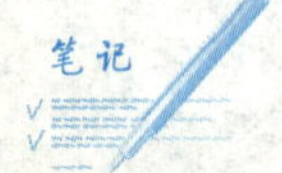
笔记

呈直角分支，贯穿心室壁至心内膜下，故心内膜下区域的血液灌注易受心室壁张力及室内压的影响。心绞痛急性发作时，左心室舒张末期压力增高，使心内膜下区域缺血加重。硝酸甘油扩张静脉使回心血量减少，扩张动脉降低心脏射血阻力而使排血充分，使心室容积或心室壁张力下降，减小了对心内膜下血管的压力，有利于心内膜下区域的血液供应。②选择性扩张心外膜血管、输送血管及侧支血管：因心肌缺血区小动脉受缺氧代谢产物腺苷等影响而扩张，而非缺血区血管阻力相对较高，硝酸甘油对心外膜血管、输送血管及侧支血管产生舒张后，增加的血流优先分布到缺血区，见图23-4。

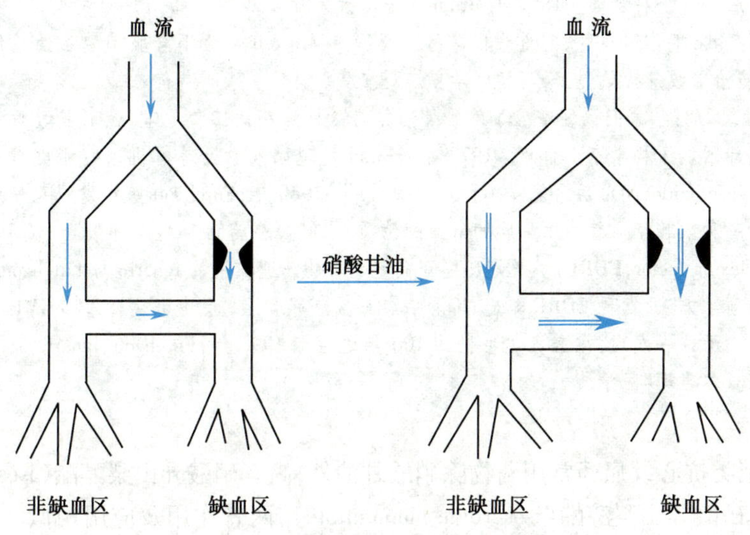


图23-4　硝酸甘油改善缺血区心肌供血示意图

3. 保护缺血的心肌细胞　硝酸甘油释放NO，促进内源性$PGI_2$降钙素基因相关肽(CGRP)等物质的生成与释放，这些物质对心肌细胞具有保护作用。

此外，硝酸甘油本身以及释放出的NO还能抑制血小板聚集和黏附，具有抗血栓形成的作用，有利于由冠状动脉粥样硬化所引起的心绞痛的治疗。

硝酸酯类药物与β受体阻断药比较，无加重心衰和诱发哮喘的危险；与钙通道阻滞药比较，无心脏抑制作用。但硝酸酯类舒张血管后血压降低所致的反射性心率加快和心肌收缩力增加可增加心肌耗氧量，心率加快可缩短心脏舒张期冠脉灌流时间减少供氧而不利于心绞痛治疗，合用β受体阻断药可对抗之。见表23-4。

【临床应用】舌下含服能迅速缓解各种类型心绞痛，舌下含服或气雾吸入可控制稳定型心绞痛急性发作；硝酸甘油贴剂可用于预防发作；静脉滴注用于不稳定型心绞痛、急性心肌梗死、急性左心功能不全；慢性心功能不全可采用长效制剂，需与强心药物合用。

【不良反应】常见由血管扩张所继发的搏动性头痛，皮肤潮红，眼内压升高和颅内压增高。因此，颅脑外伤、颅内出血者禁用，青光眼患者应慎用。大剂量可见直立性低血压，故低血容量者禁用。剂量过大使血压过度下降，可引起冠脉灌注压过低，且可反射性兴奋交感神经，使心率加快，心肌收缩力增加而增加心肌耗氧量，导致心绞痛加重，故反复连续应用需限制用量。超剂量可引起高铁血红蛋白症。长期应用可出现耐

笔记

受性，停药1～2周恢复。其耐受机制可能与血管平滑肌细胞内膜巯基耗竭有关。故每日停药时间应当在8小时以上，并补充含巯基的药物，如卡托普利、甲硫氨酸。

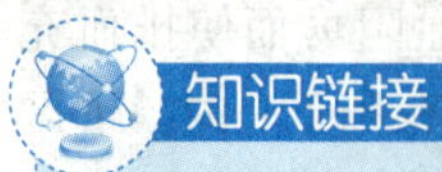


### 硝酸甘油的发现

硝酸甘油具有炸药和心绞痛急救药的双重身份，1846年由索布雷罗（Ascanio Sobrero）合成，19世纪60年代阿尔佛雷德·诺贝尔（Alfred Bernhard Nobel）首次使硝化甘油成为可以用于工业的炸药。而医学界发现将此小剂量油性物质置于舌上可引起严重头痛。Hering于1847年经舌下含服治疗多种疾病。1857年Brunton采用吸入亚硝酸异戊酯治疗心绞痛，可在30～60秒钟控制症状，但作用短暂、剂量难以掌握。1879年Murrell以舌下含服硝酸甘油替代亚硝酸异戊酯，防治心绞痛疗效显著，而被医学界广泛接受。

19世纪的科学家们已经掌握了硝酸甘油作为烈性炸药的工作原理，然而其缓解心绞痛的作用机制却困扰了科学家上百年。1977年，Murad发现硝酸甘油等有机硝酸酯类需代谢为一氧化氮（nitric oxide，NO）后才能发挥扩张血管作用。1980年，Furchgott等在发现乙酰胆碱可使血管释放一种依赖于血管内皮细胞的舒血管物质，当时命名为血管内皮舒张因子（endothelium derived relaxing factor，EDRF）。长期研究亚硝基化合物药理作用的Ignarro与Furchgott合作，应用比较药理学方法，发现EDRF即是NO。后者可激活可溶性鸟苷酸环化酶，使cGMP升高而扩张血管。由于这一发现，在诺贝尔去世的100年之后即1998年，Furchgott、Ignarro及Murad共同获得诺贝尔生理/医学奖。

硝酸酯类抗心绞痛药常用药物除硝酸甘油外，尚有硝酸异山梨醇酯（isosorbide dinitrate）、单硝酸异山梨醇酯（isosorbide mononitrate），两者作用及应用相似。作用机制与硝酸甘油相似，但较弱，起效慢、作用维持时间长。主要口服用于心绞痛预防和心肌梗死后心衰的长期治疗。

## 第二节　β受体阻断药

β受体阻断药于20世纪60年代开始用于心绞痛的治疗，其中普萘洛尔（propranolol）、美托洛尔（metoprolol）、阿替洛尔（atenolol）是临床最为常用的药物，后两者为选择性$\beta_1$受体阻断药，与普萘洛尔相比较少诱发或加重哮喘。

【药理作用】β受体阻断药降低心肌耗氧量是其缓解心绞痛和改善运动耐力最重要的机制。

1. 降低心肌耗氧量　心绞痛发作时交感神经活性增强，心肌局部和血液中儿茶酚胺的含量增高，激动β受体，增加心肌收缩力、加快心率和收缩血管，结果增加了心肌耗氧量。应用β受体阻断药后，其$\beta_1$受体的阻断作用可使心率减慢，心肌收缩力减弱，心肌耗氧量降低而发挥抗心绞痛作用。

2. 增加缺血区血液供应　β受体阻断药的冠状动脉收缩作用使冠状血管阻力增高，而缺血区的血管则由于缺氧呈现代偿性扩张状态，促使血液更多地流向缺血区；减慢心率而延长心脏的舒张充盈时间，增加舒张期心肌灌注，有利于血液向缺血区流动。

3. 改善心肌代谢　心肌缺血时，肾上腺素分泌增加，使游离脂肪酸（FFA）增多。

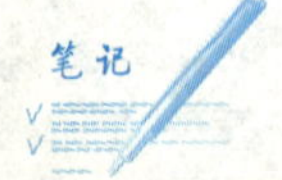

FFA 代谢消耗大量的氧而加重心肌缺氧。β 受体的阻断作用可抑制脂肪水解酶，使 FFA 的水平下降，通过加强糖代谢，使心肌耗氧量降低。

4. 促进氧合血红蛋白解离　促进氧合血红蛋白解离可增加全身组织包括心脏的供氧。

β 受体阻断所致的心肌收缩力减弱，使射血时间延长，心排血不完全，心室容积变大又可增加心肌耗氧，这些对心绞痛治疗不利因素可合用硝酸酯类药物对抗（表 23-2），但合用应防止血压的下降。

表 23-2　硝酸酯类和 β 受体阻断药合用对心肌耗氧量决定因素的影响

| 作用 | 硝酸酯类 | β 受体阻断药 | 硝酸酯类+β 受体阻断药 |
|---|---|---|---|
| 心率 | ↑（反射性）* | ↓ | ↓ |
| 舒张期灌流时间 | 缩短* | 延长 | 延长 |
| 心肌收缩力 | ↑（反射性）* | ↓ | 抑制或不变 |
| 射血时间 | 缩短 | 延长* | 不变 |
| 心室容积 | ↓ | ↑* | 不变或缩小 |

*为治疗心绞痛的不利因素；↑表示升高；↓表示下降

【临床应用】

1. 心绞痛　对稳定型和不稳定型心绞痛，可减少发作频率，对伴有高血压和快速性心律失常者效果更好。对冠脉痉挛所致的变异型心绞痛，因本类药物阻断 β 受体后，使 α 受体作用占优势，使冠脉收缩而加重心肌缺血，不宜应用。

2. 心肌梗死　无内在拟交感活性的 β 受体阻断药可降低心肌梗死后患者的病死率，是心肌梗死后保护的重要药物之一，应及早给药，但因抑制心功能，应慎用。

【禁忌证】严重心功能不全、窦性心动过缓、房室传导阻滞、低血压、支气管哮喘、慢性阻塞性肺疾病者禁用，变异型心绞痛不宜应用。长期应用对血脂也有影响，禁用于血脂异常患者。

【注意事项】口服个体差异大，给药剂量应从小剂量开始逐步增加剂量。长期应用 β 受体阻断药由于受体向上调节，如果突然停药，可出现反跳现象，使心动过速、心绞痛加重，甚至出现室性心律失常、心肌梗死或猝死，故长期应用后应当逐渐减量停药。

## 第三节　钙通道阻滞药

钙通道阻滞药（calcium channel blockers）是 20 世纪 80 年代以来用于防治缺血性心脏疾病的另一类药物，特别是对变异型心绞痛疗效最好。常用药物有维拉帕米（verapamil）、硝苯地平（nifedipine）、地尔硫䓬（diltiazem）、普尼拉明（prenylamine）及哌克昔林（perhexiline）等（表 23-3）。

笔记

表 23-3　常用抗心绞痛的钙通道阻滞药比较

| 药物 | 抗交感作用 | 舒张冠状及外周血管 | 心率 | 抑制房室传导 | 抗心绞痛的应用 |
|---|---|---|---|---|---|
| 硝苯地平 | + | +++ | + | + | 变异型心绞痛最好、伴高血压者及稳定型心绞痛 |
| 维拉帕米 | + | ++ | ± | +++ | 变异性心绞痛不单独应用、稳定型心绞痛有效、伴心衰或房室传导阻滞者禁用 |
| 地尔硫䓬 | ++ | + | − | ++ | 各型心绞痛均可，作用强度介于上述两药之间 |

【药理作用】钙通道阻滞药通过阻断 $Ca^{2+}$ 内流可舒张动脉而对静脉无明显影响，对心脏有负性肌力和负性频率作用。硝苯地平对血管作用最强，而维拉帕米优先作用于心脏，地尔硫䓬的作用在两者之间。

1. 降低心肌耗氧量　钙通道阻滞药通过①引起广泛的动脉扩张，外周阻力下降，减轻心脏后负荷；②使心肌收缩力减弱，心率轻度降低；③阻滞 $Ca^{2+}$ 进入神经末梢，抑制递质释放，从而对抗交感神经活性增高所引起的心肌耗氧量增加。综合上述三方面影响使心肌耗氧量降低。

2. 增加心肌的血液供应　通过阻滞 $Ca^{2+}$ 流入血管平滑肌细胞、直接松弛血管平滑肌和刺激血管内皮细胞合成和释放 NO，使冠脉舒张，以增加心肌血液供应；亦可通过开放侧支循环，增加对缺血区的血液灌注；拮抗心肌缺血时儿茶酚胺诱导的血小板聚集，有利于保持冠脉血流通畅。

3. 保护缺血的心肌细胞　心肌缺血或再灌注时细胞内"钙超载"可造成心肌细胞尤其是线粒体功能严重受损。钙通道阻滞药可由于阻滞 $Ca^{2+}$ 内流而减轻"钙超载"，起到保护心肌细胞的作用。

钙通道阻滞药对冠脉的舒张及解痉作用较硝酸酯类强大而持久，与 β 受体阻断药比较：①可用于伴有哮喘、肺阻塞性疾病、外周血管痉挛性患者；②舒张冠脉作用强大，特别是硝苯地平可作为冠脉痉挛所致的变异性心绞痛治疗的首选药之一，但该药扩血管后可引起反射性心率加快而增加心肌耗氧，可合用 β 受体阻断药对抗；③抑制心肌作用较弱，较少诱发心衰。

## 第四节　其他抗心绞痛药

### 卡维地洛

卡维地洛(carvedilol)是去甲肾上腺素受体阻断药，可阻断 α、$β_1$、$β_2$受体，使血管舒张，心耗氧量下降，并具有抗氧化作用。用于心绞痛、高血压和心功能不全的治疗。详见第十章。

### 尼可地尔

尼可地尔(nicorandil)是 $K^+$通道激活剂，既可激活血管平滑肌细胞膜 $K^+$通道，促

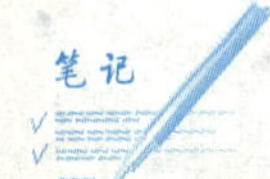

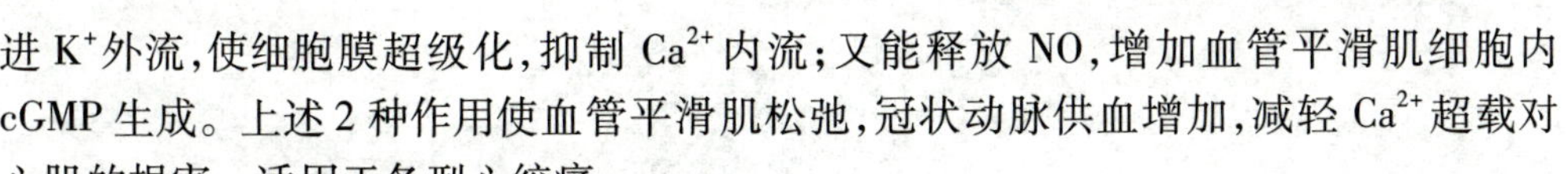


进 $K^+$ 外流，使细胞膜超级化，抑制 $Ca^{2+}$ 内流；又能释放 NO，增加血管平滑肌细胞内 cGMP 生成。上述 2 种作用使血管平滑肌松弛，冠状动脉供血增加，减轻 $Ca^{2+}$ 超载对心肌的损害。适用于各型心绞痛。

## 吗　多　明

吗多明（molsidomine）的代谢产物可作为 NO 的供体，释放 NO，其抗心绞痛机制与硝酸酯类相似。舌下含服或气雾吸入可治疗稳定型心绞痛或心肌梗死伴高充盈压者。

## 丹参酮Ⅱ-A

丹参酮Ⅱ-A（tanshinone Ⅱ-A）为从丹参中分离出的脂溶性抗心肌缺血成分，丹参酮Ⅱ-A 磺酸钠为水溶性。具有抗心脑缺血作用，可缩小梗死范围，抑制血小板聚集，抑制血栓形成。适用于冠心病心绞痛、胸闷及心肌梗死，室性早搏等。

## 学习小结

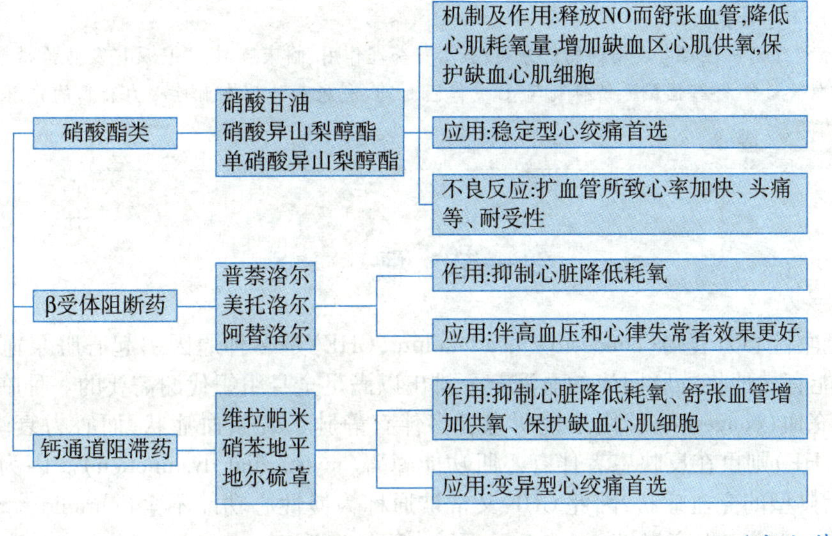


（宋小莉）

## 复习思考题

1. 抗心绞痛药主要通过哪些环节发挥疗效？请举例说明。
2. 简述硝酸酯类与 β 受体阻断药联合应用抗心绞痛的药理学依据。

# 第二十四章

# 治疗充血性心力衰竭药

**学习目的**

掌握常用治疗充血性心力衰竭药物的药理作用及特点、临床应用、不良反应等内容，为学习临床药理学相关内容奠定基础。

**学习要点**

治疗充血性心力衰竭药物的分类；强心苷药理作用、临床应用、不良反应及防治措施；肾素-血管紧张素-醛固酮系统抑制药、β受体阻断药、利尿药治疗充血性心力衰竭的作用与临床应用。

## 第一节 概 述

充血性心力衰竭(congestive heart failure,CHF)是多种原因引起心脏泵血功能降低，不能有效地将静脉回流的血液充分排出以满足全身组织代谢需要的一种临床综合征。“充血(congestion)”用于说明患者多伴有静脉系统淤血症状，而心力衰竭(heart failure,HF)则重在反映患者伴有心肌功能障碍(myocardial dysfunction)。因为一些患者并无典型的充血症状，因此 CHF 又常被通称为慢性心功能不全(chronic cardiac insufficiency)或心力衰竭(heart failure,HF)，简称心衰。

CHF 是多种心脏疾病终末阶段的表现，症状复杂。左心室功能不全的典型表现为呼吸困难、咳嗽等，右心室功能不全则出现颈静脉怒张、肝脏肿大或外周水肿等症状。患者最终左右心室功能均不全。机体发生的神经内分泌代偿性调节在 CHF 的发生、发展过程中起着重要作用，也是目前抗 CHF 药物的重要作用靶点，主要包括以下几方面(图 24-1)。

1. 交感神经系统激活和 $\beta_1$ 受体信号转导的变化　交感神经系统激活是一种快速调节机制。在 CHF 早期阶段，交感神经系统激活有助于代偿性维持正常的心输出量和血压。但长期的交感神经激活将下调 $\beta_1$ 受体并影响 $\beta_1$ 受体介导的信号转导，使心肌收缩力进一步降低；促进心脏重构(cardiac remodeling)，诱发心律失常甚至猝死。

2. 肾素-血管紧张素-醛固酮系统激活(renin-angiotensin-aldosterone system,RAAS)　该系统激活后，患者血浆肾素活性升高，血管紧张素Ⅱ(angiotensin Ⅱ,AngⅡ)含量升高，醛固酮的分泌增加，这些生理活性物质将继而收缩血管，导致水钠潴留，促进心脏重构。

笔记

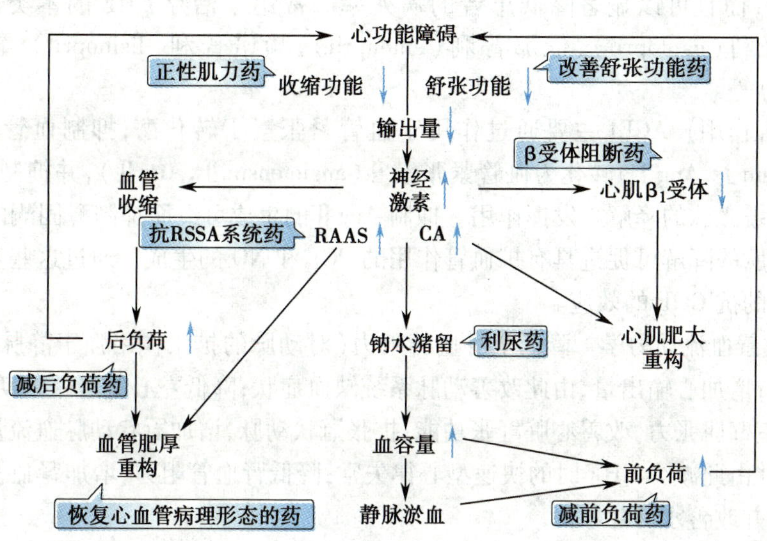


图24-1　CHF病理生理过程及治疗环节示意图

3. 其他神经内分泌变化　精氨酸升压素(arginine vasopressin,AVP)、内皮素(endothelin,ET)、肿瘤坏死因子(tumor necrosis factor-α,TNF-α)、前列环素(prostacyclin,$PGI_2$)、肾上腺髓质素(adrenomedullin,AM)等将增加,而一氧化氮(nitric oxide,NO)、降钙素基因相关肽(calcitonin gene related peptide,CGRP)等将减少。

药物治疗仍然是控制CHF的主要手段,治疗目标在于缓解症状,提高生活质量,防止或逆转心脏重构,延长寿命。根据药物的作用机制,治疗CHF药物主要分为以下几类。

1. 肾素-血管紧张素-醛固酮系统抑制药

(1) 血管紧张素Ⅰ转化酶抑制药:卡托普利等。

(2) 血管紧张素Ⅱ受体($AT_1$)阻断药:氯沙坦等。

(3) 醛固酮阻断药:螺内酯。

2. 利尿药:呋塞米、氢氯噻嗪、螺内酯等。

3. β受体阻断药:卡维地洛、美托洛尔等。

4. 强心苷类:地高辛等。

5. 其他抗充血性心力衰竭药物。

(1) 扩血管药:硝普钠、硝酸异山梨醇酯等。

(2) 非强心苷类正性肌力药:米力农、维司力农等。

## 第二节　常用治疗充血性心力衰竭药

### 一、肾素-血管紧张素-醛固酮系统抑制药

#### (一) 血管紧张素Ⅰ转化酶抑制药

血管紧张素Ⅰ转化酶抑制药(angiotensin converting enzyme inhibitor,ACEI)是治疗CHF的重要基础药物之一。临床试验表明该类药物不仅可以改善患者的症状,提高

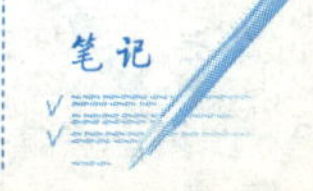

生活质量，而且可以显著降低患者的病死率。常用于治疗 CHF 的本类药物主要有卡托普利（captopril）、依那普利（enalapril）、赖诺普利（lisinopril）、雷米普利（ramipril）等。

【药理作用】ACEI 主要通过作用于血管紧张素Ⅰ转化酶，抑制血管紧张素Ⅰ（angiotensinⅠ，AngⅠ）转化为血管紧张素Ⅱ（angiotensinⅡ，AngⅡ），并抑制具有扩血管作用的缓激肽的降解来发挥作用。抑制 AngⅡ的生成可继而抑制醛固酮的生成，而抑制缓激肽的降解可促进具有扩血管作用的 $PGI_2$和 NO 的生成。通过这些基础作用，产生如下的抗 CHF 的效应。

1. 改善血流动力学　降低全身血管阻力（对动脉的扩张作用强于静脉），降低心脏后负荷，增加心输出量，由此改善动脉系统缺血症状；降低左心室舒张末期容积和压力，降低室壁肌张力，改善心脏舒张功能；扩张冠状动脉，增加冠状动脉血流量，改善心肌缺血，并由此减少 CHF 时的快速型心律失常；降低肾血管阻力，增加肾血流量，因此增加尿量并改善水肿症状。

2. 防止和逆转心肌肥大和心血管重构　AngⅡ作用于 $AT_1$受体后，可刺激心肌细胞合成蛋白质，促进间质细胞增殖及蛋白质合成，最终导致心肌细胞肥大，心肌间质胶原沉积，心脏重构。ACEI 通过抑制 AngⅡ生成，防止和逆转心肌细胞肥大和心脏重构，是其降低 CHF 病死率的重要原因。通过抑制缓激肽降解、升高缓激肽水平，促进 $PGI_2$和 NO 的生成也有助于防止和逆转心肌细胞肥大和心脏重构。ACEI 也能有效地阻止血管重构，提高血管顺应性。

3. 抑制交感神经活性　ACEI 可减弱 AngⅡ对交感神经末梢突触前膜 AT 受体的作用，减少去甲肾上腺素释放，从而降低交感神经活性。抑制交感神经活性也可改善心功能，显著减少 CHF 时的快速型心律失常（参见本章相关部分）。

4. 其他作用　ACEI 尚具有抗氧化作用，因此可保护血管内皮细胞，也有利于 CHF 的治疗；ACEI 提高循环中缓激肽水平，可以增加糖尿病患者对胰岛素的敏感性，有利于并发糖尿病的 CHF 患者的治疗。

【临床应用】ACEI 对各阶段 CHF 均有益，既能消除或缓解症状、提高运动耐力、改善生活质量、防止和逆转心肌肥大、降低病死率，还可延缓尚未出现症状的早期心功能不全者的进展，延缓心力衰竭的发生，因此作为一线药物广泛用于临床。

ACEI 常与利尿药、地高辛合用，如无体液潴留时亦可单独应用。为避免医源性低血压，须从小剂量开始使用。

【不良反应】参见第二十章。

### （二）血管紧张素Ⅱ受体阻断药

此类药物常用的有氯沙坦（losartan）、缬沙坦（valsartan）等。本类药物对 CHF 的作用与 ACEI 相似，也能显著改善症状、预防及逆转心血管的重构。但作用机制不同。本类药物可直接阻断 AngⅡ与其受体（$AT_1$）的结合，进而抑制 AngⅡ在 CHF 发生、发展中的作用。本类药物对血管紧张素Ⅰ转化酶（ACE）途径产生的 AngⅡ及对非 ACE 途径，如糜酶（chymase）途径产生的 AngⅡ均有拮抗作用，因此不产生 AngⅡ逃逸现象（即长期使用 ACEI 后，AngⅡ可通过增加非 ACE 途径生成，恢复到用药前水平）。此

笔记

类药物不良反应较少，不易引起咳嗽、血管神经性水肿等，可能与沙坦类药物不影响缓激肽代谢有关。临床上，此类药物常作为 ACEI 不能耐受者的替代药。

### （三）醛固酮拮抗药

在心肌细胞、成纤维细胞、血管平滑肌细胞中存在大量的醛固酮受体。醛固酮通过与这些受体结合，可以引起水钠潴留，导致水肿，升高心室充盈压，并可诱发心律失常和猝死，促进心肌纤维化，在 CHF 的发生、发展中起着重要作用。

螺内酯是一种醛固酮受体阻断药，通过拮抗醛固酮来产生抗 CHF 的作用，并能降低患者病死率。主要用于严重的 CHF 伴腹水者。常与上述二类药物合用。但不良反应限制了其临床应用。目前此类药主要有螺内酯（spironolactone，安体舒通）和依普利酮（eplerenone）。前者是非选择性拮抗药，后者是选择性拮抗药（参见第十九章）。

## 二、利尿药

利尿药（diuretics）是治疗 CHF 的传统用药之一，也是目前标准辅助用药。利尿药主要用于对抗 CHF 时的水钠潴留，单用并不能降低患者病死率。

首选中效利尿药。但对于肾小球滤过率小于 30mL/min 的患者以及肾功能减退的老年患者，中效利尿药的作用较弱，可采用高效利尿药。对严重 CHF 并伴腹水的患者，可选用低效利尿药螺内酯。

需要指出的是，在患者有水钠潴留、明显的肺充血和外周水肿时才需要应用利尿药，如果不存在这些情况，应用利尿药反而不利。因为利尿药可激活神经内分泌，而且中、高效利尿药引起的水电解质紊乱尤其是低钾血症，可诱发心律失常，均可导致 CHF 恶化。临床上中、高效利尿药常和 ACEI 合用，因为 ACEI 可以抑制神经内分泌激活。为对抗中效、高效利尿药引起的低钾血症，必要时应补充钾盐或者合用低效利尿药。但低效利尿药，如氨苯蝶啶和阿米洛利不宜与 ACEI 合用，因为均可升高血钾。

【不良反应】参见第十九章。

## 三、β 受体阻断药

由于对心脏具有抑制作用，很长一段时间 CHF 被列为 β 受体阻断药（β-blockers）的禁忌证之一。但后来多个大型临床试验的结果表明，在使用 ACEI 和利尿药的基础上，长期使用 β 受体阻断药确能改善 CHF 患者症状，并显著降低病死率。对 β 受体阻断药的重新认识，是 CHF 治疗的重要进展之一。

常用于 CHF 治疗的本类药物有卡维地洛（carvedilol）、美托洛尔（metoprolol）、比索洛尔（bisoprolol）等。

【药理作用】β 受体阻断药主要通过拮抗过度兴奋的交感神经来发挥 CHF 治疗作用，但确切机制尚未完全阐明。拮抗交感神经可产生下述抗 CHF 作用。

1. 改善心室功能和血流动力学　长期使用 β 受体阻断药后，可上调心肌 $\beta_1$ 受体的数量并恢复其信号转导能力，因此改善心肌对儿茶酚胺的敏感性，改善心功能。需要注意的是，卡维地洛并无上调 $\beta_1$ 受体的作用。β 受体阻断药尚可通过减少肾素释放，由此抑制 RAAS，扩张血管，减少水钠潴留，减轻心脏前、后负荷，从而改善血流动

笔记

力学。

2. 改善心肌缺血和抗心律失常　β受体阻断药长期使用后，可通过减慢心率来减少心肌耗氧量，并延长左心室充盈时间，显著改善心肌缺血。β受体阻断药也具有显著的抗心律失常作用，是其降低 CHF 病死率和猝死的重要机制（参见第二十一章）。

3. 改善心脏重构　β受体阻断药通过阻断心脏β受体、拮抗过量儿茶酚胺对心脏的毒性作用，防止过量儿茶酚胺所致的大量 $Ca^{2+}$ 内流，并减轻由此导致的大量能量消耗与线粒体损伤，避免心肌细胞坏死，因此改善心脏重构。β受体阻断药也可减少肾素释放，由此抑制 RAAS，抑制 AngⅡ及醛固酮的促心肌细胞肥大和心脏重构作用。

【临床应用】在射血分数小于35%，心功能Ⅱ、Ⅲ级（NYHA 分级法）的患者，病情稳定者，在应用 RAAS 抑制药和利尿药的基础上，均需常规应用β受体阻断药。

但在应用β受体阻断药治疗时，应注意下列情况：

1. 正确选择适应证　该类药物对基础病因为扩张型心肌病的患者疗效最好。

2. 应从小剂量开始　剂量偏大将加重病情，因此应逐渐增加至患者既能够耐受又不加重病情的剂量。

3. 应合并使用其他抗 CHF 药物　临床经验表明，CHF 时应合并应用利尿药、ACEI 和地高辛，以此作为基础治疗措施。如应用β受体阻断药时撤除原有的治疗用药，或这些治疗强度不够，均可导致β受体阻断药的治疗失败。

4. 起效慢，应长期应用　一般心功能改善的平均奏效时间为3个月，心功能改善与治疗时间呈正相关。

5. 对严重心动过缓、严重左室功能减退、明显房室传导阻滞、低血压及支气管哮喘者慎用或禁用。

【不良反应与禁忌证】参见第十章及第二十章。

## 四、强心苷类

强心苷（cardiac glycosides）类药物主要来源于植物，如紫花洋地黄和毛花洋地黄，所以又称洋地黄类（digitalis）药物。某些动物药如蟾酥中也含有强心苷。临床应用的强心苷类药物有地高辛（digoxin）、毛花苷C（lanatoside C，又称西地兰，cedilanid），洋地黄毒苷（digitoxin）等，其中以地高辛最为常用。

强心苷由糖和苷元结合而成。地高辛的化学结构如图24-2所示。苷元是强心苷发挥正性肌力作用的基本结构。糖本身无正性肌力作用，但能增强苷元的水溶性，增强苷元对心肌的亲和力并延长其作用时间。糖的种类除葡萄糖外，都是稀有糖，如洋地黄毒糖等。糖的数目也影响苷元作用，一般以三糖苷作用最强。

【体内过程】各种强心苷类药物有不同的药代动力学特征，在起效和作用时间上有快慢、久暂之分。

洋地黄毒苷极性低而脂溶性高，所以口服吸收好，个体差异小，生物利用度高达100%。洋地黄毒苷大多经肝脏代谢后以代谢产物形式从肾排泄，也有部分形成肝肠循环，因此半衰期长达5～7天，作用维持时间较长，属长效强心苷。

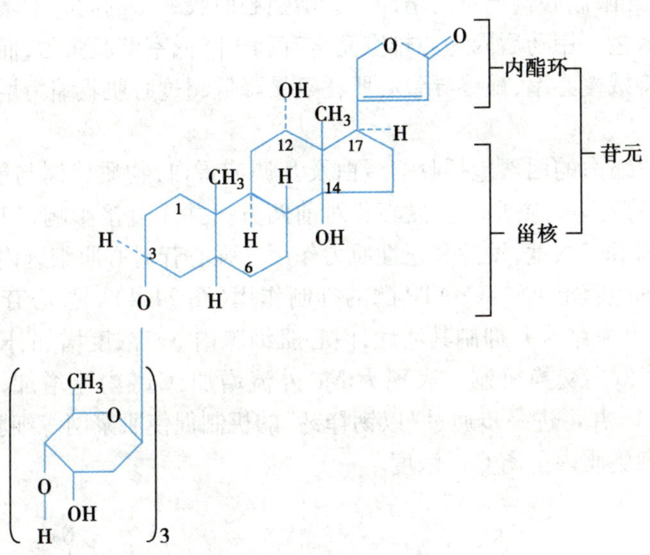


图 24-2　地高辛的化学结构

地高辛极性略高,所以口服吸收略差。制剂工艺显著影响其吸收率。地高辛生物利用度约 60% ~80%,个体差异显著。地高辛的代谢转化较少,主要被还原成二氢地高辛,该过程有赖于肠道迟缓真杆菌(*Eubacterium Lentum*)的存在,因此某些抗菌药可影响地高辛的血药浓度。地高辛主要以原形经肾排,小部分经胆汁排泄。半衰期约为 36 小时,属中效强心苷。

毛花苷 C 极性高,口服吸收仅 5%,因此需静脉注射给药。几无代谢,大部分以原形经肾排泄。显效快而作用维持时间短,半衰期约 19 小时,属短效强心苷。

【药理作用】

1. 对心脏的作用

(1) 加强心肌收缩力(正性肌力作用,positive inotropic effect):强心苷能选择性地作用于心脏,显著增强心肌收缩力,表现为心肌收缩时张力和心肌缩短速率的提高(图 24-3)。心肌收缩力增加,使每搏输出量增加;心肌缩短速率提高,使心动周期的收缩期缩短,舒张期相对延长,有利于静脉回流,因此也增加每搏输出量。

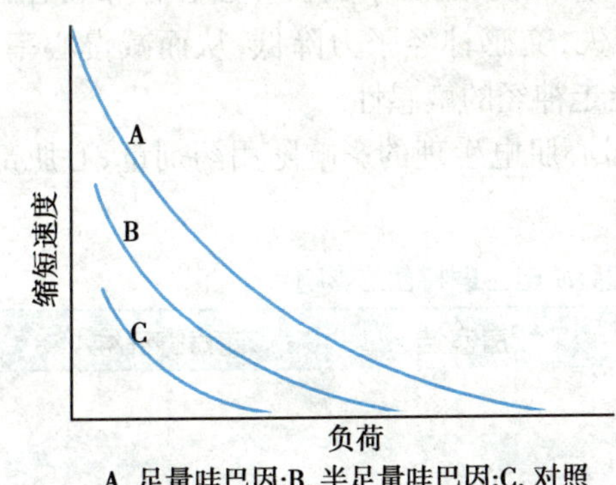


A. 足量哇巴因;B. 半足量哇巴因;C. 对照

图 24-3　离体心肌负荷与心肌缩短速率的关系示意图

强心苷正性肌力作用有以下特点。①增加衰竭心脏心输出量而不增加正常心脏心输出量。因为在衰竭心脏,心肌收缩力减弱,心输出量降低,导致交感神经张力升高,外周阻力增高。强心苷增强心肌收缩力的作用将反射性地降低交感神经张力,使外周阻力下降,加上舒张期延长,回心血量增加,终致心输出量增加。但在正常心脏,强心苷有收缩血管提高外周阻力的作用,且无更多的回心血提供来增加心输出量，因此限制心输出量的增加。②增强心肌收缩力的同时不增加甚至降低衰竭心脏心肌耗氧量。用药后因为心排空完全有利于降低室壁肌张力，而反射性地降低交感神经活性将减慢心率，最终导致心肌耗氧量降低超过心肌收缩力增强引起的心肌耗氧量增加。

决定心肌收缩力的因素包括收缩蛋白及其调节蛋白，物质代谢与能量供应，以及兴奋-收缩耦联的关键物质 $Ca^{2+}$。强心苷对前两方面并无直接影响，却能增加兴奋时心肌细胞内游离 $Ca^{2+}$ 浓度，发挥其正性肌力作用。强心苷对心肌细胞内游离 $Ca^{2+}$ 浓度的影响源于对细胞膜上 $Na^+$-$K^+$-ATP 酶的抑制作用（图 24-4）。强心苷可与心肌细胞膜上 $Na^+$-$K^+$-ATP 酶结合并抑制其活性，使心肌细胞内 $Na^+$ 浓度增加，$K^+$ 浓度降低，继而影响 $Na^+$-$Ca^{2+}$ 双向交换机制。表现为 $Na^+$ 外流增加，$Ca^{2+}$ 内流增加，或 $Na^+$ 内流减少，$Ca^{2+}$ 外流减少，并可进一步通过“以钙释钙”的机制促使肌浆网等细胞器释放 $Ca^{2+}$，最终显著升高细胞质内游离 $Ca^{2+}$ 浓度。

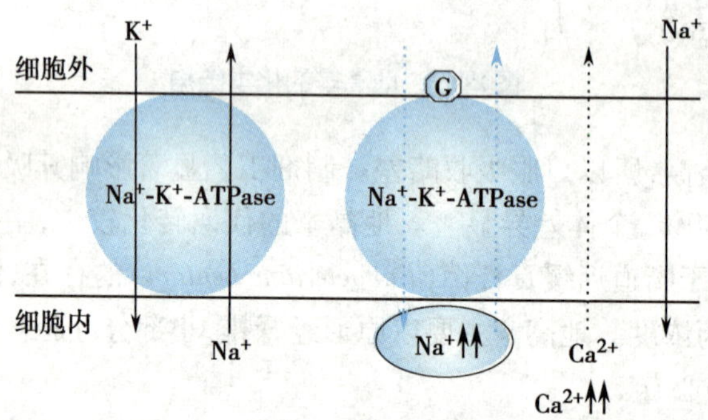


图 24-4　强心苷正性肌力作用机制示意图

中毒量强心苷严重抑制 $Na^+$-$K^+$-ATP 酶，使细胞质内 $Na^+$、$Ca^{2+}$ 大量增加，也使细胞质内 $K^+$ 量明显减少，易引起心律失常。

（2）减慢心率（负性频率作用，negative chronotropic effect）：治疗量强心苷对正常心率影响较小，但对伴有心率加快的 CHF 患者可显著降低心率。CHF 时，心输出量减少，代偿性地通过压力感受器提高交感神经兴奋性，引起心率加快。强心苷加强心肌收缩力，增加心输出量，使减压反射减弱或消失，交感神经张力降低，从而减慢心率。另一方面，强心苷也可直接增加心肌细胞对迷走神经的敏感性。

（3）对心肌电生理特性的影响：强心苷对心肌电生理的影响随用药剂量、心肌部位、心肌状态等情况不同而异（表 24-1）。

表 24-1　强心苷对传导组织和心肌电生理特性的影响

| 电生理特性 | 窦房结 | 心房 | 房室结 | 浦肯野纤维 |
|---|---|---|---|---|
| 自律性 | ↓ | | | ↑ |
| 传导性 | | ↑ | ↓ | ↓ |
| 有效不应期 | | ↓ | | ↓ |

强心苷对心室以上部位电生理的影响与兴奋迷走神经有关。迷走神经兴奋可促进动作电位 3 期 $K^+$ 外流，由此缩短心房肌有效不应期。此外，促进 3 期 $K^+$ 外流可加大

笔记

静息膜电位，由此降低窦房结自律性，增加动作电位振幅而增强心房肌传导性，抑制 0 期 $Ca^{2+}$ 内流而降低房室结传导性。而对心室浦肯野纤维的影响与强心苷抑制心肌细胞 $Na^+$-$K^+$-ATP 酶，使细胞内 $K^+$ 显著减少有关。由于浦肯野纤维细胞内缺 $K^+$，其最大舒张电位负值减小，因更接近阈电位而增加其自律性，因动作电位振幅缩小而降低其传导性，因动作电位时程缩短而缩短其有效不应期。

（4）对心电图的影响（图 24-5）：治疗量强心苷最早引起 T 波变化，其幅度减小，波形压低甚至倒置，S-T 段降低呈鱼钩状；随后 P-R 间期延长，反映房室传导减慢；Q-T间期缩短，提示浦肯野纤维和心室肌有效不应期和动作电位时程缩短；P-P 间期延长，反映窦性频率减慢。中毒量强心苷会引起各种心律失常，心电图也会出现相应变化。

2. 其他作用

（1）对血管的作用：强心苷能直接收缩血管，但通过直接或间接兴奋迷走神经又对抗这种缩血管作用，因此外周阻力变化不大，对血压的影响并不显著。

（2）对肾脏的作用：强心苷对 CHF 患者具有显著的利尿作用。其机制在于：①增加心输出量，增加肾血流量，发挥间接利尿的作用；②抑制肾小管上皮细胞 $Na^+$-$K^+$-ATP 酶，减少肾小管对 $Na^+$ 的重吸收，发挥直接利尿的作用。

（3）对神经及内分泌系统的作用：①治疗量强心苷可降低交感神经活性，增强迷走神经活性，还能降低 CHF 患者血浆肾素活性，进而减少 AngⅡ及醛固酮含量，对心功能不全时过度激活的 RAAS 产生拮抗作用；②中毒量强心苷则显著增强中枢和外周交感神经的活性，导致快速型心律失常；可兴奋延髓极后区催吐化学感受区而引起呕吐；还引起中枢神经兴奋症状，如行为失常、精神失常、谵妄甚至惊厥。

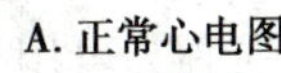

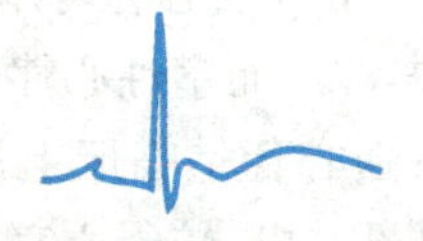
B. 应用强心苷后的心电图改变
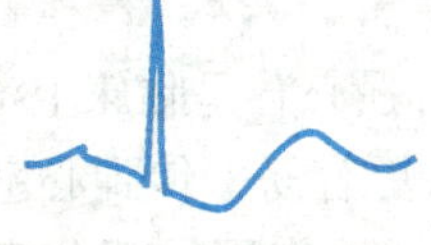
a. P-R间期延长，S-T段倾斜下降
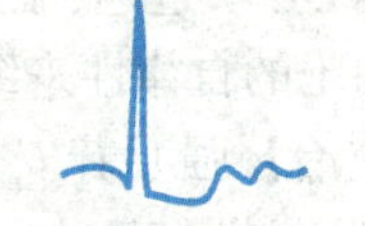
b. Q-T间期缩短，S-T段倾斜下降，T波呈双向状
C. 强心苷中毒的心电图改变
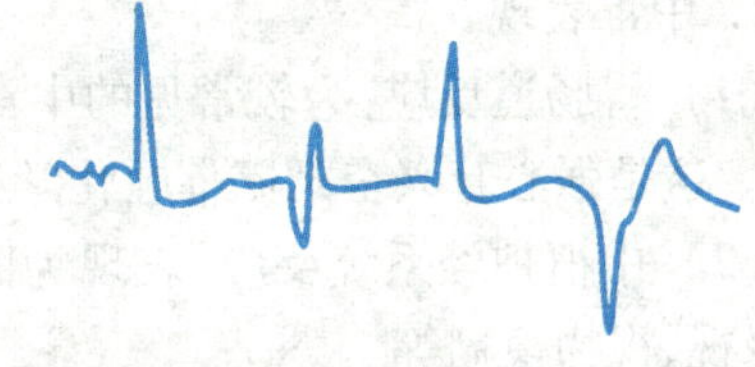
心房颤动
S-T 倾斜下降——强心苷的影响
多源性室性期前收缩——强心苷中毒

图 24-5　强心苷对心电图的影响示意图

【临床应用】

1. CHF　总的来说，强心苷现多用于以收缩功能障碍为主的 CHF，以及对利尿药、ACEI、β 受体阻断药疗效欠佳者，对舒张功能障碍为主的舒张性 CHF 疗效较差。

具体而言，对伴有心房颤动或心室率过快者疗效最好；对心瓣膜病、先天性心脏病、动脉硬化及高血压引起的 CHF 效果良好；对继发于甲状腺功能亢进、重症贫血及维生素 $B_1$ 缺乏等疾病的 CHF 疗效较差，因心肌能量代谢障碍；对肺源性心脏病、活动性心肌炎或风湿活动期的 CHF 疗效较差，因心肌缺氧和能量代谢障碍；对伴有机械性

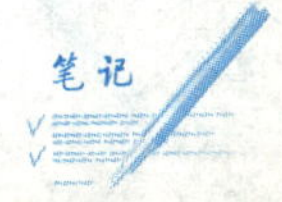

阻塞的心功能不全，如缩窄性心包炎、严重二尖瓣狭窄等疗效不佳或无效，因心室舒张和充盈受阻。

强心苷确能增强 CHF 患者心室功能，改善血流动力学，提高运动耐力，对于改善症状疗效确切，且作用持久无耐受现象，因此仍然是长期门诊患者常用药物。但是，强心苷安全范围小，毒性大，长期使用并不能降低患者病死率，因此其临床应用受到一定限制。

2. 室上性心律失常　强心苷可用于治疗心房纤颤、心房扑动、阵发性室上性心动过速等室上性心律失常。而室性心律失常应避免使用强心苷，因可引起心室纤颤。

（1）心房纤颤：强心苷是临床上治疗房颤的常用药物。房颤时有过多冲动下传到心室，引起心室频率过快，妨碍心室排血而导致循环障碍。尽管强心苷对多数患者并不能消除房颤，但可通过减慢房室传导，阻止过多冲动传到心室，从而减慢心室率，改善心室泵血功能。

（2）心房扑动：强心苷是临床上治疗房扑最常用的药物。与房颤相比，房扑时源于心房的冲动较强，更容易下传到心室。强心苷能缩短心房不应期，使扑动变为颤动，进而发挥其治疗房颤的作用。部分患者在转为心房纤颤后停用强心苷可恢复窦性节律。

（3）阵发性室上性心动过速：临床有效但已少用。强心苷通过增强迷走神经兴奋性，降低心房自律细胞的自律性来终止室上性心动过速。

【不良反应及其防治】强心苷安全范围小，一般治疗量已接近中毒量的 60%，而且多种诱发因素可致强心苷中毒，如低血钾、低血镁、高血钙、心肌缺血缺氧、肾功能不全以及药物相互作用等，因此强心苷中毒的发生率较高。中毒症状与心功能不全的症状也容易混淆，给中毒的鉴别增加了难度。

1. 中毒表现

（1）胃肠道反应：为较常见的中毒早期反应。可表现为食欲缺乏、恶心、腹泻、呕吐等。这是强心苷兴奋延髓催吐化学感受区的结果。剧烈呕吐可因失钾而诱发中毒。

（2）中枢神经系统反应：表现为眩晕、头痛、疲倦、失眠、谵妄以及视觉障碍如黄视、绿视、视物模糊等。

（3）心脏反应：这是强心苷最严重的毒性反应，几乎临床所见的各种心律失常都有可能出现。其中以室性早搏发生早且最多见，室性心动过速和室颤最为严重。

2. 中毒的防治

（1）预防：首先应纠正诱发或加重中毒的因素，如停用排钾利尿药或配合补钾使用，预防中毒的发生。还要警惕中毒先兆，当出现一定次数的室性期前收缩、窦性心动过缓（低于 60 次/分钟）及视觉障碍等，应及时减量或停用强心苷。为了保证用药的安全性，应当监测血药浓度。当地高辛血药浓度超过 3ng/mL，洋地黄毒苷超过 45ng/mL 时，可诊断为中毒。

（2）治疗：发现中毒应立即停用强心苷。对强心苷中毒所致的快速型心律失常，可视中毒轻重适量口服或者静脉滴注氯化钾。对严重的快速型心律失常，还应使用苯妥英钠或者利多卡因。苯妥英钠不仅有抗心律失常作用，还能与强心苷竞争 $Na^{+}$-$K^{+}$-ATP 酶，恢复该酶的活性，因而可作为首选。对强心苷中毒引起的缓慢型心律失常，不能补钾盐，否则可致心脏停搏，可用 M 受体阻断药阿托品静注治疗。对危及生命的严

笔记

重地高辛中毒者，应静脉注射地高辛抗体的 Fab 片段。地高辛抗体的 Fab 片断对强心苷有高度的选择性和强大的亲和力，能使强心苷自 $Na^+$-$K^+$-ATP 酶的结合中解离出来，对严重中毒有明显效果。

【药物相互作用】强心苷与其他药物合用时，可发生药动学及药效学相互作用。一方面，药动学相互作用可通过改变强心苷血药浓度从而诱发中毒或者失效。如奎尼丁能使地高辛血药浓度增加 1 倍，维拉帕米合可使其血药浓度升高 70%，而苯妥英钠可降低其血药浓度。另一方面，药效学相互作用也可诱发强心苷中毒。如拟肾上腺素药可提高心肌自律性，使心肌对强心苷的敏感性增高而导致强心苷中毒，而排钾利尿药可致低血钾而诱发强心苷中毒。

## 第三节　其他治疗充血性心力衰竭药

### 一、扩血管药

CHF 时动、静脉血管收缩，心脏做功的前后负荷增加。血管扩张药（vasodilators）可扩张静脉（容量血管）可减少回心血量，降低前负荷，缓解肺部淤血症状，和/或扩张小动脉（阻力血管）可降低外周阻力，降低后负荷，进而改善心功能，增加心输出量，缓解组织缺血症状。本类药物可以缓解症状，但易产生耐受性，也不能防止 CHF 的进展，在临床上是一种辅助用药。常合用利尿药。血管扩张药对动、静脉的扩张作用各有侧重，临床上可依据患者血流动力学特点选用本类药物。代表药物如下。

#### 硝 酸 酯 类

代表药如硝酸甘油（nitroglycerin）和硝酸异山梨酯（isosorbide dinitrate）。其主要作用是扩张静脉，使静脉容量增加、右心房压力降低，减轻肺淤血及呼吸困难，另外还能选择性地扩张心外膜的冠状血管，在缺血性心肌病时增加冠脉血流而提高其心室的收缩和舒张功能，解除 CHF 症状，提高患者的运动耐力。

#### 肼 屈 嗪

肼屈嗪（hydralazine）主要扩张小动脉，降低心脏后负荷，增加心输出量，也较明显增加肾血流量。因能反射性激活交感神经及 RAAS，故长期单独应用疗效难以持续。主要用于肾功能不全或对 ACEI 不能耐受的 CHF 患者。

#### 硝 普 钠

硝普钠（sodium nitroprusside，SNP）能扩张小静脉和小动脉，降低心脏前、后负荷。口服无效，静脉滴注后 2 ~ 5 分钟见效，故可快速控制危急的心功能不全。适用于需迅速降低血压和肺楔压的急性肺水肿、高血压危象等危重病例。

#### 哌 唑 嗪

哌唑嗪（prazosin）是选择性 $\alpha_1$ 受体阻断药，能扩张动、静脉，降低心脏前、后负荷，增加心输出量。易引起直立性低血压。

## 二、非强心苷类正性肌力药

非强心苷类正性肌力药包括儿茶酚胺类及磷酸二酯酶抑制药等。由于这类药物可能增加 CHF 患者的病死率，故不宜作常规治疗用药，但目前尚不宜完全摒弃。

1. 儿茶酚胺类　儿茶酚胺类药物通过兴奋心脏 $\beta_1$受体而增加心肌收缩力，并通过兴奋血管平滑肌上的 $\beta_2$和多巴胺受体而扩张血管，因此短期应用能增加心输出量，改善患者血流动力学。代表药如多巴胺(dopamine)、多巴酚丁胺(dobutamine)及异波帕胺(ibopamine)。

值得关注的是β受体部分激动药如扎莫特罗(xamoterol)，该类药物具有双向作用：在轻度 CHF 或休息时，交感神经活性较低，它发挥激动药作用；在重症或劳累激动时，交感神经活性较高，它发挥阻断药作用。临床发现其能增加中、轻度 CHF 患者休息时的心输出量及血压，对重症患者也能缓解症状。其应用价值仍在研究中。

2. 磷酸二酯酶抑制药　磷酸二酯酶-Ⅲ(PDE-Ⅲ)是 cAMP 降解酶，抑制此酶活性将增加细胞内 cAMP 的含量。cAMP 一方面可刺激血管平滑肌肌浆网摄取 $Ca^{2+}$，降低胞质中的游离 $Ca^{2+}$浓度，扩张动、静脉，另一方面又可开放钙离子通道，促进外钙内流，升高心肌细胞质内 $Ca^{2+}$浓度。因此磷酸二酯酶抑制药既有正性肌力作用，又兼具血管扩张作用。这类药物可改善症状，提高运动耐受力，代表药物包括氨力农(amrinone)、米力农(milrinone)及维司力农(vesnarinone)等。

## 学习小结

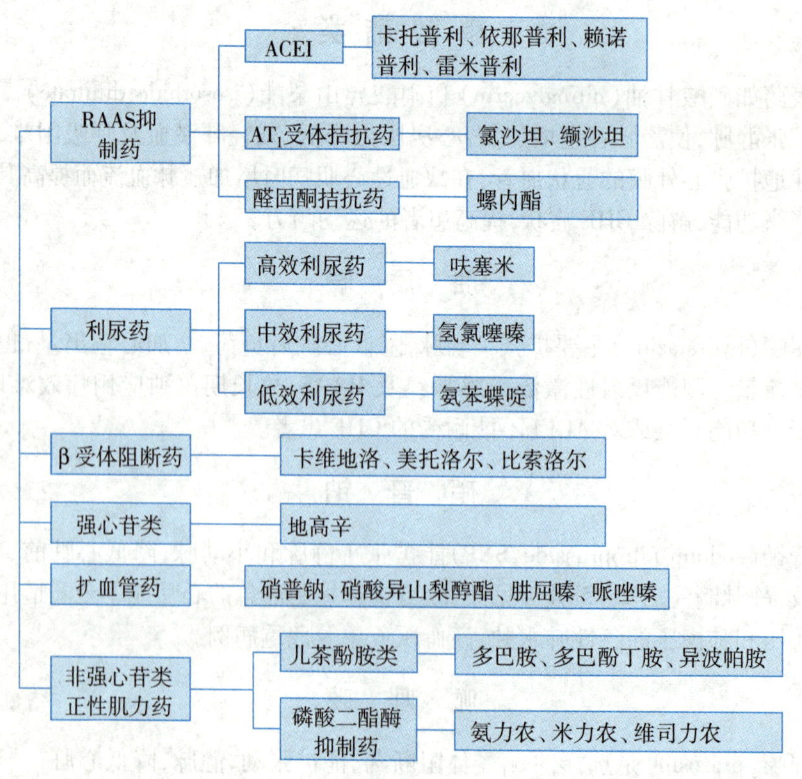


(马秉亮)

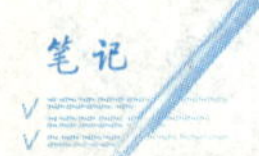

## 复习思考题

1. 如何理解 CHF 既是 β 受体阻断药的禁忌证又是其适应证？
2. 强心苷为何强心而不增加衰竭心脏的心肌耗氧量？
3. 强心苷急性中毒该如何解救？

# 第二十五章

# 作用于血液系统的药物

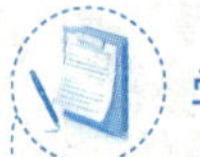

**学习目的**

学习作用于血液系统药物的药理作用、临床应用、不良反应和禁忌证，为合理使用该类药物奠定基础。

**学习要点**

抗凝血药、纤维蛋白溶解药、抗血小板药、止血药、抗贫血药、造血细胞生长因子、血容量扩充药的作用机制、作用特点、临床应用与不良反应。

血液系统承担多种生理功能，如物质的运输和营养的贮备、凝血与抗凝血过程等。当血液中红细胞数目或血红蛋白含量长期低于正常值则出现贫血；大量失血或大面积烧伤可使血容量降低，血压下降，甚至可导致休克；血液的凝固与抗凝的平衡遭到破坏，就会出现血栓栓塞性疾病或出血性疾病。此时需根据病因选用相应的药物治疗。

作用于血液系统的药物主要有：抗凝血药、纤维蛋白溶解药与纤维蛋白溶解抑制药、抗血小板药、促凝血药、抗贫血药，以及血容量扩充药。

## 第一节　抗凝血药

生理状态下，血液在血管内维持正常的流动性既不出血也不凝血，这是因为血液中的凝血系统和抗凝系统保持着精确的动态平衡。血液的凝固在许多凝血因子的参与下进行，其主要过程可概括为以下 3 个步骤：①凝血酶原激活物的形成：在血管或组织损伤后，经过一系列的凝血因子的递变，因子Ⅹ激活成为Ⅹa；②凝血酶的形成：在Ⅹa、$Ca^{2+}$、因子Ⅴ和血小板磷脂的作用下，凝血酶原（因子Ⅱ）激活为凝血酶（Ⅱa）；③纤维蛋白的形成：在Ⅱa的作用下，纤维蛋白原（因子Ⅰ）转化为纤维蛋白单体，然后聚合成纤维蛋白多聚体，最后形成难溶的纤维蛋白（图 25-1）。

抗凝血药（anticoagulants）是指抑制凝血过程而阻止血液凝固的药物，临床上主要用于血栓栓塞性疾病的预防和治疗。

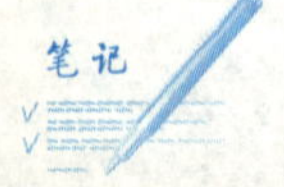

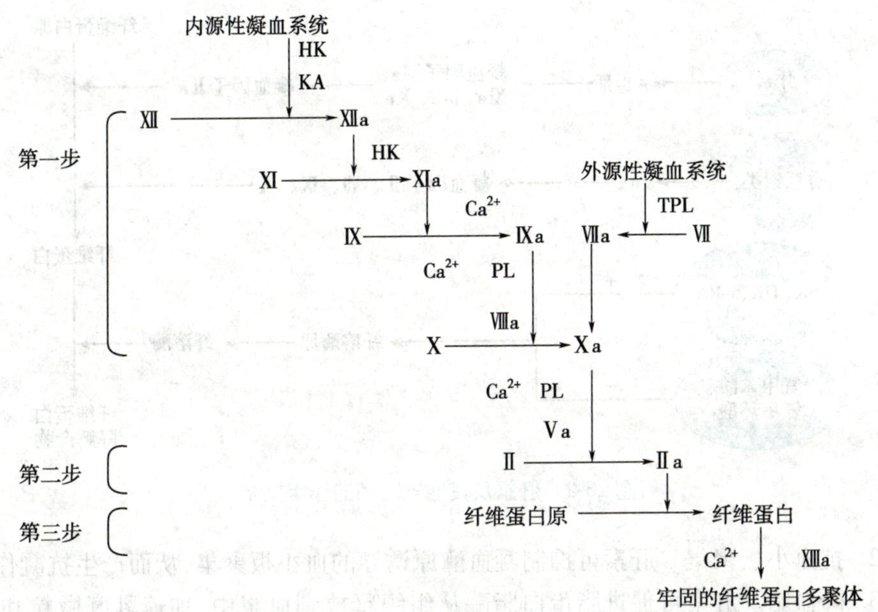


图 25-1　血液的凝固过程示意图

HK：高分子激肽原；KA：激肽释放酶；TPL：组织凝血酶；PL：血小板磷脂

## 一、肝素

因最初得自于肝脏，故名肝素（heparin），现多由猪肠黏膜或牛肺中提取得到，是一类黏多糖的硫酸酯，由葡萄糖胺、葡萄糖醛酸和艾杜糖醛酸交替连接而成，其分子量范围是 5～30kD。肝素具有强酸性，带负电荷，其中硫酸根约占 40%。

【体内过程】肝素为大分子物质，难以通过生物膜，口服不被胃肠道吸收，肌内注射后局部出血可形成血肿，故临床常静脉给药。80% 与血浆蛋白结合，部分被血细胞吸附，部分可弥散到血管外组织间隙，不能通过胸膜、腹膜和胎盘组织。主要在肝脏中经肝素酶代谢，少量由肾脏排泄。其 $t_{1/2}$ 取决于给药剂量，当 1 次注射 100、400 或 800U/kg 时，$t_{1/2}$ 分别为 1 小时、2.5 小时和 5 小时。慢性肝肾功能不全及过度肥胖者，代谢排泄延迟。

【药理作用】

1. 抗凝作用　肝素的抗凝作用迅速、强大，在体内、体外均有抗凝作用，静注后 10 分钟内血液凝固时间、凝血酶及凝血酶原时间均延长。肝素的抗凝作用主要通过激活血浆中的抗凝血酶Ⅲ（AT-Ⅲ）而实现的（图 25-2）。AT-Ⅲ是 $\alpha_2$-球蛋白，对含有丝氨酸的凝血酶及某些激活的凝血因子如Ⅻa、Ⅺa、Ⅸa、Ⅹa 均有灭活作用。AT-Ⅲ的精氨酸部位与上述凝血因子丝氨酸部位通过肽键相结合，形成 AT-Ⅲ凝血酶复合物而使酶灭活，故在正常情况下 AT-Ⅲ有抗凝作用。肝素与 AT-Ⅲ所含的赖氨酸结合后引起 AT-Ⅲ构象改变，使 AT-Ⅲ所含的精氨酸残基更易与凝血酶的丝氨酸残基结合，故可使 AT-Ⅲ抗凝作用明显增强。肝素对凝血酶活性的抑制作用与其分子长度有关，分子越长则酶抑制作用越大。

笔记

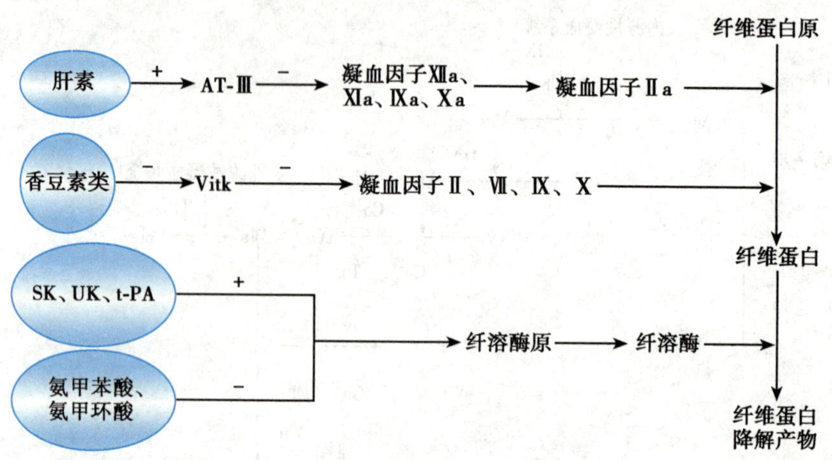


图25-2　肝素及其他抗凝药的作用机制

2. 抗血小板聚集　肝素可抑制凝血酶原诱导的血小板聚集，从而产生抗凝作用。

3. 降血脂　肝素可促进脂蛋白脂酶从组织释放到血浆中，加速乳糜微粒和极低密度脂蛋白分解，发挥调血脂作用，但停药后有"反跳"现象。

4. 其他　肝素还有抗炎、降低血黏度、促纤溶、抗补体、抑制血管平滑肌增生等作用。肝素可通过调血脂、保护动脉内皮和抗血管平滑肌细胞增殖等作用而产生抗动脉粥样硬化效应。

【临床应用】

1. 血栓栓塞性疾病　肝素能防止血栓形成与扩大，但对已形成的血栓无溶解作用，可用于深部静脉血栓形成、肺栓塞、脑栓塞以及急性心肌梗死等的治疗。

2. 弥漫性血管内凝血（DIC）　可用于各种原因如脓毒血症、胎盘早剥、恶性肿瘤早期等所致DIC，能防止因纤维蛋白原及其他凝血因子耗竭而引发的继发性出血，早期给予小剂量肝素可防止DIC的继续发展。但由于DIC的分期诊断较难，应用肝素的时机比较难以掌握。

3. 体外抗凝　可用于心血管手术、心导管检查、血液透析、体外循环等。

4. 其他　用于治疗肾小球肾炎、肾病综合征、类风湿关节炎、冠心病等。

【不良反应】

1. 出血倾向或自发性出血　肝素毒性较小，但用药过量可致出血倾向如血尿、创伤血肿、关节出血、胃肠出血等，甚至发生严重出血反应，故在用药过程中宜进行凝血功能监测。如出血不严重，可减慢滴速、延长注射间隔或减少用量；如出血严重应马上停药，并立即缓慢静注鱼精蛋白注射液对抗处理。因鱼精蛋白精氨酸含量高，呈强碱性，可以离子键与肝素结合而使之失效，1mg鱼精蛋白能中和100U肝素。

2. 过敏反应　偶发如荨麻疹、药热、皮疹、哮喘、鼻炎等，过敏体质者慎用。

3. 血小板减少症　发生率5%，可能与免疫有关，停药后可恢复。

4. 其他　长期用药还可致脱发、骨质疏松和自发性骨折等。

【禁忌证】活动性出血、血友病、紫癜、血小板减少症、颅内出血、毛细血管通透性增加、胃肠道溃疡、亚急性心内膜炎、严重高血压患者及先兆流产者禁用肝素。手术期

笔记

间和手术后不宜用肝素。妊娠妇女应用可引起早产及胎儿死亡，故孕妇禁用。

### 低分子量肝素

低分子量肝素（low molecular weight heparin，LMWH）是普通肝素经化学或酶法解聚而得一种短链制剂，相对分子量在3.5～7kDa左右，与肝素比较具有以下特点：①对凝血因子Ⅹa抑制作用强，对凝血酶及其他因子影响小；②对血小板功能的影响小；③能促进组织型纤溶酶原激活物（t-PA）的释放，抗血栓作用更强；④出血性不良反应较少；⑤体内消除缓慢，$t_{1/2}$较肝素长。临床常用于深部静脉血栓或手术后引起的血栓栓塞性疾病，也可以用于急性心肌梗死、不稳定型心绞痛及血液透析、体外循环等。常用有依诺肝素（enoxaparin）、替地肝素（tedel parin）、弗希肝素（fraxiparine）等。

## 二、香豆素类

香豆素类（coumarin）为一类人工合成口服抗凝药，具有4-羟基香豆素的基本结构（图25-3）。包括双香豆素（dicoumarol）、华法林（warfarin，苄丙酮香豆素）、醋硝香豆素（acenocoumarol，新抗凝）等药物，其药理作用与临床应用相似。

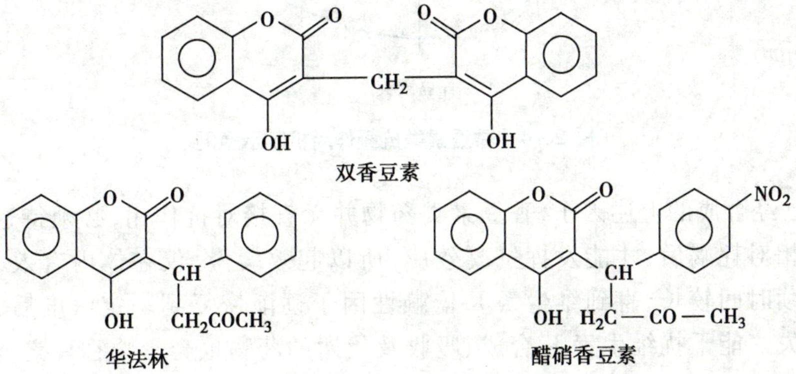

双香豆素

华法林

醋硝香豆素

图25-3　香豆素类药物化学结构示意图

【体内过程】香豆素类药物口服吸收良好。血浆蛋白结合率高，可达90%以上，主要经肝药酶代谢，其代谢产物主要经肾脏排泄。药物$t_{1/2}$均较长，且与剂量有关。华法林因其在胃肠道吸收快而完全，故应用广泛。

【药理作用】维生素K是肝脏γ-羧化酶的辅酶。肝脏合成的含谷氨酸残基凝血因子Ⅱ、Ⅶ、Ⅸ、Ⅹ以及内源性抗凝血蛋白C等前体物质，必须在氢醌型维生素K存在下，经羧化酶作用，使末端谷氨酸残基γ-羧化，才能转变为成熟的凝血因子。经过羧化反应，氢醌型维生素K转变为环氧型维生素K，后者可经环氧还原酶作用还原为氢醌型，继续参与羧化反应。

香豆素类药物结构与维生素K相似，是维生素K拮抗剂，通过抑制肝脏维生素K环氧还原酶，阻止维生素K从环氧型向氢醌型的转变，阻碍维生素K的反复利用，阻断凝血因子Ⅱ、Ⅶ、Ⅸ、Ⅹ的γ-羧化，阻止其活化，从而产生抗凝作用（图25-4）。能干扰维生素K合成、吸收及代谢的药物也会影响香豆素类药物的抗凝作用。

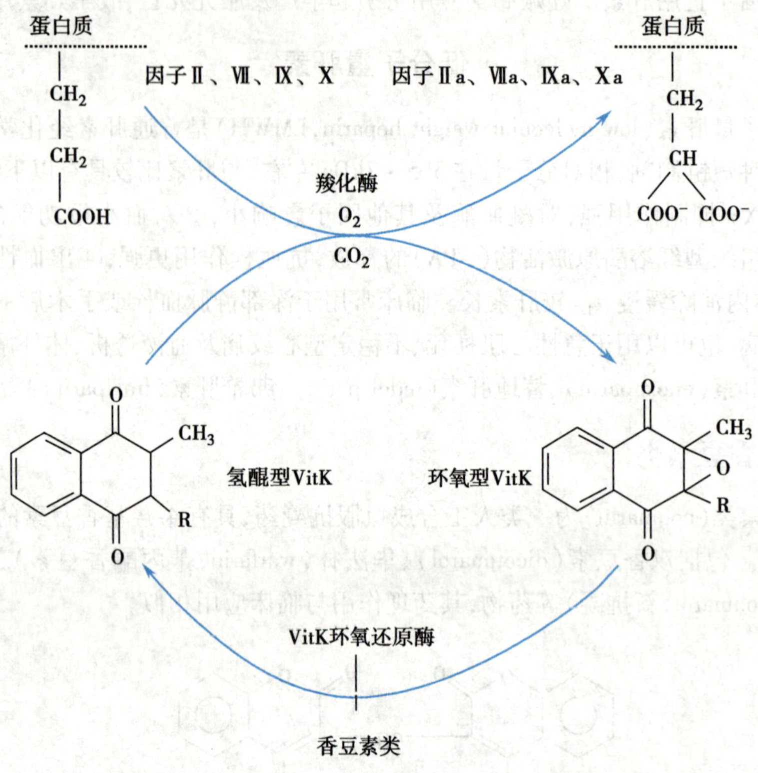


图 25-4 香豆素类抗凝作用机制示意图

对已经合成的上述因子，香豆素类药物并无直接对抗作用，必须待这些因子在体内相对耗竭后，才能发挥抗凝效应，所以起效缓慢，仅在体内有效，停药后药效持续时间较长，直到维生素 K 依赖性因子逐渐恢复到一定浓度后，抗凝作用才消失。能干扰维生素 K 合成、吸收及代谢的药物也会影响香豆素类药物的作用。

【临床应用】主要用于防治血栓栓塞性疾病，如肺栓塞、脑栓塞、静脉血栓、心肌梗死等，也可用于人工心脏瓣膜置换术、关节固定术等术后预防静脉血栓形成。优点是口服有效，作用维持时间较长，缺点是药效出现缓慢，剂量不易控制。临床上常先用肝素，然后再用香豆素类维持的序贯疗法。

【不良反应与注意事项】口服过量易致自发性出血，常见有皮肤黏膜、胃肠道、泌尿生殖道出血，严重者可见颅内出血。可给予大剂量维生素 K 对抗，必要时可输新鲜血浆或全血。偶有胃肠道反应、过敏、致畸等，早孕妇女禁用。

【药物相互作用】降低维生素 K 生成的药物如广谱抗菌药可增强本类药物的作用；肝病患者因凝血因子生成减少，本类药物的作用表现为增强；阿司匹林等抗血小板药可与本类药物发生协同作用；水合氯醛、甲苯磺丁脲、奎尼丁可与双香豆素竞争血红蛋白而使后者浓度升高，作用增强；肝药酶诱导药如利福平、苯巴比妥和苯妥英钠能加速其代谢，降低其抗凝作用。

其他用于抗凝血药作用特点见表 25-1。

表 25-1　其他抗凝血药的作用特点

| 药物名称 | 药理作用 | 临床应用 | 不良反应 |
|---|---|---|---|
| 水蛭素(hirudin) | 直接抑制凝血酶,使凝血酶的蛋白水解功能受到抑制,阻止纤维蛋白凝集和血小板聚集 | 预防术后血栓形成、血管术后血管再狭窄、DIC 急性期,不稳定型心绞痛等 | 过敏反应 |
| 阿加曲班(Argatroban) | 通过抑制血纤维蛋白的形成,凝血因子Ⅴ、Ⅷ和ⅩⅢ的活化,蛋白酶 C 的活化,及血小板聚集发挥其抗凝血作用 | 用于血栓闭塞性脉管炎、闭塞性动脉硬化症患者的四肢溃疡、静息痛及冷感等的改善 | 过敏反应,自发性出血反应,肝、肾损害 |
| 利伐沙班(Rivaroxaban) | 可竞争性抑制游离和结合的Ⅹa 因子以及凝血酶原活性,以剂量-依赖方式延长活化部分凝血活酶时间板(APTT)和凝血酶原时间(PT) | 预防髋关节和膝关节置换术后深静脉血栓(DVT)和肺栓塞(PE)形成。预防非瓣膜性心房纤颤患者脑卒中和非中枢神经系统性栓塞 | 出血反应,肝、肾损害 |

## 第二节　纤维蛋白溶解药

纤维蛋白溶解药(fibrinolytic drugs,纤溶药)可使纤维蛋白溶解酶原(纤溶酶原)转化成为纤维蛋白溶解酶(纤溶酶),从而促进纤溶(图 25-1),溶解已形的血栓,也称溶栓药(thrombolytic drugs)。对急性血栓栓塞性疾病如急性心肌梗死、脑梗死等的治疗具有重要意义,但对形成已久,已钙化或陈旧性血栓难以发挥作用。

纤维蛋白溶解药大致可分为三代:①第一代,如链激酶和尿激酶等,能溶解血栓,但选择性低,易发生全身纤溶,导致全身出血;②第二代,如组织型纤溶酶原激活物等,能选择性地溶解病变区的凝血块,对循环血液中纤溶作用小,出血的不良反应相对少;③第三代,如葡萄球菌激酶等,是用基因重组技术制备的溶栓药,其选择性高、半衰期延长,用药剂量小和不良反应更少。

纤溶药对纤维蛋白并无完全的选择性,在溶解病理性血栓的同时,都有造成全身严重出血的潜在危险。

### 链　激　酶

链激酶(streptokinase,SK)是从 β-溶血性链球菌培养液中制得的一种蛋白质,分子量约为 47 000。

【药理作用】链激酶能使纤溶酶原激活因子前体物质转变为激活因子,促使纤溶酶原转变成纤溶酶,从而溶解纤维蛋白,使血栓溶解。

【临床应用】链激酶静脉注射治疗急性新鲜血栓形成和栓塞,如深静脉血栓、肺栓塞、眼底血管栓塞,须早期用药,血栓形成不超过 6 小时疗效才佳;对心肌梗死者早期冠脉注射链激酶可缩小急性心肌梗死面积,并使梗死血管重建血流。

【不良反应】

1. 出血反应　链激酶为第一代溶栓药,选择差,对病理性和生理性纤维蛋白均可有溶解作用,严重者可见全身出血,可注射氨甲苯酸对抗。故脑出血、溃疡病出血、严

笔记

重高血压患者以及近期手术史者、有出血倾向者、分娩未满 4 周产妇和活动性出血 3 个月内禁用。

2. 过敏反应　链激酶有抗原性，可引起皮疹、药热等过敏反应。

其他的纤溶药见表 25-2。

表 25-2　其他纤溶药的特点

| 药物名称 | 药理作用 | 临床用途 | 不良反应 |
|---|---|---|---|
| 尿激酶（urokinase，UK） | ①直接激活纤溶酶原转换成纤溶酶；②对血栓和血浆中纤溶酶原无选择性，可引起全身出血；③不具抗原性，无过敏反应；④作用时间短，$t_{1/2}$为 15 分钟 | 临床适用于对 SK 过敏血栓形成患者 | 全身出血等不良反应，但较 SK 少 |
| 组织纤溶酶原激活剂（tissue plasminogen activator，t-PA） | ①激活与纤维蛋白结合的纤溶酶原转变为纤溶酶；②选择性作用于病理性的纤溶酶原，出血并发症少；③作用时间短，$t_{1/2}$为 3～8分钟；④一般剂量引起的副作用较小，但剂量过大也可引起出血 | 急性心肌梗死和肺栓塞的溶栓治疗 | 治疗剂量引起的副作用较小，但剂量过大也可引起出血反应 |
| 阿尼普酶（anistreplase） | ①脱酰化后激活纤溶酶原成为纤溶酶；②可选择性地激活血栓中纤溶酶原；潜伏期较长；③大剂量引起出血反应；④作用时间较长，$t_{1/2}$为 90～105 分钟 | 对发病 6 小时内的急性心肌梗死患者，血管再通率与冠脉注射 SK 相近，也可用于其他血栓性疾病 | 与等剂量的 SK 相同 |
| 葡激酶（staphylokinase，SAK，葡萄球菌激酶） | ①与纤溶酶原结合形成葡激酶-纤溶酶原激活物，促进纤溶酶原转变为纤溶酶，可选择性激活血栓中纤溶酶原；②大剂量可引起出血；③抗原作用弱于链激酶；④$t_{1/2}$为 70 分钟 | 急性心肌梗死患者，疗效较 SK 佳 | 与 SK 相似，出血较少 |
| 雷特普酶（reteplase） | ①激活组织纤溶酶原；②疗效高、起效快；可防止血栓再形成；③可引起全身出血；④作用时间较短，$t_{1/2}$为 16～18 分钟 | 急性心肌梗死患者 | 全身出血 |

## 第三节　抗血小板药

血液中的血小板参与止血功能。正常血液循环中的血小板并不黏附在血管内皮上，当血管壁受到损伤时，血小板与内皮破损所暴露的胶原纤维等接触，可导致血小板黏附、聚集和释放反应，形成牢固的团块即血栓。在动脉血栓的形成过程中，血小板聚集是起始步骤或触发步骤，进而纤维蛋白形成稳固的血栓。抗血小板药则主要通过抑制血小板黏附、聚集和分泌功能，在止血、抗血栓形成、抗动脉粥样硬化等过程中起着

笔记

重要作用，临床主要用于血栓性疾病的防治。

常用抗血小板药一般通过作用以下环节起作用：①升高血小板内 cAMP 而产生抗血小板作用，如双嘧达莫、噻氯匹定等；②影响花生四烯酸（AA）代谢或其代谢产物而抗血小板，如阿司匹林等；③阻断血小板膜蛋白 GPⅡb/Ⅲa 受体药，如阿昔单抗、阿伯西马等。

## 双嘧达莫

双嘧达莫（dipyridamole）又称潘生丁（persantin），为磷酸二酯酶（PDE）抑制药。口服后被迅速吸收，其 $t_{1/2}$ 为 2～3 小时。

【药理作用】双嘧达莫能抑制 ADP、肾上腺素、胶原以及低浓度凝血酶诱导的血小板聚集，对于多种原因所致的体内外血栓的形成均有抑制作用。其作用机制可能是：①抑制 PDE，使 cAMP 降解减少，血小板内 cAMP 增高；②抑制腺苷被血管内皮、红细胞等摄取，血浆中腺苷浓度升高，进而激活血小板腺苷酸环化酶（AC），使 cAMP 生成增加；③轻度抑制血小板环氧酶，使 $TXA_2$ 合成减少；④增强内源性 $PGI_2$ 活性，抑制血小板的黏附和聚集。

【临床应用】主要用于血栓栓塞性疾病、人工心脏瓣膜置换术后，防止血小板血栓形成，多与香豆素类、阿司匹林等合用与血栓患者，还可以阻抑动脉粥样硬化早期的病变过程。

【不良反应与注意事项】治疗剂量时不良反应轻而短暂，长期服用最初的副作用多消失。

1. 常见的不良反应有血管扩张反应如头晕、头痛、脸红等，胃肠道反应如呕吐、腹泻，过敏反应如皮疹和瘙痒，罕见心绞痛和肝功能不全。

2. 剂量过大或快速静脉注射给药可致血压下降。

3. 治疗缺血性心脏病时，可能发生"冠状动脉窃血"。用于心绞痛患者时，偶可引起症状恶化。

4. 与其他抗血小板药物或肝素等抗凝血药合用时易导致出血倾向，应注意避免或减量应用。

5. 孕妇、哺乳妇女和 12 岁以下儿童慎用；低血压、心肌梗死后血流动力学指标不稳定者禁用。

## 噻氯匹啶

噻氯匹啶（ticlopidine）又名抵克力得，为强效 PDE 抑制药。

【药理作用】噻氯匹啶具有较强的血小板抑制作用，对胶原、凝血酶、AA、肾上腺素、血小板活化因子（PAF）等诱导的血小板聚集均有强弱不等的抑制作用，也可抑制血小板的释放反应。对化学、机械、电刺激等多种实验性血栓形成有明显的抑制作用。其主要作用机制为：①抑制 ADP 诱导的血小板糖蛋白受体（GPⅡb/Ⅲa）与纤维蛋白原结合位点的暴露，因而阻止纤维蛋白原与 GPⅡb/Ⅲa 的结合；②阻碍 ADP 介导的血小板活化，抑制血小板的颗粒分泌。

【临床应用】用于血栓栓塞性疾病的治疗，如心肌梗死、脑卒中，可减少病死率；也用于预防外周动脉血栓性疾病的复发及糖尿病性视网膜病。

笔记

【不良反应与注意事项】常见的不良反应有皮疹和消化道症状如恶心、腹部不适、腹泻等，饭后服可减少其发生；其延长出血时间的作用对外科手术患者不利，应禁用；偶有粒细胞、中性白细胞、血小板减少等；也可升高血浆总胆固醇水平。

### 氯吡格雷

【体内过程】氯吡格雷(clopidogrel)口服易吸收，与血浆蛋白的结合率约为98%，能迅速被肝脏代谢，主要经肾排泄。

【药理作用】氯吡格雷具有抑制血小板聚集的作用，可选择性抑制ADP与其血小板受体的结合，进而阻止ADP介导的糖蛋白GPⅡb/Ⅲa复合物的活化。氯吡格雷必须经生物转化才能产生作用，其活性代谢产物尚不明确。氯吡格雷不能抑制磷酸二酯酶的活性。

【临床应用】可用于防治心肌梗死，缺血性脑血栓，闭塞性脉管炎和动脉粥样硬化及血栓栓塞引起的并发症。应用于有过近期发生的脑卒中、心肌梗死或确诊外周动脉疾病的患者，治疗后可减少动脉粥样硬化事件的发生(心肌梗死、脑卒中和血管性死亡)。

【不良反应】常见的不良反应有消化道出血、中性或粒性白细胞减少、腹痛、食欲减退、胃炎、便秘、皮疹等，溃疡病患者及颅内出血者禁用。偶见血小板减少性紫癜。对氯吡格雷过敏者禁用。

### 阿司匹林

阿司匹林(aspirin)为环氧酶(COX)抑制药，具有明显的抗血小板聚集作用。其作用机制为：阿司匹林对血小板内COX活性部位乙酰化，使COX失去活性，抑制AA代谢，减少对血小板有强大促聚集作用的血栓素$A_2$($TXA_2$)的生成，从而抑制血小板功能。小剂量的阿司匹林可用于预防心肌梗死和脑血栓的形成，可降低再梗死率及死亡率，对短暂性脑缺血也可减少发生率(见第十七章解热镇痛抗炎药)。

### 阿昔单抗

阿昔单抗(abciximab，C7E3Fab)，又称"抗血小板凝聚单克隆抗体"、阿伯西马，是1994年人工合成的第一个血小板膜糖蛋白GPⅡb/Ⅲa受体阻断药。其作用机制为：能与纤维蛋白原竞争GPⅡb/Ⅲa受体上的结合位点，防止纤维蛋白原、血小板凝集因子(VWD)、玻璃体结合蛋白及纤维蛋白结合素与激活的血小板结合，从而抑制血小板的聚集，抗血栓形成。临床主要用于不稳定型心绞痛、急性心肌梗死等严重患者、冠脉搭桥术后的急性冠状动脉血管的再梗死，效果良好。给药后36小时出血是最常见的不良反应，活动性出血或有出血倾向的患者禁用。

## 第四节 止血药

止血药是指可参与凝血因子的合成、抑制纤维蛋白溶解、或是降低毛细血管通透性，从而促进凝血过程以加速止血的药物。临床主要用于治疗凝血因子缺乏、血小板减少或纤溶功能过强等原因所致凝血功能障碍等的治疗。包括：①促凝血药(pro-

笔记

coagulant drugs);②抗纤维蛋白溶解药(antifibrinolytic drug);③其他类。

## 一、促凝血药

促凝血药是指在体内可参与凝血因子的合成,从而促进凝血过程的药物。包括:①促凝血因子活性药,如维生素K;②凝血因子制剂,如凝血酶、凝血酶原复合物等。

### (一)促凝血因子活性药

维生素K(vitamin K)是一组具有甲萘醌结构的物质(图25-5),包括维生素$K_1$、$K_2$、$K_3$和$K_4$四种。其中$K_1$来自绿叶植物或谷物,$K_2$由肠道细菌合成或由腐败鱼粉所得;$K_3$、$K_4$为人工合成品。

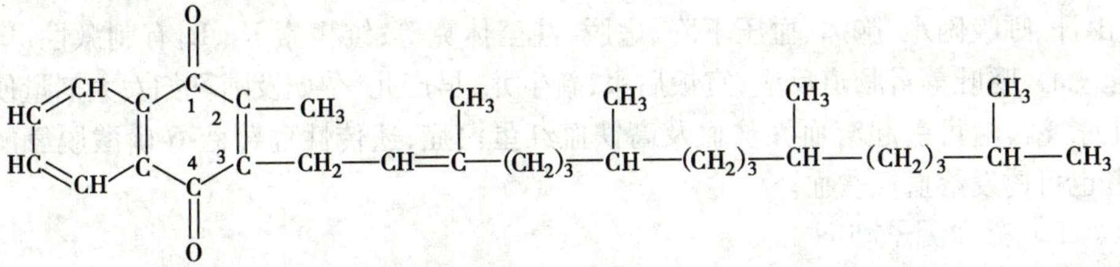

维生素$K_1$

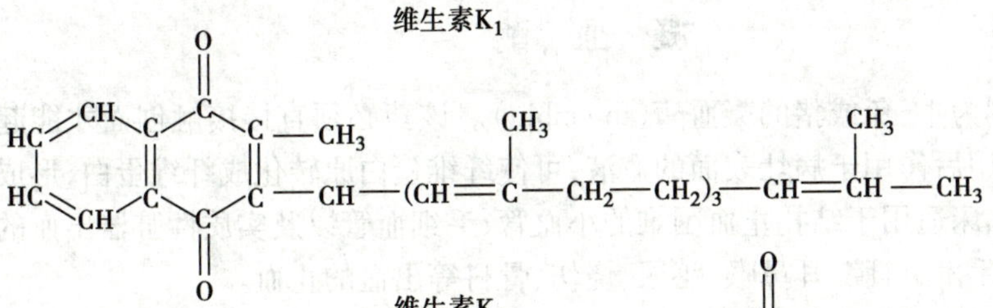

维生素$K_2$

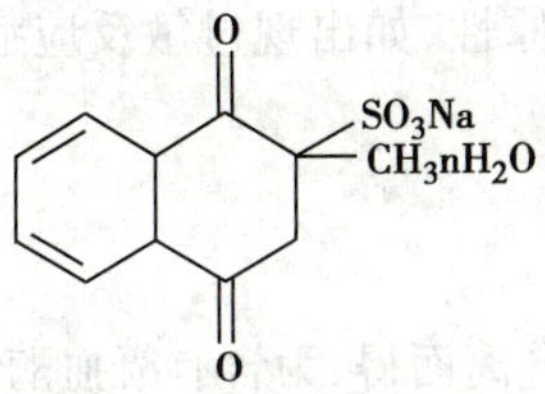

维生素$K_3$

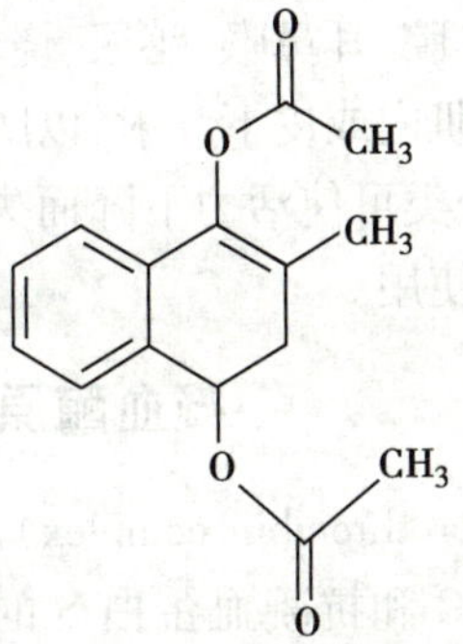

维生素$K_4$

图25-5 维生素K的化学结构示意图

【体内过程】口服脂溶性维生素$K_1$、$K_2$需胆汁协助吸收,水溶性的维生素$K_3$、$K_4$口服经小肠吸收后,直接进入血液循环。各种维生素K肌内注射均能迅速吸收。主要以氧化衍生物或葡萄糖醛酸类形式,随胆汁排泄,小部分随尿排泄。

【药理作用】维生素K是肝脏中γ-羧化酶的辅酶,参与凝血因子Ⅱ、Ⅶ、Ⅸ、Ⅹ、抗凝血蛋白C和抗凝血蛋白S前体的活化过程。在γ-羧化反应,氢醌型的维生素K转变为环氧型维生素K后,又在环氧还原酶作用下还原为氢醌型,而反复利用(图25-4)。肝脏首先合成凝血因子Ⅱ、Ⅶ、Ⅸ、Ⅹ、抗凝血蛋白C和凝血蛋白S等无活性的前体蛋白分子,然后在氢醌型维素K存在的条件下,使这些凝血因子转变成活化的凝血因子,使血液凝固正常进行,而参与止血。维生素K缺乏或者维生素K循环利用受阻，肝脏仅能合成无凝血活性的凝血因子Ⅱ、Ⅶ、Ⅸ、Ⅹ、抗凝血蛋白C和抗凝血蛋白S，而发生的凝血障碍。

维生素K还有解除平滑肌痉挛的作用。

【临床应用】

1. 维生素K缺乏引起的出血　维生素K吸收不良如阻塞性黄疸、胆瘘、慢性腹泻所致出血；维生素K合成缺乏如或长期服用广谱抗菌药引起的出血、新生儿或早产儿出血；维生素K阻断药香豆素类药物过量或水杨酸类药物过量引起的出血。

2. 其他　维生素$K_1$或$K_3$肌内注射有解痉止痛作用，可用于胆道蛔虫所致的胆绞痛。大剂量维生素$K_1$可用于抗凝血类灭鼠药中毒的解救。

【不良反应】维生素K毒性小。维生素$K_1$有血管扩张作用，静注过快，可引起潮红、出汗、呼吸困难、胸痛、血压下降、虚脱、甚至休克等；维生素$K_3$、$K_4$有刺激性，口服引起恶心、呕吐等胃肠道反应，宜饭后服；新生儿、早产儿、孕妇及哺乳妇女大剂量使用维生素$K_3$、$K_4$可引起溶血性贫血及高铁血红蛋白症，遗传性葡萄糖-6-磷酸脱氢酶缺乏者也可诱发溶血性贫血。

### （二）凝血因子制剂

#### 凝　血　酶

常用的制剂为牛、兔或猪的凝血酶（thrombin）。该药必须直接接触创面才能起止血作用，局部应用后作用于病灶表面的血液，可使纤维蛋白原转化成纤维蛋白，形成稳定的凝血块。临床适用于结扎止血困难的小血管、毛细血管以及实质性脏器出血的止血。用于外伤、手术、口腔、耳鼻喉、泌尿、烧伤、骨科等出血的止血。

严禁进行血管内、肌内或皮下注射，以防引起局部坏死甚至形成血栓而危及生命；加温，酸、碱或重金属盐类可使活力下降而失去作用；有抗原性，如出现过敏反应症状时应停药；应新鲜配制使用。

#### 凝血酶原复合物

凝血酶原复合物（prothrombin complex）由人新鲜血浆分离而得，为含有凝血酶原、Ⅶ、Ⅸ、Ⅹ、抗凝血蛋白C和抗凝血蛋白S的混合制剂。临床主要用于预防和治疗因凝血因子Ⅱ、Ⅸ及Ⅹ缺乏导致的出血，如乙型血友病、严重肝病及DIC等；用于逆转抗凝药如香豆素类、茚满二酮等诱导的出血；对已产生凝血因子Ⅷ抑制性抗体的甲型血友病患者，使用本品也有预防和治疗出血的作用；也可用于治疗敌鼠钠中毒引起的出血。

凝血酶原复合物输注过快可引起短暂发热、寒战、头痛、荨麻疹、恶心、呕吐、嗜睡、冷漠、潮红、耳鸣，以及脉率、血压改变甚至过敏性休克，减慢输注速度可缓解。偶可导致DIC、深静脉血栓、肺栓塞或手术后血栓形成等。

#### 抗血友病球蛋白

抗血友病球蛋白又称为抗血友病因子（antihemophilic factor，AHF）或凝血因子Ⅷ（blood coagulation factor Ⅷ）主要成分为凝血因子Ⅷa，可加速凝血因子Ⅹa生成，并进一步促进凝血酶原向凝血酶转化的过程。临床主要用于防治血友病甲（先天性凝血

笔记

因数Ⅷ缺乏症)、获得性凝血因数Ⅷ缺乏症和血管性假血友病的补充疗法。对血友病乙(缺乏凝血因子Ⅳ)无效。大剂量输注时可出现肺水肿。

### 二、抗纤维蛋白溶解药

抗纤维蛋白溶解药(antifibrinolytic drug)是指可阻止纤溶酶原的激活,使之不能发挥纤溶作用的药物,如氨甲苯酸、氨甲环酸等。

#### 氨 甲 苯 酸

氨甲苯酸(para-aminomethylbenzoic acid,PAMBA)又称为止血芳酸,对羧基苄胺。

【药理作用】能竞争性抑制纤溶酶原激活物,使纤溶酶原不能激活成纤溶酶,从而抑制纤溶过程,增强血液的凝固能力而止血。大剂量直接抑制纤溶酶原。

【临床应用】用于手术、内科疾病中纤维蛋白溶解亢进所致的出血,如肺、肝、胰、前列腺、甲状腺、肾上腺等手术时的异常出血,妇产科和产后出血及肺结核咯血、痰中带血、血尿、前列腺肥大出血、上消化道出血等,对慢性渗血效果较显著;但对癌症出血以及创伤大出血无止血作用。

【不良反应与注意事项】偶致头痛、头晕、嗜睡等;用量过大可促进血栓形成,故有血栓形成倾向或有血栓栓塞病史者慎用或禁用;肾功能不全者慎用。

## 第五节 抗 贫 血 药

贫血是指循环血液中红细胞数或血红蛋白量低于正常值,根据贫血的原因和发病机制的不同,贫血可分为:①缺铁性贫血,又称小细胞性贫血,是由于摄入铁不足或损失过多,而导致体内造血用铁不足所引起的贫血;②巨幼红细胞性贫血,又称大细胞性贫血,因叶酸或(和)维生素 $B_{12}$缺乏所致贫血;③再生障碍性贫血:是因骨髓造血功能被抑制所致的贫血,药物治疗效果不理想。

抗贫血药是指能促进机体造血功能,补充造血所必须的物质,以改善贫血状态的药物。临床应根据贫血的类型选择不同的药物治疗。常用抗贫血药有:①铁剂;②叶酸、维生素 $B_{12}$;③造血细胞生长因子。

### 一、铁剂

铁是机体不可缺少的元素,是构成血红蛋白的重要成分。一般情况下机体不缺铁,成人每日只需补充铁 1mg,食物中铁的吸收率约为 10%,食物中只要有 10 ~ 15mg 的铁,就能满足机体需要。在生育年龄妇女及生长发育时期的儿童铁的需要量增加而铁的供应量不足时、胃或十二指肠疾患影响铁的吸收、长期少量失血后,才会出现铁的缺乏或缺铁性贫血,需要给铁剂补充治疗。常用口服铁剂有:硫酸亚铁(ferrous sulfate)、富马酸亚铁(ferrous fumarate)、葡萄糖酸亚铁(ferrous gluconate)、乳酸亚铁(ferrous lactate)、枸橼酸铁铵(ferric ammonium citrate);注射铁剂有:右旋糖酐铁(iron dextran)、山梨醇铁(iron sorbitex)等,其中以硫酸亚铁、枸橼酸铁铵和右旋糖酐铁最常用。

笔记

【体内过程】口服铁剂以 $Fe^{2+}$形式在十二指肠及近端空肠吸收，进入血液循环后，$Fe^{2+}$被氧化成 $Fe^{3+}$，再与转铁蛋白结合成血浆铁，转运到肝、脾、骨髓等贮铁组织中去，与去铁蛋白结合成铁蛋白而贮存。铁的排泄以肠道、皮肤等含铁细胞的脱落为主要途径，少量随胆汁、尿、汗及乳汁排泄。

铁剂的吸收受诸多因素的影响：①口服铁剂或食物中的高价铁，需经胃酸、果糖、半胱氨酸和维生素 C 等还原成 $Fe^{2+}$形式才能吸收；②酸性环境可促进铁的吸收，胃酸缺乏、应用抗酸药等情况下铁剂吸收减少；③钙剂、磷酸盐、鞣酸、浓茶等可使铁盐沉淀，四环素可与铁剂形成络合物，均可妨碍铁的吸收；④体内铁的储存情况亦可影响铁的吸收，当体内贮铁量多时，血浆铁的转运率低，铁的吸收减少，缺铁时铁的吸收率可达 20% ~60%。

【药理作用】补充作用。铁为红细胞合成血红蛋白的一种必不可少的原料。铁吸收到骨髓后，进入骨髓的幼红细胞，然后在线粒体内与原卟啉结合生成血红素，后者再与珠蛋白结合成血红蛋白，进而发育为成熟红细胞。

【临床应用】可用于各种原因引起的缺铁性贫血的治疗及预防，如慢性失血（月经过多、上消化道溃疡出血、痔疮、钩虫病出血）、营养不良、妊娠、儿童发育期等引起的缺铁性贫血。用药一周左右即可见网织红细胞增多，约 4 ~8 周可恢复至正常。由于恢复体内正常贮铁量需要较长时间，所以对重度贫血，往往需连续用药数月。

【不良反应与注意事项】

1. 胃肠道刺激性　可致恶心、呕吐、腹痛、腹泻等，可通过饭后服用或小剂量递增法以减轻刺激性。

2. 便秘　铁可与肠道硫化氢生成硫化铁，减少了硫化氢对肠蠕动的刺激作用而致便秘，并排出黑便。

3. 急性中毒　小儿误服 1g 以上铁剂可引起急性中毒反应，表现为恶心、呕吐、腹痛、血性腹泻、惊厥，严重者致休克、死亡等。以磷酸盐或碳酸盐溶液洗胃，并以特殊解毒药去铁胺（deferoxamine）注入胃内以解救。

## 二、叶酸

叶酸（folic acid）是由蝶啶、对氨基苯甲酸和谷氨酸组成的一种水溶性 B 族维生素，存在于肝、肾、酵母及绿叶蔬菜如豆类、菠菜等内，现已能人工合成。

【体内过程】口服后主要在空肠近端快速吸收，5 ~20 分钟即出现于血中，1 小时后达高峰，$t_{1/2}$约为 0.7 小时。贫血患者吸收速度较正常人快。以 $N^5$-甲基四氢叶酸的形式储存于肝脏中和分布到其他组织器官，在肝脏中储存量约为全身总量的 1/3 ~1/2。治疗量的叶酸约 90% 随尿排泄。

【药理作用】叶酸为细胞生长和分裂所必需物质。叶酸在体内经二氢叶酸还原酶及维生素 $B_{12}$的作用，形成四氢叶酸（THFA），THFA 作为一碳基团（$-CH_3$、$=CH_2$、$-CHO$）转移酶的辅酶，传递一碳单位，参与体内核酸和氨基酸的合成（图 25-6）。THFA 在丝氨酸转羟基酶的作用下，形成 $N^{5,10}$-甲烯基四氢叶酸，能促使尿嘧啶脱氧核苷酸（dUMP）形成胸腺嘧啶脱氧核苷酸（dTMP），后者可参与细胞的 DNA 合成，促进细胞

笔记

的分裂与成熟。在DNA合成过程中，脱氧尿苷酸转变为脱氧胸苷酸，其间所需的甲基由亚甲基四氢叶酸提供。叶酸缺乏时，DNA合成减慢，RNA合成影响较小，使骨髓中生成细胞体积较大而细胞核发育较幼稚的血细胞，引起巨幼红细胞性贫血及消化道上皮增殖抑制，出现胃炎及舌炎等。

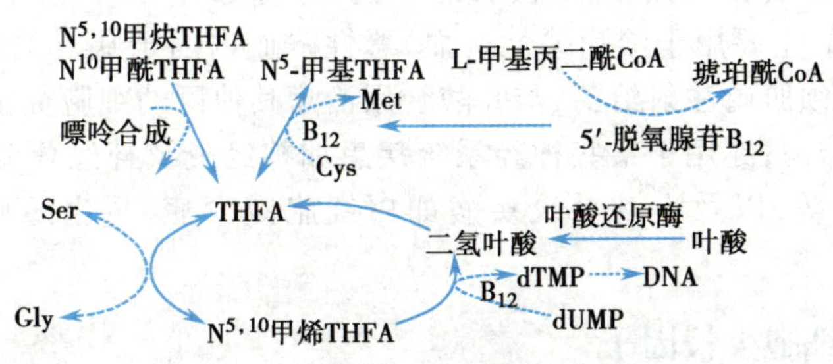


图25-6　叶酸和维生素$B_{12}$的作用示意图

THFA：四氢叶酸；Met：甲硫氨酸；Cys：半胱氨酸；Ser：丝氨酸；Gly：甘氨酸

【临床应用】

1. 巨幼红细胞性贫血　尤其适用于营养不良、婴儿期、妊娠期叶酸需求增加所致的巨幼红细胞性贫血。使用叶酸对抗药如甲氨蝶呤、乙胺嘧啶及甲氧苄啶等所致的巨幼红细胞性贫血，因二氢叶酸还原酶被抑制，四氢叶酸生成障碍，应用叶酸无效，需选用亚叶酸钙治疗。营养性巨幼红细胞性贫血常合并缺铁，应同时补充铁，并补充蛋白质及其他B族维生素。

2. 恶性贫血　大剂量叶酸可纠正血象，但不能改善神经症状，需以应用维生素$B_{12}$为主，叶酸为辅。恶性贫血及疑有维生素$B_{12}$缺乏的患者，不单独用叶酸，因会加重维生素$B_{12}$的负担和神经系统症状。

【不良反应及注意事项】不良反应甚少。口服大剂量叶酸可影响微量元素锌的吸收。

## 三、维生素$B_{12}$

维生素$B_{12}$（Vitaminum $B_{12}$，氰钴胺）属水溶性B族维生素，为含钴复合物，广泛存在于动物内脏、牛奶、蛋黄中。正常人每日需要维生素$B_{12}$ 1μg，主要由食物提供，肠道微生物亦能合成少量维生素$B_{12}$。

【体内过程】维生素$B_{12}$口服后，须与内因子（胃黏膜壁细胞分泌的一种分子量约为50 000的糖蛋白）结合形成复合物后，方不被肠液消化破坏，在回肠吸收而迅速入血。萎缩性胃炎、胃次切除术后，因内因子缺乏而致维生素$B_{12}$吸收障碍而引起恶性贫血。维生素$B_{12}$肌内注射后吸收迅速。

【药理作用】

1. 促进叶酸的循环利用　维生素$B_{12}$参与体内甲基转换及叶酸代谢，促进5-甲基四氢叶酸转变为四氢叶酸。维生素$B_{12}$缺乏时，从甲基四氢叶酸上转移甲基基团的活动减少，使叶酸变成不能利用的形式，导致叶酸缺乏，影响红细胞的发育和成熟。

2. 参与核酸代谢和蛋白质的合成　维生素 $B_{12}$是 dUMP 甲基化生成 dTMP 过程中的辅酶，dTMP 参与 DNA 的合成。维生素 $B_{12}$缺乏，DNA 合成受阻。

3. 维持有鞘神经完整性　维生素 $B_{12}$将甲基丙二酰辅酶 A 转化成琥珀酰辅酶 A 而参与三羧酸循环。维生素 $B_{12}$缺乏，甲基丙二酰辅酶 A 堆积，合成异常的脂肪酸，与神经鞘膜的类脂结合，造成鞘膜病变，引起神经炎等病变。

【临床应用】主要用于治疗恶性贫血，恶性贫血内因子缺乏，影响维生素 $B_{12}$的肠道吸收，必须肌内注射给药；与叶酸合用治疗其他巨幼细胞贫血、抗叶酸药引起的贫血及脂肪泻；亦用于某些神经系统疾患如神经炎及神经萎缩等，肝脏疾病如肝硬化、肝炎等，以及血液系统疾病如白细胞减少症、再生障碍性贫血等的治疗。

## 四、造血细胞生长因子

造血生长因子（hemopoietic growth factor）是由骨髓细胞或外周细胞产生，能调控造血功能的细胞因子，可作用于多于一个细胞系的多种靶细胞膜受体，促进造血细胞的增殖、分化和成熟。目前临床上常用的造血生长因子有促红细胞生成素、粒细胞刺激因子、粒细胞/巨噬细胞集落刺激因子等，一般是重组 DNA 技术产品。

### 重组人促红细胞生成素

促红细胞生成素（erythropoietin，EPO）是一种由肾脏和肝脏分泌含有唾液酸的糖蛋白激素，能调节红细胞生成，促使原始红细胞增殖、分化和成熟。临床一般应用重组人促红细胞生成素（recombinant human erythropoietin，r-HuEPO），是由重组 DNA 技术合成生产的制剂，其理化性质与生物活性与天然内源性 EPO 相似。

【药理作用】EPO 能与红系祖细胞的表面受体结合，促使红系细胞增殖与分化，促进红系母细胞成熟，增加外周血液红细胞的数目与血红蛋白含量，并能稳定红细胞膜，提高红细胞膜抗氧化功能。EPO 还能改善血小板功能，有助于止血。

【临床应用】主要用于各种原因所致的红细胞生成素缺乏性贫血，如慢性肾衰晚期和晚期肾病所致的贫血，也可用于再生障碍性贫血，对结缔组织病如类风湿关节炎、系统性红斑狼疮所致的贫血也有效。

【不良反应】不良反应较少。主要不良反应为高血压，偶可见诱发血管意外、癫痫发作，其他如瘙痒、发热、恶心、头痛、关节痛、血栓等均较少见。

【注意事项】应用本品应进行血压监测，必要时给抗高血压药物；血液透析不能控制血压升高的患者、白血病、铅中毒及感染患者禁用，过敏体质者慎用；使用 EPO 后，造血功能增强，铁需要量增加，故应适量补铁。

### 重组人粒细胞集落刺激因子

天然的粒细胞集落刺激因子（granulocyte colony-stimulating factor，G-CSF）是由血管内皮细胞、单核细胞和成纤维细胞合成的糖蛋白，临床多用的重组人粒细胞集落刺激因子（recombinant human granulocyte colonystimulating factor，rhG-CSF，非格司亭）是由 DNA 重组技术产生的由 175 个氨基酸组成的糖蛋白,两者生物活性相似。

【体内过程】静脉滴注,30 分钟后达血药峰浓度;皮下注射后 3 小时达血药峰浓度,$t_{1/2}$约为 1 ~5 小时。主要分布在肾脏、骨髓和血浆中,以氨基酸代谢途径被降解,并主要随尿排泄。

【药理作用】与中性粒细胞系细胞膜受体结合,具有:①刺激粒细胞系造血,使多能造血干细胞由静止期进入细胞周期;②促进髓系造血祖细胞的增殖、分化与成熟,调节中性粒细胞系细胞的增殖、分化与成熟;③促使中性粒细胞的释放至血流;④提高中性粒细胞功能及吞噬活性等。

【临床应用】多种血液系统疾病所致中性粒细胞减少症。

1. 癌症化疗等原因导致中性粒细胞减少症。注射 rhG-CSF 有助于预防中性粒细胞减少症的发生,减轻中性粒细胞减少的程度,缩短粒细胞缺乏症的持续时间,加速粒细胞数的恢复,从而减少合并感染发热的危险性。

2. 骨髓移植后,注射 rhG-CSF 可促进的中性粒细胞数升高。

3. 骨髓发育不良综合征引起的中性粒细胞减少症,再生障碍性贫血引起的中性粒细胞减少症,先天性、特发性中性粒细胞减少症,骨髓增生异常综合征伴中性粒细胞减少症,周期性中性粒细胞减少症。

【不良反应】不良反应较少,偶有皮疹、低热、肝损害、消化道不适等,停药后可消失。过敏者禁用。

### 重组人粒细胞-巨噬细胞集落刺激因子

天然的粒细胞-巨噬细胞集落刺激因子(granulocyte-macrophage colony stimulating factor,GM-CSF)主要来源于活化的 T-淋巴细胞,重组人粒细胞-巨噬细胞集落刺激因子(recombinat human granulocvte macrophage colony stimulatin factor,rhGM-CSF)是用 DNA 重组技术从大肠埃希菌中克隆表达产生的 GM-CSF,是一种由 127 个氨基酸组成的糖蛋白。

【药理作用】与白细胞细胞膜受体结合,具有:①刺激激粒细胞、单核细胞和 T 淋巴细胞的增殖与分化;②促进早期的多能前体细胞生长和分化为集落形成单位;③促进单核细胞和粒细胞的成熟,促进巨核细胞生长;④促进红细胞的增殖和分化。

【临床应用】预防和治疗肿瘤放疗或化疗后引起的白细胞减少症;治疗骨髓造血功能障碍及骨髓增生异常综合征;预防白细胞减少可能潜在的感染并发症;使感染引起的中性粒细胞减少的恢复加快。

【不良反应】不良反应与剂量和给药途径有关,多发生于静脉推注、快速滴注以及剂量大于 32μg/(kg·d)。最常见的不良反应为发热、寒战、恶心、呼吸困难及腹泻等;严重不良反应为支气管痉挛、心功能不全、室上性心律失常、颅内高压、肺水肿和晕厥等。

【禁忌证】对 rhGM-CSF 有过敏史者禁用,孕妇、高血压患者及有癫痫病史者慎用。

## 第六节　血容量扩充药

血容量扩充药又称血浆代用品，具有提高血浆胶体渗透压、扩充血容量、改善微循环的作用，临床可用于大量失血、失血浆及大面积烧伤等所致的血容量降低、休克等急症。血容量扩充药一般具备以下特点：①有一定的胶体渗透压；②无抗原性；③排泄较慢。临床常用的药物有不同分子量的右旋糖酐、羟乙基淀粉、人血白蛋白、琥珀酰明胶等，最常用的是右旋糖酐。

### 右旋糖酐

右旋糖酐（dextran）系高分子葡萄糖聚合物，常用的有中分子右旋糖酐（dextran 70，右旋糖酐 70）、低分子右旋糖酐（dextran 40，右旋糖酐 40）、小分子右旋糖酐（dextran 10，右旋糖酐 10）。

【药理作用】

1. 扩充血容量　静脉滴注后可提高血浆胶体渗透压而扩充血容量，维持血压。其作用强度及维持时间取决于总滴注量及分子量大小，右旋糖酐-70 的扩容作用最强且持久。

2. 改善微循环　静脉滴注后，通过稀释血液及覆盖于红细胞、血小板和胶原表面，降低血液黏稠度，抑制血小板的黏附、聚集，阻止血栓形成，能改善微循环。右旋糖酐-10 最强，右旋糖酐-40 次之。

3. 渗透性利尿　小分子右旋糖酐在体内停留时间较短，静注后立即开始从血液中通过肾脏排出体外，故有较强的渗透性利尿作用。

【临床应用】

1. 休克　用于失血、创伤、烧伤等各种原因引起的休克和中毒性休克。

2. 预防手术后静脉血栓形成　用于肢体再植和血管外科手术等预防术后血栓形成。

3. 血管栓塞性疾病　用于心绞痛、脑血栓形成、脑供血不足、血栓闭塞性脉管炎等。

4. 体外循环　代替部分血液，预充人工心肺机，既节省血液又可改善循环。

【不良反应】

1. 过敏反应　少数患者可出现过敏反应，表现为皮肤瘙痒、荨麻疹、恶心、呕吐、哮喘，严重者口唇发绀、血压剧降、支气管痉挛，个别患者出现过敏性休克，甚至死亡。有过敏史者慎用。

2. 偶见发热、寒战、淋巴结肿大及关节炎等。

【禁忌证】

1. 可增加血容量，故心、肝、肾功能不良患者慎用；少尿或无尿者禁用。充血性心力衰竭及其他血容量过多的患者禁用。

2. 出血倾向。可引起凝血障碍，使出血时间延长，严重血小板减少，凝血障碍等出血患者禁用。

## 学习小结

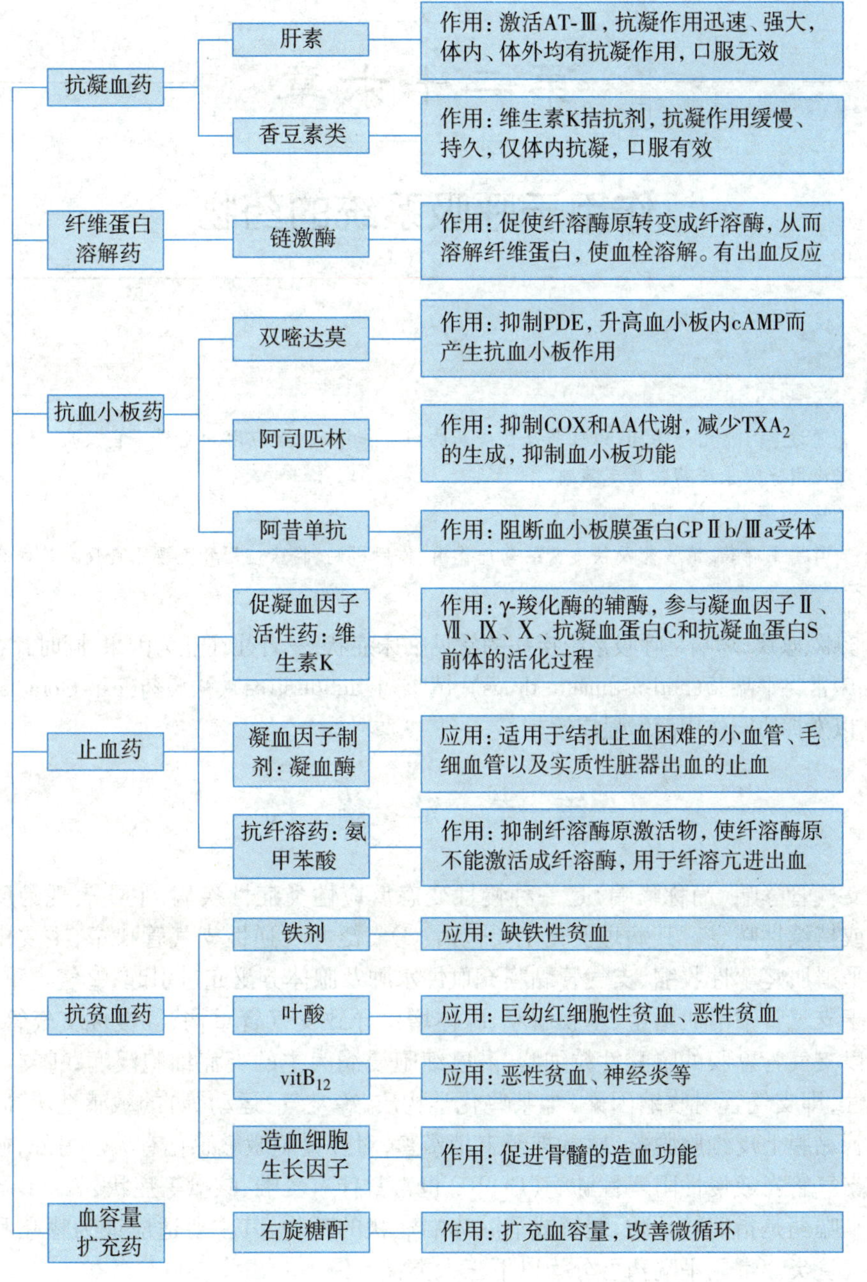


（黄丽萍）

## 复习思考题

1. 试比较肝素与双香豆素的异同点。
2. 试比较叶酸与维生素 $B_{12}$ 的作用与用途。
3. 维生素 K 可用于哪些情况的出血？为什么？

笔记

# 第二十六章

# 作用于呼吸系统的药物

**学习目的**

通过学习常用平喘药、镇咳药及祛痰药的药理作用、临床应用和主要不良反应，为临床合理应用呼吸系统药物奠定基础。

**学习要点**

常用平喘药、镇咳药及祛痰药的药理作用、作用机制、临床应用和主要不良反应等内容。

咳嗽、咳痰、哮喘是呼吸系统疾病的常见临床症状，三者往往互为因果，同时存在。因此，临床常将平喘药（anti-asthmatic drugs）、镇咳药（antitussives）、祛痰药（expectorants）联合应用，以发挥协同作用而增强疗效。

## 第一节 平 喘 药

支气管哮喘（简称哮喘）是一种慢性变态反应性炎症性疾病，主要表现为反复发作性或持续性喘息。其病理变化主要包括：①广泛并可逆性支气管狭窄，主要由于支气管平滑肌痉挛性收缩、支气管黏膜充血性水肿及腺体分泌亢进引起；②气道重塑，主要由于支气管平滑肌增生、基膜增厚、腺体增生导致支气管重构；③慢性支气管炎症，主要以支气管黏膜的嗜酸性粒细胞、淋巴细胞浸润为主的炎症细胞浸润；④支气管高反应性，即支气管对收缩因素（如某些化学物质、冷空气、运动等）的敏感性增高，这与支气管黏膜上皮细胞脱落，感觉神经末梢暴露，对外界刺激敏感化有关。另外，慢性喘息型支气管炎或慢性阻塞性肺病（COPD）也常常伴有气喘、咳嗽等症状。

平喘药是指能够预防、缓解或消除哮喘症状的药物，其主要适应证为哮喘和喘息性支气管炎。常用平喘药可分为以下三大类：

### （一）抗炎平喘药

1. 糖皮质激素　如倍氯米松、曲安奈德等。
2. 白三烯受体阻断药　如扎鲁司特、孟鲁司特等。
3. 磷酸二酯酶-4 抑制剂　如罗氟司特等。

### （二）支气管扩张药

1. β 肾上腺素受体激动药　如异丙肾上腺素、沙丁胺醇等。
2. 茶碱类　如氨茶碱、胆茶碱等。

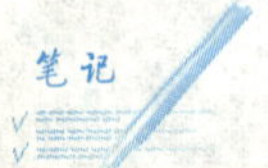

3. 抗胆碱药　如异丙托溴铵、氧托溴铵等。

（三）抗过敏平喘药

1. 炎症细胞膜稳定剂　如色甘酸钠、曲尼司特等。

2. $H_1$受体阻断药　如酮替芬等。

## 一、抗炎平喘药

抗炎平喘药通过抑制气道炎症反应，可长期防止哮喘的发作，是平喘药的一线药物，其中糖皮质激素是其代表药物。

### （一）糖皮质激素

糖皮质激素（glucocorticoids，GCs）因其不良反应较多，主要以吸入方式应用，具有强大的局部抗炎作用，且全身性不良反应轻微。常用的吸入药物主要包括丙酸倍氯米松（beclomethasone dipropionate，BDP）、布地奈德（budesonide，BUD）、丙酸氟替卡松（fluticasone propionate，FP）及氟尼缩松（flunisolide，FNS）等。

【药理作用】

1. 抑制炎症及免疫　抑制多种细胞因子、趋化因子、黏附分子及炎症介质的产生，同时抑制多种参与哮喘发病的炎症细胞、免疫细胞及免疫球蛋白的产生，并抑制炎症细胞与内皮细胞的相互作用，降低毛细血管通透性。

2. 抑制支气管高反应性　由于抑制炎症反应，可降低哮喘患者吸入抗原、胆碱受体激动药、二氧化硫、冷空气以及运动后的支气管收缩反应，同时有利于支气管黏膜损伤上皮的修复。

3. 增强支气管以及血管平滑肌对儿茶酚胺的敏感性　使体内儿茶酚胺类物质的支气管扩张及血管收缩作用增强，有利于缓解支气管痉挛和黏膜水肿。

【临床应用】气雾吸入主要用于支气管扩张药不能很好控制病情的慢性哮喘患者，长期应用本类药物可减少或终止哮喘发作，但不能缓解急性症状。对于哮喘持续状态，因不能吸入足够的气雾量，往往不能发挥作用，故不宜应用。

【不良反应】

1. 局部反应　少数患者可发生口腔真菌感染（鹅口疮）与声音嘶哑，故吸入后立即漱口，以减少药物残留。

2. 全身反应　在治疗剂量下对下丘脑-垂体-肾上腺皮质功能无明显抑制作用，但若吸入剂量过大（丙酸倍氯米松一日总量超过2000ug时），则可产生抑制作用。

### （二）白三烯受体阻断药

目前，用于临床的本类药物主要有半胱氨酰白三烯受体1（$CysLT_1$受体）阻断药和5-脂氧化物酶（5-LOX）抑制药2类。常用的$CysLT_1$受体阻断药有扎鲁司特（zafirlukast）、孟鲁司特（montelukast）和普仑司特（pranlukast）；常用的5-LOX抑制药有齐留通（zileuton）等。

#### 扎鲁司特

【体内过程】扎鲁司特（zafirlukast）口服吸收良好，服后约3小时血浆浓度达峰值。血浆蛋白结合率>99%。本品在合用红霉素、特非那定和茶碱时，其血浆浓度降低；在合用阿司匹林时，其血浆浓度可增高；与食物同服时大部分患者（75%）的生物

笔记

利用度降低。

【药理作用及机制】扎鲁司特具有高度选择性，仅作用于 $CysLT_1$ 受体，不影响前列腺素、血栓素、胆碱能及组胺受体。本品可拮抗 LTC4、LTD4、LTE4 等抗原、运动、冷空气等诱导的支气管痉挛；抑制气管炎症；抑制抗原诱导的迟发型支气管收缩反应。

【临床应用】本品多应用于轻、中度慢性哮喘的预防和治疗。对轻、中度哮喘患者，本品可单用，或作为糖皮质激素的替换用药；尤其适用于对阿司匹林敏感或有阿司匹林哮喘的患者；还可用于伴有鼻息肉、过敏性鼻炎的患者。预防哮喘发作，应持续使用；单用不适于治疗急性哮喘。严重哮喘患者也可作为辅助治疗用药。

【不良反应】轻度头痛、咽炎、鼻炎、胃肠道反应及转氨酶增高，停药后可消失。妊娠期及哺乳期妇女慎用。

#### 齐 留 通

齐留通(zileuton)为 5-LOX 抑制药。除了抑制半胱氨酰白三烯类作用外，还能抑制 $LTB_4$ 的作用。临床应用与扎鲁司特相似。不良反应少，偶见转氨酶增高，停药后可恢复。妊娠期及哺乳期妇女慎用。

### （三）磷酸二酯酶-4 抑制剂

罗氟司特是第一个被欧盟(2010 年)及美国(2011 年)批准上市用于 COPD 的药物，也是第一个用于临床的磷酸二酯酶-4(PDE-4)抑制剂。

【体内过程】罗氟司特经口服给药，进入机体后通过细胞色素氧化酶 P450 代谢为 N-氧化物，产生约 90% 的 PDE4 抑制作用。口服生物利用度为 80%，血浆蛋白结合力约为 97%，主要在肝脏代谢，肾脏排出。

【药理作用及机制】磷酸二酯酶-4 是炎症和免疫细胞中的一种主要环腺苷酸代谢酶，是 cAMP 和 cGMP 水解的关键酶及唯一途径，由于 cAMP 可导致支气管平滑肌松弛和肺部炎症反应，因此抑制 PDE4 可减少炎症介质的释放和抑制免疫细胞激活在内的广泛抗炎活性。罗氟司特选择性抑制 PDE4，阻断炎症反应信号传递，进而通过抑制炎症细胞的聚集及活化、扩张气道平滑肌、缓解气道重塑，而起到抑制如 COPD 和哮喘等呼吸道疾病对肺组织造成的损伤。

【临床应用】本品用于糖皮质激素治疗效果差者，用于治疗严重 COPD 患者支气管炎相关咳嗽和黏液过多的症状，常与长效支气管扩张药联合应用。对于慢性喘息型支气管炎和 COPD 伴有喘息者也有较好疗效；一般不用于治疗并发原发肺气肿的 COPD 患者。

【不良反应】常见腹泻、体重减轻、恶心、头痛、背痛、食欲减退，少数出现精神症状，如失眠等。

## 二、支气管扩张药

常用的支气管扩张药包括：β 肾上腺素受体激动药、茶碱类、抗胆碱药。

### （一）β 肾上腺素受体激动药

人气道中 β 肾上腺素受体主要是 $\beta_2$ 受体。用于平喘的 β 肾上腺素受体激动药主要为选择性 $\beta_2$ 受体激动药，也有少量非选择性 β 受体激动药，前者包括沙丁胺醇(salbutamol)、特布他林(terbutaline)、克伦特罗(clenbuterol)、福莫特罗(formoterol)等对呼

笔记

吸道的选择性高，疗效较好，不良反应少，且用药途径多而方便，是控制哮喘症状的首选药。后者包括肾上腺素、异丙肾上腺素，这些药物除了平喘作用外，对心血管有较强作用，应慎用，且多数不宜口服，效应不持久，久用易耐受。本类药物多有心脏反应、肌肉震颤、代谢紊乱等不良反应。

### 沙丁胺醇

【体内过程】气雾吸入后约5～15分钟起效，维持3～6小时，$t_{1/2}$约为3.8小时。口服后65%～84%被吸收，1～3小时可达峰浓度，$t_{1/2}$为2.7～5小时。

【药理作用】沙丁胺醇(salbutamol)选择性激动支气管平滑肌$\beta_2$受体，引起支气管平滑肌松弛；还具有抑制肥大细胞释放炎症介质、抑制毛细血管通透性增高、促进黏液-纤毛系统清除功能等作用。本品对心脏$\beta_1$受体有较弱的激动作用，对$\alpha$受体几乎无作用。本品对呼吸道具有高度选择性，其支气管扩张作用与异丙肾上腺素相近，且作用更持久，对心脏作用较弱。

【临床作用】本类药物起效较快，可用于控制哮喘症状，减轻喘息性支气管炎症状及伴有支气管痉挛的呼吸道疾病。对慢性顽固性哮喘，由于不能有效抑制炎症基本过程，仅能控制症状而不能根治。

【不良反应】较常见震颤、恶心等不良反应，较少见头晕、目眩、口咽发干等。过量应用易出现低血钾、窦性心动过速。逾量中毒的早兆表现为：胸痛，头晕，持续严重的头痛，严重高血压，持续恶心、呕吐，持续心率增快或心搏强烈，情绪烦躁不安等。长期应用有耐受性。

### 异丙肾上腺素

异丙肾上腺素(isoprenaline)对$\beta_1$、$\beta_2$受体均有明显激动作用，气雾吸入或注射给药，主要用于控制哮喘急性症状。有明显的心脏兴奋作用，可诱发心动过速、心律失常和心绞痛等，故已逐渐被$\beta_2$受体选择性激动药取代。

#### （二）茶碱类

常用茶碱类(theophylline)药物主要有氨茶碱(aminophylline)、茶碱(theophylline)、二羟丙茶碱(diprophylline)、胆茶碱(cholinophylline)、多索茶碱(doxofylline)等。

### 氨茶碱

【药理作用】作用较广，主要包括：扩张支气管，平喘；强心利尿；扩张冠脉；松弛胆道平滑肌等。

【作用机制】

1. 扩张支气管平滑肌

（1）抑制磷酸二酯酶PDE，升高支气管平滑肌细胞内cAMP水平，进而激活cAMP依赖的蛋白激酶，引起支气管平滑肌松弛。

（2）促进内源性肾上腺素释放，间接导致支气管扩张。

（3）阻断腺苷受体，对抗内源性腺苷诱发的支气管收缩。

2. 免疫调节和抗炎作用　抑制肥大细胞、巨噬细胞、嗜酸粒细胞等炎症细胞的功

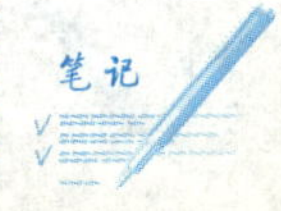

能，减少呼吸道T细胞，降低毛细血管通透性，从而抑制支气管炎症。

3. 增强膈肌收缩力　减轻因呼吸道阻塞、呼吸负荷增加而造成的呼吸肌疲劳，这一作用对慢性阻塞性肺部疾病尤为重要。

【临床应用】扩支气管作用不及$\beta_2$受体激动药，起效慢。静脉注射可用于$\beta_2$受体激动药不能控制的急性哮喘发作；口服本品可防止慢性哮喘的发作。本品尚可缓解COPD及心源性哮喘的喘息症状，以及用于改善中枢型睡眠呼吸暂停综合征的症状。

【不良反应】常见不良反应主要有兴奋、不安、失眠、消化道刺激。剂量过大可致心悸、心律失常。

### （三）抗胆碱药

呼吸道M胆碱受体有$M_1$、$M_2$、$M_3$三个受体亚型，其中选择性阻断$M_1$、$M_3$胆碱受体后可产生支气管扩张作用，本类药物主要有异丙托溴铵（ipratropium bromide）、氧托溴铵（oxitropium）和噻托溴胺（tiotropium bromide）等。

#### 异丙托溴铵

异丙托溴铵（ipratropium bromide）是阿托品的异丙基衍生物，为季铵盐，口服不易吸收，采用气雾吸入给药。本品为非选择性M受体阻断药，但对支气管平滑肌具有较高的选择性，松弛支气管平滑肌作用较强，对呼吸道腺体和心血管系统的作用不明显。本品起效慢，对$\beta_2$受体激动药耐受者有效，适用于因用β受体激动药产生肌肉震颤、心动过速而不能耐受该类药物的患者。对老年性哮喘，尤其是伴有迷走神经功能亢进的哮喘和喘息性支气管炎疗效较好，对其他类型哮喘的疗效不如$\beta_2$受体激动药。本品与β受体激动药合用可相互增强疗效。不良反应少见，少数患者有口干及过敏反应。前房角狭窄的青光眼、前列腺肥大引起的尿道梗阻者、妊娠及哺乳妇女慎用。

## 三、抗过敏平喘药

抗过敏平喘药主要通过抗过敏及轻度抗炎起作用，平喘作用起效慢，临床主要用于预防哮喘发作。本类药物包括炎症细胞膜稳定剂、$H_1$受体阻断剂。

### （一）炎症细胞膜稳定剂

本类药物主要包括：色甘酸钠（disodium cromoglycate）、奈多罗米钠（nedocromil sodium）、曲尼司特（tranilast）等。临床主要用于预防或治疗哮喘。

#### 色甘酸钠

【体内过程】本品极性较强，粉雾吸入20mg后，5%～10%由肺部吸收，15分钟内血浆浓度可达9ng/ml，$t_{1/2}$约80分钟。

【药理作用】色甘酸钠（disodium cromoglycate）无直接扩张支气管作用，但可抑制特异性抗原以及非特异性刺激引起的支气管痉挛。

【作用机制】

1. 稳定肥大细胞膜　本品可在肥大细胞膜外侧的钙通道部位与$Ca^{2+}$形成复合物，加速钙通道关闭，抑制钙内流，从而稳定肥大细胞膜，阻止抗原诱导的脱颗粒。

2. 抑制非特异性支气管痉挛　二氧化硫、冷空气、甲苯二异氰酸盐、运动等非特异性刺激可诱导感觉神经末梢释放神经多肽（P物质、神经激肽A等），进而诱发支气

笔记

管平滑肌痉挛和黏膜充血性水肿，增高支气管反应性。本品可抑制感觉神经肽释放，降低支气管高反应性。

3. 阻断炎症细胞介导的反应　抑制巨噬细胞与嗜酸性粒细胞介导的炎症反应，长期应用可减轻气道高反应性。

【临床应用】用于预防哮喘发作，须在接触哮喘诱因前7～10天用药。对外源性（过敏性）哮喘疗效最好，亦可用于预防运动性哮喘，对内源性（感染性）哮喘疗效较差。

【不良反应】少数患者出现咽喉和气管刺激症状，表现为胸部紧迫感，甚至诱发哮喘。必要时可同时吸入 $β_2$受体激动药以防止此类不良反应的发生。

#### （二）$H_1$受体阻断剂

#### 酮　替　芬

酮替芬（ketotifen，噻哌酮）除有类似色甘酸钠的作用外，还有强大 $H_1$受体阻断作用。可广泛用于多种以 IgE 介导的变态反应病，包括支气管哮喘，喘息性支气管炎等，对外源性、内源性和混合性哮喘均有预防发作效果，外源性哮喘较内源性哮喘疗效产生快，用药后发作次数减少，症状明显减轻。儿童哮喘的疗效优于成年哮喘。不良反应多见中枢抑制作用，如困倦感、乏力感等。

## 第二节　镇　咳　药

咳嗽是呼吸系统受到刺激时产生的一种保护性反射，能促进呼吸道的痰液和异物排出，以保持呼吸道的清洁和通畅。轻度咳嗽有利于排痰，一般不宜应用镇咳药，以免痰液滞留造成支气管阻塞，甚至窒息，但剧烈而频繁的咳嗽可影响休息和睡眠，甚至诱发一些并发症，如可能引起手术创口裂开、腹直肌撕裂、气胸、尿失禁和晕厥等，则应谨慎使用镇咳药，并配合祛痰药、抗菌药等进行治疗。

镇咳药（antitussives）是一类能抑制咳嗽反射，减轻咳嗽频度和强度的药物。根据作用部位可分为：中枢性镇咳药和外周性镇咳药，前者直接抑制延髓咳嗽中枢，后者可抑制咳嗽反射弧中的任一环节而镇咳。有些药物两者兼有。

### 一、中枢性镇咳药

本类药物可分为成瘾性和非成瘾性两大类。前者为吗啡类生物碱及其衍生物，作用强，有成瘾性；后者无成瘾性问题，品种多，发展快，临床应用广泛。

#### （一）成瘾性中枢镇咳药

本类药物中，镇咳作用最强的是吗啡，但因依赖性强，一般不用。

#### 可　待　因

可待因（codeine）是阿片生物碱的一种，又称甲基吗啡。

【药理作用】选择性抑制延髓的咳嗽中枢，镇咳作用迅速而强大，镇咳强度约为吗啡的1/10。具有强效镇痛作用。

【临床应用】是目前最有效的镇咳药，用于其他镇咳药无效的剧烈干咳，对胸膜

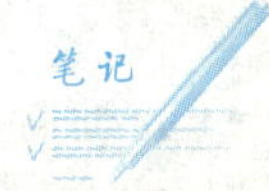

炎干咳伴胸痛者尤为适用。不宜用于痰液黏稠、痰量多者，以免影响痰液排出。

【不良反应】治疗量时不良反应少见，偶有恶心、呕吐、便秘及眩晕，大剂量可抑制呼吸中枢，并可发生烦躁不安等兴奋症状。久用易成瘾。

可待因的同类药物有福尔可定（pholcodine，吗啉吗啡），本品与可待因有相似的中枢镇咳作用，也有镇静、镇痛作用，成瘾性较可待因弱。用于治疗剧烈干咳和疼痛。

#### （二）非成瘾性中枢镇咳药

右美沙芬（dextromethorphan），本品镇咳作用与可待因相等或稍强，无镇痛作用，治疗量无抑制呼吸中枢作用，亦无成瘾性和耐受性，不良反应少见。是目前临床应用最广的镇咳药，主要用于干咳，常与抗组胺药合用。多用于感冒咳嗽复方制剂中。痰多者慎用，妊娠 3 个月内妇女禁用。

喷托维林（pentoxyverine），又称咳必清，镇咳作用约为可待因的 1/3。对咳嗽中枢有直接抑制作用，兼有轻度阿托品样作用和局部麻醉作用，反复应用无成瘾性。适用于上呼吸道炎症引起的干咳、阵咳。不良反应轻，可见头晕、口干、便秘等。青光眼患者慎用。

非成瘾性中枢镇咳药还包括：氯哌斯汀（cloperastine，氯哌啶）兼有 $H_1$ 受体阻断作用，轻度缓解支气管平滑肌痉挛、支气管黏膜充血水肿。福米诺苯（fominoben）兼有兴奋呼吸中枢作用，可用于慢性咳嗽及呼吸困难者。普罗吗酯（promolate）兼有镇静和支气管解痉作用，镇咳作用比可待因弱。

### 二、外周性镇咳药

#### 苯佐那酯

苯佐那酯（benzonatate）选择性抑制肺牵张感受器，阻断迷走神经反射，抑制咳嗽冲动的传导，产生镇咳作用。镇咳作用弱于可待因。常见不良反应有轻度嗜睡、头痛、鼻塞及眩晕等。

外周性镇咳药还包括：苯丙哌林（benproperine）主要阻断肺-胸膜的牵张感受器，有支气管平滑肌解痉作用。二氧丙嗪（dioxopromethazine，双氧异丙嗪）兼有抗组胺、平滑肌解痉、抗炎和局麻作用，并有中枢抑制作用；普诺地嗪（prenoxdiazine）有局麻及平滑肌解痉作用。那可丁（noscapine）可用于阵发性咳嗽；依普拉酮（eprazinone）兼有中枢性镇咳作用，并有镇静、局麻、抗组胺、抗胆碱和黏痰溶解作用。

## 第三节　祛　痰　药

祛痰药（expectorants）是一类能降低痰液黏稠度，或增加呼吸道黏膜纤毛运动，使痰液易于咳出的药物。祛痰药主要分为两大类：①痰液稀释药，增加痰液中水分含量，稀释痰液；②黏痰溶解药，通过降低痰液黏稠度，或调节黏液成分，使痰液容易排出。

### 一、痰液稀释药

#### 氯化铵

氯化铵（ammonium chloride）属于恶心性祛痰药。口服后，因刺激胃黏膜，反射性

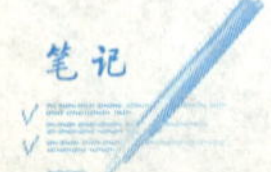

兴奋迷走神经，促进支气管腺体分泌；部分药物可分泌至呼吸道，提高管腔内渗透压，保留水分稀释痰液。常作为祛痰合剂的组成成分，用于急性呼吸道炎症痰、痰液黏稠不易咳出者。剂量过大可引起恶心、呕吐及支气管痉挛；溃疡病及肝肾功能不全者慎用。

### 愈创甘油醚

愈创甘油醚(glyceryl guaiacolate)属于刺激性祛痰药，本品除有祛痰作用外，还有较弱的抗菌防腐作用，可减轻痰液的恶臭味，主要用作祛痰合剂的组成成分。不良反应有恶心、胃肠不适。

## 二、黏痰溶解药

### （一）黏痰溶解药

痰液难于排出的主要原因是痰液黏度过高。痰液黏性主要来自分泌物中黏蛋白和DNA。由气管、支气管腺体及杯状细胞分泌的酸性黏蛋白是白色黏痰的主要成分，可由不同的化学键(二硫键、氢键等)交叉连接，构成凝胶网而增加痰液黏度。因此，破坏黏蛋白中的二硫键，即可降低痰液黏度。该类药物主要包括：乙酰半胱氨酸(acetylcysteine)、羧甲司坦(carbocisteine)等。此外，呼吸道感染时，大量炎症细胞破坏，释放出的DNA与黏蛋白结合形成网络结构，能进一步增加痰液的黏度，形成脓性痰，难以排出。因此，降解痰液中的DNA能溶解脓性黏痰。该类药物主要有脱氧核糖核酸酶(deoxyribonuclease)。

### 乙酰半胱氨酸

乙酰半胱氨酸(acetylcysteine)为巯基化合物，结构中的巯基(-SH)可使黏性痰液中的二硫键(-S-S-)裂解，从而降低痰液黏稠度，使痰液容易咳出。用于痰液黏稠、咳痰困难和痰阻气道等。本品有特殊的臭味，对呼吸道有刺激性，哮喘患者及呼吸功能不全的老年人慎用。

### 脱氧核糖核酸酶

脱氧核糖核酸酶(deoxyribonuclease，DNAase)是从哺乳动物胰腺提取的核酸内切酶，可使脓性痰中的DNA迅速水解成核苷酸的片段，使原来与DNA结合的黏蛋白失去保护，继而蛋白溶解，痰液黏度降低，易于咳出。本品雾化吸入，用于大量脓痰的呼吸道感染。每次雾化吸入后应立即漱口，以防咽部疼痛。长期应用可发生变态反应(皮疹、发热等)。

### （二）黏痰调节药

本类药物主要作用于气管、支气管的黏液产生细胞，抑制黏多糖的合成，促使其分泌黏滞性低的小分子黏蛋白，从而使呼吸道分泌液的流变性恢复正常，痰液由黏变稀，易于咳出。

### 溴己新

溴己新(bromhexine)能抑制呼吸道腺体和杯状细胞合成酸性黏多糖，使之分泌黏

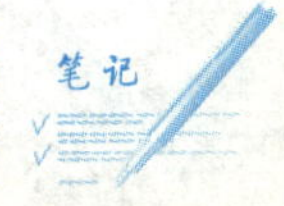

滞性较低的小分子黏蛋白，并能促进呼吸道黏膜的纤毛运动作用。用于支气管炎、肺气肿、硅沉着肺、慢性肺部炎症、支气管扩张等有白色黏液又不易咳出者。不良反应偶见恶心、胃部不适，少数患者有转氨酶增高，溃疡病患者慎用。

本类药物还有溴己新的活性代谢产物氨溴索（ambroxol）和溴凡克新（brovanexine）。氨溴索的作用强于溴己新，且毒性小；溴凡克新可使痰液中酸性黏多糖纤维断裂，使黏痰液化而易于咳出。

## 学习小结

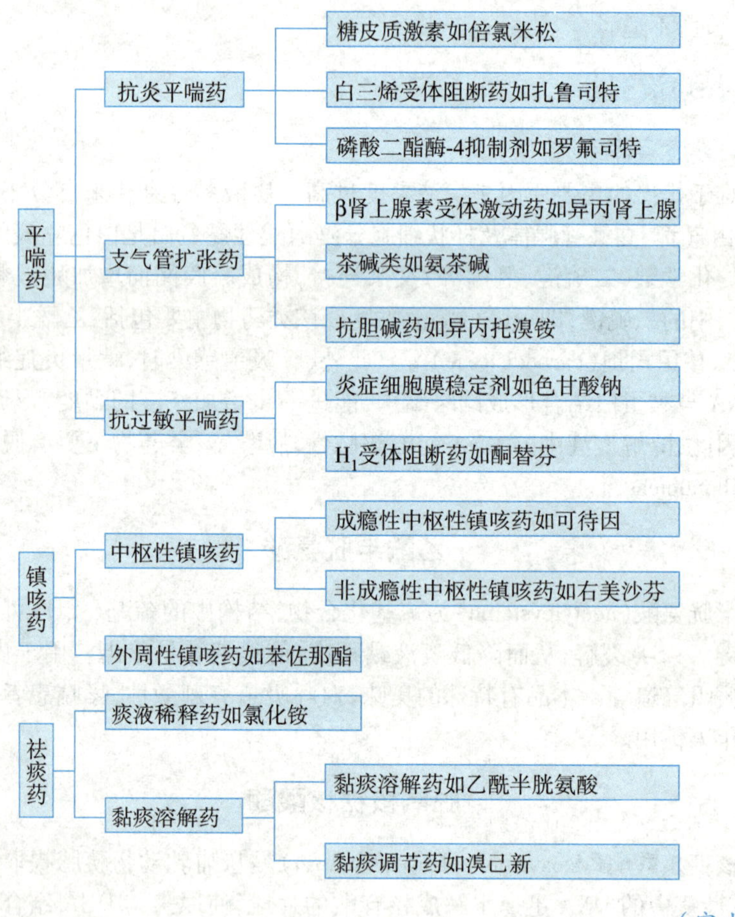


（宋小莉）

## 复习思考题

1. 请列表比较常用平喘药倍氯米松、沙丁胺醇、氨茶碱、色甘酸钠的药理作用及临床应用。

2. 简述痰液稀释药、黏液溶解药与黏液调节药的代表药，并比较三者作用机制。

# 第二十七章

# 作用于消化系统的药物

**学习目的**

通过学习抗消化性溃疡药、泻药、助消化药等作用于消化系统药物，掌握抗消化性溃疡药的作用机制、作用特点及其不良反应，为临床合理应用抗消化性溃疡药奠定基础。

**学习要点**

抗消化性溃疡药的作用机制、作用特点及其不良反应。助消化药、止吐药、泻药的作用机制、临床应用及其不良反应。

作用于消化系统药物分为抗消化性溃疡药、止吐药、泻药、止泻药、助消化药和治疗肝胆疾病药等。

## 第一节　抗消化性溃疡药

消化性溃疡是指发生在胃和十二指肠的慢性溃疡，是一多发病、常见病。具有自然缓解和反复发作等特点，主要症状是反酸、嗳气及周期性上腹部疼痛。发病机制尚未完全阐明，目前认为，可能是损伤胃肠黏膜的“攻击因子”增强或“防御因子”减弱引起。“攻击因子”包括胃酸、胃蛋白酶、幽门螺杆菌（Hp）等；“防御因子”有黏液屏障、胃黏膜血流、黏膜修复和前列腺素等。根据作用方式，抗消化性溃疡药可分为抗酸药、抑制胃酸分泌药、胃黏膜保护药和抗幽门螺杆菌药四类。

### 一、抗酸药

抗酸药（antacids）为无机弱碱性物质，能缓冲或中和胃酸，抑制胃蛋白酶活性，降低或解除胃酸、胃蛋白酶对胃、十二指肠黏膜和溃疡面的刺激、侵蚀，起到缓解疼痛和促进溃疡面愈合的作用。此外，有些抗酸药如氢氧化铝、三硅酸镁等还能形成胶状保护膜，覆盖于胃黏膜或溃疡面，达到对胃黏膜或溃疡面的物理保护作用。本类药物抗酸效应与胃内充盈度有关，通常在餐后1～1.5小时服用。理想的抗酸药应作用持久，不吸收、不产气、不引起腹泻及便秘，并对肠黏膜及溃疡面有保护、收敛作用。复方制剂如胃舒平、胃得乐等可增强抗酸作用并减少不良反应。

常用抗酸药物有氢氧化镁、三硅酸镁、氧化镁、氢氧化铝、碳酸钙、碳酸氢钠等，其作用差别在于抗酸强度、显效时间、维持时间等。其特点见表27-1。

笔记

表 27-1　抗酸药作用特点

| 药名 | 抗酸强度 | 显效时间 | 持续时间 | 收敛作用 | 产生 $CO_2$ | 碱血症 | 保护溃疡 | 影响排便 |
|---|---|---|---|---|---|---|---|---|
| 氢氧化镁 | 强 | 较快 | | | − | − | | 轻泻 |
| 三硅酸镁 | 较弱 | 慢 | 持久 | | − | − | + | 轻泻 |
| 氧化镁 | 强 | 慢 | 持久 | − | − | − | | 轻泻 |
| 氢氧化铝 | 较强 | 慢 | 持久 | + | − | − | + | 便秘 |
| 碳酸钙 | 强 | 较快 | 持久 | + | + | − | − | 便秘 |
| 碳酸氢钠 | 弱 | 快 | 短 | − | + | + | − | − |
| 铝碳酸镁 | 强 | 快 | 持久 | + | − | − | + | − |

## 二、抑制胃酸分泌药

胃酸主要由胃壁细胞分泌，并受迷走神经、促胃液素和组胺的调节。组胺直接作用于胃黏膜的壁细胞，与壁细胞上 $H_2$受体结合后，活化腺苷酸环化酶，使细胞内 cAMP 水平增加，通过一系列生物化学反应，激活壁细胞顶端囊泡壁上的 $H^+$-$K^+$-ATP 酶（$H^+$泵），泵出 $H^+$。胃泌素和乙酰胆碱通过中介受体提高胞内 $Ca^{2+}$水平，激活胞内的蛋白激酶，活化 $H^+$泵，促进胃酸分泌。所以，$H_2$受体阻断药、$H^+$-$K^+$-ATP 酶抑制药、M 受体阻断药和促胃液素受体阻断药均能抑制胃酸分泌。另外，前列腺素也能抑制胃酸分泌。见图 27-1。

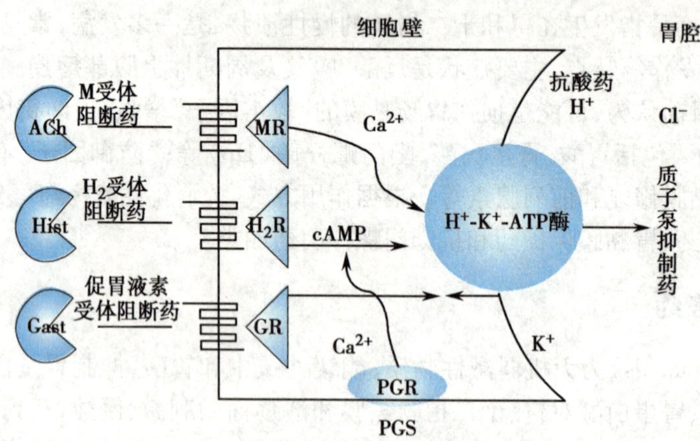


图 27-1　抑制胃酸分泌药的作用机制

ACh：乙酰胆碱；Hist：组胺；Gast：促胃液素；PGs：前列腺素
MR：M 胆碱受体；$H_2R$：$H_2$受体；GR：促胃液素受体；×：阻断

### （一）$H_2$受体阻断药

该类药物选择性阻断壁细胞 $H_2$受体，抑制胃酸分泌作用较 M 胆碱受体阻断药强而持久，治疗消化性溃疡疗程短，溃疡愈合率较高，不良反应较少。与抗酸药联合应

笔记

用，可降低胃内 $H^+$浓度，较单用 $H_2$受体阻断药更有效。常用药物有西咪替丁(cimetidine)、雷尼替丁(ranitidine)、法莫替丁(famotidine)、尼扎替丁(nizatidine)和罗沙替丁(roxatidine)等(详见第二十九章第一节)。

### (二) $H^+$-$K^+$-ATP 酶抑制药(质子泵抑制药)

$H^+$-$K^+$-ATP 酶又称质子泵，位于壁细胞小管膜上，其功能是将 $H^+$从壁细胞内转运到胃腔，而把 $K^+$从胃腔转运到壁细胞内进行 $H^+$-$K^+$交换，胃腔内的 $H^+$与 $Cl^-$结合，形成胃酸。质子泵抑制药能特异性地与 $H^+$-$K^+$-ATP 酶结合，使之不可逆地失去活性，从而发挥强大而持久的抑制胃酸分泌作用，并能减少胃蛋白酶分泌，对幽门螺杆菌也有抑制作用。第一代质子泵抑制药有奥美拉唑(omeprazole)；第二代有兰索拉唑(lansoprazole)，而泮托拉唑(pantoprazole)和雷贝拉唑(rabeprazole)等属于第三代质子泵抑制药。该类药物作用和应用相似。

#### 奥美拉唑

奥美拉唑(omeprazole)，又名洛赛克(losec)，是 1987 年首次推出的第一代质子泵抑制药，治疗消化性溃疡效果明显。

【药理作用】该药能抑制基础胃酸和由组胺、五肽胃泌素及刺激迷走神经引起的胃酸分泌，作用强而持久。其机制为：具有弱碱性，口服后浓集于壁细胞分泌小管的高酸性环境中，转化为亚磺酰胺类化合物，这些化合物的二硫键与壁细胞分泌膜中 $H^+$-$K^+$-ATP 酶($H^+$泵)的巯基不可逆地结合，形成酶-亚磺酰胺复合物，从而抑制 $H^+$泵功能，直至新 $H^+$泵形成。该药本身具有增加贲门、胃体、胃窦处黏膜血流量作用。另外，由于胃酸分泌减少，会使胃窦 G 细胞分泌的促胃液素增加。促胃液素也能增加胃肠黏膜血流量，有利于溃疡的愈合。此外，体外实验该药有抗幽门螺杆菌作用。

【临床应用】用于胃、十二指肠溃疡，以及手术后溃疡、反流性食管炎、应激性溃疡、急性胃黏膜出血及促胃液素瘤。对于消化性溃疡患者，其他药物包括 $H_2$受体阻断药无效时，应用本品能收到较好效果。

【不良反应】主要有头痛、头昏、口干、恶心、腹胀、失眠。偶有皮疹、外周神经炎、男性乳房女性化等。长期应用可持续抑制胃酸分泌，使胃内细菌过度繁殖，也可引起高促胃液素血症。有抑制肝药酶作用，合用可使苯妥英钠、地西泮、华法林等代谢减慢，作用增强。长期服用应定期检查胃黏膜有无肿瘤样增生。

### (三) M 胆碱受体阻断药

该类药物可以阻断 M 受体，抑制胃酸分泌；也阻断胃黏膜中的嗜铬细胞、G 细胞表面 M 受体，减少组胺和胃泌素等物质释放，间接减少胃酸的分泌。此外，尚有解痉作用。

哌仑西平(pirenzepine)能抑制神经兴奋引起的胃酸分泌，治疗量仅抑制胃酸分泌。曾用于消化性溃疡治疗多年。因作用较弱，且有抗胆碱的不良反应，现已较少用于溃疡病的治疗。

### (四) 促胃液素受体阻断药

丙谷胺(proglumide)化学结构与促胃液素相似，可竞争性阻断胃壁细胞上的胃泌

笔记

素受体，减少胃酸和胃蛋白酶的分泌，并对胃黏膜有保护和促进溃疡愈合作用。临床疗效比 $H_2$受体阻断药差，已少用于溃疡病的治疗。

## 三、黏膜保护药

胃黏膜屏障包括细胞屏障和黏液 $HCO_3^-$盐屏障。当胃黏膜屏障功能受损时，可导致溃疡发作。黏膜保护药能增强胃黏膜屏障功能，用于消化性溃疡的治疗。该类药物主要有前列腺素衍生物、硫糖铝和铋制剂等。

### 米索前列醇

米索前列醇（misoprostol）为人工合成的 $PGE_1$ 衍生物。

【药理作用】能抑制基础胃酸和组胺、促胃液素、食物刺激所致胃酸和胃蛋白酶分泌；被前列腺素激活后能激动胃黏膜上皮细胞基底侧的前列腺素（$PGI_2$、$PGE_2$）受体，促进黏液和 $HCO_3^-$的分泌。且能增加胃黏膜的血流量，增强黏膜细胞对损伤因子的抵抗力，促进损伤的愈合。

【临床应用】临床应用于胃、十二指肠溃疡及急性胃炎引起的消化道出血。

【不良反应】主要为腹痛、腹泻、恶心、头痛等。能引起子宫收缩，孕妇禁用。

其他常见胃黏膜保护药物见表 27-2、表 27-3。

表 27-2　前列腺素衍生物

| 药名 | 作用特点 | 临床应用 | 不良反应 |
|---|---|---|---|
| 恩前列醇（enprostil） | $PGE_2$衍生物，抑制胃酸分泌和胃泌素释放；保护黏膜作用持久 | 消化性溃疡的防治 | 稀便、腹泻，孕妇禁用 |
| 利奥前列素（rioprostil） | $PGE_1$衍生物，抑制胃酸分泌；保护黏膜 | 消化性溃疡 | 稀便、腹泻的发生率为4.5%～20% |
| 阿巴前列素（arbaprostil） | $PGE_2$衍生物，抑制胃酸分泌；保护黏膜 | 消化性溃疡 | 稀便、腹泻的发生率为34% |
| 曲莫前列素（trimoprostil） | $PGE_2$衍生物，抑制胃酸分泌；保护黏膜 | 消化性溃疡 | 腹痛、恶心、呕吐 |
| 罗沙前列醇（rosaprostol） | 抑制胃酸分泌；保护黏膜 | 消化性溃疡 | 哮喘患者禁用 |
| 依尼前列素（enisoprost） | $PGE_1$衍生物，抑酸强而持久 | 消化性溃疡 | |
| 美昔前列素（mexiprostil） | $PGE_1$衍生物，抑制胃酸分泌；保护黏膜 | 消化性溃疡 | 不明显 |
| 诺氯前列素（noclоprost） | $PGE_2$衍生物，抑酸作用弱 | | |

笔记

表 27-3　其他黏膜保护药

| 药名 | 作用特点 | 临床应用 | 不良反应 |
|---|---|---|---|
| 枸橼酸铋钾（bismuth potassium citrate） | 在胃内酸性环境中与溃疡面蛋白质结合形成氧化铋胶体覆盖于溃疡面形成保护膜，抵御各种有害刺激，有利于组织修复再生和愈合；能促进黏液、前列腺素分泌和发挥抗胃蛋白酶作用；可使幽门螺杆菌菌体膨胀，破裂，因而发挥抗幽门螺杆菌作用 | 主要用于胃、十二指肠溃疡，疗效与 $H_2$ 受体阻断药相似，复发率较低 | 个别患者可出现皮疹、恶心等症状。服药期间口中可能带有氨味，并可使舌、粪染成黑色，停药后消失。长期服用可能引起肾脏毒性，严重肾病患者禁用，孕妇忌用 |
| 硫糖铝（sucralfate，胃溃宁） | 在酸性环境，聚合成带负电的保护胶冻；促 $PGE_2$ 合成；增加胃黏液和 $^-HCO_3^-$ 盐分泌；抗 Hp | ①消化性溃疡；②慢性糜烂性胃炎；③反流性食道炎 | 最常见便秘，个别患者有口干、皮疹、头晕等；不宜与多酶片、抗酸药、抑制胃酸分泌药合用 |
| 胶体果胶铋（colloidal bismuth pectin） | 以生物大分子果胶酸为酸根，在酸性环境中能形成高黏度保护胶体，具有强的黏膜保护作用；促黏液分泌；抗 Hp | ①消化性溃疡；②慢性胃炎；③消化道出血 | 同胶体次枸橼酸铋 |
| 替普瑞酮（teprenone） | 增加黏液合成、分泌；促 $PGE_2$ 合成 | 消化性溃疡 | 偶见腹痛、腹胀、口干、便秘等 |
| 麦滋林（marzulene） | 促 $PGE_2$ 合成；促进黏膜细胞增殖；抗炎；抑制胃蛋白酶活性 | 消化性溃疡 | 发生率低，恶心、呕吐、便秘、腹胀等 |
| 思密达（smecta） | 一种硅铝酸盐，保护覆盖作用极强；与黏液蛋白结合，黏液层增厚，黏弹性的内聚力增加抗 Hp 作用 | 急、慢性腹泻；食管炎、胃炎、结肠炎等相关症状 | |

## 四、抗幽门螺杆菌药

幽门螺杆菌在体外对多种抗菌药非常敏感，但体内单用一种药物疗效较差。对硝基咪唑类（甲硝唑）和大环内酯类（甲基红霉素）已耐药。目前临床常以克拉霉素（clarithromycin）、阿莫西林（amoxicillin）、甲硝唑或替硝唑、四环素（tetracyline）、呋喃唑酮（furazolidone）、庆大霉素等 2～3 种抗菌药联合质子泵抑制药和（或）铋剂同时应用，组成三联或四联疗法，取得较好疗效。

# 第二节　消化功能调节药

本节包括止吐药、促胃肠动力药、泻药、止泻药、助消化药、治疗肝胆疾病

笔记

药等。

## 一、止吐药

呕吐是一种复杂的反射性活动，催吐化学感受区（CTZ）、皮质、小脑、孤束核均有传入纤维与呕吐中枢相连。CTZ 含有 5-$HT_3$、$D_2$、M 受体，孤束核富含 5-$HT_3$、$D_2$、M、$H_1$ 受体，前庭有胆碱能、组胺能神经与呕吐中枢相连。外周的刺激也能引起反射导致呕吐。

止吐药按对受体的选择性不同，分为 4 类：

1. $H_1$受体阻断药　如苯海拉明、美克洛嗪等，用于预防和治疗晕动呕吐和内耳眩晕病。

2. M 胆碱受体阻断药　如东莨菪碱、苯海索等，抗晕动，预防恶心、呕吐等。

3. 5-HT 受体阻滞药　如阿洛司琼、昂丹司琼、格拉司琼等，对放、化疗引起的呕吐效果好。

4. 多巴胺（$D_2$）受体阻断药　如氯丙嗪、硫乙拉嗪、甲氧氯普胺、多潘立酮等，通过影响呕吐中枢、CTZ 或外周胃肠道上的多巴胺受体，发挥作用。用于化学治疗引起的恶心、呕吐。甲氧氯普胺、多潘立酮也可用于消化不良引起的恶心呕吐。

### 甲氧氯普胺

甲氧氯普胺（metoclopramide）又名胃复安、灭吐灵。

【药理作用】显效迅速。甲氧氯普胺能阻断延髓催吐化学感受区（CTZ）的 $D_2$受体，具有强大的止吐作用。还能阻断胃肠多巴胺受体及促乙酰胆碱释放，可引起从食管至近段小肠平滑肌运动，加速胃的正向排空，加速肠内容物从十二指肠向回盲部推进，发挥胃肠促动作用。此外，阻断下丘脑多巴胺受体，减少催乳素抑制因子释放，使催乳素分泌增加，有一定催乳作用。

【临床应用】用于肿瘤化疗、放疗、晕动病、胃肠功能失调、脑部疾患、妊娠等多种原因引起的呕吐。也可治疗慢性功能性消化不良、反流性食管炎、胆汁反流性胃炎、糖尿病性胃轻瘫等。

【不良反应】常见嗜睡、疲乏无力、头晕、烦躁不安等。偶见便秘、腹泻、皮疹、月经紊乱、溢乳等。不宜与抗胆碱药合用。十二指肠溃疡、胃肠道出血、机械性梗阻和穿孔者，普鲁卡因过敏者及孕妇、嗜铬细胞瘤患者禁用。

## 二、促胃肠动力药

促胃肠动力药是一类能增强并协调胃肠节律性运动的药物，主要用于胃肠功能低下引起的消化道症状。常用药物可分为拟胆碱药（如西沙比利）、多巴胺受体阻断药（如甲氧氯普胺、多潘立酮）及 5-$HT_4$受体激动药、胃泌素受体激动药。常见促胃肠动力药物见表 27-4。

笔记

表27-4　促胃肠动力药

| 药名 | 作用机制 | 临床应用 | 不良反应 |
| --- | --- | --- | --- |
| 多潘立酮(domperidone) | 外周多巴胺受体阻断药 | ①胃轻瘫;②胃肠运动障碍;③偏头痛、颅外伤、放疗等各种原因引起的恶心、呕吐;④胃、食管反流病 | 轻度腹部痉挛;少发生锥体外系反应,但可升高催乳素 |
| 西沙必利(cisapride) | 激动消化道平滑肌 $5\text{-}HT_4$受体,促乙酰胆碱释放,加强食管、胃肠运动 | ①胃食管反流病;②慢性功能性、非溃疡性消化不良、胃轻瘫及便秘 | 胃、食管及腹部痉挛、肠鸣、腹泻、腹痛等。无锥体外系反应和升高催乳素 |
| 曲美布汀(trimebutine) | 增加顺向排空和推进,解除痉挛性收缩,对胃肠运动具有调节作用。 | ①慢性胃炎引起的腹部胀满感、腹部疼痛、恶心嗳气;②肠易激综合征 | 少见,发生率仅0.4%,偶见便秘、腹泻、腹鸣、口渴、困倦和心动过速等 |
| 昂丹司琼(ondansetron) | 阻断中枢及迷走神经传入纤维 $5\text{-}HT_3$受体,产生强大止吐作用 | 对肿瘤化疗、放疗引起的恶心、呕吐作用迅速强大。对晕动病及多巴胺激动药阿扑吗啡引起呕吐无效 | 较轻,可有头痛、疲劳或便秘、腹泻 |
| 格拉司琼(granisetron) | 同昂丹司琼,拮抗 $5\text{-}HT_3$受体较昂丹司琼强11倍 | 预防和治疗肿瘤化疗、放疗引起的恶心、呕吐 | 较少,有便秘、眩晕、头痛、乏力等 |

## 三、泻药

泻药(laxatives,cathartics)是指能促进排便的药物。依药物作用机制分为容积性、刺激性和润滑性泻药三类。治疗便秘,尤其是习惯性便秘,首先应从调节饮食、养成定时排便习惯着手。多吃蔬菜、水果等常能收到良好效果。泻药应用注意事项:①应根据不同情况选择不同类型泻药,如排除毒物,应选硫酸镁、硫酸钠等盐类泻药;一般便秘,以接触性泻药较常用;老人、动脉瘤、肛门手术等,以润滑性泻药较好。②腹痛患者在诊断不明情况下不能应用泻药,年老体弱、妊娠或月经期妇女不能用作用强烈的泻药。

常见泻药见表27-5。

## 四、止泻药

腹泻是多种疾病的常见症状,治疗时主要采取对因治疗。例如肠道细菌感染引起的腹泻,应当首先选用抗菌药。但剧烈而持久的腹泻,可引起脱水和电解质紊乱,应在对因治疗的同时,适当给予止泻药控制症状。常用止泻药物见表27-6。

笔记

表27-5 常见泻药分类及药物特点

| 药名 | 作用特点 | 临床应用 | 不良反应 |
|---|---|---|---|
| 容积性泻药 | | | |
| 硫酸镁(magnesium sulfate) | 口服难吸收,在肠内形成高渗压,阻止水分吸收,扩张肠道,促肠道蠕动而致泻;口服还能促胆汁分泌;注射给药具有抗惊厥和降压作用 | 排除肠内毒物、虫体;治疗阻塞性黄疸、慢性肿囊炎等,静脉注射用于抗惊厥和抗癫痫 | 口服大量硫酸镁可引起反射性盆腔充血和失水,月经期、妊娠妇女及老人慎用 |
| 乳果糖(lactulose) | 在小肠内不被吸收,提高肠内渗透压而导泻;未吸收部分进入结肠,被肠菌代谢成乳酸,降低结肠 pH 值,抑制结肠对氨的吸收,降低血氨 | 慢性门脉高压及肝性脑病 | 应注意因腹泻而造成水、电解质紊乱,使肝性脑病恶化 |
| 食物性纤维素(甲基纤维素、植物纤维素等) | 在肠内不被消化吸收,增加肠内容积并保持粪便湿软,有良好通便作用 | 功能性便秘 | |
| 刺激性泻药 | | | |
| 比沙可啶(bisacodyl,双醋苯啶) | 在肠道被细菌转化为去乙酰基代谢物,抑制 $Na^+$-$K^+$-ATP 酶,阻止水和电解质吸收,使肠内容物增加;亦能增加肠黏膜 $PGE_2$ 而致泻 | 用于便秘、X 线、内镜检查及术前清洁肠腔 | 腹膜炎、机械性肠梗阻和消化道出血者禁用 |
| 酚酞(phenolphthalein,果导) | 在肠道内与碱性肠液形成可溶性钠盐,促进结肠蠕动,服药后 6~8 小时排出软便,作用温和、持久,一次服药作用维持 3~4 天 | 慢性便秘 | 有过敏反应,发生肠炎、皮炎及出血倾向等。现少用 |
| 蒽醌类(anthraquinones) | 大黄、番泻叶和芦荟等植物含有蒽醌苷类,口服后被大肠内细菌分解为蒽醌,增加结肠推进性蠕动,用药后 6~8 小时排便 | 急、慢性便秘 | |
| 滑润性泻药 | | | |
| 液体石蜡(liquid paraffin) | 口服不被肠道吸收,滑润肠壁,软化粪便 | 适用于老人、高血压、心衰及痔疮、肛门术后便秘者 | 影响脂容性维生素的吸收 |
| 甘油(glycerol) | 50%液体注入肛门,高渗压刺激肠壁引起排便反应,并有局部润滑作用 | 适用于儿童及老人 | |
| 二辛琥珀酰磺酸钠(多库脂钠,DSS) | 是阴离子表面活性剂,口服后使水和脂肪透入粪块,软化粪便,使粪便易排出 | 心脏病、高血压、心肌梗死、疝气伴便秘者 | 忌与矿物油合用,因能促进其吸收而产生不良反应 |

笔记

表 27-6　常见止泻药及作用特点

| 药名 | 作用特点 | 临床应用 | 不良反应 |
| --- | --- | --- | --- |
| 洛哌丁胺（loperamide，苯丁哌胺，易蒙停，imodium） | 作用于胃肠道 μ 阿片受体，抑制肠道蠕动，并阻止乙酰胆碱和前列腺素释放拮抗平滑肌收缩；止泻作用强、迅速、持久 | 各种急、慢性腹泻 | 不良反应轻微，但要慎用于细菌性腹泻、溃疡性结肠炎及重症肝损害患者 |
| 阿片制剂（阿片酊、复方樟脑酊） | 见中枢性镇痛药 | 严重的非细菌感染性腹泻 | 头痛、头晕、便秘，久用成瘾 |
| 地芬诺酯（diphenoxylate） | 为哌替啶的衍生物，作用在外周，对胃肠运动的作用通过激动 μ 阿片受体产生 | 急慢性功能性腹泻 | 轻，少见；常用量很少成瘾，大剂量（40～60mg）长期服用引起欣快感 |
| 鞣酸蛋白（tannalbin） | 在肠中释出的鞣酸能与肠黏膜表面的蛋白质形成沉淀，附着在肠黏膜上，减轻刺激，减少炎性渗出物，发挥收敛止泻作用 | 各种非细菌性腹泻，消化不良、急性胃肠炎等腹泻 | 便秘 |
| 次碳酸铋（bismuth subcarbonate） | 同鞣酸蛋白 | | 便秘等，对细菌感染性腹泻应先控制感染后使用 |
| 药用炭（medicinal activated charcoal） | 不溶性粉末，能吸附大量气体、毒物，起保护、止泻和阻止毒物吸收作用 | 腹泻及食物中毒后解毒 | 恶心，长期使用致便秘；服用药用炭可影响小儿营养，禁止长期用于 3 岁以下小儿 |

## 五、助消化药

助消化药（digestants）多为消化液的成分或促进消化液分泌的药物，能促进食物的消化，用于消化道分泌功能减弱及消化不良治疗。有些药物能阻止肠道的异常过度发酵，也用于消化不良的治疗。常见的助消化药见表 27-7。

表 27-7　常见助消化药及特点

| 药名 | 作用特点 | 临床应用 | 不良反应 |
| --- | --- | --- | --- |
| 稀盐酸（dilute hydrochloric acid） | 增加胃内酸度，增强胃蛋白酶活性 | 慢性胃炎、胃癌、发酵性消化不良等 | 与胃蛋白酶同服 |
| 胃蛋白酶（pepsin） | 消化蛋白 | 胃蛋白酶缺乏症、食蛋白性食物过多致消化不良、病后恢复期消化功能减退 | 与稀盐酸同服 |
| 胰酶（pancreatin） | 含胰蛋白酶、胰淀粉酶及胰脂肪酶；消化脂肪、蛋白质和淀粉 | 消化不良、食欲缺乏、胰液分泌不足等 | 在酸性溶液中易被破坏，制成肠衣片吞服；与碳酸氢钠同服 |
| 乳酶生（biofermin） | 分解糖类产生乳酸，使肠内酸性增高，抑制肠内腐败菌的繁殖，减少发酵和产气 | 消化不良、肠发酵、腹胀及小儿消化不良性腹泻 | 冷暗处保存；不宜与抗菌药或吸附剂同时服用 |
| 干酵母（dried yeast） | 含少量 B 族维生素，尚含转化酶和麦糖酶 | 消化不良、食欲缺乏、维生素 B 缺乏症的辅助用药 | 嚼碎服、用量过大可发生腹泻 |
| 卡尼汀（carnitine） | 调节胃肠功能，增进食欲，促唾液、胃液、胰液、胆液和肠液分泌 | 胃酸缺乏症、消化不良、食欲缺乏、慢性胃炎、高脂血症 | 胃酸过多，胰腺炎患者禁用或慎用 |

## 六、利胆药

利胆药是指能促进胆汁分泌或促进胆囊排空的药物。胆汁酸是胆汁的主要成分，

笔记

具有引起胆汁流动，调节胆固醇合成和消除，促进脂质和脂溶性维生素的吸收，反馈性抑制胆汁生成等生理功能。利胆药作用多与影响胆汁酸的作用有关。

## 熊去氧胆酸

熊去氧胆酸可抑制胆固醇吸收，降低胆汁中胆固醇饱和指数，促胆石溶解。临床用于胆固醇性胆石症（胆色素结石、混合性结石无效）、胆囊炎、胆道炎。不良反应有腹泻，胆道完全梗阻及严重肝肾功能减退者禁用。

其他常用利胆药物及作用特点、临床应用、不良反应等见表 27-8。

表 27-8　常用利胆药

| 药名 | 药理作用特点 | 主要临床应用 | 不良反应与注意事项 |
|---|---|---|---|
| 去氧胆酸（dehydrocholic acid） | 增加胆汁分泌，使胆汁变稀；促进脂肪消化吸收 | ①胆囊及胆道功能失调；②胆道感染；③胆结石 | 胆道完全梗阻及严重肝肾功能减退者禁用 |
| 胆汁酸（bile acids） | 促胆汁分泌，抑制小肠对胆固醇的吸收和胆固醇的合成 | ①胆石症；②高脂血症 | 常见腹泻、瘙痒等 |
| 硫酸镁（magnesium sulfate） | 口服后直接刺激十二指肠，反射性松弛胆总管括约肌，并收缩胆囊 | ①胆囊炎；②胆石症和阻塞性黄疸 | 导泻时如浓度过高，可引起脱水；胃肠道有溃疡、破损之处，易造成镁离子大量的吸收而引起中毒 |
| 胆维他（anethol trithione） | 促进胆汁、胆酸、胆色素分泌，增加肝脏解毒功能 | ①胆囊炎；②胆石症；③急慢性肝炎 | 长期应用引起甲亢，胆管阻塞者禁用 |

## 学习小结

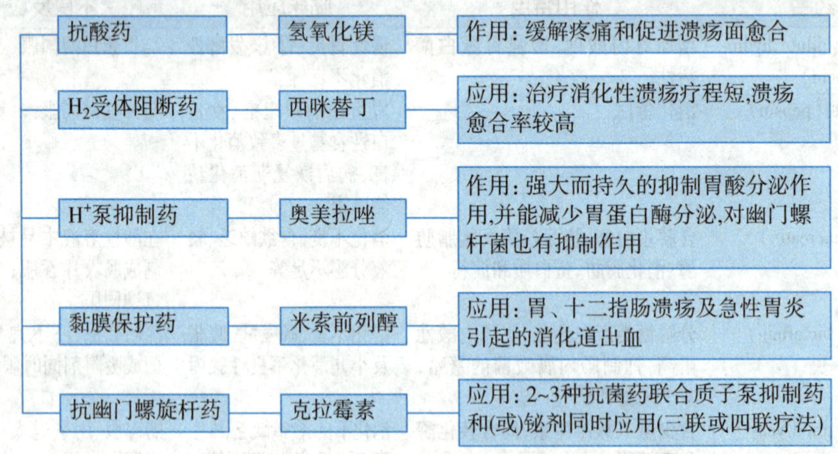


（王　斌）

## 复习思考题

1. 治疗消化性溃疡的药物有哪几类？每类举一代表药名。
2. 能减少胃酸分泌的药物可以分为哪几类？请简述其作用特点，并各列举一个代表药。

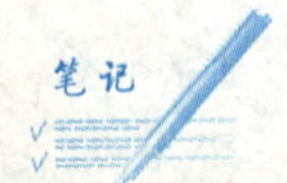

# 第二十八章

# 子宫平滑肌兴奋药与抑制药

**学习目的**

学习子宫平滑肌兴奋药和抑制药的药理作用、临床应用、不良反应和禁忌证，为临床合理使用此类药物提供基础。

**学习要点**

子宫平滑肌兴奋药缩宫素、垂体后叶素、麦角生物碱及前列腺素的药理作用特点、临床适应证和禁忌证。

## 第一节　子宫平滑肌兴奋药

子宫平滑肌兴奋药(oxytocics)指直接作用于子宫平滑肌，提高子宫平滑肌兴奋性，使子宫收缩力增强的药物。这类药物的作用可因子宫平滑肌的生理状态及药物剂量的不同而有所差异，药物可使子宫产生节律性收缩，用于催产和引产；也可以产生强烈的收缩，用于产后止血或产后子宫复原。临床常用的有缩宫素、麦角生物碱及前列腺素等。

垂体后叶素是从牛、猪垂体后叶中提取的粗制品，主要成分为缩宫素和加压素，它们均为含二硫键的9肽神经激素，其主要调控的生理功能既有相同点也有不同。缩宫素主要可兴奋子宫，并有较弱的抗利尿和加压活性；加压素主要发挥收缩血管和抗利尿作用，也有较弱的子宫兴奋作用。

### 缩　宫　素

缩宫素(oxytocin)又称催产素(pitocin)，是垂体后叶素的主要成分之一。目前临床应用的缩宫素是人工合成品，或从牛、猪垂体后叶提取分离的制剂。一个国际单位(U)的制剂相当于2μg的缩宫素，并含微量的升压素。

【体内过程】口服在消化道内被酶破坏，故无效。肌内注射吸收良好，3～5分钟起效，作用可持续20～30分钟；静脉注射作用快而短，需要时可静脉滴注给药。主要经肝代谢，肾排泄，妊娠期血浆 $t_{1/2}$ 为5～12分钟。

【药理作用】

1. 子宫收缩　人体子宫平滑肌质膜存在特异性缩宫素受体，妊娠不同阶段其受

笔记

体密度不同。缩宫素可选择性兴奋子宫平滑肌，使子宫收缩力增强，收缩频率加快。其兴奋程度、特点取决于药物的剂量和子宫的生理状态。小剂量（2～5U）缩宫素可加强子宫底部平滑肌的节律性收缩，收缩力增强，收缩频率加快；同时使子宫颈平滑肌松弛。这种收缩性质与正常分娩相似，有利胎儿娩出。大剂量（5～10U）缩宫素则引起子宫强直性收缩。

体内雌、孕激素水平影响子宫平滑肌对缩宫素的敏感性。妊娠早期孕激素水平较高，子宫对缩宫素敏感性较低，可保证胎儿安全发育；妊娠后期孕激素水平较低，而雌激素水平较高，子宫对缩宫素反应增强；临产时子宫对缩宫素最敏感，有利于胎儿娩出。

人体子宫平滑肌胞质膜存在特异性的缩宫素受体（G 蛋白耦联受体），缩宫素作用于其受体，激活磷脂酶 C（PLC），使三磷酸肌醇（$IP_3$）生成增多，$Ca^{2+}$ 向子宫平滑肌细胞内大量转移，从而增加细胞内 $Ca^{2+}$，子宫收缩力增加，收缩频率加快。此外，动物研究发现缩宫素能促使子宫内膜和蜕膜产生和释放前列腺素增加，这也可能与其子宫收缩效应有关。

2. 其他作用　缩宫素可与乳腺的缩宫素受体结合，引起乳腺泡周围的肌上皮细胞收缩，引起射乳反射，促进排乳。大剂量缩宫素能短暂而显著松弛血管平滑肌，引起血压下降，但易产生快速耐受性。催产剂量一般不易引起血压明显下降。

【临床应用】

1. 催产和引产　对胎位正常、头盆相称、无产道障碍的产妇，由于宫缩乏力难产时，可用小剂量缩宫素增强子宫节律性收缩，促进分娩。对过期妊娠、死胎或患有疾病（如心脏病、肺结核等）必须提前中止妊娠者，可用小剂量缩宫素（2～5U/次）引产。

2. 产后止血　产后出血时，立即皮下或肌内注射较大剂量（5～10U）缩宫素，可迅速引起子宫平滑肌强直性收缩，压迫子宫肌层内血管而止血。因作用短暂，常需加用麦角生物碱制剂维持疗效。

3. 催乳　缩宫素鼻腔喷雾或含服，可促进乳汁分泌。

【不良反应】

1. 胎儿窒息或子宫破裂　剂量过大可引起子宫持续性强直收缩，导致胎儿窒息或子宫破裂。用于催产和引产时应严格掌握剂量，避免发生子宫强制性收缩，凡明显头盆不称、产道异常、胎位不正、前置胎盘、胎儿窘迫及 3 次妊娠以上的经产妇或有剖宫产和子宫手术史者禁用。

2. 水潴留和低血钠　大量使用缩宫素时，可出现抗利尿作用，若输液过多或过快，可引起水潴留和低血钠症。

3. 过敏反应　缩宫素的生物制剂偶尔引起过敏反应。

## 垂体后叶素

垂体后叶素（pituitrin）是从牛、猪的垂体后叶中提取的粗制品，内含缩宫素和加压素 2 种成分。

【药理作用】垂体后叶素中含有缩宫素，低剂量可增强妊娠末期子宫的节律性收缩，大剂量引起子宫强直性收缩。垂体后叶素中的加压素可收缩血管，尤其是小动脉和毛细血管。加压素还可作用于肾脏远曲小管和集合管细胞加压素Ⅱ型受体，导致远

笔记

曲小管和集合管对水的重吸收，发挥抗利尿作用。

【临床应用】肺出血、食管和胃底静脉破裂出血、尿崩症等；因对子宫平滑肌的选择性不高，加之加压素有升高血压的副作用，作为妇科用药已被缩宫素所代替。

【不良反应】有面色苍白、出汗、心悸、胸闷、恶心及过敏反应等。高血压、冠心病、心力衰竭、胎位不正、产道狭窄或障碍者禁用。

## 麦角生物碱类

麦角（ergot）是寄生在黑麦和其他禾本科植物子房中的一种麦角菌的干燥菌核。400 年前开始作为子宫兴奋药用于临床。麦角中含多种麦角生物碱（ergot alkaloids），按化学结构主要分为 2 类：①胺生物碱类（麦角新碱 ergonovine、甲基麦角新碱 methylergometrine），口服吸收好，对子宫兴奋作用强、快、短；②肽生物碱类（麦角胺 ergotamine、麦角毒 ergotoxin），口服吸收差，对血管作用显著，作用缓慢、持久。

【药理作用】

1. 兴奋子宫　麦角生物碱类可选择性兴奋子宫平滑肌，其中以麦角新碱作用最强、最快。其作用强度取决于子宫的功能状态和用药剂量，对妊娠后子宫敏感性逐渐升高，临产时和新产后最为敏感。与缩宫素比较，其子宫兴奋作用强而持久，剂量稍大即引起子宫体和子宫颈强直收缩，故不能用于催产和引产，只适用于产后子宫出血和促进子宫复原，效果良好。

2. 收缩血管　麦角胺和麦角毒可直接兴奋血管平滑肌，收缩动静脉血管，麦角胺作用更强。麦角胺还可通过抑制突触前膜及血小板对去甲肾上腺素、5-羟色胺的再摄取等机制产生缩血管作用，使动脉搏动幅度减少，减轻偏头痛。

3. 阻断 α-受体　麦角胺和麦角毒通过阻断血管平滑肌 α-受体，使肾上腺素的升压作用翻转，具有中枢抑制作用，使血压下降。

【临床应用】

1. 子宫出血　产后或其他原因引起的子宫出血可用麦角新碱或其衍生物，使子宫平滑肌产生强直性收缩，压迫肌纤维间的血管而止血。

2. 产后子宫复原　产后子宫复原缓慢，易引起出血和感染。应用麦角流浸膏或麦角新碱，加速子宫复原。

3. 偏头痛　麦角胺与咖啡因合用可治疗偏头痛。咖啡因也有收缩脑血管作用，并能促进麦角胺吸收，使疗效增加。但麦角胺对脑血管作用无选择性，过量易产生麦角胺中毒，并可产生药物依赖，临床目前已较少使用。

4. 人工冬眠　麦角毒的氢化物如氢麦角毒（dihydroergotoxin），又称双氢麦角碱、海得琴，具有中枢抑制、扩张血管及降低血压作用，与氯丙嗪、哌替啶组成冬眠合剂，用于人工冬眠。

【不良反应】注射麦角新碱可引起恶心、呕吐、眩晕、血压升高，故不宜常规使用。偶可引起过敏反应。大剂量或长期应用麦角胺和麦角毒可损伤血管内皮细胞，造成血栓和肢端坏疽，对肝脏病或有外周血管病变者更敏感。

## 前列腺素类

前列腺素（prostaglandins，PGs）是一类广泛存在于人体多种组织的二十碳不饱和

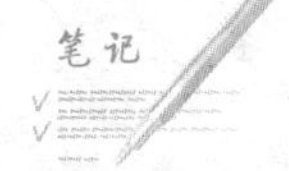

脂肪酸，主要作用于心血管系统、消化系统和生殖系统，对机体的许多功能具有调节作用。不同类型的前列腺素具有不同的功能。药用主要作用于子宫平滑肌的前列腺制剂有前列腺素 E2（$PGE_2$）又称地诺前列酮（dinoprostone）、前列腺素 F2α（PGF2α）又称地诺前列素（dinoprost）、米索前列醇（misoprostol）、卡前列素等（carboprost）等。

【药理作用】前列腺素对子宫具有收缩作用，其中 $PGE_2$、PGF2α 在分娩中具有重要意义。

1. 对子宫的作用　前列腺素对子宫的影响与前列腺素的种类、用量及子宫所处生理状况有明显的关系。前列腺素对非妊娠子宫具有松弛作用，对妊娠各期子宫均有显著的兴奋作用，妊娠末期子宫对其尤为敏感。此类药物引起子宫收缩与正常生理分娩相似，可增强子宫平滑肌的节律性收缩，并使子宫颈平滑肌松弛，有利于胎儿娩出。

2. 促进黄体溶解作用　前列腺素 E、F 对动物的黄体具有明显的溶解作用，其机制目前尚无定论。

【临床应用】

1. 治疗性流产　用于终止各期妊娠。可采用静脉滴注、羊膜腔内、宫腔内、阴道内给药等不同给药途径。中期妊娠流产效果较好。

2. 抗早孕　停经 49 日内的早孕妇女，大剂量应用可终止早孕。因该类药具有促黄体溶解作用和收缩子宫，不利于受孕和着床；可促使胚胎早期死亡，并促使胚胎从子宫内排出。

3. 足月或过期妊娠引产。

【不良反应】不良反应有恶心、呕吐、腹泻、腹痛、发热等。地诺前列素可收缩支气管平滑肌，有支气管哮喘患者禁用。地诺前列素可升高眼压，青光眼患者禁用。用于引产时的禁忌证及注意事项与缩宫素类似。

## 第二节　子宫平滑肌抑制药

子宫平滑肌抑制药又称抗分娩药（tocolytic drugs），可抑制子宫平滑肌收缩，使其收缩力减弱，收缩节律减慢，临床上主要用于防治早产和痛经。

### 一、肾上腺素受体激动药

#### 利　托　君

【药理作用】利托君（ritodrine）为选择性 $\beta_2$ 肾上腺素受体激动药，可特异性抑制子宫平滑肌，减慢子宫收缩频率，减弱收缩力和缩短子宫收缩时间。

【临床应用】主要用于防治早产。早产妇女使用此药后，可延缓分娩，使妊娠时间接近正常。先采用静脉滴注，取得疗效后，口服本药维持疗效。

【不良反应】静脉给药不良反应较严重，多与 β 受体激动相关，如出现心率加快、收缩压升高及舒张压下降。也可见血红蛋白浓度降低、血糖升高、血钾降低及游离脂肪酸升高等。较严重的不良反应有横纹肌溶解症、肺水肿等。

笔记

## 二、其他子宫平滑肌抑制药

### 硫　酸　镁

硫酸镁(magnesium sulfate)可明显抑制子宫平滑肌收缩。$Mg^{2+}$直接作用于子宫平滑肌细胞,拮抗$Ca^{2+}$的子宫收缩活性,抑制早产宫缩。妊娠期间应用硫酸镁可防治早产、妊娠高血压综合征及子痫发作,对于禁用$\beta_2$受体激动药的产妇,可用本品治疗早产。

### 钙通道阻滞药

钙通道阻滞药主要通过影响$Ca^{2+}$细胞内流而抑制子宫收缩。可松弛离体子宫平滑肌,明显拮抗缩宫素引起的子宫兴奋作用。硝苯地平为常用的防治早产的钙通道阻滞药。

### 前列腺素合成酶抑制药

前列腺素合成酶抑制药可通过抑制环氧合酶使花生四烯酸不能转化为前列腺素,从而抑制子宫收缩,如吲哚美辛(indomethacin,消炎痛)已被用于早产,但由于前列腺素可维持胎儿的动脉导管开放,因此吲哚美辛可导致胎儿动脉导管过早关闭,临床应用时要慎重。本品限于妊娠34周之内的孕妇使用。

## 学习小结

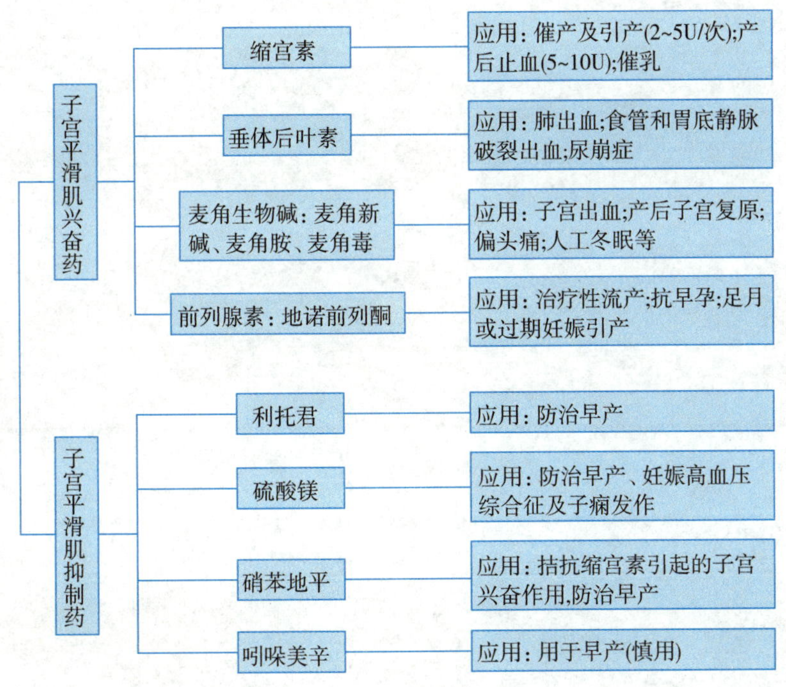


(姚继红)

笔记

## 复习思考题

1. 比较麦角生物碱与缩宫素对子宫作用及用途的异同点。
2. 试述缩宫素用于催产和引产应注意的事项。

# 第二十九章

# 自体活性物质及其影响药物

**学习目的**

通过学习常用自体活性物质及其影响药物的药理作用、临床应用和主要不良反应，为临床合理应用本类药物奠定基础。

**学习要点**

常用自体活性物质及其影响药物的药理作用、作用机制、临床应用和主要不良反应等。

自体活性物质(autacoids)，又称局部激素(local hormones)，以旁分泌方式到达邻近部位发挥作用，具有强而广泛生物活性的内源性物质。自体活性物质主要作用于局部或附近的多种靶器官，产生特定的生理效应或病理反应，而不进入血液循环。自体活性物质包括：①小分子化学信号物质，如组胺、5-羟色胺、前列腺素、白三烯、一氧化氮和腺苷等；②大分子化学信号物质，如血管紧张素、内皮素、激肽类、利尿钠肽、P物质、血管活性肠肽、降钙素基因相关肽和神经肽Y等血管活性肽类等。

## 第一节　组胺与抗组胺药

### 一、组胺及组胺拟似药

#### 组　胺

组胺(histamine，HA)化学结构为β-氨基乙基咪唑，由组氨酸经特异的组氨酸脱羧酶脱羧产生。组胺合成后与肝素或某些蛋白等结合，以无活性的结合物形式贮存于肥大细胞和嗜碱粒细胞的颗粒内。物理、化学刺激或药物(如吗啡、烟碱等)、速发型(Ⅰ型)变态反应均可引起肥大细胞脱颗粒并导致游离型组胺释放。游离型组胺可与组胺受体(如$H_1$、$H_2$、$H_3$、$H_4$)结合，产生显著的生物效应，并参与炎症和Ⅰ型变态反应等病理过程。

【药理作用】

1. 促进腺体分泌　激动胃壁细胞$H_2$受体，激活腺苷酸环化酶，增加细胞内cAMP含量，进而激活壁细胞顶端囊泡上的$H^+$-$K^+$-ATP酶，使胃酸及胃蛋白酶分泌增加。此外，也能促进唾液腺和支气管腺体的分泌，但作用较弱。

2. 兴奋平滑肌　激动平滑肌细胞$H_1$受体，可引起支气管平滑肌收缩和呼吸困

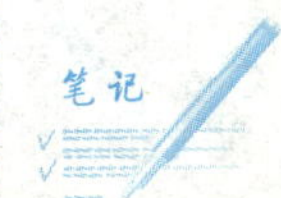

难，支气管哮喘患者尤为敏感；对胃肠道平滑肌有兴奋作用；对子宫平滑肌不同种属动物反应不同，人子宫不敏感。

3. 扩张血管　激动血管平滑肌细胞 $H_1$、$H_2$受体，使小动脉、小静脉扩张。激动 $H_1$受体可使毛细血管扩张，毛细血管通透性增加，引起局部水肿和全身血液浓缩。小剂量组胺皮内注射，可出现"三重反应"：①毛细血管扩张出现红斑；②毛细血管通透性增加，在红斑上形成丘疹；③通过轴索反射致小动脉扩张，丘疹周围形成红晕。

4. 加快心率　组胺可直接兴奋心脏 $H_2$受体，产生正性肌力作用，并引起心率加快。同时，血压下降反射性兴奋交感神经，也可导致心率加快。

5. 影响血小板功能　激动血小板上 $H_1$受体可促进血小板凝集；激动血小板上 $H_2$受体可对抗血小板凝集。

此外，组胺作为一种神经递质，可通过 $H_1$受体调节食欲、体温等，在神经末梢可产生疼痛和瘙痒等感觉。

【临床应用】

1. 真假胃酸缺乏症鉴别　晨起空腹皮下注射磷酸组胺 0.25～0.5mg，若无胃酸分泌即为真性胃酸缺乏症。由于组胺不良反应较多，目前多用五肽胃泌素鉴别。

2. 麻风病的辅助诊断　麻风患者由于皮肤神经受损，"三重反应"常不完全，故可做为麻风病的辅助诊断。

【不良反应】与剂量相关，常见颜面潮红、头痛、直立性低血压、支气管哮喘及胃肠功能紊乱等。支气管哮喘、消化性溃疡患者禁用。

### 组胺拟似药

组胺拟似药包括倍他司汀和英普咪定。前者是 $H_1$受体激动药，可致血管扩张，但不增加毛细血管通透性。可促进脑干和迷路的血液循环，解除内耳血管痉挛，减轻膜迷路积水，尚有抗血小板聚集及抗血栓形成作用。临床用于治疗内耳眩晕病、慢性缺血性脑血管病及缓解多种原因引起的头痛。不良反应较少，偶见恶心、头晕、心悸、胃部不适等症状。溃疡患者慎用，哮喘、嗜铬细胞瘤患者禁用。英普咪定为选择性 $H_2$受体激动药，能刺激胃酸分泌，用于胃功能检查，还可以增强心室收缩功能，用于心力衰竭的辅助治疗。

## 二、抗组胺药

抗组胺药(antihistamines)能竞争性阻断组胺受体，拮抗组胺的作用。根据其对组胺受体选择性的不同，将抗组胺药分为 $H_1$、$H_2$和 $H_3$受体阻断药。其中 $H_1$和 $H_2$受体阻断药被广泛应用，$H_3$受体激动与许多神经行为失调如阿尔茨海默病、注意力缺陷多动症、帕金森综合征等相关，目前对 $H_3$受体阻断药的应用前景被看好，药物如硫丙咪胺(thioperamide)等尚在研究中。

### （一）$H_1$受体阻断药

本类药物品种较多，可分为第一代(如：苯海拉明、氯苯那敏等)和第二代(如：西替利嗪、氯雷他定等)。

【药理作用】

1. $H_1$受体阻断作用　可完全对抗组胺引起的支气管、胃肠道平滑肌的收缩作用。对组胺引起的毛细血管扩张和通透性增加(局部水肿)有很强的抑制作用；对组胺引

笔记

起的血管扩张和血压下降，仅有部分对抗作用，需同时应用 $H_1$ 和 $H_2$ 受体阻断药才能完全对抗。

2. 抑制中枢作用　多数药物可通过血脑屏障，有不同程度的中枢抑制作用，表现为镇静、嗜睡等。以第一代药物（如苯海拉明和异丙嗪等）中枢抑制作用明显；第二代（如阿司咪唑等）不易透过血脑屏障，无镇静、嗜睡作用。异丙嗪、苯海拉明、美克洛嗪、布克利嗪等有较强的止吐、防晕动作用，可能与中枢抗胆碱作用有关。

3. 其他作用　苯海拉明、异丙嗪等具有抗胆碱作用；第一代药物中部分具有较弱的局麻作用。

【临床应用】

1. 皮肤黏膜变态反应性疾病　多用于局部变态反应性疾病，如荨麻疹、花粉症、过敏性鼻炎等，可作为首选药物；对昆虫咬伤所致的皮肤瘙痒和水肿亦有良效；对血清病、药疹和接触性皮炎也有一定疗效。对变态反应性支气管哮喘效果差，对过敏性休克无效。

2. 防晕止吐　可用于晕车、晕船，常用苯海拉明和异丙嗪，与东莨菪碱合用有协同作用。对于放射病等引起的呕吐也有效。

【不良反应】

1. 中枢神经系统反应　多见镇静、嗜睡、乏力等中枢抑制现象，以苯海拉明和异丙嗪等第一代药物较为明显。驾驶员或高空作业、机械作业及操作精密仪器者工作期间不宜使用。

2. 消化道反应　口干、厌食、恶心、便秘或腹泻等。

3. 心律失常　第二代药物（如：特非那丁、阿司咪唑等）可引起心电图 Q-T 间期延长，甚至引起致命性的心律失常，故不宜与肝药酶抑制剂合用，也不宜与其他能延长 Q-T 间期的药物合用。

4. 其他　偶见粒细胞减少及溶血性贫血。美可洛嗪及布可立嗪可致动物畸胎，孕妇禁用。

常用 $H_1$ 受体阻断药作用及应用，见表 29-1。

表 29-1　常用 $H_1$ 受体阻断药作用和应用特点的比较

| 药物 | 维持时间（小时） | 镇静催眠 | 防晕止吐 | 临床主要用途 |
|---|---|---|---|---|
| 第一代 | | | | |
| 乙醇胺类 | | | | |
| 苯海拉明（diphenhydramine） | 4～6 | ++ | ++ | 皮肤黏膜过敏、晕动症 |
| 吩噻嗪类 | | | | |
| 异丙嗪（promethazine） | 6～12 | +++ | ++ | 皮肤黏膜过敏、晕动症 |
| 乙二胺类 | | | | |
| 曲吡那敏（tripelennamine） | 4～6 | ++ | | 皮肤黏膜过敏 |

续表

| 药物 | 维持时间（小时） | 镇静催眠 | 防晕止吐 | 临床主要用途 |
|---|---|---|---|---|
| 烷基胺类 | | | | |
| 氯苯那敏（chlorphenamine） | 4～6 | + | | 皮肤黏膜过敏 |
| 哌嗪类 | | | | |
| 布克利嗪（buclizine） | 16～18 | + | +++ | 防晕、止吐 |
| 美克洛嗪（meclozine） | 12～24 | + | +++ | 防晕、止吐 |
| 哌啶类 | | | | |
| 赛庚啶（cyproheptadine） | 3 | ++ | | 过敏、偏头痛（抗5-HT） |
| 苯茚胺（phenindamine） | 6～8 | -（兴奋） | - | 皮肤黏膜过敏 |
| 第二代 | | | | |
| 烷基胺类 | | | | |
| 阿伐斯汀（acrivastine） | 4～6 | - | - | 皮肤黏膜过敏 |
| 哌嗪类 | | | | |
| 西替利嗪（cetirizine） | 12～24 | ± | - | 皮肤黏膜过敏、慢性荨麻疹、异位性皮炎（作用强） |
| 哌啶类 | | | | |
| 左卡巴斯汀（levocabastine） | 6 | - | - | 过敏性鼻炎、结膜炎 |

## （二）$H_2$受体阻断药

$H_2$受体阻断药可选择性地阻断$H_2$受体，不影响$H_1$受体。临床常用的药物有：西咪替丁（cimetidine，甲氰脒胍）、雷尼替丁（ranitidine，呋喃硝胺）、法莫替丁（famotidine）和尼扎替丁（nizatidine）。

【药理作用】

1. 抑制胃酸分泌　选择性阻断胃壁细胞$H_2$受体，拮抗组胺引起的胃酸分泌。

2. 心血管系统　拮抗组胺对离体心脏的正性肌力和正性频率作用。抑制胃酸分泌的剂量对心血管系统影响很小。

3. 调节免疫　阻断T细胞上的$H_2$受体，减少组胺诱发抑制因子（histamine induced suppressor factor，HSF）生成，从而逆转组胺的免疫抑制作用，增强免疫功能。

【临床应用】用于治疗胃和十二指肠溃疡，胃肠道出血；以及治疗胃酸分泌过多症（卓-艾综合征，Zolinger-Ellison syndrome，ZES）和反流性食管炎。也可用于预防应激性溃疡的发生。

【不良反应】不良反应发生率较低，以腹泻、便秘、乏力、眩晕等为主，头痛、语言不清、幻觉等中枢神经系统反应较少见；长期大量使用西咪替丁有抗雄性激素作用，可引起男性患者乳腺发育和导致女性用药者溢乳。西咪替丁能抑制肝药酶，联合用药可致华法林、普萘洛尔、奎尼丁、苯妥英钠等药物代谢减慢，血药浓度升高。

【药物相互作用】西咪替丁能抑制肝药酶，联合用药可致华法林、普萘洛尔、奎尼丁、苯妥英钠等药物代谢减慢，血药浓度升高。

## 第二节　5-羟色胺类药与阻断药

### 一、5-羟色胺

5-羟色胺（5-hydroxytryptamine，5-HT），又名血清素（serotonin），作为自体活性物质，约90%合成和分布于肠嗜铬细胞，遇到刺激可发生脱颗粒反应释放致血液，被血小板摄取和贮存。在中枢，作为神经递质，5-HT参与痛觉、睡眠和体温调节。

【药理作用】

1. 血管　作用复杂，在不同部位激动不同受体亚型，发挥不同效应。

（1）收缩血管：5-HT激动5-$HT_{2A}$受体，引起多数血管收缩，其中肾、肺血管收缩明显；5-HT还可增强其他血管活性物质（如NA、血管紧张素Ⅱ、加压素、血栓素$A_2$等）引起的血管收缩反应。

（2）扩张血管：5-HT激动内皮细胞5-$HT_1$受体，使内皮细胞释放内皮细胞舒张因子（EDRF）和前列腺素（PGs），使小血管明显扩张，其中心脏血管和骨骼肌血管扩张明显。

（3）血压：可引起血压的三相反应：短暂的降低，与5-HT激动5-$HT_3$受体，引起心脏负性频率作用有关；持续数分钟血压升高，是5-$HT_{2A}$受体介导的血管收缩反应所致；长时间的低血压，是5-$HT_1$受体介导的骨骼肌血管舒张所致。

2. 兴奋平滑肌　5-HT激动5-$HT_2$受体可引起胃肠道平滑肌收缩，激动5-$HT_4$受体，兴奋肠壁内神经节也可引起胃肠道平滑肌收缩，胃肠道张力增加，肠蠕动加快；5-HT可兴奋支气管平滑肌，对正常人影响小，哮喘患者对其反应敏感。

3. 促进血小板聚集　5-HT激动5-$HT_2$受体，引起血小板聚集。

4. 神经系统　5-HT刺激感觉神经末梢，引起瘙痒。蚊虫叮咬和某些植物的刺可引起局部5-HT释放，引起痒、痛。5-HT亦是一种中枢递质，但不能通过血脑屏障。5-HT注入动物侧脑室后，可引起镇静、嗜睡和一系列行为反应，并影响体温调节和运动功能。

### 二、5-羟色胺受体激动药

5-HT受体亚型众多，通过对其选择性激动可产生不同药理作用，见表29-2。

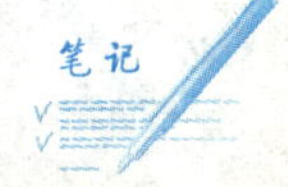

表29-2　作用于5-HT受体的药物

| 受体 | 作用 | 代表药物 | 治疗疾病 |
| --- | --- | --- | --- |
| $5\text{-}HT_{1A}$ | 激动药 | 乌拉地尔<br>丁螺环酮、吉哌隆、伊沙匹隆 | 高血压<br>焦虑症 |
| $5\text{-}HT_{1D}$ | 激动药 | 麦角胺、舒马普坦 | 偏头痛和丛集性头痛 |
| $5\text{-}HT_4$ | 激动药 | 伊扎必利 | 胃肠功能紊乱 |

## 舒马普坦

舒马普坦(sumatriptan)是5-HT的拟似物,可选择性地激动$5\text{-}HT_{1D}$受体,使脑基底动脉、硬脑膜血管、软脑膜血管等收缩,有效缓解大多数偏头痛患者的头痛、恶心、呕吐、畏光或恐声等症状。常见的不良反应是感觉异常,可引起心肌缺血,故禁用于缺血性心脏病患者。

## 右芬氟拉明

右芬氟拉明(dexfenfluramine)是选择性$5\text{-}HT_1$受体激动药,由于其强大的抑制食欲作用而被广泛用于控制体重和治疗肥胖症。右芬氟拉明对肥胖患者的抑制食欲作用比非肥胖者更明显。

## 乌拉地尔

乌拉地尔(urapidil)通过激动中枢$5\text{-}HT_{1A}$受体,使交感神经张力降低而发挥抗高血压作用。其在外周的降压机制是阻断$\alpha_1$受体。乌拉地尔主要用于治疗各类高血压,安全性高,无直立性低血压、反射性心率加快、首剂效应和耐受性等不良反应。

常用的$5\text{-}HT_1$受体激动药还有丁螺环酮(buspirone)、吉哌隆(gepirone)、伊沙匹隆(ipsapirone),三者均选择性激动$5\text{-}HT_{1A}$受体,是有效的非苯二氮䓬类抗焦虑药。

## 伦扎必利

伦扎必利(renzapride)可选择性激动肠壁神经节丛神经细胞上的$5\text{-}HT_4$受体,促进神经末梢释放ACh,具有增加肠道动力作用,临床用于治疗胃食管反流症等胃肠道动力失调疾病。

## 氟西汀

氟西汀(fluoxetine)属于选择性5-HT再摄取抑制药(SSRIs),通过抑制5-HT再摄取,发挥拟5-HT作用。近年SSRIs的应用改善了抑郁症的治疗,与阿米替林和丙咪嗪相比,它们的共同特点是:安全剂量范围大,无明显的心脏毒性和抗胆碱副作用。

常用的SSRIs类药物还有:西酞普兰(citalopram)、舍曲林(sertraline)、帕罗西汀(paroxetine)和氟伏沙明(fluvoxamine)等。

## 三、5-羟色胺受体阻断药

### 赛庚啶和苯噻啶

赛庚啶(cyproheptadine)和苯噻啶(pizotyline,新度美安)均有抗5-HT作用,选择性阻断5-$HT_2$受体,并且有阻断$H_1$受体和较弱的抗胆碱作用。可用于荨麻疹、湿疹、接触性皮炎、皮肤瘙痒和过敏性鼻炎的治疗,也可用于预防偏头痛发作,赛庚啶作用强于苯噻啶。不良反应相似,均可致口干、恶心、乏力、嗜睡等。由于兴奋下丘脑摄食中枢,可以增加食欲和体重。青光眼、前列腺肥大及尿闭患者禁用。驾驶员及高空作业者慎用。

### 酮色林

酮色林(ketanserin),又称凯坦色林,选择性阻断5-$HT_{2A}$受体,还具有较弱的阻断$\alpha_1$肾上腺素受体,扩张阻力血管和毛细血管,降低血压的作用,用于治疗高血压。不良反应主要包括头晕、口干、胃肠功能紊乱和体重增加等。

### 昂丹司琼

昂丹司琼(ondansetron)选择性阻断5-$HT_3$受体,具有强大的镇吐作用,主要用于癌症患者手术和化疗伴发的严重恶心、呕吐。本类药物还有格拉司琼(granisetron)、多拉司琼(dolasetron)等,均可有效治疗化疗引起的恶心呕吐。

# 第三节　其他影响自体活性物质的药物

## 一、常用前列腺素类药

### 前列地尔

前列地尔(alprostadil,$PGE_1$)具有直接扩张血管和抑制血小板聚集的作用,可增加血流量,改善微循环。$PGE_1$与抗高压药和血小板聚集抑制药有协同作用。可治疗慢性动脉闭塞症(血栓闭塞性脉管炎、闭塞性动脉硬化症等)引起的四肢溃疡及微小血管循环障碍引起的四肢静息疼痛,改善心脑血管微循环障碍。阴茎注射10~20μg可诊断和治疗阳痿。不良反应包括:食欲减退、腹泻、头痛、低血压、心动过速、可逆性骨质增生和注射局部红肿热痛等。妊娠和哺乳期妇女禁用。

### 依前列醇

依前列醇(epoprostenol,$PGI_2$)具有明显的舒张血管和抑制血小板聚集作用,防止血栓形成。可用于缺血性心脏病、多器官衰竭、外周血管痉挛性疾病和肺动脉高压。高剂量时可有血压下降、心动过缓、面色潮红和胃肠道反应等不良反应。

笔记

### 米索前列醇

米索前列醇(misoprostol)为 $PGE_1$衍生物,能抑制基础胃酸分泌和组胺、五肽胃泌素等引起的胃酸分泌。与食物同服,用于十二指肠溃疡和胃溃疡,对 $H_2$阻断剂无效消化道溃疡患者也有效。能促进吸烟者的溃疡愈合。因其不升高血清胃泌素水平,故对防止溃疡复发较其他抗溃疡药效果更佳。

### 卡 前 列 素

卡前列素(carboprost,15-甲基-$PGF_{2\alpha}$,15-Me-$PEF_{2\alpha}$),是地诺前列素($PGF_{2\alpha}$)的衍生物,兴奋子宫平滑肌的作用比 $PGF_{2\alpha}$强数十倍,有扩张子宫颈和刺激子宫收缩的双重作用,是一种很有发展前景的避孕药,主要用于终止妊娠和宫缩无力导致的产后顽固性出血。终止妊娠后能很快恢复月经和生育功能,对下丘-垂体-卵巢轴几乎无影响。

## 二、白三烯受体阻断药

白三烯(LTs)被公认为是体内重要的炎症介质之一,在人体的多种疾病中起作用。引起支气管收缩的过敏性慢反应物质(SRS-A)就是各种 LTs 与半胱氨酸结合的复合物(硫肽白三烯)。还有收缩冠脉,抑制心肌收缩力、降压等作用。白三烯受体组织分布广泛,其受体阻断药的研究大多尚处于初始阶段,白三烯阻断药主要用于哮喘的预防和治疗,还可以用于风湿性关节炎、银屑病、肠炎和鼻炎等多种炎症性疾病。

### 孟 鲁 司 特

【药理作用】白三烯阻断剂对Ⅰ型半胱氨酰白三烯受体有高度的亲和性和选择性,能有效抑制白三烯 G4、白三烯 D4、白三烯 E4 与Ⅰ型半胱氨酰白三烯受体的结合,预防白三烯引起的支气管收缩、气道水肿及血管通透性增加,并可减轻气道炎症,缓解哮喘、过敏性鼻炎等疾病症状。

【临床应用】单独应用于轻度、持续性哮喘的治疗和预防。包括预防白天和夜间的哮喘症状,治疗对阿司匹林敏感的哮喘患者以及预防运动诱发的支气管收缩。对于吸入中等剂量糖皮质激素而症状控制不好的中、重度哮喘患儿是一个较好的补充。与糖皮质激素合用可提高疗效。也用于缓解和预防季节性过敏性鼻炎。

【不良反应】不良反应轻微,可出现腹痛、头痛、肢体水肿、肝脏转氨酶升高、高胆红素血症等,一般停药后会逐渐消失。白三烯受体阻断剂可抑制 CYP1A2 活性,竞争性抑制茶碱分解,使茶碱血药浓度升高。

## 三、激肽类及影响激肽释放酶-激肽系统的药物

### (一)激肽

激肽(kinin)分为缓激肽(bradykinin)和胰激肽(kallidin)2 种,有许多类似组胺的作用。激肽受体包括 $B_1$和 $B_2$两种。$B_1$受体在创伤修复中发挥重要作用,$B_2$受体有组织依赖性,是激肽发挥作用的主要受体。激肽一方面是对靶组织的直接作用,另一方面是通过 $B_2$受体,与 G 蛋白相互作用,激活 $PLA_2$,释出 AA,产生 PGs,间接产生作用。

1. 心血管　激肽可使心、肾、肠、骨骼肌和肝内的血管扩张，其强度是组胺的10倍。静脉注射激肽，使小动脉扩张，血压下降。激肽还具有心脏保护作用，激肽预处理可以降低缺血-再灌注损伤。

2. 收缩平滑肌　引起支气管平滑肌、子宫平滑肌和大多数胃肠平滑肌收缩，因此激肽是引起哮喘的因素之一。

3. 疼痛和炎症　激肽是皮肤和内脏感觉神经末梢的强烈激活剂，可引起剧烈疼痛，PGE能增强和延长其致痛作用。激肽还能促进白细胞游走和聚集，参与炎症反应，为炎症介质之一。

4. 其他　增加肾脏血流量，减少肾脏重吸收钠；提高胰岛素介导的葡萄糖跨膜转运和葡萄糖利用。

### （二）影响激肽释放酶-激肽系统的药物

1. 激肽释放酶抑制药　抑肽酶是激肽释放酶抑制药。提取自牛肺，由58个氨基酸组成。也能抑制胰蛋白酶、糜蛋白酶等蛋白水解酶，使激肽原不能形成激肽。临床用于治疗急性胰腺炎、中毒性休克等血浆激肽过高症。

2. 血管紧张素Ⅰ转化酶抑制药　卡托普利抑制激肽酶Ⅱ，减少缓激肽的降解，增强缓激肽的作用。

3. 激肽受体阻断药　目前已发现许多激肽$B_2$受体阻断药通过阻断$B_2$受体治疗支气管哮喘。

## 学习小结

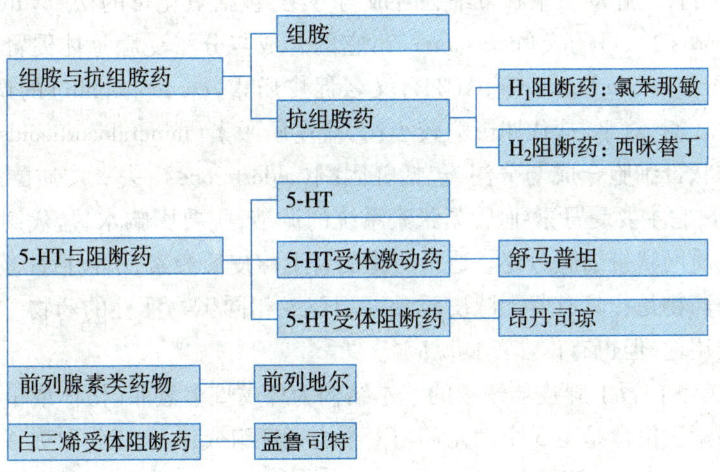


（张跃文）

## 复习思考题

1. 简述白三烯受体阻断药的临床应用。
2. 简述抗组胺药的临床应用。

# 第三十章

# 肾上腺皮质激素类药

**学习目的**

通过对肾上腺皮质激素类药基本知识的学习，为今后临床合理应用此类药物打下基础。

**学习要点**

糖皮质激素类药的体内过程、生理效应、药理作用、作用机制、临床应用、不良反应及禁忌证。盐皮质激素类药、促肾上腺皮质激素及皮质激素抑制药的药理作用及临床应用。

肾上腺皮质激素（adrenocortical hormones）简称皮质激素（corticosteroids），是肾上腺皮质分泌的各种激素的总称。按其生理作用可分为3类：①糖皮质激素（glucocorticoids，GC），由肾上腺皮质束状带细胞合成与分泌，包括氢化可的松（hydrocortisone，亦称皮质醇，cortisol）、可的松（cortisone）等，它的合成与分泌受腺垂体促肾上腺皮质激素（adrenocorticotropic hormones，ACTH，又名促皮质素，corticotrophin）的调节，主要影响三大物质代谢，对水、盐代谢影响较小；②盐皮质激素（mineralocorticoids，MC），由肾上腺皮质球状带细胞合成与分泌，包括醛固酮（aldosterone）、去氧皮质酮（desoxycorticosterone）等，它主要受肾素-血管紧张素系统的调节，主要影响水、盐代谢；③性激素，由肾上腺皮质网状带细胞分泌。通常所指的肾上腺皮质激素，不包括性激素。肾上腺皮质激素类药物是指具有肾上腺皮质激素相似或相同生物活性的药物。它们在临床上有广泛的用途，但也有许多不良反应。

【构效关系】肾上腺皮质激素的基本结构为环戊烷多氢菲（甾体或甾核），故其又称为甾体激素。甾体是由3个六元环与1个五元环组成，4个环分别称A、B、C、D环，在D环上$C_{17}$上有一短侧链（图30-1）。

肾上腺皮质激素的作用与化学结构密切相关，构效关系研究表明：①$C_3$上的酮基、$C_{4\sim5}$的双键及$C_{20}$的羰基是保持皮质激素生物活性的必需基团；②盐皮质激素与糖皮质激素的主要区别是：盐皮质激素的$C_{17}$上无羟基，在$C_{11}$上无氧（如去氧皮质酮）或虽有氧，但与$C_{18}$相联（如醛固酮），因而其主要影响水、盐代谢，对糖代谢影响较小，故称之为盐皮质激素；糖皮质激素在$C_{17}$上有羟基，在$C_{11}$上有氧（如可的松）或羟基（如氢化可的松），因而其具有较强的影响糖代谢和抗炎等作用，而对水、盐代谢影响较小，故称之为糖皮质激素；③内源性糖皮质激素主要为可的松与氢化可的松，为了提高糖皮质激素的临床疗效，减少其不良反应，人们对可的松与氢化可的松的化学结构进行

笔记

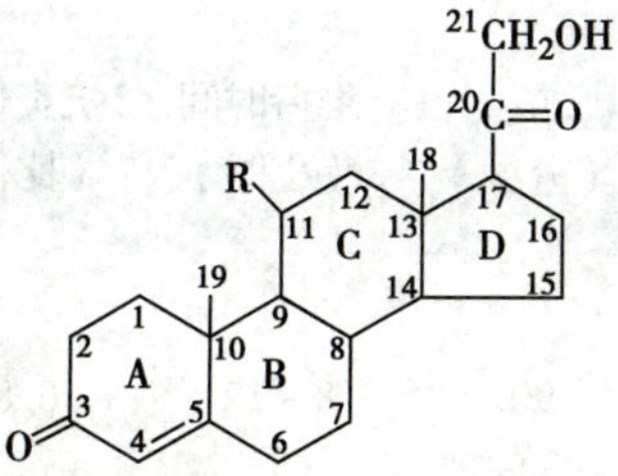

肾上腺皮质激素的基本结构

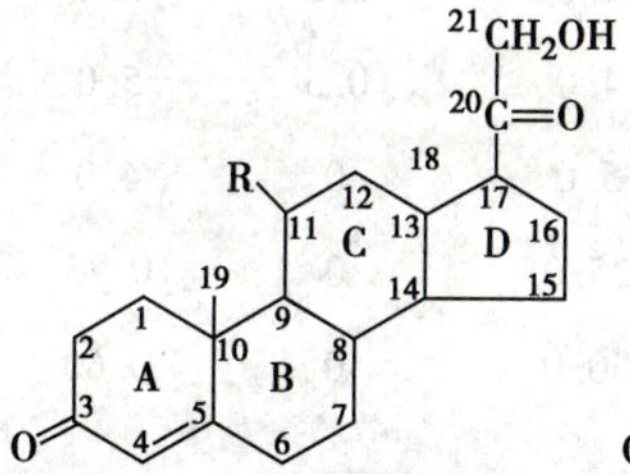

去氧皮质酮desoxycortone 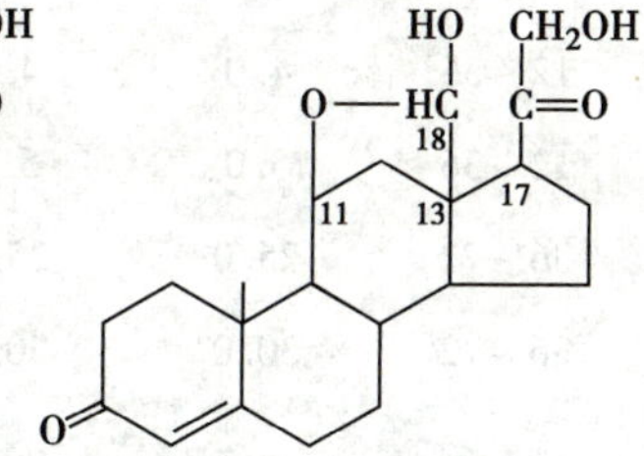　　醛固酮aldosterone 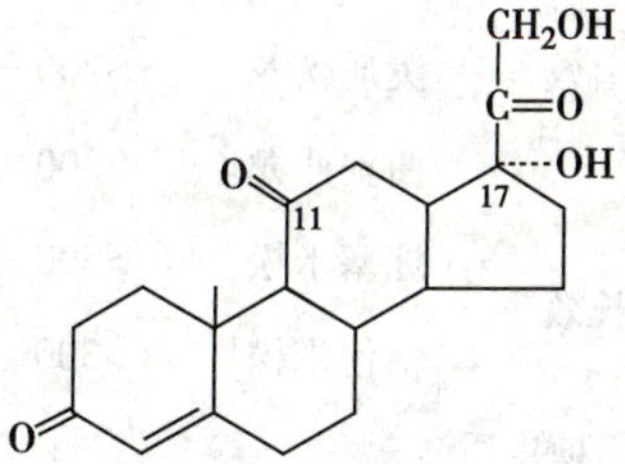　　可的松cortisone

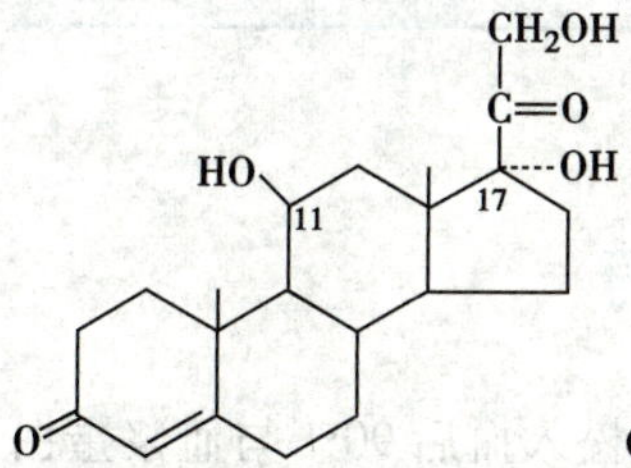

氢化可的松hydrocortisone 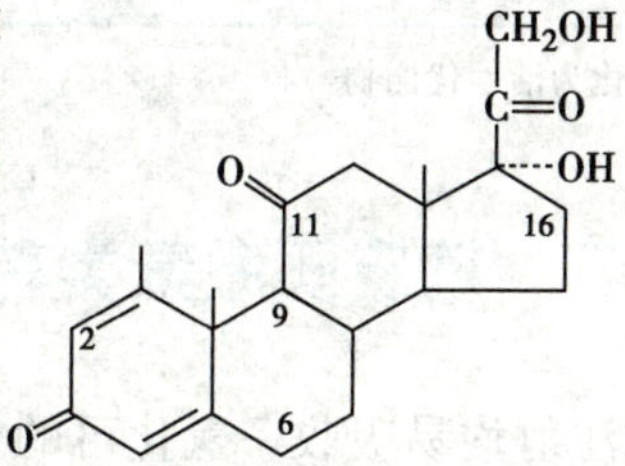　　泼尼松prednisone 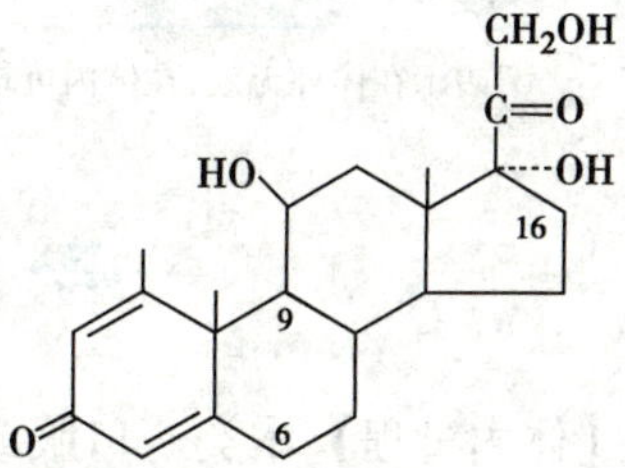　　泼尼松龙prednisolone

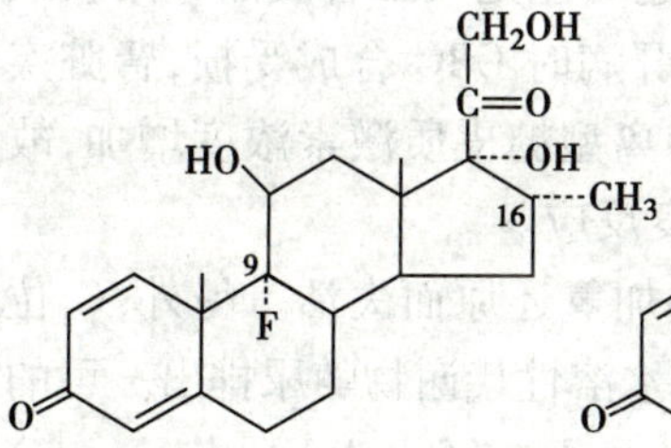

地塞米松dexamethasone 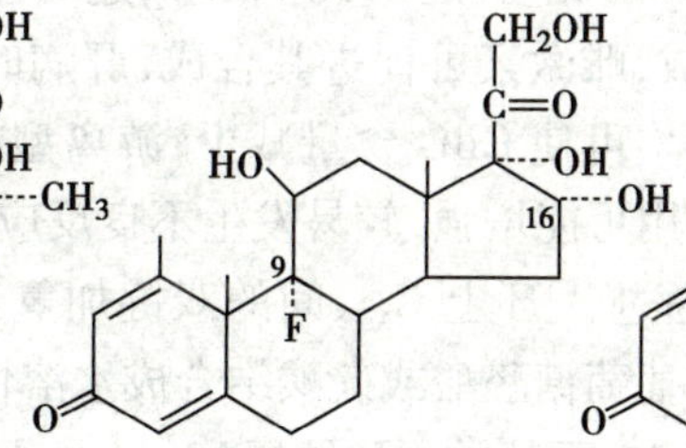　　曲安西龙triamcinolone 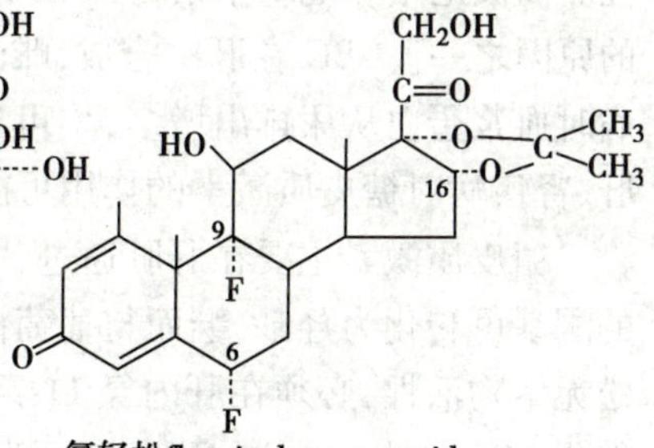　　氟轻松fluocinolone acetonide

图 30-1　肾上腺皮质激素类药物的基本结构示意图

改造，发现：$C_{1\sim2}$改成双键、$C_6$上加甲基、$C_9$上引入氟、$C_{16}$引入甲基或羟基等，对糖代谢影响及抗炎作用更强，而对水盐代谢影响更弱（图 30-1 及表 30-1）。临床应用的糖皮质激素多为半合成品。

表 30-1 常用的糖皮质激素类药的比较

| 药物 | | $t_{1/2}$（分钟） | 维持时间（小时） | 抗炎作用（比值） | 糖代谢作用（比值） | 水盐代谢作用（比值） | 口服等效剂量（mg） |
|---|---|---|---|---|---|---|---|
| 全身应用糖皮质激素 | | | | | | | |
| 短效 | 可的松* | 90 | 8～12 | 0.8 | 0.8 | 0.8 | 25.0 |
| | 氢化可的松 | 90 | 8～12 | 1.0 | 1.0 | 1.0 | 20.0 |
| 中效 | 泼尼松* | >200 | 12～36 | 4.0 | 4.0 | 0.3 | 5.0 |
| | 泼尼松龙 | >200 | 12～36 | 4.0 | 4.0 | 0.3 | 5.0 |
| | 曲安西龙 | >200 | 12～36 | 5.0 | 5.0 | 0 | 4.0 |
| 长效 | 地塞米松 | >300 | 36～72 | 25.0 | 25.0 | 0 | 0.75 |
| | 倍他米松 | >300 | 36～72 | 30.0 | 30.0 | 0 | 0.60 |
| 外用糖皮质激素 | | | | | | | |
| | 氟氢可的松 | | | 12.0 | | 125.0 | |
| | 氟轻松 | | | 40.0 | | | |

注："*"表示在体外无效，在体内可转化为活性代谢物

## 第一节 糖皮质激素类药

【体内过程】本类药口服或注射均易吸收。氢化可的松入血后 90% 与血浆蛋白结合，其中 80% 与皮质激素转运球蛋白（corticosteroid binding globulin，CBG）结合，10% 与白蛋白结合，游离型激素约占 10%。结合型激素不易进入细胞内，无生物活性。而泼尼松和地塞米松与 CBG 结合较少（约 70%），这可能是人工合成品作用较强的原因之一。CBG 在肝中合成，雌激素可促进其合成，肝病时 CBG 合成受损，肾脏疾病时血浆蛋白从尿排出增多，均可使 CBG 含量减少，游离型糖皮质激素浓度增加，故肝、肾疾病时糖皮质激素的作用可能增强，较易发生不良反应。

糖皮质激素主要在肝脏通过 A 环上 $C_{4\sim5}$ 间的双键加氢还原而失活。另外，$C_3$ 位的酮基可转化为羟基，继而与葡萄糖醛酸或硫酸结合成水溶性代谢物随尿排出。可的松无生物活性，必须在肝内经 11-羟基类固醇脱氢酶（11-hydroxysteroid dehydrogenase）催化，将可的松 $C_{11}$ 位的酮基还原为羟基，即转化为氢化可的松才能发挥作用。同样，$C_{11}$ 位为酮基的泼尼松也必须经过同样的步骤转化为氢化泼尼松（泼尼松龙）才有活性。严重肝病不易发生这种转化，故宜直接使用氢化可的松或泼尼松龙。糖皮质激素代谢物大部分从肾排出，排出很快，约 90% 以上在 48 小时内出现于尿中，测定尿中糖皮质激素代谢物如 17-羟皮质素、17-酮皮质素可反映肾上腺-垂体系统的功能。

根据糖皮质激素作用持续时间的长短，可将其分为短效（<12 小时）、中效（12～36 小时）和长效（>36 小时）三类（表 30-1）。

【生理、药理作用】相当于正常肾上腺皮质每日分泌量的糖皮质激素所起的作用称为生理效应，主要影响物质代谢。而超生理剂量时对物质代谢增强外，还可产生抗

笔记

炎、免疫抑制等作用,称为药理作用。

1. 对物质代谢的影响

(1) 糖代谢 糖皮质激素能促进糖原异生;减慢葡萄糖分解为二氧化碳的氧化过程,有利于中间代谢产物如丙酮酸和乳酸等在外周组织再合成葡萄糖,增加血糖的来源;减少机体细胞摄取葡萄糖;从而使肝、肌糖原增加,血糖升高,因而得名糖皮质激素。以上作用有加重或诱发糖尿病的倾向。

(2) 蛋白质代谢 糖皮质激素能促进多种组织如胸腺、肌肉、皮肤、骨、淋巴组织中的蛋白质分解,抑制其合成。使血中游离氨基酸含量与尿氮排泄量增加,造成负氮平衡。长期大量使用糖皮质激素可致儿童生长减慢、肌肉萎缩无力、皮肤变薄、骨质疏松、淋巴组织萎缩与伤口愈合不良等。

(3) 脂肪代谢 糖皮质激素能促进脂肪分解,抑制其合成。长期大量使用糖皮质激素能够促进 cAMP 依赖性激酶的合成,从而激活酯酶,分解脂肪,导致血浆胆固醇增高。四肢皮下的酯酶激活,促使四肢皮下脂肪分解,脂肪重新分布在面、颈、上胸部、背、腹及臀部,形成向心性肥胖,表现为“满月脸,水牛背”。

(4) 水和电解质代谢 糖皮质激素对水和电解质影响较少,尤其是人工合成品。但长期大量使用糖皮质激素也能使肾小管对 $Na^+$重吸收增加,$K^+$、$H^+$分泌增加,造成钠潴留、碱中毒、细胞外液增多,进而导致高血压与水肿等。糖皮质激素能抑制 $Ca^{2+}$在肠道吸收和在肾小管重吸收,使尿钙排出增加,血钙降低,长期用药可致骨质脱钙,造成骨质疏松。

2. 允许作用 糖皮质激素对某些组织细胞虽无直接作用,但糖皮质激素的存在可为其他激素发挥作用创造条件,称为允许作用(permissive action)。例如糖皮质激素可增强儿茶酚胺的收缩血管作用和胰高血糖素的升高血糖作用。

3. 抗炎作用 糖皮质激素对各种原因(物理、化学、生物、免疫等)引起的机体炎症反应以及炎症的不同阶段均有强大的抑制作用。表现为糖皮质激素能使炎症早期的充血、渗出、水肿减轻,白细胞浸润和吞噬反应减弱,各种炎症因子释放减少,从而改善红、肿、热、痛等症状。也能减轻炎症后期的纤维母细胞增生和延缓肉芽组织生成,防止组织粘连及瘢痕形成,从而减轻炎症后遗症。需注意炎症反应是机体的一种防御反应,炎症后期的反应也是组织修复的重要过程,故糖皮质激素在抑制炎症、减轻症状的同时,也降低了机体的防御和修复功能,若使用不当可致感染扩散和创口愈合延缓。而炎症反应过强,可造成许多组织的损害和功能紊乱,甚至危及生命,此时应用糖皮质激素有重要价值。

糖皮质激素抗炎作用的基本机制是基因效应(又称基因组效应)。糖皮质激素通过与细胞中的糖皮质激素受体(glucocorticoid receptor,GR)结合而发挥作用。GR 大约由 800 个氨基酸构成,未活化的 GR 在胞质内与热休克蛋白 90(heat shock protein 90,HSP90)等抑制性蛋白结合组成复合体。抑制性蛋白能掩盖 GR 上和细胞核内靶基因结合的那一部分结构,阻止未被活化的 GR 向核内移行对 DNA 产生作用。这种复合体与进入胞质的糖皮质激素结合后,构型发生变化,HSP90 及其他结合蛋白立即被解离,随后糖皮质激素-受体复合物(GC-GR)迅速进入细胞核,暴露出来的 DNA 结合部位与靶基因启动子(promoter)的正性糖皮质激素反应元件(glucocorticoid response element,+GRE)或负性糖皮质激素反应元件(negative glucocorticoid response element,nGRE)相结合,相应地引起基因转录增加或减少,继而通过 mRNA 诱导一些蛋白质合

笔记

成而抑制另一些蛋白质合成，进而对炎症细胞和分子产生影响而发挥抗炎作用（图 30-2）。具体表现为：①对炎症抑制蛋白和某些靶酶的影响：糖皮质激素通过增加炎症抑制蛋白脂皮素 1（lipocortin 1）的合成而减少炎性介质前列腺素（PGs）和白三烯（LTs）的生成；糖皮质激素通过抑制一氧化氮合酶（nitric oxide synthase，NOS）和环氧酶-2（cyclooxygenase-2，COX-2）等的表达，从而抑制一氧化氮（NO）、PGs 等相关介质的产生；糖皮质激素能诱导血管紧张素 I 转化酶（angiotensin converting enzyme，ACE）的生成，以促进可引起血管舒张和致痛作用的缓激肽降解而产生抗炎作用；②对细胞因子（cytokine）及黏附分子（adhesion molecules）的影响：糖皮质激素通过抑制致炎的细胞因子如白细胞介素-1（interleukin-1，IL-1）、IL-2、IL-3、IL-4、IL-5、IL-6、IL-8、IL-11、IL-12、IL-13、肿瘤坏死因子（tumor necrosis factor，TNF）、γ-干扰素（γ-IFN）及粒细胞/巨噬细胞集落刺激因子（GM-CSF）等和黏附分子如 E-选择素及 ICAM-1（intercellular adhesion molecule 1）等的基因转录，使其产生减少，而发挥抗炎作用；另一方面，糖皮质激素对抗炎的细胞因子如 IL-10、IL-1 受体阻断药（IL-1 receptor antagonist，IL-Ira）等的基因转录有正性调节作用，从而增加 IL-10 及 IL-Ira 的生成，减轻炎症反应；③对炎细胞凋亡的影响：糖皮质激素诱导的细胞凋亡首先是由糖皮质激素受体介导基因转录变化，最终激活 caspase 和特异性核酸内切酶而导致细胞凋亡。

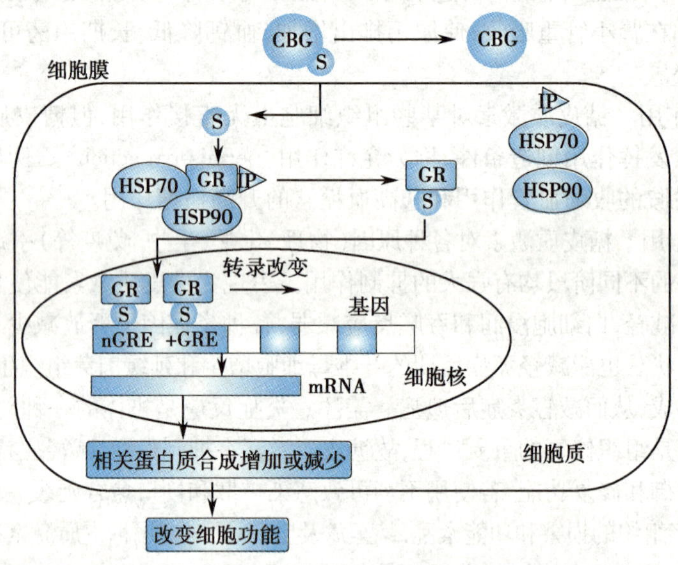


图 30-2　肾上腺皮质激素作用机制示意图

CBG：皮质激素转运球蛋白；S：糖皮质激素；GR：糖皮质激素受体；HSP70：热休克蛋白 70；HSP90：热休克蛋白 90；IP：免疫亲和素；+GRE：正性糖皮质激素反应元件；nGRE：负性糖皮质激素反应元件

糖皮质激素的作用机制除基因效应外，可能还存在快速非基因效应，其主要特点为起效迅速，可在数分钟内发生，对转录和蛋白质合成抑制药不敏感。大剂量糖皮质激素的抗过敏作用可能与此机制有关。

4. 免疫抑制和抗过敏作用　治疗剂量的糖皮质激素选择性作用于 T 细胞亚群，抑制细胞免疫，故可抑制皮肤迟发性过敏反应和异体器官移植的排斥反应，并能减轻一些自身免疫性疾病的症状。大剂量的糖皮质激素抑制体液免疫，阻止B淋巴细胞转化为浆细胞，减少抗体生成。糖皮质激素对免疫过程的许多环节均有抑制作用，能减少免疫过程中过敏介质的产生，抑制因过敏反应而产生的病理变化，如过敏性充血、水肿、皮疹、平滑肌痉挛及细胞损害等，因而能减轻许多过敏性疾病的症状。

5. 抗内毒素作用　糖皮质激素不能中和、破坏细菌内毒素，主要能提高机体对内毒素的耐受力，改善中毒症状。

6. 抗休克作用　一般认为，超大剂量糖皮质激素具有抗休克作用。其原因除抗炎、免疫抑制及抗内毒素综合作用外，可能还与下列因素有关：①加强心肌收缩力，使心排出量增多；②使痉挛血管扩张，改善微循环；③稳定溶酶体膜，减少心肌抑制因子(myocardio-depressant factor，MDF)的形成，从而防止MDF所致的心肌收缩无力与内脏血管收缩。

7. 其他作用

(1) 退热作用：对严重的中毒性感染患者，如伤寒、脑膜炎、败血症和晚期癌症等引起的发热，常有迅速良好的退热作用。机制可能与其抑制体温调节中枢对致热原的反应、稳定溶酶体膜、减少内源性致热原的释放有关。

(2) 对血液和造血系统的影响：糖皮质激素能刺激骨髓的造血功能，可使：①红细胞和血红蛋白含量增加；②大剂量糖皮质激素使血小板及纤维蛋白原浓度增加，凝血时间缩短；③中性粒细胞增多，但其游走、吞噬、消化及糖酵解功能降低，因而减弱炎症区的浸润与吞噬活动；④还能使血中淋巴细胞、嗜酸性粒细胞数目减少。

(3) 中枢作用：糖皮质激素可通过减少γ-氨基丁酸的浓度而提高中枢神经系统的兴奋性，出现欣快、失眠、激动，偶可诱发精神失常。大剂量给予儿童偶致惊厥或癫痫样发作。故精神病及癫痫患者慎用。

(4) 消化系统：糖皮质激素能使胃酸和胃蛋白酶分泌增多，同时使胃黏膜自我保护与修复能力减弱。长期大剂量应用可诱发或加重胃和十二指肠溃疡。

(5) 骨骼：降低成骨细胞活性，增加破骨细胞活性，长期大量应用糖皮质激素还可致骨质脱钙，出现骨质疏松。

(6) 心血管系统：糖皮质激素增强血管对其他活性物质的反应性。在糖皮质激素分泌过多的Cushing综合征和一小部分应用合成糖皮质激素的患者，可出现高血压。

【临床应用】

1. 替代疗法　适用于治疗急慢性肾上腺皮质功能不全、脑垂体前叶功能减退症及肾上腺次全切除术后用糖皮质激素的补充治疗。

2. 严重感染或炎症

(1) 严重急性感染：应用糖皮质激素原则上应限于严重急性感染并伴有明显中毒或休克症状者，如中毒性菌痢、暴发型流行性脑膜炎、中毒性肺炎、重症伤寒、急性粟粒性肺结核、猩红热及败血症等。目的在于消除炎症和过敏反应，提高机体对有害刺激的耐受性，迅速缓解症状，防止脑、心等重要器官的损害，有助于患者度过危险期。但糖皮质激素没有抗菌作用，同时还降低机体的防御功能，因此，在治疗严重感染性疾病时必须与足量有效抗菌药合用，以免感染病灶扩散而导致严重后果。

病毒性感染一般不用糖皮质激素，因糖皮质激素无抗病毒作用，且用后降低机体的防御功能而使感染扩散。但对严重传染性肝炎、流行性腮腺炎、流行性乙型脑炎、麻

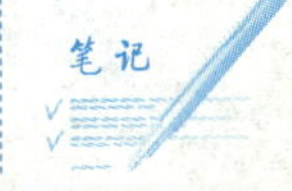

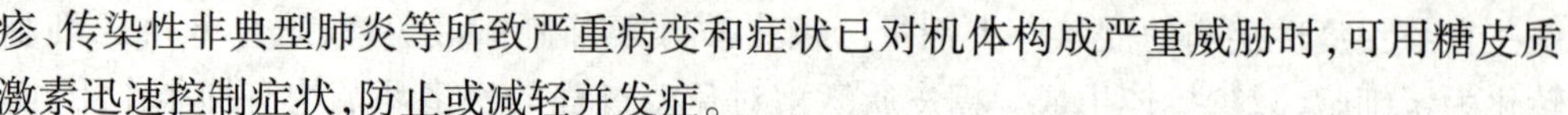

疹、传染性非典型肺炎等所致严重病变和症状已对机体构成严重威胁时，可用糖皮质激素迅速控制症状，防止或减轻并发症。

（2）防止或减少某些炎症后遗症：对机体重要器官或要害部位的炎症，如结核性脑膜炎、脑炎、胸膜炎、心包炎、风湿性心瓣膜炎、损伤性关节炎、睾丸炎、虹膜炎、视网膜炎和视神经炎等，早期应用糖皮质激素可减少炎性渗出，减少愈合过程中纤维组织过度增生，避免组织粘连或瘢痕形成，从而防止或减少后遗症的发生。

3. 自身免疫性疾病及过敏性疾病

（1）自身免疫性疾病：对多发性皮肌炎，糖皮质激素为首选药；对原发性或某些继发性肾小球疾病，目前治疗上仍以糖皮质激素为主；对严重风湿热、风湿性心肌炎、系统性红斑狼疮、溃疡性结肠炎、自身免疫性溶血性贫血及肾病综合征等，应用糖皮质激素治疗可缓解症状，停药后易复发。一般采用综合疗法，不宜单用，以免引起不良反应。

（2）过敏性疾病：对血清病、过敏性皮炎、过敏性鼻炎、剥脱性皮炎、顽固性荨麻疹、湿疹、严重输血反应、血管神经性水肿等，可应用此类药物做辅助治疗，其可通过免疫抑制作用和抗炎作用，迅速缓解症状。支气管哮喘的防治可选用糖皮质激素的吸入制剂，因其局部用药不仅减少吸收，使全身不良反应减少，而且能有效地控制哮喘症状。

（3）异体器官移植术后：对异体器官移植手术后所产生的免疫排斥反应也可使用糖皮质激素。若与其他免疫抑制药合用效果更好。

4. 休克　糖皮质激素适用于各种休克，有助于患者度过危险期。对感染中毒性休克，须及早、短时间内突击使用较大剂量糖皮质激素，显效后即可停用，必须与足量有效抗菌药合用；对过敏性休克，糖皮质激素是次选药，必要时与首选药肾上腺素合用；对心源性休克，须结合病因治疗；对低血容量性休克，应首先补液、电解质或输血，如果疗效不明显可合用超大剂量糖皮质激素。

5. 血液病　糖皮质激素可用于治疗急性淋巴细胞性白血病、再生障碍性贫血、粒细胞减少症、血小板减少性紫癜等。停药后易复发。

6. 局部应用　治疗某些皮肤病如接触性皮炎、湿疹、肛门瘙痒、银屑病等，宜选用氢化可的松、泼尼松龙或氟轻松等局部用药。也可局部用于眼前部的炎症如结膜炎、角膜炎、虹膜炎，能迅速奏效，对于眼后部炎症如脉络膜炎、视网膜炎则需全身或球后给药。当肌肉韧带或关节劳损时，可将醋酸氢化可的松或泼尼松混悬液加入1%普鲁卡因注射液，肌内注射，也可注入韧带压痛点或关节腔内用以消炎止痛。

【不良反应】

1. 长期大量应用所引起的不良反应

（1）医源性肾上腺皮质功能亢进：又称类肾上腺皮质功能亢进综合征（库欣综合征），这是过量糖皮质激素引起机体物质代谢紊乱的后果。表现为肌无力与肌萎缩（多见于四肢的大肌群，也可在骨盆与肩胛骨肌群）、皮肤变薄、满月脸、水牛背、痤疮、多毛、水肿、低血钾、高血压、动脉硬化、糖尿病等。低盐、低糖、高蛋白饮食及适量补钾可减轻这些症状，必要时可加用抗糖尿病药和抗高血压药治疗。

（2）诱发或加重感染：由于糖皮质激素能降低机体防御能力，且无抗菌抗病毒作用，故长期应用可诱发感染或使体内潜在病灶扩散，如病毒、真菌、结核病灶等。由于糖皮质激素能掩盖这些疾病的症状，易漏诊，必须提高警惕，及早诊断，采取防治措施，必要时与有效抗菌药合用。

笔记

(3) 诱发或加重溃疡:由于糖皮质激素增加胃酸与胃蛋白酶的分泌,减少胃黏液产生,阻碍组织修复以及减弱 PG 保护胃壁的功能,故可诱发或加重胃、十二指肠溃疡,甚至出血或穿孔。长期大量应用时可考虑加用抑酸药,不宜与能引起胃出血的药物(如阿司匹林、吲哚美辛、保泰松等)合用。

(4) 骨质疏松、伤口愈合延缓、抑制生长发育:由于糖皮质激素抑制骨基质蛋白质合成,增加钙、磷排泄,抑制肠内钙的吸收以及增加骨细胞对甲状旁腺的敏感性,长期应用可造成骨质疏松,儿童、老年人和绝经期妇女更易发生,严重者可致自发性骨折、骨缺血性坏死。骨缺血性坏死可能与骨内血管形成脂肪栓子有关,也可能是骨质疏松造成骨质塌陷的结果。为防治骨质疏松宜补充维生素 D 与钙盐。此外,由于抑制蛋白质的合成,糖皮质激素可延缓创伤患者的伤口愈合。在儿童因抑制生长激素分泌和造成负氮平衡,应用糖皮质激素可抑制生长发育。

(5) 心血管系统并发症:长期应用糖皮质激素,由于水钠潴留和血脂升高可引起高血压和动脉粥样硬化,还可引起脑卒中、高血压性心脏病等。

(6) 其他:糖皮质激素可致欣快、食欲增加、激动、失眠,偶致精神失常或诱发癫痫发作。此外,还引起青光眼及白内障等眼部并发症,用药期间应定期进行眼科检查。

糖皮质激素长期大量应用所引起的不良反应见图 30-3。

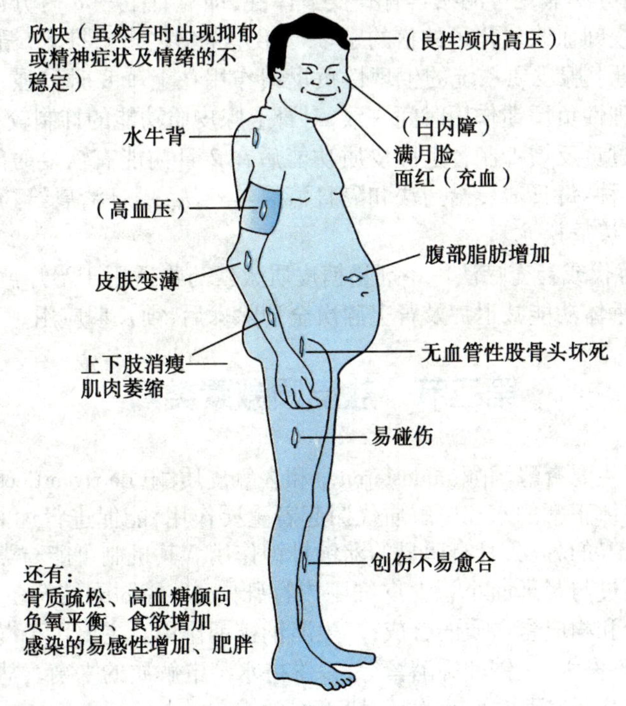


图 30-3　肾上腺皮质激素长期大量应用所引起的不良反应示意图

2. 停药反应

(1) 医源性肾上腺皮质功能不全:长期应用糖皮质激素,由于体内糖皮质激素超过正常水平,通过负反馈抑制下丘脑-垂体-肾上腺皮质系统,使垂体 ACTH 分泌减少,引起内源性肾上腺皮质激素分泌功能减退和肾上腺皮质萎缩。此时一旦突然停药,外源性糖皮质激素减少,而内源性肾上腺皮质激素又不能立即分泌补足,可出现肾上腺

笔记

皮质功能不全。表现为恶心、呕吐、食欲缺乏、肌无力、低血糖、低血压甚至休克等，尤其机体处于应激状态时（如感染、外伤、出血、手术等）更易出现。对于长期使用糖皮质激素的患者，应注意下述问题：不可骤然停药，应缓慢减量；尽量减低每日维持量或采用隔日给药法；在停药数月或更长时间内如遇应激情况，应及时给予足量的糖皮质激素。

（2）反跳现象：长期用药因减量太快或突然停药所致原有疾病复发或加重的现象，称为“反跳现象”。常需加大剂量再行治疗，待症状缓解后再缓慢减量、停药。

【禁忌证】曾患或现患精神病和癫痫、消化性溃疡、新近胃肠吻合术后、创伤和骨折后、骨质疏松、肾上腺皮质功能亢进、严重高血压、糖尿病、孕妇、药物不易控制的感染、角膜溃疡、青光眼、白内障等均可列为糖皮质激素禁忌。当适应证与禁忌证同时存在时，应权衡利弊，慎重决定。一般而言，病情危重的适应证，虽有禁忌证存在，仍不得不用，以帮助患者度过危险期，达到目的后应尽早停药。

【用法及疗程】

1. 大剂量突击疗法　大剂量糖皮质激素药物适用于危重患者的抢救，一般不超过 3～5 天，可突然停药。

2. 一般剂量长程疗法　适用于反复发作、累及多种器官的慢性疾病，如结缔组织病、肾病综合征、顽固性支气管哮喘、中心性视网膜炎、各种恶性淋巴瘤、淋巴细胞性白血病等。产生疗效后不能突然停药，应逐渐减量至最小维持量。

肾上腺皮质分泌氢化可的松具有昼夜节律性，即每日上午 8 时分泌可达高峰，而后逐渐降低，昼夜间血浆氢化可的松的水平可相差 4 倍之多。推测，循环血液中氢化可的松对垂体-肾上腺皮质系统的生理性负反馈作用在上午 8 时最强，若清晨一次给药，此刻正与生理性负反馈作用时间一致，对肾上腺皮质功能的抑制较小。同时，隔日给药 1 次，则通过负反馈抑制肾上腺皮质功能后在 2 日内能有恢复时间。基于此，维持量的用法有 2 种：每日清晨给药法和隔日清晨给药法，隔日清晨给药法常采用中效制剂如泼尼松或泼尼松龙。

3. 小剂量替代或补充疗法　小剂量糖皮质激素药物适用于治疗急慢性肾上腺皮质功能不全、腺垂体功能减退症及肾上腺次全切除术后，须长期应用。

## 第二节　盐皮质激素类药

盐皮质激素主要有醛固酮（aldosterone）和去氧皮质酮（deoxycorticosterone）。盐皮质激素对维持机体正常的水和电解质代谢起着重要作用，能促进肾远曲小管 $Na^+$、$Cl^-$ 的重吸收和 $K^+$、$H^+$ 的分泌，具有明显的潴钠排钾作用。其机制可能与类固醇的基因效应有关。它们通过与肾远曲小管上皮细胞内特殊受体（醛固酮结合蛋白）结合，调节某些基因的转录和相应蛋白质的合成，产生潴钠排钾作用。主要用于慢性肾上腺皮质功能减退症，纠正失水、失钠和钾潴留等，以维持水与电解质的平衡。盐皮质激素过量应用可致高钠血症、低钾血症、高血压、肌无力。

## 第三节　促肾上腺皮质激素与皮质激素抑制药

### 一、促肾上腺皮质激素

促肾上腺皮质激素（corticotropin，adrenocorticotrophic hormone，ACTH）是一种含有

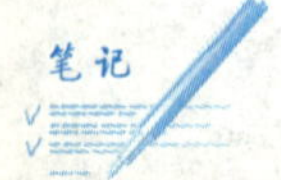

39 个氨基酸的多肽。ACTH 的主要作用是促进肾上腺皮质分泌糖皮质激素和盐皮质激素。天然 ACTH 的合成和分泌是在下丘脑促皮质激素释放因子(CRF,或促皮质激素释放激素,CRH)的作用下,在腺垂体嗜碱性细胞内进行的。糖皮质激素可对下丘脑及腺垂体起负反馈抑制作用,使 CRF 及 ACTH 分泌减少。ACTH 本身还能负反馈抑制 ACTH 的分泌减少。应激状态时下丘脑产生的抗利尿激素(ADH 或精氨酸加压素,AVP)能促进 ACTH 分泌。此外,免疫系统所产生的免疫递质也能刺激下丘脑-腺垂体-肾上腺皮质轴,增加 ACTH 及糖皮质激素的分泌。在正常生理情况下,下丘脑、腺垂体和肾上腺皮质三者功能状态处于动态平衡(图 30-4)。ACTH 缺乏将引起肾上腺皮质萎缩和分泌功能减退。

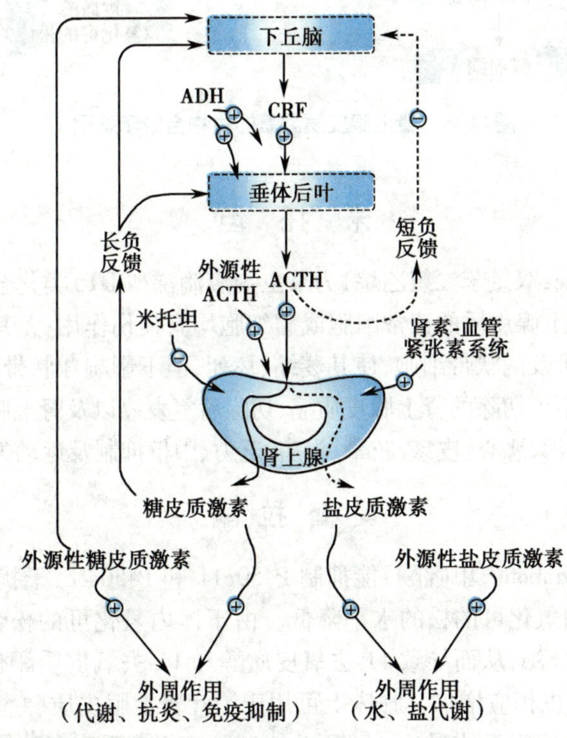


图 30-4　下丘脑-腺垂体-肾上腺皮质的调节示意图

CRF:促皮质激素释放因子;ADH:抗利尿激素;ACTH:促肾上腺皮质激素

一般 ACTH 给药 2 小时后,肾上腺皮质才开始分泌氢化可的松,据此临床上 ACTH 主要用于检测腺垂体-肾上腺皮质功能状态,以防止发生肾上腺皮质功能不全。应用由动物制备的 ACTH 可发生过敏反应。

## 二、皮质激素抑制药

皮质激素抑制药按其作用方式包括两类药物,一类是盐皮质激素类抑制药如抗醛固酮类药物中的螺内酯等(见第十九章第一节利尿药);另一类是糖皮质激素抑制药物。本节只介绍糖皮质激素抑制药物。

肾上腺皮质激素的生物合成是以胆固醇为原料,经多种酶的催化过程而逐步完成的,反应的第一步是胆固醇转化为孕烯醇酮,是限速步骤,并受 ACTH 的调节(图 30-

5）。生物合成途径中的一些反应能被药物抑制。

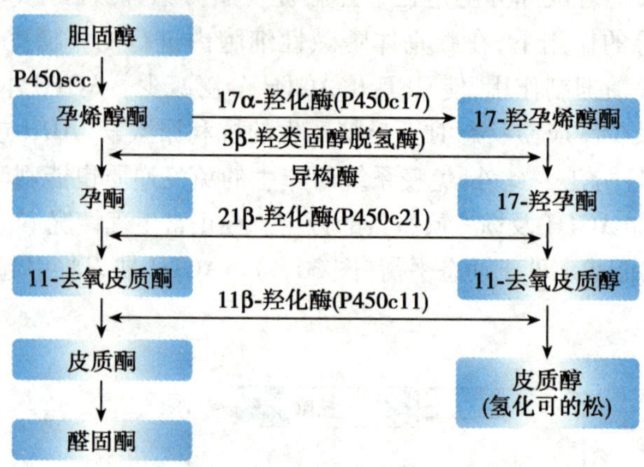


图 30-5 肾上腺皮质激素的生物合成示意图

## 米托坦

米托坦(mitotane,双氯苯二氯乙烷)为杀虫剂滴滴涕(DDT)类化合物。它作用于肾上腺皮质细胞,对肾上腺皮质的正常细胞或瘤细胞均有损伤作用;尤其是选择性地作用于肾上腺皮质束状带及网状带细胞,使其萎缩、坏死,但不影响球状带,故醛固酮分泌不受影响。主要用于不可切除的肾上腺皮质癌、切除后复发癌以及肾上腺皮质癌术后辅助治疗。可有厌食、腹泻、恶心、皮疹、眩晕、头痛、乏力、中枢抑制及运动失调等不良反应。

## 美替拉酮

美替拉酮(metyrapone,甲吡酮)能抑制 P450c11 和 P450scc,干扰皮质醇和皮质酮的生物合成,使体内氢化可的松的水平降低。由于体内氢化可的松合成减少,可反馈性地促进 ACTH 的分泌,从而导致 11-去氧皮质醇和 11-去氧皮质酮代偿性增加,尿中 17-羟类固醇的排泄也相应增加。临床上可用于治疗肾上腺皮质肿瘤或癌所致的氢化可的松过多症,还可用于垂体释放 ACTH 功能试验。不良反应有眩晕、消化道反应等。

## 氨鲁米特

氨鲁米特(aminoglutethimide,氨基苯哌啶酮)能抑制 P450scc,使 GC 及盐皮质激素合成减少。本品是肝药酶诱导药,可加快自身和其他药物的代谢。临床上可用于治疗肾上腺皮质癌及肾上腺皮质增生所致的 GC 增多,也可与 GC 合用治疗乳腺癌。不良反应有厌食、恶心、呕吐、嗜睡及皮疹等。

## 酮康唑

酮康唑(ketoconazole)为抗真菌药,可阻断真菌类固醇的合成。哺乳类动物组织对其敏感性远较真菌低,故高剂量时才出现对人体类固醇合成的抑制作用。目前,酮康唑主要用于治疗类肾上腺皮质功能亢进综合征(库欣综合征)和前列腺癌。大剂量应用可出现胃肠道不良反应和肝功能损害。

笔记

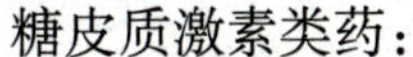

## 学习小结

糖皮质激素类药：

- 药理作用
  - 影响物质代谢：糖、蛋白质、脂肪、水和电解质代谢
  - 允许作用
  - 抗炎作用
    - 抗炎(各类型、各阶段)不抗菌
    - 抗炎机制：基因效应,快速非基因效应
  - 免疫抑制和抗过敏作用
  - 抗内毒素
  - 抗休克作用
  - 其他：退热、对血液成分的影响、中枢作用、消化系统、骨骼、心血管系统等
- 临床应用
  - 替代疗法
  - 严重感染或炎症
  - 自身免疫性疾病及过敏性疾病
  - 休克
  - 血液病
  - 局部应用
- 不良反应
  - 长期大量应用所引起的不良反应
    - 医源性肾上腺皮质功能亢进
    - 诱发或加重感染
    - 诱发或加重溃疡
    - 骨质疏松、伤口愈合延缓等
    - 心血管并发症等
  - 停药反应
    - 医源性肾上腺皮质功能不全
    - 反跳现象

（杨德森）

### 复习思考题

1. 糖皮质激素抗休克作用的药理机制是什么？

2. 严重急性中毒性感染用糖皮质激素作辅助治疗时必须合用什么？停药时先停什么药后停什么药？

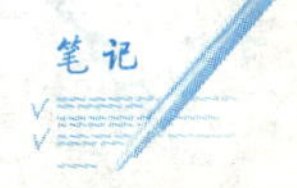

# 第三十一章

# 甲状腺激素与抗甲状腺药

**学习目的**

通过学习甲状腺激素的生理药理作用，掌握甲状腺激素和抗甲状腺药，为临床治疗甲亢和甲减提供参考。

**学习要点**

甲状腺激素和抗甲状腺药物的作用机制、临床应用、不良反应与用药注意事项。

甲状腺激素由甲状腺滤泡上皮细胞合成和分泌，是维持机体正常代谢和生长发育所必需的激素。甲状腺激素为碘化酪氨酸的衍化物，包括甲状腺素（thyroxin，$T_4$）和三碘甲状腺原氨酸（triiodothyronine，$T_3$）。甲状腺中储存着大量甲状腺激素供机体需要；同时下丘脑-垂体-甲状腺轴对血中甲状腺激素进行精细调节，使外周游离甲状腺激素在狭窄而有限的范围内波动。正常人每日释放 $T_4$ 与 $T_3$ 量分别为 75μg 及 25μg，分泌过少或过多均可引起疾病。甲状腺激素合成、分泌过少，可引起呆小病或黏液性水肿等甲状腺功能减退症，应以甲状腺激素类药治疗；甲状腺激素合成、分泌过多，可引起慢性弥漫性甲状腺肿或毒性结节性甲状腺肿等甲状腺功能亢进症，应以抗甲状腺素药治疗。

## 第一节 甲状腺激素

【甲状腺激素的合成、贮存、分泌与调节】

1. 合成 甲状腺激素的合成包括摄碘、活化、碘化和耦联过程。①摄碘：血液循环中的碘离子（$I^-$）通过碘泵被甲状腺上皮细胞主动摄取；②氧化：摄入的碘离子（$I^-$）在过氧化物酶的作用下氧化成活性碘或氧化碘的中间产物（$I^+$）；③碘化：活性碘与甲状腺球蛋白分子（TG）上的酪氨酸残基结合，生成一碘酪氨酸（MIT）和二碘酪氨酸（DIT）；④耦联：在过氧化物酶作用下，一分子 MIT 和一分子 DIT 耦联生成 $T_3$，二分子 DIT 耦联成 $T_4$。

2. 储存 合成的 $T_3$、$T_4$与 TG 结合，在腺泡腔内以胶质的形式贮存。

3. 释放 在溶酶体的蛋白水解酶作用下，TG 分解并释出 $T_3$、$T_4$进入血液（图 31-1）。

4. 调节 甲状腺激素的合成和释放受下丘脑-垂体-甲状腺轴系统的调节。下丘

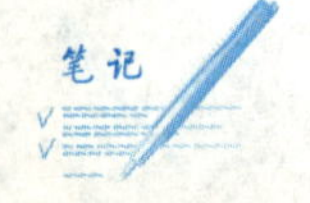

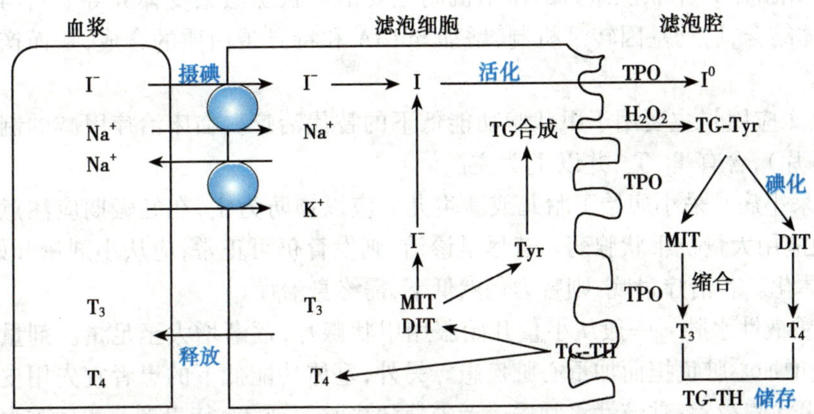


图31-1　甲状腺激素的合成、分泌、调节和抗甲状腺药作用环节示意图

脑分泌的促甲状腺激素释放激素（thyrotropin-releasing hormone，TRH），能促进腺垂体分泌促甲状腺激素（thyroid-stimulating hormone TSH），TSH 可促进甲状腺细胞增生及 $T_3$、$T_4$的合成与释放。当血中游离的 $T_3$、$T_4$浓度过高时，对 TRH 和 TSH 的释放又产生负反馈调节作用，使体内 TRH、TSH 与甲状腺激素间维持动态平衡。

【体内过程】

1. 吸收　口服易吸收，$T_3$及 $T_4$的生物利用度分别为 90% ~95% 及 50% ~75%。通常认为 $T_3$是甲状腺激素的活性型，外周组织中 $T_4$通过脱碘可转化为 $T_3$。

2. 分布　$T_3$、$T_4$入血后绝大部分与血浆蛋白发生可逆性结合，与血浆蛋白结合率均高达 99% 以上。但 $T_3$与蛋白质的亲和力低于 $T_4$，其游离量可为 $T_4$的 10 倍，进入组织快而多；因此 $T_3$起效快、作用强，维持时间短；而 $T_4$则起效慢、作用弱、维持时间长。甲状腺激素可通过胎盘和进入乳汁。甲状腺功能亢进时甲状腺激素的消除加快、半衰期缩短；甲状腺功能不足时则消除减慢、半衰期延长。

3. 消除　$T_3$、$T_4$进入组织被利用后主要在肝、肾线粒体内经脱碘酶脱碘而灭活，并在肝脏内与葡萄糖醛酸或硫酸结合后经肾排泄。

【生理、药理作用】

1. 维持正常生长发育　适量的甲状腺激素能促进蛋白质合成以及骨骼的生长发育，对神经系统的发育尤为重要。儿童甲状腺功能不足时，躯体与智力发育均受影响，可致呆小病（克汀病）；成人甲状腺功能不全时，则可引起黏液性水肿，表现为中枢神经兴奋性降低、记忆力减退等。

2. 促进代谢　甲状腺激素能促进蛋白质、糖、脂肪的正常代谢，促进物质氧化，增加氧耗，提高基础代谢率，使产热增多。因此，甲状腺功能亢进时有怕热、多汗等症状。目前认为，甲状腺激素的产热作用与 $Na^+$-$K^+$-ATP 酶活性有关。即甲状腺激素增多时该酶活性增高，ATP 利用增多，导致 ADP 浓度上升，ADP 可刺激线粒体呼吸增强，从而使耗氧和产热增加。

3. 提高机体交感-肾上腺系统的敏感性　甲状腺激素能使肾上腺素受体上调，提高机体对儿茶酚胺的敏感性，使交感神经系统兴奋。因此，甲状腺功能亢进时出现神经过敏、急躁、肌震颤、心率加快、心排出量增加等现象。

【作用机制】甲状腺激素的作用机制主要由甲状腺激素受体介导。$T_3$与甲状腺激素受体结合，启动基因转录机制，增加 mRNA 和特异蛋白质的合成，从而产生其生理效应。

【临床应用】主要用于甲状腺功能低下的替代治疗。临床治疗甲减的制剂是甲状腺粉（片），含有 $T_3$、$T_4$，并以 $T_4$为主。

1. 呆小病　呆小病始于胎儿或新生儿。应以预防为主，在妊娠期应注意碘的摄入，避免应用大量抗甲状腺药。若尽早诊治，则发育仍可正常，应从小剂量开始，做到剂量个体化。若治疗过晚，则智力仍然低下，需终身治疗。

2. 黏液性水肿　一般从小量开始服用甲状腺片，逐渐增大至足量。剂量不宜过大，以免增加心脏负担而加重心脏疾患。另外，垂体功能低下的患者宜先用皮质激素再给予甲状腺激素；黏液性水肿昏迷者先静脉注射 $T_3$或 $T_4$，待患者苏醒后改为口服。

3. 单纯性甲状腺肿　根据病因选择药物。由于缺碘所致者应适当补碘。无明显原因者可给予适量甲状腺片，以补充内源性甲状腺激素不足，并可抑制 TSH 的过多分泌，缓解甲状腺组织代偿性增生肥大。

【不良反应】过量可引起甲状腺功能亢进的临床表现，轻者有心悸、多汗、体重减轻、急躁、失眠等；重者出现肌肉震颤、发热、呕吐、腹泻。在老人和心脏病患者中，甚至可发生心绞痛、心肌梗死和心力衰竭，宜用 β 受体阻断药对抗，并停用甲状腺激素。糖尿病、冠心病、快速型心律失常患者禁用。甲状腺激素可通过胎盘和进入乳汁，妊娠和哺乳期妇女应慎用。

## 第二节　抗甲状腺药

抗甲状腺药是一类能干扰甲状腺激素的合成与释放，消除甲状腺功能亢进症状的药物。常用的药物有硫脲类、碘和碘化物、放射性碘及 β 受体阻断药 4 类。

### 一、硫脲类

硫脲类是最常用的抗甲状腺药，分为 2 类：①硫氧嘧啶类，包括甲硫氧嘧啶（methylthiouracil，甲基硫氧嘧啶）、丙硫氧嘧啶（propylthiouracil，丙基硫氧嘧啶）；②咪唑类，包括甲巯咪唑（thiamazole，他巴唑）、卡比马唑（carbimazole，甲亢平，新唛苄唑）。

【体内过程】硫脲类药物口服后吸收迅速，生物利用度约为 80%，2 小时血药浓度可达峰值。血浆蛋白结合率约为 75%，在体内分布较广，易进入乳汁和通过胎盘，但甲状腺组织中药物浓度高。甲巯咪唑的血浆半衰期约为 4.7 小时，但在甲状腺组织中药物浓度可维持 16～24 小时，其疗效与甲状腺内药物浓度有关，而后者的高低又与每日给药量呈正相关；卡比马唑在体内转化成甲巯咪唑发挥作用。硫脲类药物主要在肝内代谢，约 60% 被破坏，其余与葡萄糖醛酸结合后由肾排出。

【药理作用】

1. 抑制甲状腺激素的生物合成　硫脲类的基本作用是抑制甲状腺过氧化物酶的活性，阻止酪氨酸的碘化及耦联，从而抑制甲状腺激素的生物合成。但不能抑制甲状腺激素从腺泡释放，对已合成的甲状腺激素也无效，须待已合成的激素被消耗后才能完全生效。一般用药 2～3 周甲亢症状开始减轻，1～3 个月基础代谢率才恢复正常，

笔记

症状缓解或消失。

2. 抑制外周组织的 $T_4$ 转化为 $T_3$　丙硫氧嘧啶还能抑制外周组织的 $T_4$ 转化为 $T_3$，能控制血清中生物活性较强的 $T_3$ 水平而有助于迅速控制甲亢症状。故在重症甲亢、甲亢危象时该药可列为首选。

3. 抑制免疫球蛋白的生成　硫脲类药物尚有免疫抑制作用，能轻度抑制免疫球蛋白的生成，使血液循环中甲状腺刺激性免疫球蛋白下降。因此，对甲状腺功能亢进患者除能控制高代谢症状外，对病因也有一定的治疗作用，因为甲亢的发病与自体免疫机制异常有关。

【临床应用】

1. 甲亢的内科治疗　适用于轻症和不宜手术或 $^{131}I$ 治疗者，如儿童、青少年及术后复发及中重度患者或兼有心、肝、肾、出血性疾患的患者。开始治疗给大剂量以对甲状腺激素合成产生最大抑制作用。经 1～3 个月后症状明显减轻或 $T_3$、$T_4$ 恢复正常水平，基础代谢率接近正常时，药量即可递减，直至维持量，疗程 1～2 年。内科治疗可使约 40%～70% 患者获得痊愈。疗程过短则易复发。丙硫氧嘧啶虽然作用较强而快，但更易引起粒细胞的减少，因此临床主要用于急症重症。

2. 甲亢术前准备　在手术前应先服用硫脲类药物，使甲状腺功能恢复或接近正常。以减少甲状腺次全切除手术患者在麻醉和手术后的合并症，防止术后发生甲状腺危象。但该类药物应用后，可使血清甲状腺激素水平显著下降，反馈性增加 TSH 分泌而引起腺体代偿性增生，腺体肿大、充血、变脆，给手术带来一定困难，故应在手术前 2 周加服复方碘溶液，使腺体缩小变硬，以利手术进行。

3. 甲状腺危象辅助治疗　甲亢患者在情绪过度激动、感染、创伤、手术、失血等诱因影响下，甲状腺激素突然大量释放入血，可发生高热、虚脱、心力衰竭、肺水肿、电解质紊乱等，严重时可致死亡，称为甲状腺危象。此时除主要应用大剂量碘剂和采取其他综合措施外，大剂量硫脲类如丙硫氧嘧啶可作为辅助治疗，以阻断甲状腺激素的合成。剂量约为一般治疗量的 2 倍，用药不超过 1 周。

【不良反应】

1. 过敏反应　常见的不良反应有瘙痒、药疹等过敏反应，多数情况下不需停药也可消失。

2. 粒细胞缺乏　严重不良反应有粒细胞缺乏症。一般发生在治疗后的 2～3 个月内，故应定期检查血象，若用药后出现咽痛或发热，立即停药则可恢复。特别要注意与甲亢本身所引起的白细胞总数偏低相区别。

3. 甲状腺肿　长期用药后血清甲状腺激素水平显著下降，负反馈作用减弱，TSH 分泌增多而引起腺体代偿性增生、肿大。

4. 甲状腺功能减退　长期过量应用还可发生甲状腺功能减退症，应定期复查，适时调整用药剂量。

5. 其他　有恶心、呕吐、腹泻等胃肠反应。偶可出现黄疸和肝炎。须特别注意防止硫脲类药物对胎儿和乳儿的不良影响，故孕妇慎用，哺乳期妇女禁用。

## 二、碘及碘化物

碘（iodine）和碘化物（iodide）常用的有复方碘溶液（compound iodine solution）、碘

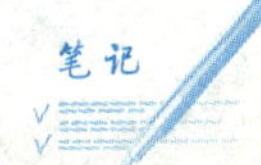

化钾（potassium iodide）和碘化钠（sodium iodide）。都以碘化物形式从胃肠道吸收，以无机碘离子形式存在于血中，大多数被甲状腺摄取，胆汁、唾液、汗、泪及乳汁中也可见。

【药理作用】

1. 小剂量的碘促进甲状腺激素的合成　碘是甲状腺激素合成的原料，参与甲状腺激素的合成。碘不足时，甲状腺激素合成减少，TSH 分泌增多，可引起单纯性甲状腺肿。

2. 大剂量碘产生抗甲状腺作用　①主要是抑制甲状腺蛋白水解酶，使 $T_3$、$T_4$ 不能和甲状腺球蛋白解离，抑制其释放；②抑制垂体分泌 TSH，使甲状腺缩小；③抑制过氧化物酶，影响酪氨酸碘化和缩合，从而减少甲状腺激素的合成。大剂量碘抗甲状腺作用快而强。用药 1～2 天起效，10～15 天达最大效应。但此时若继续用药，反使碘的摄取受抑制、胞内碘离子浓度下降。因此失去抑制激素合成的效应，甲亢的症状又可复发。故碘化物不能单独用于甲亢的内科治疗。

【临床应用】

1. 单纯性甲状腺肿　采用食盐加碘的补碘方式可有效防止本病的发生。早期轻度肿大者，可采用含碘药物如碘化钾、复方碘溶液。也可与甲状腺片合用。对晚期患者疗效差，可考虑手术疗法。

2. 甲亢术前准备　一般在术前 2 周给予复方碘溶液，以使甲状腺组织退化、血管网减少、腺体缩小变硬，利于手术进行及减少出血。

3. 甲状腺危象　可将碘化物加到 10% 葡萄糖溶液中静脉滴注，也可口服复方碘溶液，可迅速改善症状。如病情紧急，可同时应用丙硫氧嘧啶、普萘洛尔等药物。甲状腺危象消除后，应立即停用碘剂。

【不良反应】

1. 过敏反应　可于用药后立即或几小时后发生血管神经性水肿等过敏反应，表现为上呼吸道黏膜充血及严重喉头水肿而引起窒息。一般停药后即可消退，必要时可给予抗过敏药治疗。

2. 慢性碘中毒　表现为口腔及咽喉烧灼感、唾液分泌增多，眼刺激等症状，停药即可消退。

3. 诱发甲状腺功能紊乱　长期大量服用可诱发甲亢。碘还可进入乳汁并通过胎盘引起新生儿甲状腺肿，严重者可压迫气管而致死，故孕妇及哺乳期妇女应慎用。

## 三、放射性碘

临床常用的放射性碘（radioiodine）是 $^{131}I$，其 $t_{1/2}$ 为 8 天。用药 1 个月后 90% 以上的放射能可消除，2 个月后 99% 被消除。

【药理作用】甲状腺具有很强摄碘能力，$^{131}I$ 可被甲状腺摄取、浓集，参与甲状腺激素的合成，并贮存于滤泡的胶质中，此时 $^{131}I$ 释放出 β 和 γ 两种射线。β 射线约占 99%，在甲状腺内的射程仅约 0.5～2mm，辐射损伤甲状腺实质，很少波及周围组织，其作用类似于甲状腺部分切除。γ 射线约占 1%，但射程远，可在体外测得，故可用于甲状腺摄碘功能的测定。

【临床应用】

1. 甲亢　$^{131}I$ 适用于不宜手术、手术后复发及硫脲类无效或过敏者，$^{131}I$ 能使腺泡

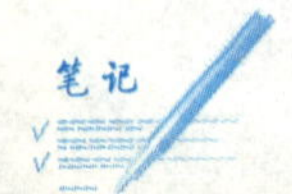

上皮破坏，萎缩、减少分泌。同时可降低腺泡内淋巴细胞，从而减少抗体产生。一般用药后1个月见效，3～4个月后甲状腺功能可恢复正常。

2. 甲状腺功能检查 小剂量口服$^{131}I$后分别于1、3及24小时测定甲状腺放射性，计算摄碘率，可用于甲状腺功能状态及甲状腺瘤的检查。甲亢时，摄碘率高，摄碘高峰时间前移。反之，摄碘率低，摄碘高峰时间后延。

【不良反应】剂量过大易致甲状腺功能减退，故应严格掌握剂量和密切观察下进行用药，一旦发生甲状腺功能低下，应立即停药，可补充甲状腺激素对抗之。另外，$^{131}I$对儿童有致癌作用，故20岁以下、妊娠期及哺乳期的妇女不宜应用。

## 四、β受体阻断药

β受体阻断药可通过阻断β受体，拮抗儿茶酚胺的作用，改善甲亢时出现的多汗、肌震颤、心率加快、心收缩力增强等交感神经活动增强所致的各种症状。此外还能抑制外周$T_4$脱碘成为$T_3$，故也有助于控制甲亢。β受体阻断药常与硫脲类药物合用，其作用迅速，是甲亢有价值的辅助治疗药物。

该类药物临床主要用于甲亢及甲状腺危象的辅助治疗和甲状腺手术前准备。普萘洛尔(propranolol)等β受体阻断药可与硫脲类药物合用控制甲亢和甲状腺危象的症状，疗效迅速而显著。

## 学习小结

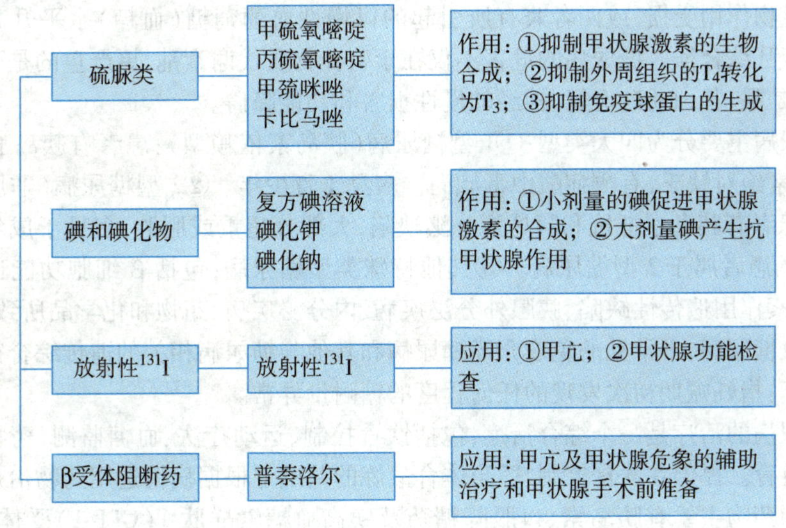


（王 斌）

## 复习思考题

1. 简述甲状腺激素的药理作用及临床应用。
2. 试比较丙硫氧嘧啶和大剂量碘剂的临床应用及其选择依据。

# 第三十二章

# 胰岛素与口服降糖药

**学习目的**

通过学习胰岛素和口服降糖药的药理作用和临床应用，为临床合理使用抗糖尿病药奠定基础。

**学习要点**

胰岛素的生理药理作用、降糖作用机制、临床应用和主要不良反应。口服降糖药的分类、药理作用、临床应用和主要不良反应。

糖尿病是由遗传因素、环境因素等各种致病因子作用于机体，导致胰岛素分泌缺陷或其生物作用受损，或两者兼有所引起的以慢性血葡萄糖(血糖)水平升高为特征的代谢紊乱综合征。糖尿病的危害不仅在于营养物质代谢紊乱，更严重的是引发并发症，特别是眼、肾、心脏、血管、神经的慢性损害和功能障碍。

糖尿病主要分为四大类型：①1型糖尿病(胰岛素依赖型)：患者有胰岛β细胞破坏，胰岛素绝对缺乏，有酮症酸中毒倾向。多见于青少年。②2型糖尿病(非胰岛素依赖型)：患者有胰岛素抵抗和胰岛素分泌缺陷，大部分超重或肥胖，多见于成年人。超过90%的患者属于2型糖尿病。③其他特殊类型糖尿病：包括β细胞功能遗传性缺陷、胰岛素作用遗传性缺陷、胰腺外分泌疾病、内分泌疾病、药物和化学品所致糖尿病，感染所致糖尿病，不常见的免疫介导糖尿病和其他与糖尿病相关的遗传综合征。④妊娠糖尿病：指妊娠期初次发现的任何程度的糖耐量异常。

糖尿病的治疗是一个综合治疗，包括饮食控制、运动疗法、血糖监测、药物治疗以及健康教育。提倡在饮食控制、适当体育锻炼的基础上根据病情选用药物治疗。治疗糖尿病的药物主要有胰岛素、口服降糖药及胰高血糖素样肽-1(GLP-1)受体激动药，其中口服降糖药包括磺酰脲类、双胍类、α-葡萄糖苷酶抑制药、胰岛素增敏药、非磺酰脲类促泌剂、二肽基肽酶4(DPP-4)抑制剂。

## 第一节 胰 岛 素

胰岛素(insulin)是一种由2条多肽链组成的酸性蛋白质。A链含21个氨基酸残基，B链有30个氨基酸残基，通过2个二硫键相连。按照来源和化学结构的不同胰岛素可分为：动物胰岛素、人胰岛素、胰岛素类似物。动物胰岛素多从猪、牛胰腺提取得

笔记

到；人胰岛素是通过基因工程，重组酵母 DNA 表达出的高纯度合成人胰岛素，如门冬胰岛素；胰岛素类似物是由基因重组技术生产的人胰岛素类似物，如赖脯胰岛素。胰岛素制剂按照作用时间不同，可分为超短效、短效、中效、长效和预混胰岛素五类（表 32-1），此外还有胰岛素泵。

表 32-1　常用胰岛素制剂及其特点

| 类别 | 药物 | 注射途径 | 时间（小时） | | | 给药时间 | 特点 |
|---|---|---|---|---|---|---|---|
| | | | 起效 | 高峰 | 维持 | | |
| 超短效 | 赖脯胰岛素（insulin lispro）<br>门冬胰岛素（insulin aspart） | 皮下 | 0.1～0.3 | 0.5～1 | 2～4 | 餐前 10 分钟 | 使用时间灵活，更符合进餐时人体胰岛素的分泌模式 |
| 短效 | 正规胰岛素（regular insulin） | 静脉<br>皮下 | 立即<br>0.5～1 | 0.5<br>2～3 | 2<br>6～8 | 急救<br>餐前 0.5 小时，3～4 次/日 | 主要用于急救以及控制餐后血糖 |
| 中效 | 低精蛋白锌胰岛素（isophane insulin） | 皮下 | 2～4 | 8～12 | 18～24 | 早餐或晚餐前 1 小时，1～2 次/日 | 用于提供胰岛素的日基础用量，可单独使用，也可以和短效胰岛素制剂配合使用 |
| | 珠蛋白锌胰岛素（globin zinc insulin） | 皮下 | 2～4 | 6～10 | 12～18 | 早餐或晚餐前 1 小时，1～2 次/日 | |
| 长效 | 精蛋白锌胰岛素（protamine zinc insulin） | 皮下 | 3～6 | 16～18 | 24～36 | 早餐或晚餐前 1 小时，1 次/日 | 释放更缓慢，作用更持久，能更好地模拟人体生理基础胰岛素的分泌 |
| 预混胰岛素 | 含有短效和中效胰岛素的混合物 | 皮下 | | | | 2 次/日 或 3 次/日 | 制剂中的短效成分起效迅速，中效成分缓慢持续释放，增加了患者依从性 |

【体内过程】胰岛素作为一种蛋白质，易被肠道消化酶破坏，口服无效，必须注射给药。皮下注射迅速吸收，特别是腹壁皮下注射吸收最快，皮下注射后 0.5～1 小时开始生效，2～4 小时作用达高峰，维持时间 5～7 小时；静脉注射 10～30 分钟起效，15～30 分钟达高峰，持续时间 0.5～1 小时。$t_{1/2}$ 约 10 分钟。胰岛素主要在肝、肾中灭活，其灭活方式：一是其分子中的二硫键先在谷胱甘肽胰岛素转氢酶催化下，在肝脏被还原，使 A、B 两键分离，再在胰岛素酶的作用下水解成氨基酸而被灭活；二是被肾胰岛素酶直接水解。10% 以原型自尿液排出。

【生理药理作用】胰岛素对糖、脂肪、蛋白质的代谢有着广泛的影响。

1. 降低血糖　胰岛素能够促进葡萄糖转运；加速葡萄糖的氧化和酵解；增加糖原的合成和贮存；抑制糖原分解和异生。总之，使血糖来源减少，去路增加，从而降低血糖。

2. 影响脂肪代谢　胰岛素抑制脂肪分解，减少游离脂肪酸和酮体的生成；增加脂肪酸的转运，促进脂肪合成。

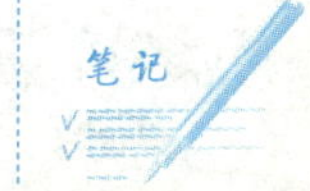

3. 影响蛋白质代谢　胰岛素增加氨基酸的转运和蛋白质的合成，抑制蛋白质的分解。

4. 降低血钾　胰岛素激活 $Na^{+}$-$K^{+}$-ATP 酶，促进 $K^{+}$进入细胞，使血钾降低。

【作用机制】胰岛素通过与特异性受体结合而产生作用。胰岛素受体（insulin receptor，Ins R）由 2 个 α 亚基和两个 β 亚基所组成，以二硫键相连形成 βααβ 异四聚体。α 亚基完全位于细胞膜外，不含穿膜段和细胞内段，两个亚基以二硫键相连，含胰岛素结合位点。β 亚基含有较小的细胞外段以及跨膜段和细胞内段，细胞外段以二硫键与 α 亚基相连，细胞内段含酪氨酸蛋白激酶。胰岛素与胰岛素受体的 α 亚单位结合后迅速引起 β 亚基的自身磷酸化，导致细胞内其他活性蛋白的连续磷酸化反应，进而产生降血糖等生物效应，见图 32-1。

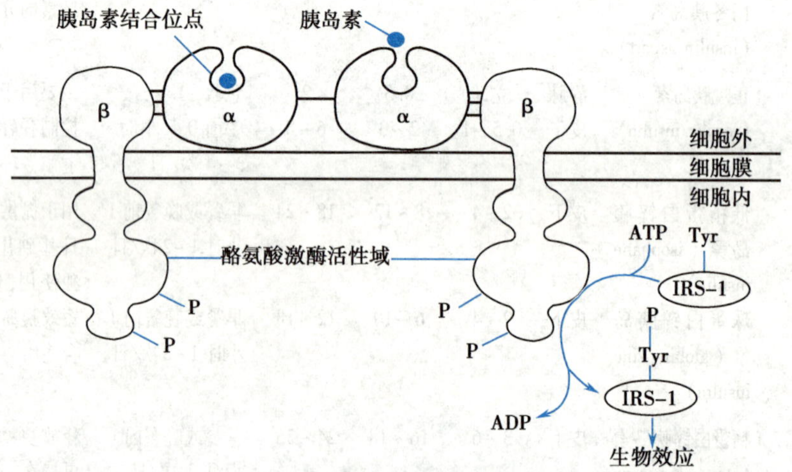


图 32-1　胰岛素作用机制示意图

IRS-1＝胰岛素受体底物-1　Tyr＝酪氨酸蛋白激酶　α、β＝亚单位　P＝磷酸残基

【临床应用】

1. 糖尿病　胰岛素对各型糖尿病均有效，是治疗 1 型糖尿病的唯一药物。主要用于下列情况：①1 型糖尿病；②经饮食控制或口服降血糖药治疗仍未能控制的 2 型糖尿病；③糖尿病酮症酸中毒、高渗性昏迷及乳酸性酸中毒伴高血糖；④合并重度感染、消耗性疾病、高热、肾脏病变、视网膜病变、神经病变、心脑血管病变、创伤、手术、妊娠和分娩的各型糖尿病；⑤继发于严重胰腺疾病的糖尿病。

2. 细胞内缺钾　将葡萄糖、胰岛素和氯化钾三者合用（通称 GIK）可促进钾内流，防治心肌梗塞时心律失常。

【不良反应】

1. 低血糖反应　最常见、最严重的不良反应，多为胰岛素用量过大或未按时进食所致。早期表现为饥饿、出汗、心跳加快、焦虑、震颤等症状，严重者可出现惊厥、昏迷，甚至死亡。轻者可饮用糖水或摄食，严重者应立即静脉注射 50% 葡萄糖进行救治。

2. 过敏反应　较常见，一般反应轻微而短暂，如荨麻疹、血管神经性水肿，偶可引起过敏性休克。由于动物与人的胰岛素结构存在差异，或制剂纯度较低，存在杂质，可引起过敏反应，可改用人胰岛素代替，或选用高纯度制剂来克服。也可用 $H_1$受体阻断药及糖皮质激素治疗。

笔记

3. 耐受性　机体对胰岛素敏感性降低,称为胰岛素耐受,可分为:①急性耐受:多因并发感染、创伤、手术等应激状态时,血中拮抗胰岛素作用的物质增多所致。②慢性耐受:指无并发症却每日需用胰岛素 200U 以上。其形成原因复杂,可能是体内产生了抗胰岛素的抗体,也可能是靶细胞上的胰岛素受体数目减少,或是靶细胞膜上葡萄糖转运系统及某些酶系统失常所致。

4. 局部反应　注射部位出现红肿、硬结、脂肪萎缩现象,女性多于男性。应用高纯度胰岛素制剂后已较少见。

## 第二节　口服降血糖药

本类药物口服有效,使用方便。目前常用口服降血糖药包括:磺酰脲类、双胍类、α-葡萄糖苷酶抑制药、胰岛素增敏药、非磺酰脲类促泌剂、DPP-4 酶抑制剂。

### 一、磺酰脲类

磺酰脲类药物(sulfonylureas,SU)是品种最多、应用最早、最广泛的口服降糖药,第一代产品有甲苯磺丁脲(tolbutamide,$D_{860}$)、氯磺丙脲(chlorpropamide)等,现大部分已退出市场,只有甲苯磺丁脲尚有应用;第二代产品有格列吡嗪(glipizide)、格列齐特(gliclazide)、格列苯脲(glibenclamide,优降糖)、格列喹酮(gliquidone)等。近年研制的格列美脲(glimepiride)则以其用药剂量小、具有一定的改善胰岛素抵抗作用、减少胰岛素用量而被称为第三代 SU 类药物。

【体内过程】吸收迅速而完全,与血浆蛋白结合率高,多数药物在肝内氧化成羟基化合物,并迅速随尿排出。甲苯磺丁脲口服后 3 ~ 5 小时血药浓度达高峰,$t_{1/2}$约 8 小时,作用时间短暂,每日需给药 3 次。氯磺丙脲 $t_{1/2}$约 36 小时,排泄缓慢,每日只需给药 1 次。格列苯脲口服后 2 ~ 6 小时血药浓度达高峰,维持时间较长,每日用药 1 ~ 2 次。格列吡嗪服后 1 ~ 2 小时血药浓度达高峰,$t_{1/2}$约 2 ~ 4 小时,灭活及排泄快,较少发生低血糖。格列齐特吸收速度因人而异,$t_{1/2}$约为 10 小时。

【药理作用】

1. 降血糖作用　该类药能降低正常人血糖,对胰岛功能尚存的患者有效,但对胰岛功能完全丧失者或切除胰腺的动物无效。其机制是:①刺激胰岛 β 细胞释放胰岛素,而非增加胰岛素的合成,血浆胰岛素增多;②抑制肝糖原分解和糖原异生,肝生成和输出葡萄糖减少;③增强靶细胞对胰岛素的敏感性;④抑制胰高血糖素的分泌。

2. 对凝血功能的影响　格列齐特可减少血小板数目,抑制血小板的聚集和黏附;刺激纤溶酶原合成,提高纤溶酶活力;降低微血管对缩血管物质的敏感性,对预防或减轻糖尿病患者微血管并发症有一定的作用。

【临床应用】用于单用饮食不能控制且胰岛功能尚存的 2 型糖尿病,可与胰岛素合用。

【不良反应】①低血糖反应;②胃肠道反应,常见厌食、恶心、上腹部烧灼感等;③皮肤过敏,常见瘙痒、红斑、荨麻疹、丘疹等;④偶见嗜睡、神经痛、肝损害、粒细胞减少、溶血性贫血,因此需定期检查肝功能和血象。

【药物相互作用】由于磺酰脲类血浆蛋白结合率高,能与保泰松、水杨酸钠、吲哚

笔记

美辛、青霉素、双香豆素等发生竞争，使游离药物浓度上升而引起低血糖反应。消耗性患者血浆蛋白水平低，黄疸患者血浆胆红素水平高，也能导致游离药物浓度升高，发生低血糖。乙醇抑制糖原异生和肝葡萄糖输出，故饮酒会导致低血糖。此外，氯丙嗪、糖皮质激素、噻嗪类利尿药、口服避孕药均可降低磺酰脲类的降血糖作用。

## 二、双胍类

双胍类药物包括二甲双胍（metformin，甲福明）、苯乙双胍（phenformin，苯乙福明）。其中二甲双胍最为常用。

【体内过程】口服易吸收，在体内不与蛋白质结合。二甲双胍 $t_{1/2}$ 约 1.5 小时，大部分以原型从尿中排出。苯乙双胍 $t_{1/2}$ 约 3 小时，约 1/3 以原型随尿排出，作用维持 4～6 小时，缓释胶囊剂可延长到 8～14 小时。

【药理作用】双胍类药物可明显降低糖尿病患者的血糖水平，但对正常人血糖无明显影响。其作用机制可能是：①促进组织对葡萄糖的摄取和利用；②减少葡萄糖在肠道的吸收；③抑制糖异生；④增加胰岛素与其受体结合；⑤抑制胰高血糖素释放等。此外，还具有降糖作用以外的心血管保护作用，如调脂、抗小血板凝集等，降低糖尿病血管并发症的危险。

【临床应用】主要用于轻、中度 2 型糖尿病患者，尤适用于肥胖及单用饮食控制无效者，可为超重和肥胖的 2 型糖尿病的一线用药；可与磺酰脲类或胰岛素合用，增强其降血糖作用。

【不良反应】常见胃肠道反应，如口苦、金属味、厌食、恶心、呕吐、腹泻等，饭后服药或从小剂量开始服用可减少或减轻此反应。偶有过敏反应，表现为皮肤红斑、荨麻疹等。少数患者可见酮症、乳酸血症等严重不良反应。慢性心、肝、肾疾病患者及孕妇禁用。

## 三、α-葡萄糖苷酶抑制药

α-葡萄糖苷酶抑制剂（glucosidase inhibitor）主要源于动物、植物、微生物，目前临床上广泛应用的α-葡萄糖苷酶抑制药主要有：阿卡波糖（acarbose）、伏格列波糖（voglibose）、米格列醇（miglitol）等。

【药理作用】降低餐后血糖水平，其降血糖的机制是：竞争性抑制位于小肠刷状缘的α-葡萄糖苷酶，使淀粉类分解为葡萄糖的速度减慢，减缓肠道内葡萄糖的吸收，从而降低餐后血糖水平。

【临床应用】

1. 2 型糖尿病　特别适用于饮食和运动治疗无效且以餐后血糖高为特征的 2 型糖尿病。

2. 单用二甲双胍或磺酰脲类药物治疗效果不佳的 2 型糖尿病。

3. 单用胰岛素治疗效果不佳的 2 型糖尿病。

4. 1 型糖尿病　可配合胰岛素治疗，可减少胰岛素的用量。

【不良反应】本类药物使碳水化合物在小肠内的降解和吸收发生障碍，停留时间延长，导致肠道细菌酵解，产气增多，进而产生腹胀、腹痛、腹泻等胃肠道反应。偶见低血糖反应。

笔记

## 四、胰岛素增敏药

本类药物多为噻唑烷二酮的衍生物，包括罗格列酮(rosiglitazone)、吡格列酮(pioglitazone)、环格列酮(ciglitazone)、恩格列酮(englitazone)等。主要通过增加肌肉及脂肪组织对胰岛素的敏感性而发挥降血糖作用，与通过竞争性激动过氧化物酶增殖体受体γ(peroxisomal proliferator activated receptor γ, $PPAR_{\gamma}$)，调节胰岛素反应性基因的转录有关。由于这类药的降糖作用是通过增强胰岛素的效应实现的，故在胰岛素缺乏时单用此类药不能降血糖。主要用于使用其他降糖药疗效不佳的2型糖尿病，特别是有胰岛素抵抗的患者，可单独使用，也可与其他类降血糖药或胰岛素联合应用。不良反应主要有心血管系统风险、影响骨代谢、嗜睡、肌肉和骨骼痛、头痛、水肿、消化道症状等。长期使用应定期观察肝功能。活动性肝病患者和心脏病患者禁用。

## 五、非磺酰脲类促泌剂

常用药物有瑞格列奈、那格列奈。可直接改善胰岛素早相分泌缺陷，对降低餐后血糖有着独特的优势。

### 瑞 格 列 奈

瑞格列奈(repaglinide)为苯甲酸类衍生物，是一种促胰岛素分泌药，可通过刺激胰腺β细胞分泌胰岛素而发挥作用，作用机制是通过阻断胰腺β细胞对ATP敏感的$K^+$通道，导致$Ca^{2+}$通道开放，使$Ca^{2+}$内流，引起胰岛素脉冲式分泌。口服吸收迅速，持续时间短，为速效进餐后血糖调节剂(又称餐时血糖调节剂)，服药时间可掌握在餐前0～30分钟内。主要适用于2型糖尿病患者餐后血糖的控制。有进餐服药不进餐不服药的特点，有利于配合病人灵活的进餐方式。可单用也可与其他口服降糖药合用。因其结构中不含硫，故对磺酰脲类药物过敏者仍可使用。不良反应少，常见低血糖反应，症状包括焦虑、头晕、出汗、震颤、饥饿和注意力不集中等。此外尚可见头痛和腹泻等。

## 六、二肽基肽酶4(DPP-4)抑制剂

二肽基肽酶(DPP)是一类广泛存在于多种器官组织中丝氨酸蛋白酶，其家族成员包括DPP-1、DPP-2、DPP-3、DPP-4、DPP-8、DPP-9和成纤维细胞活化蛋白等。其中DPP-4可特异性灭活胰高血糖素样肽-1(GLP-1)和葡萄糖依赖性促胰岛素肽(GIP)，而后者可增加胰岛素的合成与释放、或降低胰高血糖素的分泌产生降低血糖的作用。目前临床上应用的DPP-4抑制剂主要有西格列汀(sitagliptin)、沙格列汀(saxagliptin)和维格列汀(vildagliptin)。餐后，从小肠释放到血液中的肠促胰岛激素GLP-1和GIP浓度升高，DPP-4抑制剂能够防止DPP-4水解肠促胰岛激素，从而增加活性形式的GLP-1和GIP的血浆浓度。通过增加活性肠促胰岛激素水平，能够以葡萄糖依赖的方式增加胰岛素释放并降低胰高糖素水平，降低空腹血糖和餐后血糖水平。用于2型糖尿病的治疗。由于DPP-4抑制剂促胰岛素分泌机制与磺酰脲类药物不同，因此无低血糖反应。

笔记

## 第三节　胰高血糖素样肽-1（GLP-1）受体激动药

胰高血糖素样肽-1（GLP-1）受体激动药为新型降糖药物，皮下注射给药。以葡萄糖浓度依赖性的方式增强胰岛素分泌、抑制胰高血糖分泌、延缓胃排空，通过中枢性的食欲抑制来减少进食量，具有减轻体重作用。与传统降糖药物相比，引起低血糖危险性大为降低，且可促进 β 细胞的再生和修复。本类药物有利拉鲁肽（liraglutide）、艾塞那肽（exenatide）。此类药物适用于单用二甲双胍或磺酰脲类药控制不佳的成人 2 型糖尿病患者，可与二甲双胍或磺酰脲类药联合应用。

### 学习小结

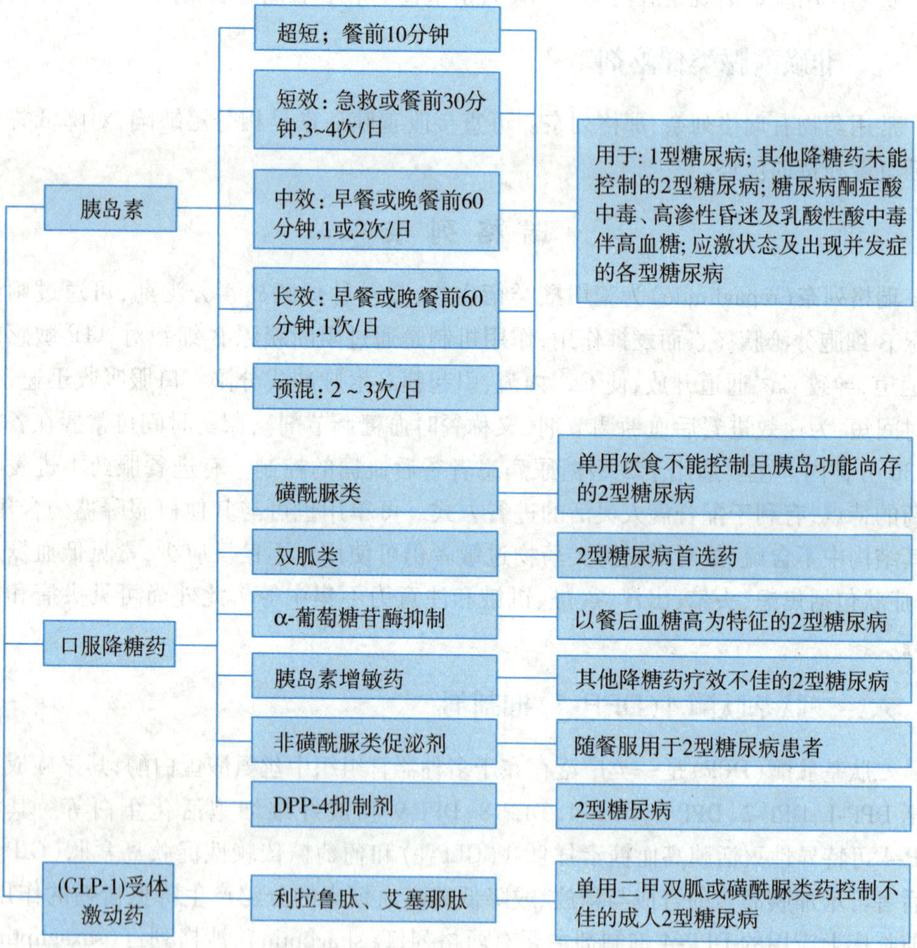

- 胰岛素
  - 超短；餐前10分钟
  - 短效：急救或餐前30分钟，3~4次/日
  - 中效：早餐或晚餐前60分钟，1或2次/日
  - 长效：早餐或晚餐前60分钟，1次/日
  - 预混：2～3次/日
  - → 用于：1型糖尿病；其他降糖药未能控制的2型糖尿病；糖尿病酮症酸中毒、高渗性昏迷及乳酸性酸中毒伴高血糖；应激状态及出现并发症的各型糖尿病
- 口服降糖药
  - 磺酰脲类 → 单用饮食不能控制且胰岛功能尚存的2型糖尿病
  - 双胍类 → 2型糖尿病首选药
  - α-葡萄糖苷酶抑制 → 以餐后血糖高为特征的2型糖尿病
  - 胰岛素增敏药 → 其他降糖药疗效不佳的2型糖尿病
  - 非磺酰脲类促泌剂 → 随餐服用于2型糖尿病患者
  - DPP-4抑制剂 → 2型糖尿病
- (GLP-1)受体激动药
  - 利拉鲁肽、艾塞那肽 → 单用二甲双胍或磺酰脲类药控制不佳的成人2型糖尿病

（程嘉艺）

### 复习思考题

1. 试述胰岛素的作用机制、用途及不良反应。
2. 试比较磺酰脲类与双胍类降糖药的作用特点。
3. 论述各类口服降糖药降糖作用机制。

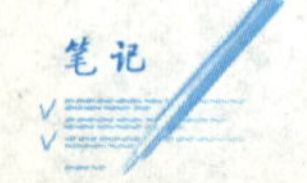

# 第三十三章

# 性激素类药

## 学习目的

通过学习性激素类药的生理和药理作用、临床应用及不良反应，为指导临床合理应用提供理论依据。

## 学习要点

性激素的分泌及调节机制；雌激素、孕激素和雄激素的药理学作用及临床应用；避孕药分类及作用机制。

性激素(sex hormones)是性腺分泌的激素，包括雌激素、孕激素和雄激素，均属于甾体化合物，目前临床使用的是人工合成品及其衍生物。常用避孕药主要是女性用药，多为雌激素和孕激素的复合制剂。

性激素的分泌受下丘脑-垂体前叶的调节。下丘脑分泌促性腺激素释放激素(gonadotropin releasing hormone，GnRH)，促进腺垂体分泌卵泡刺激素(follicle stimulating hormone，FSH)和黄体生成素(luteinizing hormone，LH)。FSH 刺激卵巢滤泡的发育与成熟，使其分泌雌激素；对男性则促进睾丸中精子的生成。LH 促进卵巢黄体生成，使其分泌孕激素；对男性可促进睾丸间质细胞分泌雄激素。

性激素对下丘脑及腺垂体的分泌功能具正、负反馈调节作用(图 33-1)，可通过三种途径实现：①长反馈，是性激素对下丘脑及腺垂体的反馈作用，如在排卵前，雌激素水平较高可直接或通过下丘脑促进垂体分泌 LH，导致排卵(正反馈调节)；在月经周期的黄体期，由于血中雌激素、孕激素都高，从而减少 GnRH 的分泌，抑制排卵(负反馈调节)；②短反馈，是指垂体分泌 FSH、LH 通过负反馈作用减少下丘脑 GnRH 的释放；③超短反馈，是腺体内的反馈调节，雌激素可刺激成熟的卵泡，增加卵泡对促性腺激素的敏感性，促进雌激素的合成。

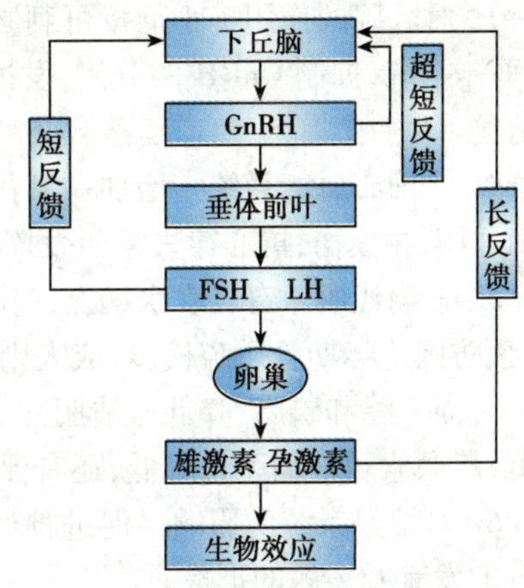


图 33-1 性激素对下丘脑及腺垂体分泌的反馈示意图

性激素属于甾体类激素，其受体在细胞内，分子量较小，脂溶性高。雌激素进入细胞后，首先与受体结合成复合物，然后复合物进入细胞核，作用于染色质从而诱导功能不同的蛋白质的合成，从而调控细胞的代谢、生长或分化，产生不同效应。如雌激素诱导的蛋白质合成可使子宫内膜增厚，代谢增加等。

## 第一节 雌激素类药与雌激素受体阻断药

### 一、雌激素类药

卵巢分泌的天然雌激素(estrogens)主要有雌二醇(estradiol)。从孕妇尿中提取的雌酮(estrone)和雌三醇(estriol)及其他激素，多为雌激素的肝脏代谢产物。以雌二醇为母体采用半合成方式，合成了许多高效、长效甾体衍生物炔雌醇(ethinyl estradiol)、炔雌醚(quinestrol)。此外，还合成了一些有雌激素活性的非甾体化合物，如临床应用的己烯雌酚(diethylstibestrol)，其立体构型可以看成是天然雌激素已断裂的多环状结构。

【体内过程】雌二醇经消化道吸收后，在肝脏易被代谢，主要经17-β-羟甾氧化还原酶生成雌酮，在经16α位羟基化形成16α-羟基雌酮和雌三醇，这些代谢产物部分以葡萄糖醛酸及硫酸结合的形式从肾脏排出，也有部分从胆道排泄并形成肝肠循环。故其生物利用低，需注射给药。血浆中雌激素与性激素结合球蛋白特异性结合，也可与白蛋白非特异性地结合，结合率在50%以上，在进入细胞前与血浆蛋白分离。

人工合成的炔雌醇、炔雌醚和己烯雌酚等在肝内破坏较慢，口服效果好，作用较持久。油溶剂或与酯类结合的衍生物，肌内注射可延缓吸收，延长其作用时间。

【生理、药理作用】

1. 对未成年女性　促进女性第二性征和器官发育和成熟，使子宫发育、乳腺腺管增生并使脂肪分布发生变化。

2. 对成年女性　对成年女性，除继续保持女性特征外，它还使子宫内膜增殖变厚，并与黄体酮一起，使子宫内膜转变为分泌期，提高子宫平滑肌对缩宫素的敏感性，形成月经周期；使阴道上皮增生，浅表层细胞发生角化。

3. 对乳腺的作用　小剂量可刺激乳腺导管和腺泡的发育。大剂量可作用于下丘脑-垂体系统，抑制GnRH的分泌，发挥抗排卵作用；干扰催乳素对乳腺的作用，抑制乳汁分泌。

4. 保护心血管系统　增加一氧化氮和前列腺素的合成，舒张血管，通过减轻心肌缺血-再灌注损伤、抗心律失常而发挥心脏的保护作用。

5. 影响代谢　有轻度水钠潴留作用；对儿童能增加骨骼的钙盐沉积，加速骨骺闭合，预防围绝经期骨质疏松，对成人则能增加骨量，改善骨质疏松；大剂量能升高血清三酰甘油三酯和磷脂，降低血清胆固醇，使高密度脂蛋白含量升高，低密度脂蛋白含量降低；雌激素可使糖耐量降低，还有促凝血等作用。

6. 对神经系统的影响　促进神经细胞的生长、分化、存活与再生，促进神经胶质细胞的发育及突触的形成。

7. 其他　应用雌激素含量较高的避孕药时，血栓发生的可能性增加，雌激素可使真皮增厚，表皮细胞增殖，保持皮肤弹性且改善血供。还具有抗雄激素作用。

笔记

【临床应用】

1. 围绝经期综合征　绝经期妇女因卵巢功能降低，雌激素分泌减少，垂体促性腺激素分泌增多，内分泌平衡失调而会出现一系列症状，如阵发性发热、出汗、头痛、失眠、情绪不安等。应用雌激素补充治疗可抑制垂体促性腺激素的分泌，应用雌激素治疗可减轻上述症状。绝经期和老年性骨质疏松症，可使用雌激素与雄激素联合治疗，减少骨质疏松。此外，老年性阴道炎及女性阴道干枯症，局部用药有效。

2. 功能性子宫出血　用于因雌激素水平波动引起的不规则出血或雌激素水平低下，子宫内膜创面修复不良引起的出血。雌激素可促进子宫内膜增生，修复出血创面而止血，也可适当配伍孕激素，以调整月经周期。

3. 卵巢功能不全与闭经　原发性或继发性卵巢功能低下可用雌激素作替代治疗，以促进外生殖器、子宫及第二性征的发育；与孕激素合用可形成人工月经。

4. 乳房胀痛及退乳　部分妇女停止授乳后可发生乳房胀痛，大剂量雌激素可反馈性抑制垂体催乳素的分泌，使乳汁分泌减少而退乳消痛。

5. 晚期乳腺癌　绝经 5 年以上的乳腺癌可用雌激素治疗，雌激素能缓解晚期乳腺癌不宜手术患者的症状。但绝经期以前的患者禁用，否则可能会促进肿瘤的生长。

6. 前列腺癌　大剂量雌激素类抑制垂体促性腺激素分泌，使睾丸萎缩及雄激素分泌减少，同时又能拮抗雄激素，因此对前列腺癌有一定的治疗作用。

7. 痤疮　青春期痤疮是由于雄激素分泌过多引起的毛囊炎，雌激素抑制雄激素分泌以治疗青春期痤疮。

8. 避孕　与孕激素合用可避孕（详见本章第二节）。

【不良反应】

1. 消化道症状　常见厌食、恶心、呕吐、头昏等，早晨较多见。从小剂量开始并逐渐增加剂量或反应发生后减少剂量均可减轻反应，注射用药也可缓解症状。

2. 子宫内膜出血　长期大量应用可致子宫内膜过度增生而引起出血，有子宫出血倾向者及子宫内膜炎患者慎用。

3. 代谢　可使水、钠潴留。长期大量应用可引起高血压、水肿及加重心力衰竭。因充血性心力衰竭、肝肾疾病导致的水潴留患者禁用。

4. 肝毒性　本品在肝脏灭活，并可能引起胆汁淤积性黄疸，故肝功能不良者慎用。

【药物相互作用】

1. 肝药酶诱导剂如卡马西平、苯妥英钠、利福平、苯巴比妥等会加快雌二醇及己烯雌酚的代谢，降低雌激素活性。

2. 己烯雌酚与抗凝血药合用会导致凝血效应的降低。

3. 己烯雌酚与抗高血压药物合用，可降低抗高血压的作用。

【注意事项】雌二醇凝胶剂禁用于乳房、外阴和阴道黏膜部位；已知或可疑妊娠妇女、哺乳期妇女、生殖系统恶性肿瘤、乳腺癌、不明原因的阴道不规则出血患者禁用；肿瘤患者（前列腺癌和绝经期后乳腺癌除外）不用；有血栓栓塞性疾病史的患者及血栓形成静脉炎患者禁用。

笔记

## 二、雌激素受体阻断药

本类药物竞争性拮抗雌激素受体，从而抑制或减弱雌激素的作用。常用的有氯米芬(clomiphene)、他莫昔芬(tamoxifen)、雷洛昔芬(raloxifene)等，也可称为选择性雌激素受体调节药(selective estrogen-receptor modulators，SERM)。此外，该类药对机体的器官具有二重作用，即对生殖系统表现为雌激素拮抗作用，而对骨骼系统及心血管系统则发挥拟雌激素样作用，这对雌激素的替代治疗具有重要意义。

氯米芬(clomiphene，克罗米酚，氯地莀酚胺)的化学结构与己烯雌酚相似，是三苯乙烯衍生物。该药有较弱的雌激素活性和中等程度的抗雌激素作用，能促进腺垂体分泌促性腺激素，从而诱导排卵。这可能与阻断下丘脑的雌激素受体，从而消除雌二醇的负反馈性抑制有关。临床用于月经紊乱及长期服用避孕药后发生的闭经，对无排卵型及精子缺失性不育症，以及乳房纤维囊性疾病和晚期乳腺癌也有一定疗效。其不良反应有多胎及视觉异常，长期大剂量连续服用可引起卵巢肥大，卵巢囊肿患者禁用。

# 第二节　孕激素类药

天然孕激素(progestogens)主要由卵巢黄体分泌的黄体酮(progesterone，孕酮)为主，妊娠3~4个月后黄体逐渐萎缩，随后由胎盘分泌，直至分娩。临床应用的孕激素均系人工合成品及其衍生物。常用的有17-α羟孕酮类如甲羟孕酮(medroxyprogesterone)、甲地孕酮(megestrol)、氯地孕酮(chlormadinone)，19-去甲睾丸酮类如炔诺酮(norethisterone)、炔诺孕酮(norgestrel)、双炔失碳酯(anorethindrane dipropionate)等以及19-去甲基孕酮类如地美孕酮、普美孕酮、曲美孕酮等。

【体内过程】黄体酮口服后在胃肠道及肝脏迅速破坏，须注射给药或舌下给药。血浆中的黄体酮大部分与蛋白结合，游离的仅占3%。其代谢产物主要与葡萄糖醛酸结合，经肾排出。人工合成的炔诺酮、甲地孕酮等也可以口服，在肝破坏较慢。油溶液肌内注射可发挥长效作用。

【生理、药理作用】

1. 生殖系统　①在月经后期，黄体酮在雌激素作用的基础上，使子宫内膜继续增厚、充血，腺体增生并分支，由增殖期转为分泌期，有利于孕卵着床和胚胎发育。②与催产素竞争受体，降低子宫对催产素的敏感性，有利于胎儿安全生长而起到保胎作用。其机制是黄体酮选择性地结合于催产素受体，抑制后者介导的磷酸肌醇的生成与钙离子活动。③生理量的孕激素能降低下丘脑GnRH分泌神经元的脉冲生成频率，增加垂体释放LH的脉冲幅度。大剂量的孕激素可抑制垂体前叶LH分泌，起负反馈作用，抑制排卵。④促使乳腺腺泡发育，为哺乳做准备。

2. 升温　通过下丘脑体温调节中枢影响散热过程，使月经周期的黄体相基础体温升高。

3. 利尿　竞争性地对抗醛固酮，使 $Na^+$ 和 $Cl^-$ 的排泄增加而利尿。

【临床应用】

1. 功能性子宫出血　对黄体功能不足所致子宫内膜不规则的成熟与脱落而引起的子宫出血，应用孕激素可使子宫内膜协调一致地转为分泌期，维持正常的月经。

笔记

2. 流产　对先兆性流产和习惯性流产均有效，孕激素对黄体功能不足所致的先兆性流产和习惯性流产有一定的安胎作用，但19-去甲基睾丸酮类具有雄激素样作用，可引起女性胎儿男性化，不宜采用。黄体酮有时也可能引起生殖性畸形。

3. 痛经及子宫内膜异位症　孕激素可通过抑制排卵并减轻子宫痉挛性收缩而达到止痛作用，也可使异位的子宫内膜退化，与雌激素合用效果更好。

4. 子宫内膜腺癌、前列腺肥大和前列腺癌症　大剂量孕激素可使子宫内膜癌细胞分泌耗竭而致退化，可反馈性地抑制垂体前叶分泌间质细胞刺激激素，减少睾酮分泌，促进前列腺细胞萎缩、退化。

5. 避孕　单独或与雌激素联合应用避孕。

6. 闭经的诊断和治疗　用于诊断雌激素分泌和了解子宫内膜对激素的反应性。闭经妇女应用孕激素5～7天后，若子宫内膜对内源性雌激素有反应，则发生撤退性出血。雌激素和孕激素合用也用于诊断和治疗闭经。

【不良反应】常见有突破性出血、月经不规律、阴道点状出血、宫颈分泌物形状改变以及乳房胀痛等。偶见头晕、恶心、乳房胀痛等。长期应用可引起子宫内膜萎缩，月经量减少，并易发阴道真菌感染。对男性偶见乳房发育、精子生成减少导致男性不育、体重增加、血糖升高、高钙血症。罕见心悸、心动过速、心肌梗死、体液潴留、水肿并可增加血栓栓塞性疾病风险。大剂量黄体酮可引起胎儿生殖器畸形。

### 附：避孕药

生殖过程包括精子和卵子的形成与成熟、排卵、受精、着床以及胚胎发育等许多环节。避孕药是阻碍受孕或防止妊娠的药物，包括女性用和男性用两种。由于女性排卵有周期性，主要以女性用药为主。女性用避孕药主要为复方甾体激素制剂和有杀精作用的外用避孕药。甾体激素避孕药由雌激素和孕激素配伍组成，可分为口服剂、注射剂及缓释剂3类，其中最常用的是短效口服复方甾体避孕药。

（一）主要抑制排卵的避孕药

【药理作用】该类药物均由不同类型的雌激素和孕激素组成，主要通过抑制排卵而发挥避孕作用。此外，该类药物还可干扰生殖过程的其他环节，如抑制子宫内膜的正常增殖，使其萎缩退化，不利于受精卵着床，改变受精卵在输卵管中的运行速度，阻碍受精卵适时地到达子宫；另外，还可使宫颈黏液增稠，不利于精子进入宫腔。

【分类】

1. 短效口服避孕药　常用药有复方炔诺酮片、复方甲地孕酮片、口服避孕片0号、复方甲基炔诺酮、复方左旋18-甲基炔诺酮等。服法：从月经周期第5日起，每晚服药1片，连续服用22日，不能间断。一般停药后2～4日就可以发生撤退性出血，形成人工月经周期。下次服药仍从月经来潮第5日起。如停药7日仍未来月经，则应立即开始服下一周期的药物。偶尔漏服时，应于24小时内补服1片。

2. 长效口服避孕药　是以长效雌激素类药炔雌醚与孕激素类药18-甲基炔诺酮或氯地孕酮配伍组成的复方片剂。服法：是从月经来潮当日算起，第5日服1片，最初2次间隔20日，以后每月服1次，每次服1片。

3. 长效注射避孕药　有复方己酸孕酮注射液（避孕针1号）和复方甲地孕酮注射

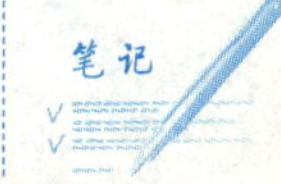

液等。用法:首次于月经周期第5日深部肌内注射2支,以后每隔28日或于每次月经周期第11~12日注射1次。

4. 多相片剂 为了使服用者的激素水平近似月经水平,并减少月经期间出血的发生率,可将避孕药制成多相片,如炔诺酮双相片、三相片。双相片是开始10日每日服1片含炔诺酮0.5mg和炔雌醇0.035mg的片剂,后11日每日服1片含炔诺酮1mg和炔雌醇0.035mg的片剂,这种服用方法的优点是很少发生突破性出血。三相片则分为开始7日每日服1片含炔诺酮0.5mg和炔雌醇0.035mg的片剂,中期7日每日服用1片含炔诺酮0.75mg和炔雌醇0.035mg的片剂,最后7日每日服用1片含炔诺酮1mg和炔雌醇0.035mg的片剂,其效果较双相片更佳。

5. 埋植剂 以硅胶囊管装入炔诺孕酮,形成棒状物,植入臂内侧或左肩胛部皮下。

【不良反应】

1. 类早孕反应 少数用药者服药初期可出现恶心、呕吐、头晕、乏力、困倦、食欲缺乏等类似早期妊娠反应,坚持服药数月,药物反应可自然消失或减轻。

2. 阴道不规则出血 常见于用药后最初几个周期,可加服炔雌醇。

3. 月经变化 大部分服药者月经量没有变化,但少数有月经减少的倾向,有1%~2%的妇女发生闭经,如连续2个月闭经,应予停药。服用长效口服避孕药者常会发生经量增多,经期延长等现象。出血较多时可用止血药,必要时注射丙酸睾酮。

4. 乳汁减少 见于少数哺乳期妇女。

5. 凝血功能亢进 甾体避孕药可引起血栓性静脉炎和血栓栓塞,如肺血栓和脑血栓等。

6. 轻度损害肝功能 与肝肿瘤的发生有一定关系,服药者应定期检查肝脏,有肝大者宜停药。

7. 体重增加 可能与雌激素引起水钠潴留,孕激素影响合成代谢相关,故使部分妇女体重增加。

8. 其他 长期应用有皮肤色素沉着、痤疮,个别有血压升高。

(二)抗孕卵着床避孕药

该类药物可使子宫内膜发生各种功能与形态变化,使子宫腺体减少肝糖的合成,让囊胚不易存活,或是改变子宫和输卵管的活动方式,阻碍受精卵的运送,阻碍孕卵着床。常用大剂量炔诺酮(5mg/次)、甲地孕酮(2mg/次)及双炔失碳酯(anorethidrane dipropionate)。该类药物的应用时间不受月经周期的限制,用法为同居当晚或房事后服用。同居14日以内,每晚服1片,必须连服14片;如超过14日,应接服复方炔诺酮片或复方甲地孕酮片。

(三)男性避孕药

棉酚(gossypol)是棉花根、茎和种子中含有的一种酚类物质。棉酚可破坏睾丸曲细精管的生精上皮,抑制生精过程,使精子数量逐渐减少,直至没有精子。如每日服用20mg,连服2个月,节育有效率可高达99%以上。停药后生精能力可逐渐恢复。不良反应有胃肠道刺激症状、心悸及肝功能改变等,部分服药者在服药期间可发生低血钾症状。

笔记

## 第三节　雄激素类药与同化激素类药

### 一、雄激素类药

天然雄激素(androgens)主要由睾丸间质细胞分泌的睾酮(睾丸素 testosterone),肾上腺皮质、卵巢和胎盘也有少量分泌,临床上常用人工合成的睾酮衍生物,如甲睾酮(methyltestosterone,甲基睾丸素)、丙酸睾酮(testosterone propionate,丙酸睾丸素)和苯乙酸睾酮(testosterone phenylacetate,苯乙酸睾丸素)等。

【体内过程】睾酮口服后易被肝脏破坏,因此口服无效。一般用其油溶液肌内注射或植入皮下。其酯类化合物极性低,溶于油液中注射后,不易进入水性体液,因而吸收缓慢。甲睾酮口服吸收迅速且完全,又不易被肝脏破坏,因此口服效果较好,也可舌下给药。

【生理及药理作用】

1. 生殖系统　促进男性性器官及副性器官发育、成熟并保持,促进男性第二性征形成,促进精子的生成及成熟。大剂量反馈抑制垂体前叶分泌促性腺激素。对女性可使雌激素分泌减少,还有抗雌激素作用。

2. 同化作用　雄激素能明显促进蛋白质的合成(同化作用),减少蛋白质分解,造成正氮平衡,使肌肉增长,体重增加,减少尿氮排泄,同时有水、钠、钙、磷潴留现象。

3. 造血作用　雄激素能刺激造血功能,尤其是红细胞的生成。红细胞生成素原经红细胞生成酶作用生成红细胞素,是刺激造血的重要造血因子。骨髓造血功能低下时,大剂量雄激素可促进肾脏分泌促红细胞生成素,也可直接刺激骨髓造血功能,使红细胞生成增加。

4. 心血管系统　雄激素通过激活雄激素受体和耦联 $K^+$ 通道,对心血管系统有良好的调节作用,包括影响脂质代谢,降低胆固醇;抑制高胰岛素血症、高糖和代谢综合征的发生。

5. 免疫系统　雄激素能促进免疫球蛋白的合成使机体免疫功能和抗感染能力增强。在免疫稳定、监视和防御等方面起到重要的作用。

【临床应用】

1. 睾丸功能不全　无睾症或类无睾症(睾丸功能不全)时,作补充治疗。

2. 功能性子宫出血　通过对抗雌激素作用使子宫平滑肌及其血管收缩、内膜萎缩而止血,更年期患者较适用。对严重出血患者,可用己烯雌酚、黄体酮和丙酸睾酮三种混合物注射应用,但停药后可出现撤退性出血。

3. 晚期乳腺癌　对晚期乳腺癌或乳腺癌转移者,采用雄激素治疗可使部分患者的病情得到缓解。其作用机制是:①对抗雌激素;②抑制垂体促性腺激素的分泌,减少卵巢分泌雌激素;③雄激素还有对抗催乳素对乳腺癌的刺激作用。其治疗效果与癌细胞中雌激素受体含量有关,受体浓度高者疗效较好。

4. 贫血　用丙酸睾酮或甲睾酮可使骨髓功能改善,因而可以用于再生障碍性贫血及其他贫血。

笔记

5. 虚弱　小剂量雄激素可用于各种消耗性疾病、骨质疏松、生长延缓、长期卧床、损伤、放疗等身体虚弱状况。

【不良反应】女性患者长期应用雄激素类药物，可引起男性化体征，如痤疮、多毛、声音变粗、闭经、乳腺退化、性欲改变等；男性患者可发生性欲亢进，也可出现女性化，因长期用药后睾丸萎缩，精子生成抑制。17α-位由烷基取代的睾酮类药物干扰肝内毛细胆管的排泄功能，可引起胆汁郁积性黄疸。

【禁忌证】孕妇及前列腺癌患者禁用。因有水、钠潴留作用，对肾炎、肾病综合征、肝功能不良、高血压及心力衰竭患者也应慎用。雄激素依赖性肿瘤患者禁用。

【药物相互作用】睾酮与降糖药、环孢素、抗凝血药或甲状腺素合用，即增加药物活性，也会增加其毒性。睾酮与神经肌肉阻滞药合用，对后者产生拮抗作用。

## 二、同化激素类药

雄激素有较强的同化作用，但用于女性或非性腺功能不全的男性，常可出现女性男性化或雄激素过多现象。同化激素（anabolic hormone）是以同化作用为主，男性化作用较弱的睾酮衍生物，如苯丙酸诺龙、司坦唑醇等。

同化激素能促进蛋白质合成，减少蛋白质分解，使肌肉增长，体重增加，还有使钠、钾、磷和水潴留的作用，但男性化的作用很弱。主要用于蛋白质合成不足和分解增多的患者，如营养不良、严重烧伤、肿瘤恶病质、手术后恢复期、骨折不易愈合、老年性骨质疏松等。

长期使用同化激素可引起水钠潴留、血钙过高，女性患者可发生月经紊乱及轻度男性化，肾炎、心力衰竭和肝功能不良者慎用，孕妇、高血压患者及前列腺癌患者禁用。造成儿童及青少年性早熟以及骨骼发育的提早结束，从而影响其身高。男性患者则可致高血压、音调升高、乳房发育、皮肤痤疮、性功能减退或睾丸萎缩。老年患者因前列腺增生而致排尿困难等。

前列腺癌、男性乳腺癌、高血压妇女及妊娠妇女禁用苯丙酸诺龙。司坦唑醇禁用于伴高血钙的乳腺癌、男性乳腺癌患者等；禁用于前列腺增生、前列腺癌患者、肾炎或肾病变及妊娠期妇女。本类药物在体育竞赛中属于违禁药。

### 附：男科用药

男性学（andrology）研究的范围主要涉及男性生殖泌尿系统的细胞学、分子生物学、生殖生理学、生物化学、药理学、免疫学、遗传学、临床科学等。本章所涉及的男科用药仅包括治疗前列腺增生及性功能障碍的药物。

（一）治疗前列腺增生的药物

前列腺增生（良性前列腺肥大）是老年男性常见病之一。其发病原因尚不完全清楚，但一般认为年龄与体内性激素失调是发病的基础。目前前列腺增生可采用药物治疗、手术治疗以及非药物治疗。常用治疗药物按照其作用环节可以分为以下 7 类：①雌激素类，如溴乙酰己烷雌酚、己烯雌酚等；②抗雄性激素类，如环丙孕酮、黄体酮己酸酯等；③α 受体阻断药，如酚苄明、特拉唑嗪等；④5α-还原酶抑制药，如爱普列特等；或抗真菌抗生素，如酮康唑等；⑤花粉制剂，如前列康等；⑥复方氨基酸制剂，如安尿通

笔记

等;⑦中药复方制剂,如前列通片等。

（二）治疗男性性功能障碍的药物

男性性功能障碍包括性欲异常、阳痿、早泄、不射精及遗精。其中阳痿是男性学与泌尿系统的常见疾病,阳痿可分为功能性(即精神性或心理性)和器质性(包括血管障碍性、神经障碍性及内分泌障碍性)2类。目前治疗阳痿的药物按照作用环节可分为:①中枢安定药,如小剂量的苯二氮䓬类药、维生素B族等;②特异性5-磷酸二酯酶抑制药,如西地那非等;③性欲中枢兴奋药,如一定剂量的乙醇、某些镇痛药等;④雄激素类,如甲睾酮、丙酸睾酮、庚酸睾酮等;⑤中药,如淫羊藿、鹿茸精等。

## 西地那非

西地那非(sildenafil)又名昔多芬,是一种研发治疗心血管疾病药物时意外发现的治疗男性勃起功能障碍药物,为1998年美国首次上市的第1个口服抗阳痿药。一般以其商业用名viagra(伟哥)(中国大陆注册名万艾可,台湾和香港注册名威而刚)。

【体内过程】口服后吸收迅速,绝对生物利用度约40%。主要在肝脏代谢生成一有活性的代谢产物,其性质与西地那非近似。与细胞色素P450同工酶3A4的强效抑制药以及细胞色素P450非特异性抑制物合用时,血浆水平升高。消除半衰期约4小时。空腹给药1小时内血浆浓度($C_{max}$)达最大。血浆蛋白结合率为96%。主要以代谢产物的形式从粪便中排泄(约为口服剂量的80%),一小部分从肾脏排泄(约为口服剂量的13%)。

【药理作用】西地那非是特异性5-磷酸二酯酶($PDE_5$)抑制药。在阴茎勃起及性刺激过程中,能增强阴茎海绵体内NO释放,NO从神经末梢和内皮细胞释放出来与海绵体平滑肌上的受体结合,激活细胞内可溶性鸟苷酸环化酶,后者在$Mn^{2+}$参与下,促使三磷酸鸟苷(GTP)变为环磷酸鸟苷(cGMP),cGMP激活蛋白激酶G(PKG)和小部分蛋白激酶A(PKA),通过活化$Ca^{2+}$泵使细胞内游离$Ca^{2+}$水平降低,从而导致海绵体平滑肌松弛,动脉血流入,阴茎充血、坚硬、勃起。在人海绵体组织和血管平滑肌中存在$PDE_5$,能使cGMP水解为GMP,阻断使阴茎勃起的NO-cGMP途径。西地那非为$PDE_5$选择性抑制剂,能防止cGMP的降解,从而能加强性兴奋的阴茎勃起反应。西地那非对海绵体无直接松弛作用。

【临床应用】用于治疗男性阴茎勃起功能障碍、肺动脉高压与高山症的防治等。

【不良反应】常见不良反应有头痛、面部潮红、消化不良等,一般都会很快消失;还可见鼻塞、视觉色彩改变、尿路感染、腹泻、眩晕、皮疹等。

【注意事项】65岁以上老年人、肝肾功能不良者应慎用。重度肾功能不全者清除率降低,应减少剂量。不适用于妇女及儿童。有心血管疾病的患者禁用。当用药过量时,应根据需要采取常规支持疗法。有心血管危险因素存在时,用药后有发生非致命性或致命性心脏事件的危险。该药不得与硝酸甘油、硝酸异山梨酯合用,也不宜与其他治疗勃起功能障碍的方法同时应用。不应同时饮酒,会影响西地那非的勃起功效。

笔记

## 学习小结

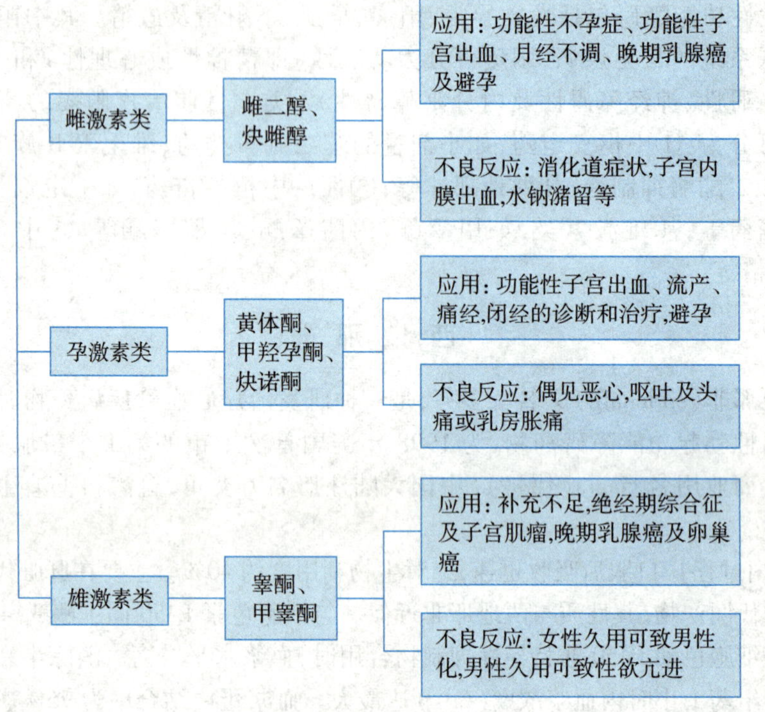


（龙子江）

## 复习思考题

1. 雌激素有哪些生理药理作用，其作用机制是什么？
2. 避孕药的分类及各种制剂的组成成分是什么？

# 第三十四章

# 调节骨代谢与形成药

**学习目的**

通过学习调节骨代谢与形成药的药理作用和临床应用，为临床骨质疏松症的防治及合理选药奠定基础。

**学习要点**

常用调节骨代谢与形成药物的药理作用、作用机制、临床应用和主要不良反应。

调节骨代谢与形成药主要用于骨质疏松的治疗。骨质疏松症是一种以骨量低下，骨组织微结构破坏为特征的综合征，患者骨脆性增加，易发生骨折。目前全球骨质疏松人数超过 2 亿人，该病女性多于男性，常见于绝经后妇女和老年人。骨质疏松症可分为原发性骨质疏松症、继发性骨质疏松症和特发性骨质疏松症。原发性骨质疏松症分为Ⅰ型和Ⅱ型。Ⅰ型骨质疏松症（女性绝经后骨质疏松症、高转换型骨质疏松）多发于 50～70 岁女性；Ⅱ型骨质疏松症（老年性骨质疏松症）多发于 70 岁以上人群，男、女发生率相近。继发性骨质疏松症多由内分泌系统疾病、骨骼系统疾病、药物原因等引起。特发性骨质疏松症主要发生在青少年，病因不明。

目前防治骨质疏松的药物主要有：①骨矿化剂：钙制剂、维生素 D；②骨吸收抑制剂：双膦酸盐类、雌激素、雌激素受体调节剂、降钙素；③骨形成促进剂：氟化物、甲状旁腺激素。

## 第一节　骨 矿 化 剂

### 一、钙剂

钙是骨骼正常生长的物质基础。机体 99% 的钙存在于骨骼和牙齿。补充钙剂为骨质疏松治疗的基础措施。钙剂常与维生素 D 合用以增加小肠对钙的吸收。钙制剂主要分为矿物钙（如葡萄糖酸钙、碳酸钙等）、有机钙（如乳酸钙、枸橼酸钙等）、天然生物钙等。

【药理作用】

1. 参与骨骼形成　钙离子是人体各项生理活动不可缺少的元素，99% 以上的钙与磷一起以羟基磷灰石形式构成骨盐，是骨骼正常生长和达到峰值骨量的物质基础。

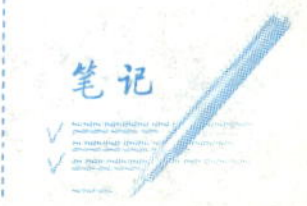

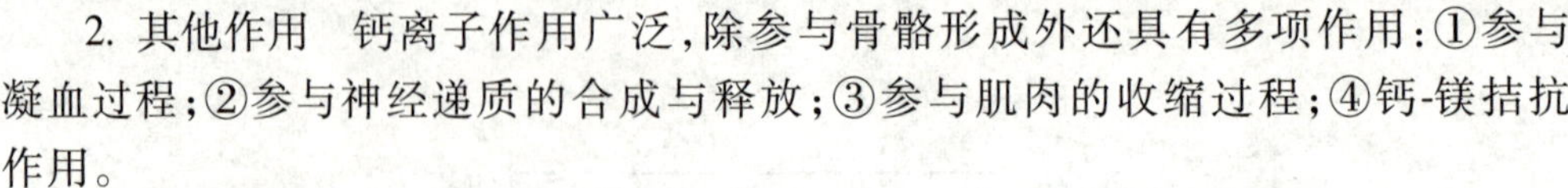

2. 其他作用　钙离子作用广泛，除参与骨骼形成外还具有多项作用：①参与凝血过程；②参与神经递质的合成与释放；③参与肌肉的收缩过程；④钙-镁拮抗作用。

【临床应用】

1. 骨质疏松　钙离子与维生素D为骨质疏松治疗的基础物质。Ⅰ型（妇女绝经后骨质疏松）常采用激素替代疗法（HRT）：钙制剂+维生素D+雌激素或雌激素受体调节剂。但是长期使用雌激素或导致子宫内膜癌发生率增加。联合使用孕激素可减少该不良反应；Ⅱ型骨质疏松（老年性骨质疏松）较为公认的治疗方案为钙制剂+维生素D+骨吸收抑制剂（常用阿伦磷酸钠）的三联药物治疗。

2. 其他　钙离子可改善细胞膜的通透性，增加毛细血管的致密性，减少液体的渗出，可减轻某些过敏反应的症状；钙离子可与氟化物形成难溶性的氟化钙而用于氟化物的中毒解救；由于镁离子分子直径与钙离子相近，镁离子可与钙离子的结合部位发生结合，因此钙离子与镁离子作用相互对抗，镁中毒时可采用钙剂解救；钙剂还可用于低钙血症的防治。

【不良反应】静脉给药可引起全身发热感、皮肤发热、血管扩张；静脉给药速度过快可引起心律失常、血压下降，甚至出现心脏停搏。

【禁忌证】高钙血症及高尿钙症者、含有钙结石或肾结石者、肾功能不全者、呼吸性酸中毒衰竭者、应用强心苷或停药7日内禁用。

## 二、维生素D

维生素D为类固醇衍生物，在体内可转化为多种活性代谢产物。活性形式维生素D常见有骨化三醇和阿法骨化醇。维生素D能促进小肠对钙、磷的吸收，提高血钙、血磷水平，并维持其正常浓度。

【药理作用】维生素$D_3$经肝、肾羟化后形成1,25-$(OH)_2$-Vit$D_3$为最终活性物质，骨化三醇由维生素$D_3$转化而来，其可恢复肠道对钙离子的正常吸收，调节骨矿化，刺激骨骼中成骨细胞活性。骨化三醇还可减轻骨质疏松患者的骨与肌肉疼痛。阿法骨化醇作用类似于骨化三醇，可增加机体对钙的吸收，抑制骨吸收，促进胶原和骨基质蛋白合成，调节肌肉钙代谢。

【临床应用】

1. 骨质疏松　骨质疏松患者常伴有小肠钙转运的减少，对于有肠钙吸收不良、骨化三醇合成障碍的骨质疏松患者尤为适用。维生素D常与钙制剂合用，作为预防和治疗骨质疏松的一线基础药物。

2. 其他　婴幼儿缺乏维生素D时体内钙、磷不能在骨组织内沉积，引起骨组织生长障碍，可引起佝偻病。成年人维生素D缺乏可引起骨软化症或成人佝偻病。维生素D为治疗佝偻病、骨质软化症的基础药物。

【不良反应】维生素D的安全范围窄，连续大量使用可引起中毒，表现为衰弱、厌食、乏力、恶心、呕吐、体重下降、心律失常、肾脏损害、骨硬化等。骨化三醇可引起高钙血症，建议在服药后第4周、第3个月、第6个月检测血钙和血肌酐浓度，以后每6个月检测一次。

## 第二节 骨吸收抑制剂

### 一、双膦酸盐类

1960 年 Fleisch 等首次合成了双膦酸盐类药物，本类药物在骨质疏松的治疗中越来越受到重视。双膦酸盐类药物分为 3 代：第一代有依替膦酸钠和氯磷酸钠；第二代有替鲁膦酸和帕米磷酸；第三代有阿仑膦酸钠和利塞膦酸钠等。

【体内过程】双膦酸盐吸收易受到食物与离子的影响，如咖啡、橙汁可使阿仑膦酸钠吸收减少 60%，食物可使其生物利用度减少 40%。大多数双膦酸盐能长期保存在骨组织中。氯膦酸和帕米膦酸的骨内 $t_{1/2}$ 分别为 120 天和 300 天，阿仑膦酸排泄极为缓慢，其残留物的骨内半衰期可长达 10 年。口服双膦酸盐剂量的约 66% 直接由肾清除，其中 95% 以上经肾排泄。

【药理作用】双膦酸盐为抗骨吸收药物，其作用机制主要为：①直接改变破骨细胞的形态学，从而抑制其功能；②与骨基质理化结合，直接干扰骨吸收；③直接抑制成骨细胞介导的细胞因子如 IL-6、TNF 的产生。双膦酸盐在骨再建表面，抑制破骨细胞对骨的吸收，对磷酸钙具有高亲和性，吸附在骨羟磷灰石结晶表面，阻止钙盐“溢出”。双膦酸盐对水解反应稳定，能长期滞留于骨内，间歇使用能诱发持续的骨质增长逆转骨质疏松。

【临床应用】

1. 骨质疏松　双膦酸盐主要用于骨质疏松症的预防和治疗，对各种类型的骨丢失均有效，特别适用于合并有高骨代谢的骨质疏松。阿伦磷酸盐为第一个被 FDA 批准用来预防和治疗绝经后骨质疏松的双膦酸盐类药物，其也能增加男性骨质疏松患者的骨量，具有较好的安全性和耐受性。

2. 高钙血症　可用于由多发性骨髓瘤、乳腺癌、前列腺癌及肺癌等恶性肿瘤骨转移引起的骨代谢异常所致的高钙血症，并能减少骨病、骨痛和骨折的发生率。对于高钙血症并发的恶心、呕吐、多尿症、口渴及中枢神经症状也有一定的缓解作用。

【不良反应】人体对双膦酸盐的耐受性一般较好，口服可出现胃肠道不良反应，少数患者可发生腐蚀性食管炎，建议早晨空腹给药，用足量水送服，保持坐姿或立位，服后 30 分钟内不宜进食和卧床，为避免消化道不良反应最好采用静脉方式给药。高浓度快速静脉注入时，在血液中可能与钙螯合形成复合物导致肾衰竭，缓慢注射 2 ~ 4 小时可减少该不良反应。2005 年起，美、英、加拿大等国药品监管局相继发布双膦酸盐药物的安全性信息，称部分患者用药后出现颌骨坏死、严重肌肉骨骼痛、食管癌和肾功能衰竭等症状。

### 二、雌激素

雌激素有促进骨质致密作用，绝经后妇女由于体内雌激素减少，破骨细胞活性增加，骨丢失加速。雌激素通过抑制破骨性细胞相关因子（IL-1、IL-6 等）分泌而抑制骨吸收；直接作用于成骨细胞及雌激素受体，促进骨形成；促进钙的吸收及肾小管对钙的重吸收；抑制骨细胞对甲状旁腺激素的反应性；促进降钙素的分泌而发挥抗骨质疏松

笔记

作用。雌激素制剂的主要成分主要为雌二醇或雌三醇。对于妇女绝经后骨质疏松，一般认为雌激素替代疗法为首选治疗方法。雌激素能有效的预防绝经后的快速骨丢失，保持骨量，降低骨折发生率，缓解骨质疏松所造成的疼痛，改善患者围绝经期症状。雌激素替代疗法中由于雌激素有增加子宫内膜癌发生的风险，故常用雌激素合用孕激素用于有完整子宫的患者；雌激素合用雄激素用于不需要保护子宫内膜的患者；雌激素合用孕激素和雄激素也适用于有完整子宫的患者；对于已切除子宫者，可单用雌激素。

### 三、雌激素受体调节剂

雌激素受体调节剂主要有雷洛昔芬（raloxifene）和依普黄酮（ipriflavone）。其发挥作用主要通过促进成骨细胞增殖促进骨胶原合成和骨基质的矿化，增加骨量；减少破骨细胞前体细胞的增殖和分化，抑制破骨细胞活性；通过雌激素样作用增加降钙素分泌，间接产生抗骨吸收作用。雷洛昔芬对雌激素作用的组织有选择性的拮抗或激动作用，对下丘脑、子宫、乳腺表现为拮抗作用，对骨骼和部分胆固醇代谢（降低总胆固醇和低密度脂蛋白）为激动作用。依普黄酮在体内不具有雌激素对生殖系统的影响，却具有雌激素样抗骨质疏松作用。主要用于绝经后妇女和老年性骨质疏松，对骨质疏松引起的腰背痛有效。雌激素受体调节剂可能增加静脉血栓栓塞事件的危险性，于开始治疗前 4 个月发生血栓事件的危险性最大，有或既往有血栓、静脉血栓栓塞性疾病者禁用。绝经期超过 2 年以上的妇女方可应用。

### 四、降钙素

降钙素是参与钙及骨质代谢的一种多肽类激素。目前临床常用的为鲑鱼降钙素和鳗鱼降钙素。降钙素可直接抑制破骨细胞活性，阻止钙由骨的释放；抑制肾小管对钙和磷的重吸收；抑制肠道转运钙，可引起血钙降低。对于骨质疏松所引起的疼痛有明显的镇痛作用，是中度以上骨痛的首选药物。降钙素主要用于高转换型骨质疏松，对于已经确诊的绝经后骨质疏松，不能（不愿）接受雌激素治疗，骨痛明显的患者也可使用本类药物，也用于各种高钙血症及其危象和变性骨炎。常见不良反应为面部潮红、恶心、腹泻、尿频、鼻炎、呼吸道刺激等症状。注射剂可偶发过敏反应。

## 第三节 骨形成刺激剂

### 一、氟化物

氟化物常用氟化钠等。氟可特异性的作用于骨原细胞，促进骨合成代谢；作用于骨质细胞和未分化的成骨细胞，促进胰岛素样生长因子、转录生长因子-β 等的合成，刺激成骨细胞的活性，刺激骨生长。另外氟还可稳定骨盐的晶体结构，抑制骨吸收。适用于各类骨质疏松的治疗，尤其适用于骨矿密度低于骨折阈值、中轴骨骨矿密度丢失明显患者。氟化钠治疗范围窄，其不良反应与血液中氟水平密切相关。主要表现为：胃肠道反应，外周疼痛综合征，应激性骨折等。氟化物主要经过肾脏排出，肾功能不全者慎用，长期使用应注意慢性氟中毒。在应用氟化物治疗时由于大量快速的新骨

笔记

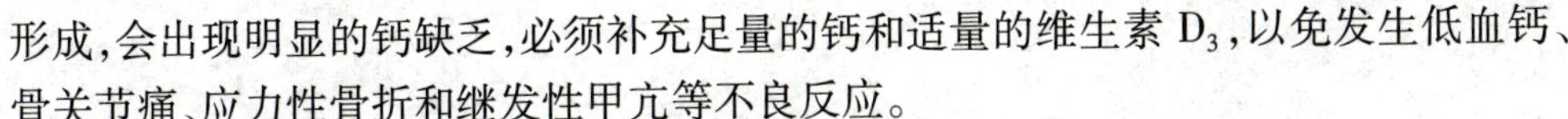


形成，会出现明显的钙缺乏，必须补充足量的钙和适量的维生素 $D_3$，以免发生低血钙、骨关节痛、应力性骨折和继发性甲亢等不良反应。

## 二、甲状旁腺激素

甲状旁腺激素是由甲状旁腺分泌的多肽。其可增加肾小管对钙的重吸收，刺激肾脏产生 1,25-$(OH)_2D_3$，促进肠对钙的吸收，阻止成骨细胞凋亡。甲状旁腺激素可增加中轴骨、小梁骨骨量，促进骨松质形成，但不增加皮质骨骨量。主要用于原发性骨质疏松，对糖皮质激素诱导的骨质疏松也有效。大剂量的甲状旁腺激素可引起骨吸收，导致骨质疏松性骨折率增高。

## 学习小结

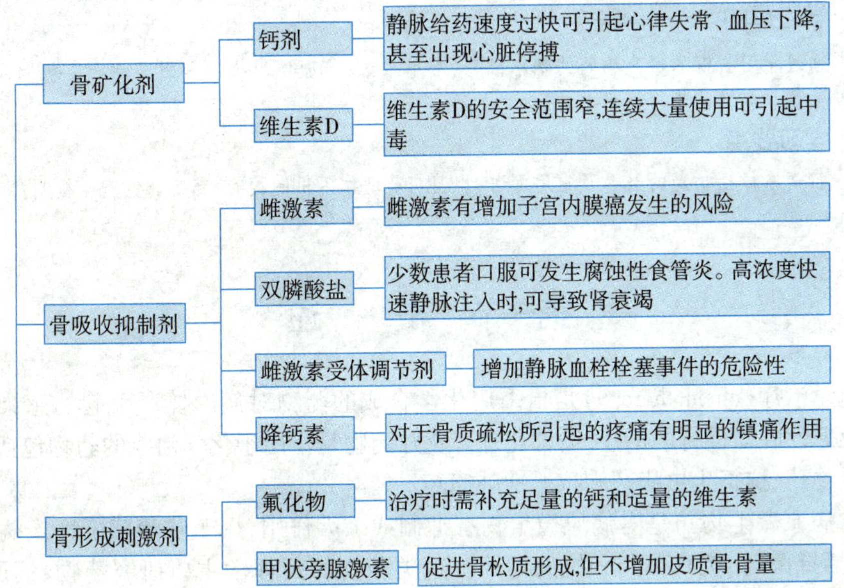


（张跃文）

## 复习思考题

1. 治疗骨质疏松的药物有哪些种类？请说出代表药物。
2. 简述双膦酸盐类药物的作用与临床应用。

笔记

# 第三十五章

# 抗病原微生物药概论

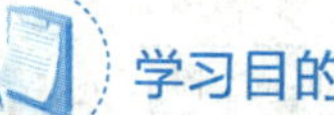

学习目的

通过学习抗病原微生物药的基本概念、常用术语、药理作用机制和耐药性产生机制，为抗病原微生物药的学习提供基础。

学习要点

抗病原微生物药的概念及常用术语；抗菌药药理作用机制；抗菌药耐药性产生机制。

## 第一节 概　述

化学治疗（chemotherapy）是指采用化学合成的药物对病原体所引起的感染性疾病以及恶性肿瘤进行的治疗，简称化疗。化疗药物是指用于化学治疗的药物包括抗病原微生物药、抗寄生虫病药和抗恶性肿瘤药。

抗病原微生物药是对病原微生物有抑制或杀灭作用，用于防治感染性疾病的药物，包括抗菌药、抗真菌药和抗病毒药。这类药物的药理学主要研究药物、病原体、机体三者之间的相互作用、作用机制和作用规律（图 35-1）。包括：①药物对病原体的抑制或杀灭作用及其作用机制，以及对机体的不良反应；②病原体对药物的耐药性及其产生机制；③药物在体内的代谢动力学及此过程对临床用药的影响，机体免疫力在感染性疾病的治疗中也发挥重要的作用。其目的是指导临床合理地使用抗菌药，达到提高药物疗效、避免或延缓耐药性的产生、减少药物对机体的不良反应的目的。

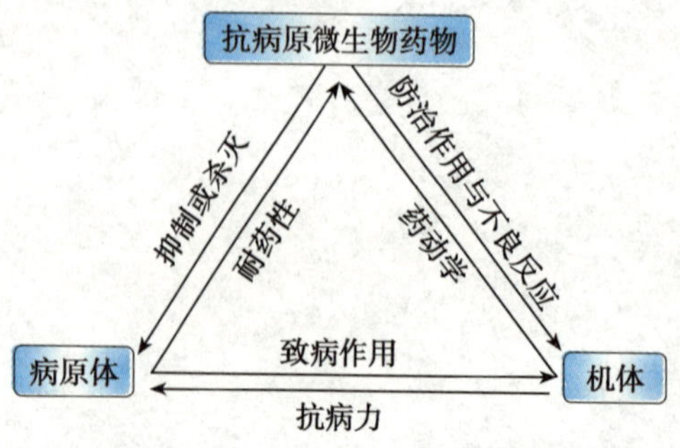


图 35-1　药物、病原体及机体的相互作用示意图

常用术语有：

抗菌药：是一类能抑制或杀灭细菌，用于防治细菌感染性疾病的药物，包括抗生素和人工合成的抗菌药。

抗生素：是某些微生物产生的代谢物质，对另一些微生物有抑制或杀灭作用。从微生物培养液中提取的称之为天然抗生素，如青霉素 G。对天然抗生素进行结构改造后获得的称之为半合

笔记

成抗生素，如头孢菌素类、阿莫西林等。

抗菌谱：抗菌药抑制或杀灭病原菌的范围。有些抗菌药抗菌范围窄，称为窄谱抗菌药，如异烟肼只对结核分枝杆菌有效。有些抗菌药抗菌范围广，称为广谱抗菌药，如四环素对大多数致病菌有药理作用。

抗菌活性：指抗菌药抑制或杀灭细菌的能力。可用体内和体外 2 种试验方法测定，体外抗菌活性指标包括：抑制细菌生长的最低药物浓度为最低抑菌浓度（minimal inhibitory concentration，MIC）；杀灭细菌的最低药物浓度为最低杀菌浓度（minimal bactericidal concentration，MBC）。

药敏试验：体外抗菌药物敏感性试验简称药敏试验（AST），是指在体外测定药物抑菌或杀菌能力的试验，对临床用药具有重要参考价值。

化疗指数（chemotherapeutic index，$CI$）：是评价化疗药物安全性的指标。一般以动物半数致死量（$LD_{50}$）和治疗感染动物的半数有效量（$ED_{50}$）的比值表示，即 $CI = LD_{50}/ED_{50}$。化疗指数愈大，表明药物毒性愈小，相对较安全。但需要注意，β-内酰胺类抗生素化疗指数大，但可能会引起过敏性休克。

抑菌药：抑制病原菌生长繁殖的药物。如磺胺类、四环素类等。

杀菌药：不仅抑制病原菌生长繁殖而且能杀灭病原菌的药物。如青霉素类、头孢菌素类、氟喹诺酮类等。

抗菌药后效应（post-antibiotic effect，PAE）：是指停用抗菌药后仍然持续存在的抗菌效应，通常以时间（h）表示。几乎所有的抗菌药都有后效应。PAE 较长的药物，其抗菌作用持续时间较长，可适当延长给药间隔，而疗效不降低。

首次接触效应（first expose effect）：是指抗菌药在初次接触细菌时具有强大的抗菌效应，但再次接触或连续接触时，抗菌效应并无明显增强或需要间隔相当时间（数小时）后，才会再次出现这种明显的抗菌效应。

## 第二节 抗菌药作用机制

微生物维持自身生长繁殖的基础是自身结构的完整性和正常的代谢功能。抗菌药主要是通过干扰病原微生物的生化代谢过程，破坏其结构的完整性或影响其功能而产生抑菌或杀菌作用（图 35-2）。抗菌药的抗菌作用机制主要包括如下 5 个方面。

1. 干扰细菌细胞壁合成　细菌细胞壁是维持菌体内环境稳定的重要屏障。$\beta$-内酰胺类抗生素能抑制细菌细胞壁黏肽形成过程中所需的转肽酶活性，干扰黏肽合成中的交叉联结，使细胞壁缺损，丧失屏障作用。由于菌体内的高渗透压，使水分不断内渗，造成细菌肿胀变形，激活自溶酶，使细菌破裂溶解而死亡。

2. 增加细菌胞质膜的通透性　细菌的胞质膜位于细胞壁内侧，主要由类脂质和蛋白质分子构成，真菌的胞质膜含有麦角固醇，胞质膜具有渗透屏障、合成黏肽和脂多糖及运输物质的功能。多黏菌素类抗菌药能选择性地与细菌胞质膜中的磷脂结合；制霉菌素、两性霉素 B 和咪唑类药物能与真菌胞质膜中的麦角固醇类结合，使胞质膜受损，膜通透性增加，菌体内盐类、蛋白质、核苷酸、氨基酸等重要物质外漏，导致细菌死亡。

笔记

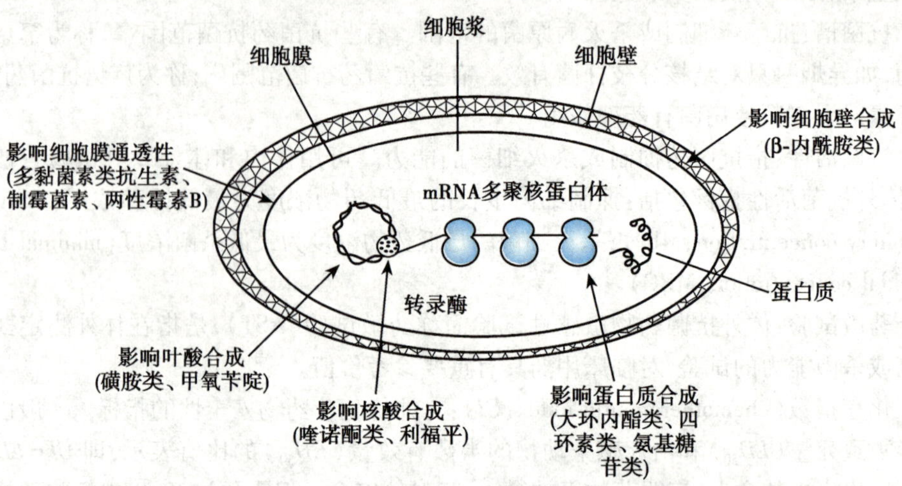

图 35-2　细菌结构与抗菌药作用部位示意图

3. 抑制细菌蛋白质合成　细菌蛋白质合成可分为 3 个阶段,即始动阶段、肽链延伸阶段、终止阶段(图 35-3)。大环内酯类、四环素类、氨基糖苷类均可以通过阻止肽链延伸而抑制蛋白质合成,氨基糖苷类也能阻止蛋白质合成的始动阶段和终止阶段。

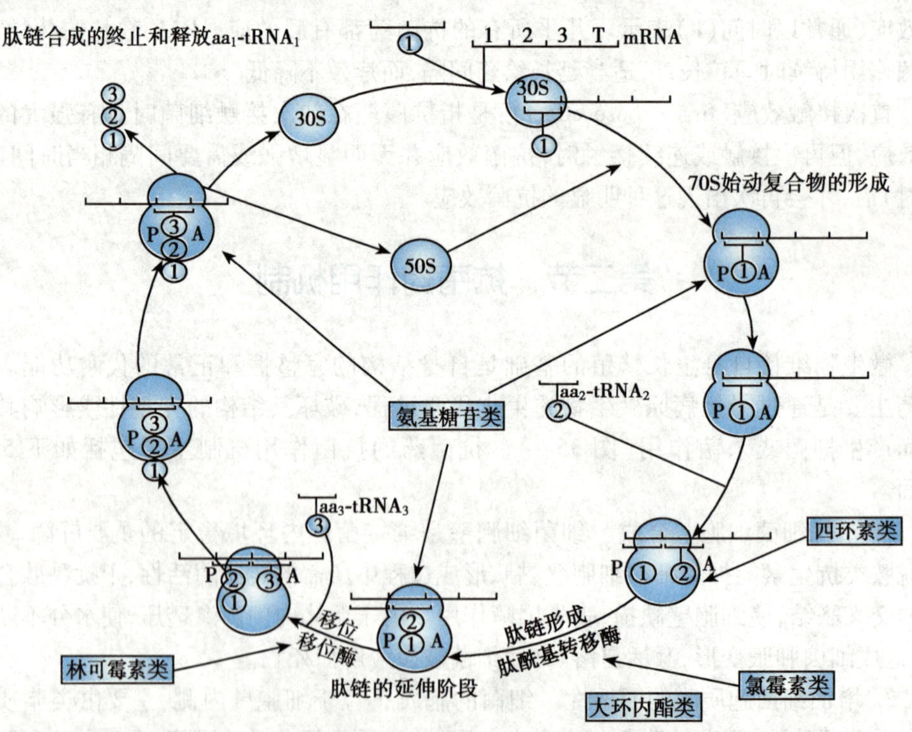

图 35-3　核蛋白体循环及抗菌药作用部位示意图

4. 影响细菌叶酸合成　大多数致病菌不能直接利用周围环境中的叶酸,必须自身合成叶酸。磺胺类药和甲氧苄啶(TMP)通过干扰细菌叶酸合成而影响核酸的合成,抑制细菌生长繁殖。

5. 抑制细菌核酸合成 喹诺酮类药物可形成药物-拓扑异构酶-DNA复合物，诱导DNA促旋酶和拓扑异构酶Ⅳ发生构型改变从而失活，阻断细菌DNA的复制；利福平特异性地抑制细菌DNA依赖的RNA多聚酶，阻碍mRNA的合成从而达到杀灭细菌的目的。

## 第三节 耐药性

耐药性（drug resistance）又称抗药性，系指微生物、寄生虫以及肿瘤细胞与化疗药物反复接触后对药物的敏感性降低甚至消失。病原体对某一药物产生耐药性后，对其他药物也产生耐药性的现象称为交叉耐药性，多出现于化学结构或作用机制相似的抗菌药之间，如细菌对一种大环内酯类抗菌药产生耐药性后，对其他的大环内酯类抗菌药也不再敏感，这称为完全交叉耐药性。此外，还存在单向交叉耐药现象，如氨基糖苷类抗生素中，对链霉素不敏感的细菌可能对庆大霉素、卡那霉素、新霉素敏感，而对后三者不敏感的细菌对链霉素也不会敏感。

耐药性又可分为天然耐药性和获得性耐药。天然耐药性由细菌染色体基因决定、代代相传，如铜绿假单胞菌对多数抗生素均不敏感。获得性耐药性是由于病原微生物、寄生虫及肿瘤细胞与化疗药接触后，由染色体外的质粒介导，通过改变自身的代谢途径，使其不被化疗药抑制或杀灭，如金黄色葡萄球菌产生对β-内酰胺类抗生素的耐药性。细菌的获得性耐药可因不再接触抗生素而消失。

### 一、耐药性产生的主要机制

1. 降低外膜的通透性 通过降低细胞膜的通透性而阻止药物进入靶部位。如革兰阴性菌细胞膜发生变化，膜孔蛋白数量减少或孔径缩小，将减少经这些通道进入的物质的量。又如耐喹诺酮类细菌基因突变，使喹诺酮类进入菌体的特异孔道蛋白的表达减少，使喹诺酮类不易进入菌体，在菌体内蓄积量减少。

2. 产生灭活酶 病原体产生改变药物结构的酶，使化疗药活性降低甚至消失。如细菌产生β-内酰胺酶，使青霉素类和头孢菌素类的抗菌活性结构β-内酰胺环中的酰胺键断裂，进而失去抗菌活性。乙酰转移酶、磷酸转移酶、核苷转移酶等钝化酶可将乙酰基、磷酰基、核苷酰基连接到氨基糖苷类的氨基或羟基上，改变氨基糖苷类药物的分子结构，使其不易与细菌体内的核糖体结合。

3. 改变靶位结构 细菌通过改变与抗菌药物结合的靶位使抗菌药不能与其结合以形成对一系列抗生素的耐药性。这种耐药方式的发生可以通过自发性基因的点突变，或获得外源基因导致细胞内膜上与抗生素结合部位靶蛋白得到修饰，或降低了其与抗生素的亲和力，导致抗菌的失败。如金葡菌对甲氧西林的耐药。

4. 加强主动外排系统 细菌外排泵外排药物而耐药。四环素、氯霉素、喹诺酮类、大环内酯类和β-内酰胺类均能通过此途径产生耐药性。如耐四环素细菌由质粒编码的排出因子（泵蛋白）在细菌细胞膜上表达，介导$Mg^{2+}$依赖性药物外排，使四环素不能在细菌体内蓄积而产生耐药性。

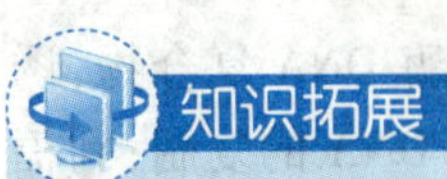

**耐药基因的转移**

耐药基因可通过垂直和水平2种方式转移。(1)耐药基因的垂直转移:天然耐药菌的耐药基因存在于细菌的染色体,可通过细菌的繁殖传给子代,即垂直转移;突变形成的耐药基因可垂直传递给子代;获得性耐药基因也可由质粒转移到染色体而代代相传。(2)耐药基因的水平转移:获得性耐药基因在染色体外,可通过水平转移方式在细菌间传播。多数情况下耐药基因可通过水平方式在细菌间转移。这种方式包括:①结合(conjugation):细菌间通过性菌毛(sex fimbria)进行基因转移,将遗传物质如质粒或染色质的DNA从供体菌转移给受体菌;②转导(transduction):以噬菌体及含有DNA的质粒为媒介,将供体菌的耐药基因转移到受体菌内,转导机制一般只发生在同种细菌间,如葡萄球菌和链球菌就以这种方式转移耐药性;③转化(transformation):少数细菌还可从周围环境中摄入裸DNA(naked DNA),并将之掺入自身染色体中,当此DNA中含有耐药基因时,细菌就转变为耐药菌。

## 二、多重耐药

多重耐药(Multidrug-resistant,MDR)指病原体对多种化疗药物的敏感性降低,能产生多重耐药的有细菌、真菌、病毒和肿瘤细胞等。细菌的多重耐药问题已成为全球热点。多重耐药菌主要指临床上对3类或3类以上抗菌药同时呈现耐药的细菌。主动外排系统的非专一性导致细菌对多种抗生素的多重耐药。多重药物外排泵系统AcrAB-To1C可以将多种抗菌药(如氯霉素、头孢菌素类、萘啶酸、氟喹诺酮类、青霉素类、嘌呤霉素、利福平及四环素类药物分子)排出体外。常见多重耐药菌包括耐甲氧西林金黄色葡萄球菌、耐万古霉素肠球菌、耐碳青霉烯类肠杆菌科细菌、耐碳青霉烯类鲍曼不动杆菌、多重耐药/泛耐药铜绿假单胞菌和多重耐药结核分枝杆菌等。其中某些细菌耐药性越来越强(也称超级细菌),所引起的感染呈现复杂性、难治性等特点,给感染性疾病的治疗带来极大困难。

# 第四节 抗菌药的合理应用

抗菌药的应用涉及临床各科,正确合理应用抗菌药是提高疗效、降低不良反应发生率以及减少或减缓细菌耐药性发生的关键。抗菌药临床应用是否正确、合理,基于以下两方面:①有无指征应用抗菌药;②选用的品种及给药方案是否正确、合理。抗菌药治疗性应用的基本原则如下:

### (一)诊断为细菌性感染者,方有指征应用抗菌药

根据患者的症状、体征及血、尿常规等实验室检查结果,初步诊断为细菌性感染者以及经病原检查确诊为细菌性感染者方有指征应用抗菌药;由真菌、结核分枝杆菌、非结核分枝杆菌、支原体、衣原体、螺旋体、立克次体及部分原虫等病原微生物所致的感染亦有指征应用抗菌药。

### (二)尽早查明感染病原,根据病原种类及细菌药物敏感试验结果选用抗菌药

抗菌药品种的选用原则上应根据病原菌种类及细菌药物敏感试验(以下简称药

笔记

敏)的结果而定。危重患者在未获知病原菌及药敏结果前,可根据患者的发病情况、发病场所、原发病灶、基础疾病等推断最可能的病原菌,并结合当地细菌耐药状况先给予抗菌药经验治疗,获知细菌培养及药敏结果后,对疗效不佳的患者调整给药方案。

### (三)按照药物的药理作用特点及其体内过程特点选择用药

各种抗菌药的药效学和药代动力学特点不同,因此各有不同的临床适应证。临床医师应根据各种抗菌药的上述特点,按临床适应证正确选用抗菌药。

### (四)抗菌药治疗方案应综合患者病情、病原菌种类及抗菌药特点制订

根据病原菌、感染部位、感染严重程度和患者的生理、病理情况制订抗菌药治疗方案,包括抗菌药的选用品种、剂量、给药次数、给药途径、疗程及联合用药等。在制订治疗方案时应遵循下列原则。

1. 品种选择　根据病原菌种类及药敏结果选用抗菌药。

2. 给药剂量　按各种抗菌药的治疗剂量范围给药。治疗重症感染和抗菌药不易达到的部位的感染,抗菌药剂量宜较大;而治疗单纯性下尿路感染时,则可应用较小剂量。

3. 给药途径

(1)轻症感染可接受口服给药者,应选用口服吸收完全的抗菌药,不必采用静脉或肌内注射给药。重症感染、全身性感染患者初始治疗应予静脉给药,以确保药效;病情好转能口服时应及早转为口服给药。

(2)抗菌药的局部应用宜尽量避免。皮肤黏膜局部应用抗菌药后,很少被吸收,在感染部位不能达到有效浓度,反易引起过敏反应或导致耐药菌产生,因此治疗全身性感染或脏器感染时应避免局部应用抗菌药。抗菌药的局部应用只限于少数情况,例如全身给药后在感染部位难以达到治疗浓度时可加用局部给药作为辅助治疗。此情况见于治疗中枢神经系统感染时某些药物可同时鞘内给药;包裹性厚壁脓肿脓腔内注入抗菌药以及眼科感染的局部用药等。某些皮肤表层及口腔、阴道等黏膜表面的感染可采用抗菌药局部应用或外用,但应避免将主要供全身应用的品种作局部用药。局部用药宜采用刺激性小、不易吸收、不易导致耐药性和不易致过敏反应的抗菌药。

4. 给药次数　为保证药物在体内能最大地发挥药效,杀灭感染灶病原菌,应针对时间依赖性抗菌药和浓度依赖性抗菌药,分别制定合理的给药次数。时间依赖性抗菌药是指抗菌药的杀菌作用主要取决于血药浓度高于最低抑菌浓度(MIC)的时间,即细菌的暴露时间,而峰值浓度并不很重要。主要包括所有的$\beta$-内酰胺类、大环内酯类(不含阿奇霉素)、SMZ、林可霉素、万古霉素、氟胞嘧啶类等,对时间依赖性抗菌药多次给药或持续静脉给药可能会取得更好的疗效。浓度依赖性抗菌药是指抗菌药的杀菌作用具有浓度依赖性,药物峰值浓度越高,对致病菌的杀伤力越强,杀伤速度越快。主要包括氨基糖苷类、喹诺酮类、甲硝唑等。日剂量单次给药可防止耐药菌株的产生、延长PAE、降低毒性。

5. 疗程　抗菌药疗程因感染不同而异,一般宜用至体温正常、症状消退后72～96小时,特殊情况,妥善处理。但是,败血症、感染性心内膜炎、化脓性脑膜炎、伤寒、布鲁菌病、骨髓炎、溶血性链球菌咽炎和扁桃体炎、深部真菌病、结核病等需较长的疗程方能彻底治愈,并防止复发。

6. 抗菌药的联合应用要有明确指征　单一药可有效治疗的感染,不需联合用药,

笔记

仅在下列情况时有指征联合用药。

（1）病原菌尚未查明的严重感染，包括免疫缺陷者的严重感染。

（2）单一抗菌药不能控制的需氧菌及厌氧菌混合感染，2 种或 2 种以上病原菌感染。

（3）单一抗菌药不能有效控制的感染性心内膜炎或败血症等重症感染。

（4）需长程治疗，但病原菌易对某些抗菌药产生耐药性的感染，如结核病、深部真菌病。

（5）由于药物协同药理作用，联合用药时应将毒性大的抗菌药剂量减少，联合用药通常采用 2 种药物联合，3 种及 3 种以上药物联合仅适用于个别情况，如结核病的治疗。

## 学习小结

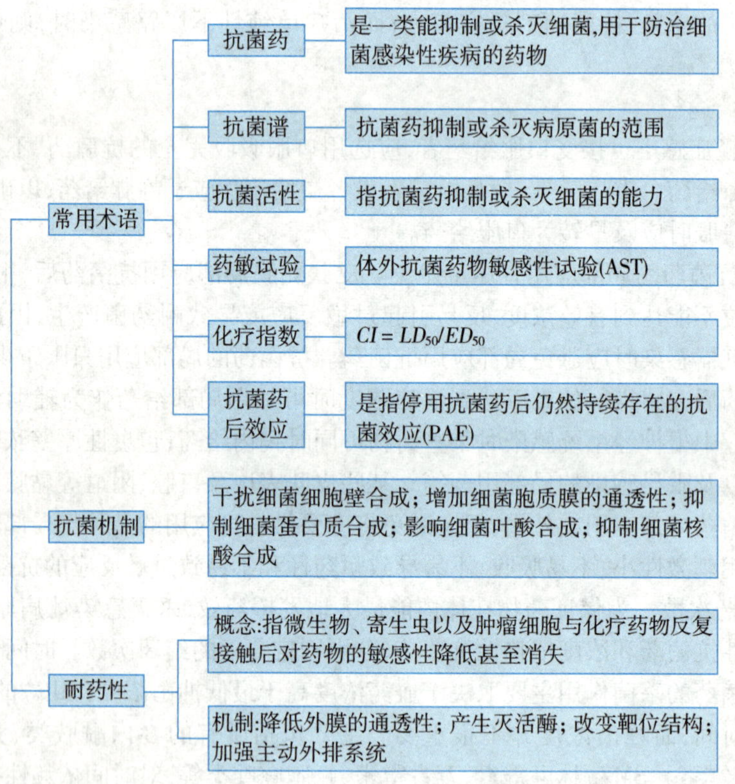


（程嘉艺）

## 复习思考题

1. 抗菌药、抗生素、抗菌谱、抑菌药、杀菌药、耐药性、抗菌后效应的概念。
2. 举例说明抗菌药的作用机制。
3. 试述耐药性产生的机制。
4. 抗菌药治疗性应用的基本原则是什么？

笔记

# 第三十六章

# 人工合成抗菌药

**学习目的**

学习常用人工合成抗菌药的抗菌谱、抗菌机制、临床应用及不良反应，为合理使用该类药物提供基础。

**学习要点**

喹诺酮类药物的作用及其机制、应用、不良反应；磺胺类药物的作用及其机制、用途、主要不良反应及其防治；甲氧苄啶的作用和用途、与磺胺类药协同作用。

## 第一节 喹诺酮类

喹诺酮类(quinolones)是一类含有4-喹诺酮母核的人工合成抗菌药，具有抗菌谱广、抗菌力强、组织浓度较高、口服吸收好、与其他常用抗菌药无交叉耐药、有明显抗菌后效应、不良反应较少等优点，近年已成为临床治疗细菌感染性疾病的主要药物之一。喹诺酮类分为四代产品，临床常用的已有10多种，还有几十种正在开发研究中。其中第四代产品对致病菌的临床疗效已达到或超过$\beta$-内酰胺类抗生素，是一类很有发展前途的抗菌药。另外，第五代喹诺酮类奈诺沙星、佳诺沙星在2002年研发合成。其抗菌活性强，对大多数革兰阳性菌和革兰阴性菌具有很强的杀菌作用，疗效明显。

### 一、概述

【体内过程】喹诺酮类药口服吸收良好，生物利用度高。血浆蛋白结合率较低(10%～40%)，体内分布广，肺脏、肾脏、前列腺组织、尿液、胆汁、粪便、巨噬细胞和中性粒细胞的药物浓度均高于血浆。少量药物在肝脏代谢或随粪便排出，多数主要以原型经肾脏排出。少数品种$t_{1/2}$较短，如诺氟沙星、环丙沙星为3～5小时，而左氧氟沙星、莫西沙星、加替沙星和曲伐沙星则为6～11小时，而司氟沙星的$t_{1/2}$可高达18小时。相对较长的$t_{1/2}$可每日给药一次。

【药理作用】

#### (一)各代喹诺酮类药理作用特点

1. 第一代　以萘啶酸为代表，20世纪60年代问世，已被淘汰。

2. 第二代　以吡哌酸为代表，20世纪70年代问世。对革兰阴性杆菌作用强，口

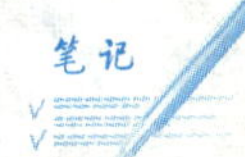

服吸收较好,但血药浓度低,主要用于革兰阴性菌引起的泌尿道和消化道感染。

3. 第三代　又称氟喹诺酮类(fluoroquinolones),20 世纪 70 年代中期到 90 年代的产品,主要有诺氟沙星、环丙沙星、氧氟沙星、洛美沙星、氟罗沙星、斯帕沙星、左氧氟沙星等。与第一、二代的主要区别是在喹诺酮母核的第 6 位上引入氟原子,第 7 位上引入哌嗪基或吡咯啉基的衍生物,氟和哌嗪基的引入增加了药物与细菌的结合能力及药物对细菌细胞膜的通透性,抗菌活性增强,抗菌谱扩大(对革兰阴性菌和阳性菌均有效,斯帕沙星还有抗支原体、衣原体、分枝杆菌),且血药浓度提高,半衰期延长,是目前临床应用最多的一类喹诺酮药物。

4. 第四代　1997 年应用于临床,主要有格帕沙星、克林沙星、莫西沙星等。抗菌谱比第三代进一步扩大,对军团菌、支原体、衣原体等非典型病原体的作用有所增强,对铜绿假单胞菌的抗菌活性明显提高,特别是抗厌氧菌的活性增强,并具有明显抗菌后效应。

### (二)抗菌机制

喹诺酮类的抗菌机制主要是通过抑制细菌的拓扑异构酶(topoisomerase),拓扑异构酶包括Ⅰ型、Ⅱ型、Ⅲ型和Ⅳ型,拓扑异构酶包括Ⅱ又称 DNA 回旋酶(DNA gyrase)主要存在于革兰阴性细菌,参与超螺旋的形成;拓扑异构酶Ⅳ主要存在于革兰阳性细菌,参与细菌子代染色体的分配。细菌 DNA 分子需要形成负超螺旋(negative supercoil)结构才能装配到细菌细胞中(图 36-1)。但负超螺旋结构在 DNA 复制和转录时必须先行解旋,结果形成过多的正超螺旋 DNA。DNA 回旋酶的作用是恢复染色体的负超螺旋结构。在完整的细菌细胞中,此过程需要 ATP 提供能量。DNA 回旋酶是由 2 个 A 亚单位和 2 个 B 亚单位组成的四聚体,A 亚单位先将正超螺旋后链切开缺口,B 亚单位结合 ATP 并催化其水解,使 DNA 的前链经缺口后移,继之在 A 亚单位的参与下切口重新连接形成 DNA 负超螺旋。前几代药物主要作用于 DNA 回旋酶的 A 亚单位,通过抑制其切口和封口功能而阻碍细菌 DNA 的合成,导致细菌死亡。近年开发的第四代喹诺酮类,对 DNA 回旋酶的 A 亚单位、B 亚单位和蛋白质的合成均有一定的抑制作用。喹诺酮类药物作用靶点除细菌 DNA 回旋酶外,还包括 DNA 拓扑异构酶Ⅳ,拓扑异构酶Ⅳ是由 2 个 C 亚基和 2 个 E 亚基组成的四聚体,在 DNA 复制后期姐妹

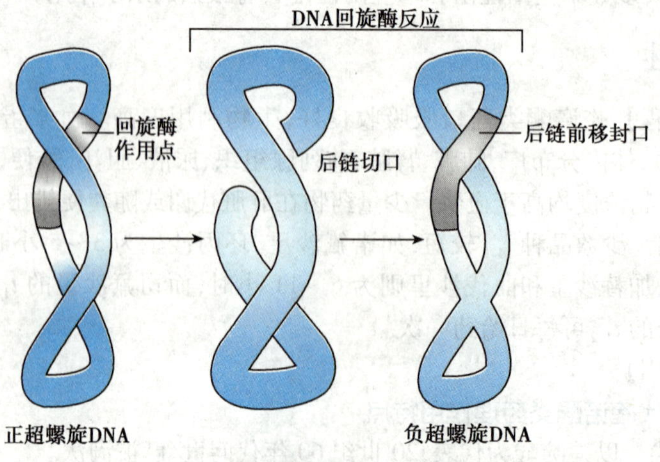


图 36-1　喹诺酮类药物作用机制

笔记

染色体的分离过程发挥重要的作用。哺乳动物细胞内具有和细菌DNA回旋酶类似的酶,称为Ⅱ型拓扑异构酶(topoisomerase Ⅱ),而喹诺酮类在治疗浓度时对人体细胞拓扑异构酶无明显影响。

### (三)耐药性

随着喹诺酮类药物的大量临床应用,细菌对喹诺酮的耐药菌株逐渐增加,临床常见的耐药菌包括假单胞菌、肠球菌和金黄色葡萄球菌等。产生耐药性的机制主要是染色体突变。主要耐药机制包括:①细菌DNA回旋酶的改变,主要由于编码DNA回旋酶的*gyrA*基因突变引起DNA回旋酶A亚基变异,使其对喹诺酮类的亲和力降低。②细菌细胞膜对药物的通透性下降,氟喹诺酮类进入菌体内依赖于一定的孔蛋白通道,此特定孔蛋白减少,可降低体内喹诺酮类药物的浓度。③细菌体内的药物泵出作用被激活,从而使细菌体内喹诺酮类药含量减少。近期报道金黄色葡菌球菌的noraA为质粒携带的耐药基因。

喹诺酮类药物间存在交叉耐药性。

【临床应用】第二代喹诺酮类,仅用于革兰阴性敏感菌引起的尿路和肠道感染。抗菌活性强、毒性低的第三、四代喹诺酮类应用广泛,用于敏感菌所致的尿路感染、胃肠道感染、呼吸道感染、前列腺炎、性传播疾病、胆道感染、骨骼系统感染、皮肤和软组织感染、外科感染、眼耳鼻喉感染及妇科感染性疾病。可作为$\beta$-内酰胺类抗生素治疗全身感染的替换药。

【不良反应】

1. 胃肠道反应　可见食欲缺乏、胃部不适、恶心、呕吐、腹痛、腹泻等。为最常见的不良反应。

2. 中枢神经系统反应　此类药物由于氟原子的引入,脂溶性较强,可透过血脑屏障进入脑组织,易引起神经系统的不良反应,轻症表现为头晕、头痛、失眠、眩晕等,严重时出现精神异常、抽搐、惊厥等。

3. 光敏反应　使用本类药物可发生光敏反应,表现为光照部位皮肤出现瘙痒性红斑。严重者出现皮肤糜烂或脱落。故用药后应避免日光浴或在阳光下曝晒。

4. 软骨组织损害　某些品种可引起未成年动物的软组织损害,导致软骨病,临床研究发现儿童用药后可出现关节痛和关节水肿。

5. 心脏的毒性　氟诺酮类药物具有直接改变心脏节律的可能性。莫西沙星、加替沙星、左氧氟沙星等可引起心脏病患者Q-T间期的延长,应避免与可使Q-T间期延长的药物合用。

6. 其他　如肝、肾损害。某些氟喹诺酮类药物尚可引起肌腱炎甚至肌腱破裂。

【禁忌证】不宜应用于精神病或癫痫病史者、儿童、孕妇和哺乳妇女。

## 二、常用药物

### 诺氟沙星

诺氟沙星(norfloxacin,氟哌酸)是第三代中第一个用于临床的氟喹诺酮类药物。抗菌谱广,药理作用强,对革兰阴性菌的作用强于萘啶酸和吡哌酸,与第三代头孢菌素类类似。对大肠埃希菌、痢疾志贺菌、伤寒沙门菌、沙雷菌属、产气荚膜梭菌、流感嗜血

笔记

杆菌、淋病奈瑟菌等具有较强的药理作用。对革兰阳性菌如金黄色葡萄球菌、化脓溶血性链球菌、肺炎链球菌及厌氧菌等也有较强的作用，对大多数金黄色葡萄球菌的作用不如庆大霉素和头孢菌素类，对多数链球菌的作用不如青霉素。与$\beta$-内酰胺类抗生素联用对多数细菌呈协同作用。对衣原体、支原体、嗜肺军团菌及结核分枝杆菌等作用弱。口服生物利用度为35% ~45%，血药浓度较低。在肾脏、前列腺及胆汁中的浓度明显高于血药浓度，故临床主要用于敏感菌引起的肠道和泌尿生殖道的感染。

### 氧氟沙星

氧氟沙星(ofloxacin)药代动力学性质显著优于诺氟沙星，口服吸收迅速而完全。体内分布广泛。抗菌谱较诺氟沙星、依诺沙星广，药理作用较强。对其敏感的细菌包括葡萄球菌属、溶血性链球菌、肺炎链球苗、粪链球菌、肠球菌属、淋病奈瑟菌、大肠埃希菌、产气荚膜梭菌、克雷伯菌属、沙雷菌属、变形杆菌属、志贺菌属、肺炎克雷伯菌、铜绿假单胞菌、流感嗜血杆菌、厌氧菌和衣原体等。对结核分枝杆菌也有药理作用，为治疗结核病的二线药物。不良反应轻微，主要为胃肠道反应。

### 环丙沙星

环丙沙星(ciprofloxacin)抗菌谱与诺氟沙星相似，抗菌活性很强，对衣原体、支原体和嗜肺军团菌和弯曲菌属亦有效。对耐药铜绿假单胞菌、甲氧西林耐药金葡菌、产酶淋病奈瑟菌、产酶流感嗜血杆菌均有较好作用。对氨基糖苷类抗生素、第三代头孢菌素等耐药的一些革兰阴性和阳性菌对本品仍敏感。其不良反应一般可耐受，常见胃肠道反应，也出现神经系统症状。

### 氟罗沙星

氟罗沙星(fleroxacin)为新品种氟喹诺酮类药物，口服吸收完全，血药浓度高、体内分布广、血浆蛋白结合率低、$t_{1/2}$为 13 小时。抗菌谱广，抗菌活性很强，对大多数革兰阴性和阳性菌、分枝杆菌、厌氧菌、支原体、衣原体均具有强大的抗菌活性，强于诺氟沙星、氧氟沙星及环丙沙星。临床主要用于敏感菌引起的呼吸系统、泌尿生殖系统、胃肠道和皮肤软组织感染。不良反应较多，如胃肠道反应、神经系统反应等，个别患者出现光敏反应。

### 斯帕沙星

斯帕沙星(sparfloxacin)口服不受食物的影响，具有强大的组织穿透力，可迅速进入多种组织和体液。为长效制剂，$t_{1/2}$为 17.6 小时。其抗菌谱广，对革兰阳性和阴性菌、厌氧菌均有抗菌活性，尤其对肺炎链球菌、支原体、衣原体、结核分枝杆菌及非典型分枝杆菌也有很强的抗菌活性，临床主要用于治疗敏感菌引起的胃肠道、呼吸道、泌尿生殖道、皮肤软组织等感染。主要不良反应为光敏反应，也可见神经系统反应、心脏毒性、胃肠道反应等。

### 莫西沙星

莫西沙星(moxifloxacin)$t_{1/2}$为 12 小时，口服吸收率约为 82%。对粪肠球菌、幽门

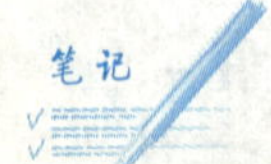

螺杆菌、结肠弯曲菌、肺炎支原体和衣原体、分枝杆菌属等均有良好作用，对肠杆菌科细菌、铜绿假单胞菌的作用分别为环丙沙星的1/2和1/3。但对MRSA、肺炎球菌（青霉素敏感和耐药）及各组链球菌等革兰阳性菌的作用强于其他氟喹诺酮药物，较少产生耐药。对厌氧菌的作用明显增强。

## 第二节　磺　胺　类

磺胺类药物（sulfonamides）是第一类人工合成的用于治疗全身性感染的抗菌药。自20世纪30年代问世以来，曾在控制细菌性感染方面做出过巨大贡献。40年代以后，随着各类高效低毒的抗生素问世，磺胺类的临床应用受到很大限制，至60年代发现磺胺类与甲氧苄啶（TMP）联用后能明显增强磺胺类的药理作用，使磺胺类在治疗某些特定细菌感染中的应用有所增加。

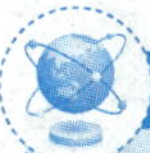

知识链接

### 百浪多息与磺胺类药

1906年已制得磺胺类物质——对氨基苯磺酰胺，当时只是用于染料工业。1932年，德国化学家格哈德·多马克偶然发现一种名为百浪多息（Prontosil）的红色偶氮染料对于溶血性链球菌感染有很强的功效。1933年用百浪多息治疗由葡萄球菌引起的败血症，引起世界瞩目。进一步研究发现百浪多息是一种前药，在体内转化为具有生理活性的化合物——对氨基苯磺酰胺。百浪多息是磺胺类药物中第一个问世的药物，拯救了千百万人的生命，是感染性疾病采用化学药物治疗的第一个里程碑药物，1939年多马克因为百浪多息的开发而获得诺贝尔生理学和医学奖。

【体内过程】根据口服吸收的难易和临床应用的不同，磺胺类药物分为3类：用于全身性感染的肠道易吸收类、用于肠道感染的肠道难吸收类和外用磺胺类。

肠道易吸收类口服后吸收迅速且完全，吸收率通常大于90%，约2～4小时血药浓度达高峰。此类药物主要用于全身感染。肠道难吸收类口服不易吸收，在肠内保持较高浓度，主要用于肠道感染或肠道术前用药（常用磺胺类药的分类及特点见表36-1）。

表36-1　常用磺胺类药物分类及特点

| 分类 | 药物 | 血浆蛋白结合率（%） | 通过血脑屏障 | $t_{1/2}$（小时） | 尿排泄特点 | 临床应用 |
|---|---|---|---|---|---|---|
| 治疗全身性感染 | 磺胺嘧啶（sulfadiazine，SD） | 45 | 易 | 17 | 易结晶 | 流脑 |
| | 磺胺甲噁唑（sulfisoxazole，SIZ） | 86 | 不易 | 6 | 原型高 | 泌尿道感染 |
| | 磺胺甲基异噁唑（sulfamethoxazole，SMZ） | 68 | 不易 | 11 | | 全身感染 |

续表

| 分类 | 药物 | 血浆蛋白结合率（%） | 通过血脑屏障 | $t_{1/2}$（小时） | 尿排泄特点 | 临床应用 |
|---|---|---|---|---|---|---|
| 治疗肠道感染类 | 柳氮磺胺吡啶（salazosulfapyridine,SASP） | 肠道吸收约10%～20%，自身无活性，肠道分解产生活性代谢产物 | | | | ①肠道感染；②肠道手术前预防感染 |
| 外用类 | 磺胺米隆（mafenide acetate,SML） | 活性不受脓液和坏死组织中PABA的影响，药物迅速渗入创面和焦痂 | | | | 创面感染 |
| | 磺胺嘧啶银（silver sulfadiazine,SD-Ag） | | | | | 创面感染 |
| | 磺胺醋酰（sulfacetamide） | | | | | 眼部感染 |

磺胺类药吸收后体内分布广泛，肝、肾浓度较高，并可通过胎盘进入胎儿体内。血浆蛋白结合率除磺胺嘧啶为20%～50%外，其余多在80%～90%。磺胺类药中与蛋白结合率低者容易通过血脑屏障，如磺胺嘧啶可用于治疗脑脊髓膜炎。吸收后的磺胺类药在肝脏代谢，主要通过游离氨基乙酰化，乙酰化后的磺胺类药失去药理作用。主要以原型药排泄的药物，用于泌尿道感染，如磺胺异噁唑（SIZ）等。磺胺类药及其乙酰化产物主要经肾脏排出。磺胺乙酰化物在尿中的溶解度一般较低，尤其当尿液呈酸性时易在肾小管析出结晶，损伤肾脏。另有一小部分磺胺类药在肝内与醛糖酸结合而失活。

肠道难吸收磺胺类主要随粪便排出，主要用于肠道感染。

【药理作用】磺胺类药的基本结构为对氨基苯磺酰胺。其结构中的游离对位氨基是其抗菌活性基团，若其氢原子被其他基团取代，则药理作用消失。磺胺类基本结构中的磺酰胺基上的氢原子，若被杂环取代，则药理作用增强，如磺胺嘧啶（sulfadiazine，SD）、磺胺异噁唑等。

### （一）抗菌谱

磺胺类药物为广谱抑菌药，对大多数革兰阳性和阴性菌均有良好的药理作用。对溶血性链球菌、肺炎链球菌、脑膜炎奈瑟菌（脑膜炎球菌）、淋病奈瑟菌、流感嗜血杆菌、鼠疫耶尔森菌（鼠疫杆菌）等最为敏感，其次为大肠埃希菌、变形杆菌属、痢疾志贺菌、肺炎克雷伯菌和葡萄球菌等。对其他病原微生物如沙眼衣原体，疟原虫及放线菌等也有效，而对病毒、立克次体、支原体及螺旋体无效。此外，磺胺甲噁唑（sulfamethoxazole，SMZ）对伤寒沙门菌、磺胺米隆和磺胺嘧啶银对铜绿假单胞菌也有效。

### （二）抗菌机制

细菌生长繁殖需要叶酸。对磺胺类敏感细菌不能直接利用周围环境中的叶酸，只能在二氢叶酸合成酶催化下，利用对氨基苯甲酸（para-aminobenzoic acid，PABA）和二氢蝶啶为原料合成二氢叶酸，再经二氢叶酸还原酶的作用形成四氢叶酸和活化型四氢叶酸，后者是一碳单位转移酶的辅酶，参与嘌呤与嘧啶的合成。磺胺类药物化学结构

笔记

与 PABA 相似,可与 PABA 竞争二氢叶酸合成酶,干扰细菌二氢叶酸的合成,抑制细菌的生长繁殖,发挥药理作用(图 36-2)。

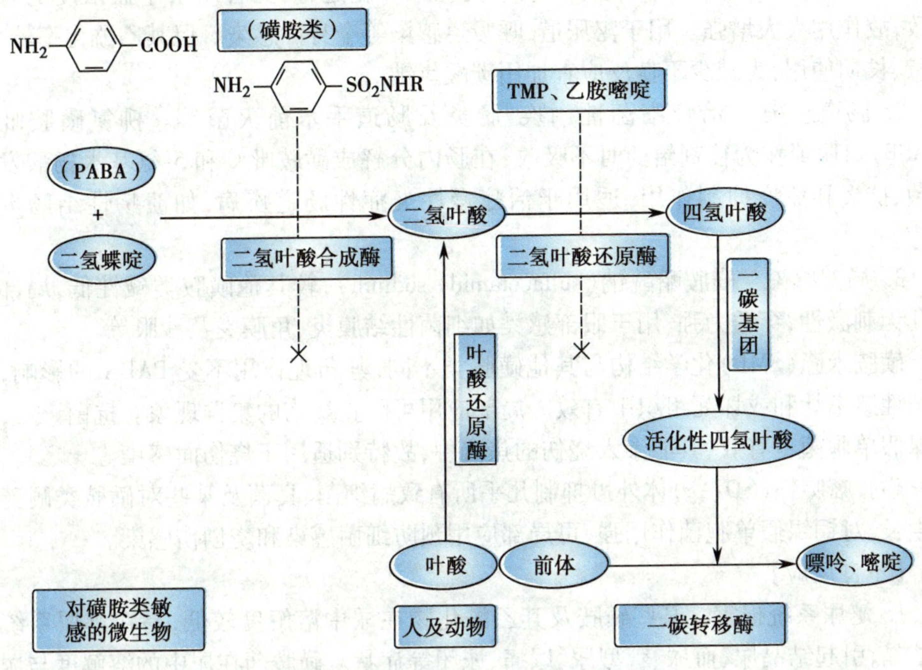

图 36-2　磺胺类及 TMP 抗菌作用机制

人体可直接摄取外源性叶酸,故其叶酸代谢不受磺胺类药物的干扰。磺胺类和 PABA 对二氢叶酸合成酶具有竞争性作用,而 PABA 与酶的亲和力比磺胺类强 5000～15 000 倍,因而含大量 PABA 的脓液和坏死组织可减弱磺胺类的药理作用。普鲁卡因体内水解后也可产生 PABA,从而使磺胺类疗效降低。

### (三)耐药性

哺乳动物和某些细菌缺乏叶酸合成所需的酶,不能自身合成叶酸,必须依赖外源性叶酸,故对磺胺类天然耐药。细菌对磺胺类产生耐药性,在药量不足、用法不规则或疗程过长时更易发生。产生耐药性的机制主要通过细菌产生过量的 PABA;细菌二氢叶酸合成酶经突变或质粒转导而对磺胺类药亲和力下降;细菌改变代谢途径直接利用外源性叶酸;某些细菌对磺胺类通透性降低等。较易产生耐药性的是葡萄球菌,其次是链球菌、肺炎球菌、淋病奈瑟菌、痢疾志贺菌、大肠埃希菌等,脑膜炎奈瑟菌较少见。本类药物有交叉耐药性,与甲氧苄啶(TMP)合用可延缓耐药性的产生。

【临床应用】

1. 全身性感染　可选用肠道易吸收磺胺类,用于流行性脑脊髓膜炎、泌尿系统感染、呼吸系统感染、中耳炎,也用于包涵体结膜炎、沙眼、弓形体病等。可代替青霉素用于青霉素过敏患者的链球菌感染和风湿热复发。常用药物的特点:

磺胺异噁唑(SIZ)抗菌效力较强,且乙酰化率低,不易在尿中析出结晶,本品用于泌尿系统感染,但其半衰期较短。

磺胺嘧啶(SD)是常用的一种磺胺药,其药理作用较强,且与血浆蛋白的结合率低，易扩散至组织和脑脊液中，是防治流行性脑脊髓膜炎的首选药物。但其溶解度低，易在尿中析出结晶引起泌尿系统损害，宜加用碳酸氢钠。

磺胺甲噁唑（SMZ）半衰期与甲氧苄啶（TMP）相近，两药合用由于血浓度的时程一致，故作用大大增强。用于泌尿道、呼吸道感染等全身性感染。但其乙酰化率较高，大量、长期使用，为减少不良反应宜加用碳酸氢钠。

2. 肠道感染　治疗细菌性痢疾、肠炎及肠道手术前灭菌等。柳氮磺胺吡啶（SASP）口服或作为栓剂给药时不吸收，在肠内分解成磺胺吡啶和5-氨基水杨酸发挥抗菌、抗炎和免疫抑制作用，适用于治疗慢性炎症性肠道疾病，如溃疡性结肠炎的治疗。

3. 局部感染　磺胺醋酰钠（sulfacetamide sodium），较其他磺胺类碱性低，局部应用几无刺激性，穿透力强，用于眼部感染如细菌性结膜炎、角膜炎及沙眼等。

磺胺米隆（SML）化学结构与其他磺胺类不同，其药理作用不受 PABA 的影响，在化脓性感染灶和或坏死组织中有效。局部应用可防止烧伤的集群现象。抗菌谱广，对铜绿假单胞菌也有效，其能渗入烧伤的焦痂中，故特别适用于烧伤面感染。

磺胺嘧啶银（SD-Ag）体外可抑制几乎所有致病细菌、真菌及某些对磺胺类耐药株的生长，对铜绿假单胞菌作用强，可局部应用预防细菌感染和烧创伤感染。

【不良反应】

1. 泌尿系统损害　某些磺胺及其乙酰化物在尿中溶解度较低，易在泌尿系统析出结晶，引起结晶尿、血尿、管型尿、尿痛、尿闭等症状。磺胺药在尿中的溶解度与尿液的 pH 有关，pH 越低，溶解度越小。常用磺胺类中磺胺嘧啶较易引起泌尿道损害。故使用此磺胺类时应同服碳酸氢钠碱化尿液，增加溶解度。同时适当增加饮水量以降低尿中药物浓度。

2. 过敏反应　常见皮疹、药热、血管神经性水肿，偶致剥脱性皮炎和多形性红斑。有过敏史患者禁用。

3. 血液系统反应　偶见粒细胞减少或缺乏、再生障碍性贫血、血小板减少症等。葡萄糖-6-磷酸脱氢酶缺乏者易引起溶血性贫血。

4. 核黄疸　主要发生在新生儿。由于磺胺类可从血浆蛋白结合点上取代胆红素，使游离的胆红素进入中枢神经系统而引发核黄疸。妊娠末期服药可增加新生儿核黄疸的危险。故新生儿、两岁以下的婴儿及临产前的孕妇不宜服用磺胺类。

5. 其他反应　可出现恶心、呕吐、肝功能减退、头痛、头晕、乏力等。肝功能损害者避免使用。

## 第三节　其他合成抗菌药

### 二胺嘧啶类

甲氧苄啶（trimethoprim，TMP）又称甲氧苄氨嘧啶，为抗菌增效剂。通常与磺胺甲噁唑合用，很少单用。

【体内过程】药代动力学特征与磺胺甲噁唑相似，但口服后吸收比磺胺甲噁唑迅速而完全，2～3 小时血药浓度即达最高峰。吸收后迅速分布于全身组织和体液，肺、

笔记

肝及胆汁中浓度较高，脑脊液浓度虽仅为血中浓度的一半，但亦在有效抗菌浓度以上。大部分以原型随尿排出，$t_{1/2}$为 11 小时，与磺胺甲噁唑相似。

【药理作用】TMP 的抗菌谱与磺胺类相似，而作用更强。大多数革兰阳性和革兰阴性菌对其敏感，但单独使用细菌易产生耐药性。其抗菌机制是抑制细菌的二氢叶酸还原酶，导致四氢叶酸合成减少，因而阻止细菌核酸合成。如与磺胺类合用，可双重阻断细菌的叶酸代谢，故药理作用可增加数倍至数十倍，并扩大了抗菌谱，甚至出现杀菌作用，因而 TMP 又称磺胺增效剂。TMP 也可增强多种抗生素如四环素、庆大霉素等的药理作用，也称抗菌增效剂。

【临床应用】TMP 很少单独使用，常与磺胺甲噁唑或磺胺嘧啶合用，或制成复方制剂。TMP 与磺胺甲噁唑（SMZ）制成复方片剂，称为复方新诺明，SMZ 的 $t_{1/2}$为 11 小时；TMP 的 $t_{1/2}$为 10 小时。两者的血药浓度时程相一致，对细菌叶酸合成具有双重阻断作用，抗菌谱扩大，药理作用增强。主要用于敏感细菌引起的呼吸道感染、泌尿生殖道感染、胃肠道感染、软组织感染、败血症、脑膜炎等。

【不良反应】TMP 毒性较小，可引起恶心、呕吐、过敏性皮疹等。长期大剂量服用，少数患者也可出现巨幼红细胞贫血、白细胞减少及粒细胞减少等血象变化，停药后可恢复，必要时可应用甲酰四氢叶酸纠正血象异常。可引起畸胎，孕妇禁用。肝肾功能不良者慎用。

## 硝基呋喃类

常用的硝基呋喃类（nitrofurans）为人工合成的抗菌药，有呋喃妥因和呋喃唑酮。

### 呋 喃 妥 因

呋喃妥因（nitrofurantoin），又称呋喃呾啶（furadantin），抗菌谱广，对多种革兰阳性菌和阴性菌均有较强的作用，对多数大肠埃希菌、肠球菌作用强，但大多数变形杆菌、铜绿假单胞菌、肠肝菌属、克雷伯杆菌对其耐药。口服后吸收快而完全，吸收后约 50% 在组织内破坏，肾功能正常者 $t_{1/2}$ 0.3～1 小时。本品血药浓度很低，不适于全身感染。而尿中药物浓度较高，临床主要用于敏感菌所致的泌尿道感染，在酸性尿中其抗菌活性进一步增强。主要不良反应包括恶心、呕吐等胃肠反应，剂量较大或肾功能减退时可引起周围神经炎。先天性 6-磷酸葡萄糖脱氢酶缺乏的患者及新生儿和孕妇可发生溶血性贫血，因而上述患者禁用。偶见皮疹、药热等过敏反应。

### 呋 喃 唑 酮

呋喃唑酮（furazolidone），又称痢特灵，口服后很少吸收，肠道内浓度高。主要用于细菌性痢疾、肠炎等消化道感染的治疗。主要不良反应为胃肠道反应和过敏反应，但轻而少见。偶可引起溶血性贫血和黄疸。

## 硝基咪唑类

基咪唑类包括甲硝唑、替硝唑及奥硝唑等。

### 甲 硝 唑

甲硝唑（metronidazole），又称灭滴灵。

笔记

【体内过程】口服吸收良好，生物利用度约80%。体内分布广泛，可进入唾液、乳汁，也可进入脑脊液。甲硝唑及其代谢产物主要从尿液排出，少量由粪排出。$t_{1/2}$约为8小时。

【药理作用和临床应用】

1. 抗厌氧菌作用　甲硝唑分子中的硝基在细胞内无氧环境下被还原成氨基，进而抑制病原体DNA的合成，发挥抗厌氧菌作用。对拟杆菌属包括脆弱拟杆菌、梭状杆菌属敏感，对破伤风杆菌、消化球菌和消化链球菌等厌氧菌有较好的药理作用。用于防治上述厌氧菌引起的口腔、腹腔、女性生殖器、下呼吸道、骨和关节等部位的感染。本品对需氧菌或兼性厌氧菌无效。

2. 抗阴道滴虫作用　对阴道滴虫具有很强的杀灭作用，是治疗阴道滴虫感染的首选药。

3. 抗阿米巴作用　对肠内外阿米巴滋养体具有强大的杀灭作用，用于治疗急性阿米巴痢疾及肠外阿米巴感染。对无症状排包囊者疗效差。

4. 抗贾第鞭毛虫作用　临床可用于治疗贾第鞭毛虫病。

【不良反应】常见不良反应包括头痛、恶心、呕吐、口干、金属味感等。少数患者出现过敏反应及外周神经炎等。

## 替硝唑和奥硝唑

替硝唑(tinidazole)和奥硝唑(ornidazole)其抗菌谱与甲硝唑相似，但抗菌活性强且副作用较轻。

## 学习小结

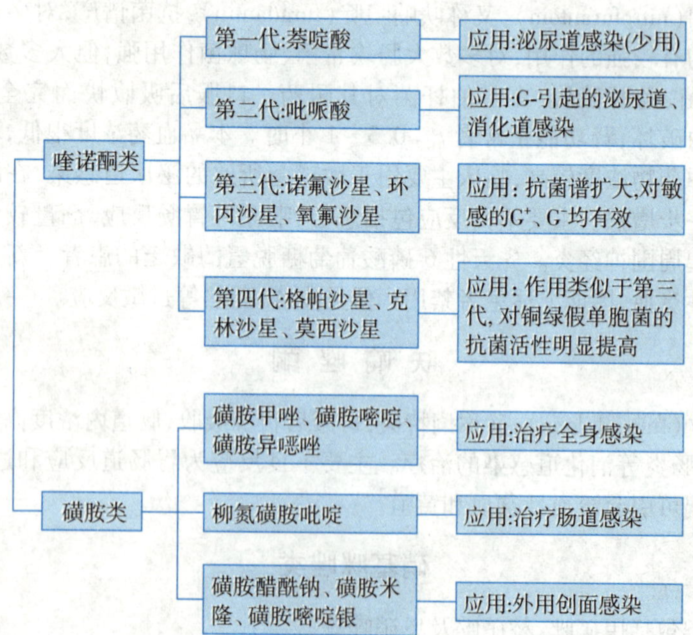


（姚继红）

## 复习思考题

1. 试述喹诺酮类药物的药理作用机制和特点。
2. 简述磺胺类与TMP两者配伍用药的优点。

# 第三十七章

# β-内酰胺类抗生素

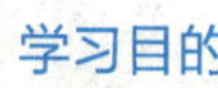

**学习目的**

通过β-内酰胺类抗生素的理化性质、药代动力学、药理作用、临床应用、不良反应等内容的学习，针对临床不同感染合理选择药物，并避免不良反应的发生。

**学习要点**

青霉素G的体内过程、抗菌谱、临床应用、不良反应及防治。半合成青霉素的分类、代表药及临床应用特点。头孢菌素类抗生素的分类及各代头孢菌素的特点。

## 第一节 概 述

β-内酰胺类抗生素(β-lactam antibiotics)主要包括青霉素类与头孢菌素类(图37-1)，是临床最常用的抗生素之一，具有类似的化学结构和相同的作用机制。化学结构中均有一个β-内酰胺环，青霉素类基本结构为6-氨基青霉烷酸(6-aminopenicillanic acid，6-APA)，头孢菌素类为7-氨基头孢烷酸(7-aminocephalosporanic acid，7-ACA)；均属于繁殖期杀菌药，临床具有抗菌活性强、毒性低、疗效好、应用广泛等特点。

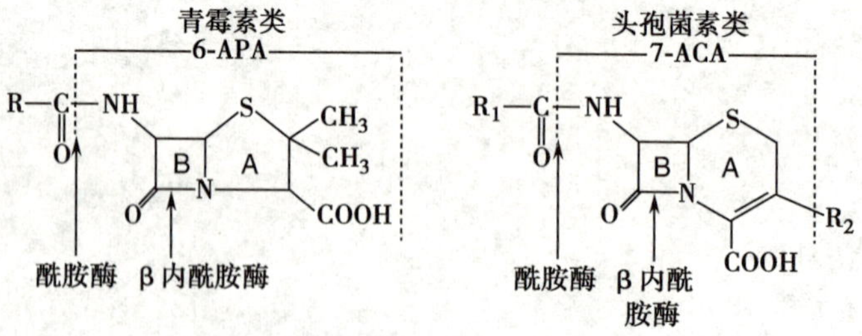


图37-1 青霉素类与头孢菌素类抗生素的结构比较示意图

### 一、抗菌机制及特点

#### (一)作用机制

两类药物的抗菌机制均是通过抑制转肽酶(transpeptidase)活性，阻止黏肽的交叉联接，使细菌细胞壁缺损，菌体失去渗透屏障使体液内渗，菌体肿胀、崩解而死亡。还

笔记

能借助细菌的自溶酶(autolysin)溶解菌体而产生作用。

细菌的细胞壁,特别是革兰阳性菌的细胞壁,主要由黏肽组成。黏肽通过高度交联的网络结构,构成细菌细胞壁坚韧的机械稳定性。组成黏肽的基本单位为双糖十肽,转肽酶可脱去其中一条双糖十肽的第五个D-丙氨酸,使第四个丙氨酸的残基与相邻双糖十肽末端甘氨酸的氨基交叉连接而构成网状细胞壁。β-内酰胺类抗生素因构型与*D*-丙氨酰-*D*-丙氨酸相似(图37-2),竞争性抑制转肽酶,使转肽酶酰基化,从而阻止黏肽的交叉联接。

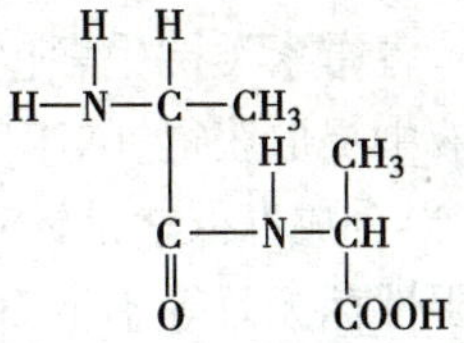

图37-2　D-丙氨酰-D-丙氨酸的分子结构示意图

研究证明,β-内酰胺类抗生素的作用靶点是位于细菌细胞质膜上的青霉素结合蛋白(penicillin binding proteins,PBPs),占膜蛋白的1%,各种细菌PBPs数量、种类和分子量差异较大,不同的β-内酰胺类抗生素所结合的PBPs各不相同;如金黄色葡萄球菌有4种PBPs,大肠埃希菌至少有7种PBPs,所以对这类药物的敏感性有明显差别。青霉素还能活化细菌的内源性自溶机制,使细胞溶解死亡。

### (二) 特点

1. 对革兰阳性菌作用强于革兰阴性菌　与阳性菌和阴性菌胞壁的黏肽含量及菌体内外的渗透压差异有关。

2. 对人和动物的毒性很低　哺乳动物细胞属真核细胞,没有细胞壁,故β-内酰胺类抗生素对人和动物的毒性很低。

3. 属繁殖期杀菌药　对已合成的细胞壁无影响,该类药对繁殖期细菌作用强。

## 二、耐药机制

细菌对β-内酰胺类抗生素产生耐药的机制有:①产生水解酶:耐β-内酰胺类抗生素的细菌可产生β-内酰胺酶(β-lactamase),使该类抗生素结构中的β-内酰胺环水解开环而失去抗菌活性;②与药物结合:耐药菌产生的β-内酰胺酶还可与某些耐酶抗生素结合,使之停留在胞质膜外间隙中而不能到达靶位(PBPs)发挥作用,又称“牵制机制”;③改变PBPs:细菌通过改变PBPs结构或合成新的PBPs或增加PBPs合成量,使β-内酰胺类抗生素与PBPs亲和力下降,结合减少而失去药理作用,如耐甲氧西林金黄色葡萄球菌,产生一种新的青霉素结合蛋白PBP2a,对所有β-内酰胺类抗生素的亲和力都很低而产生耐药性;④改变细胞外膜通透性:β-内酰胺类抗生素必须通过细菌外膜的孔蛋白通道进入菌体内,才能发挥杀菌作用,耐药菌接触该类抗生素后,通过基因突变,改变膜孔蛋白结构,使该类抗生素出现渗透障碍,进入菌体的量大大减少,达不到有效浓度而耐药;⑤增强药物外排:细菌胞质膜上存在主动外排系统(一组跨膜蛋白),耐药菌通过增强此组跨膜蛋白外排功能而加速该类抗生素的外排,如铜绿假单胞菌缺乏典型高渗透膜孔蛋白,使药物不能进入胞内而对多种抗生素耐药;⑥缺乏自溶酶,减少菌体自溶,有时细菌耐药性产生可由2种或2种以上机制联合所致。

笔记

# 第二节　青霉素类

青霉素类抗生素包括天然青霉素和半合成青霉素。天然的青霉素是由青霉菌培养液中提取获得,临床以性质较稳定,作用强、产量高、毒性低、价廉的青霉素 G 为代表,半合成青霉素是针对天然青霉素不耐酸、不耐酶、窄谱、对铜绿假单胞菌无效、对革兰阴性菌无效等不足而合成的抗生素,分为耐酸青霉素类、耐酶青霉素类、广谱青霉素类、抗铜绿假单胞菌广谱青霉素类和抗革兰阴性杆菌青霉素类、青霉素类与β-内酰胺酶抑制药复合剂共6类。

## 一、天然青霉素类

### 青霉素 G

【来源与化学】青霉素 G(penicillin G,苄青霉素,benzylpenicillin,盘尼西林)侧链中的 $R_1$ 为苄基取代,是有机酸,常用其钠盐或钾盐。水溶液极不稳定,易被酸、碱、醇、氧化剂、金属离子分解破坏,且不耐热,在室温中放置 24 小时大部分降解失效,还可生成具抗原性的降解产物;而晶粉性质稳定,室温下存放数年仍有抗菌活性。故临床使用粉针剂,应用时新鲜配制成水溶液并立即使用。

该药剂量用国际单位 U 表示,理论效价为青霉素 G 钠 1670U≈1mg,600mg 青霉素 G 钠或青霉素 G 钾相当于大约 100 万 U,其他半合成青霉素均以 g 或 mg 为剂量单位。

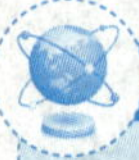

知识链接

青霉素的发现历史

1928 年,亚历山大·弗莱明在接种完细菌后就开始休假,其间培养皿未放在培养箱中,而是放在了实验台上。弗莱明回来之后,他注意到培养皿被青霉菌污染,黄绿色的真菌周围没有生长白色的葡萄球菌,在培养皿其他各处白色菌落茂密。弗莱明偶然发现了青霉菌产生有杀菌作用的青霉素。此后,牛津大学的厄恩斯特·钱恩和霍华德·弗洛里,花了 11 年的时间对青霉素进行了分离和提纯,将其用于治疗全身感染性疾病;到 1942 年,青霉素的纯化技术使得其产量不断增加,临床用于葡萄球菌、链球菌感染的危重患者取得了惊人的效果。1943 年,青霉素正式用于临床,当时正值第二次世界大战,青霉素的应用挽救了无数的生命。青霉素是感染性疾病治疗的第二个里程碑药物,弗莱明、钱恩、弗洛里三位科学家因此获得了 1945 年的诺贝尔生理/医学奖。

【体内过程】青霉素 G 口服易被胃酸及消化液破坏,吸收量少且不规则,不宜口服;肌内注射吸收迅速、完全,因其脂溶性低,主要分布于细胞外液,$V_d$ 约为 0.35L/kg,能广泛分布于全身各种组织间液中;房水和脑脊液、前列腺液中的含量较低,炎症时,透入量可提高并达有效浓度。青霉素 G 主要以原型经肾排泄,约 90% 经肾小管分泌排出,10% 经肾小球滤过排出。$t_{1/2}$ 为 0.5～1 小时,有效血药浓度一般可维持 4～6 小时,因血浆半衰期短,青霉素 G 的给药间期为 4 小时 1 次。新生儿和婴儿因肾功能发育不完全，对青霉素清除率低，半衰期和持续时间均较成年人长。为延长作用时间，可肌内注射溶解度小的普鲁卡因青霉素（procaine penicillin）或苄星青霉素（benzathine penicillin），在局部缓慢释放。如苄星青霉素成人肌内注射120万U后，血浆药理作用的平均持续时间可达26天，减少了重复注射和局部损伤。这2种制剂虽作用持久但血药浓度低，仅用于预防或轻度感染的治疗，不用于重症、急性感染。

【药理作用】青霉素G药理作用强，其抗菌谱为：①大多数革兰阳性球菌，如对溶血性链球菌、肺炎球菌、草绿色链球菌、不产生β-内酰胺酶的金黄色葡萄球菌及多数表皮葡萄球菌等敏感，但对肠球菌的作用较差；②革兰阳性杆菌，如对白喉棒状杆菌、炭疽杆菌及革兰阳性厌氧杆菌，如产气荚膜梭菌、破伤风杆菌、难辨梭菌、乳酸杆菌、丙酸杆菌等药理作用明显；③革兰阴性球菌，对脑膜炎球菌和敏感淋病奈瑟菌有效；④少数革兰阴性杆菌，如流感杆菌、百日咳鲍特菌等；⑤对螺旋体如梅毒螺旋体、钩端螺旋体、回归热螺旋体及放线杆菌等高度敏感。对真菌、立克次氏体、病毒和原虫无效。

目前大多数金黄色葡萄球菌对青霉素G有耐药性，有关肺炎球菌、淋病奈瑟菌对青霉素G产生耐药性的报道也越来越多。

【临床应用】采用肌内注射或静脉滴注，可首选治疗敏感的革兰阳性球菌、阴性球菌、革兰阳性杆菌及螺旋体所致感染。如溶血性链球菌引起的扁桃体炎、咽炎、蜂窝组织炎、丹毒、猩红热等；草绿色链球菌或葡萄球菌引起的心内膜炎；肺炎球菌所致的大叶肺炎、支气管肺炎、中耳炎等；脑膜炎奈瑟菌引起的流行性脑脊髓膜炎；还有放线菌病、炭疽病、气性坏疽、钩端螺旋体病、梅毒、回归热、鼠咬热等。也可与抗毒素合用治疗破伤风、白喉等。风湿性心脏病或先天性心脏病患者进行口腔、牙科、胃肠道和生殖泌尿道手术或某些操作时，可用青霉素G预防感染性心内膜炎的发生。

【不良反应】

1. 过敏反应　为青霉素类最常见的不良反应，总发生率1%～10%不等。有药热、荨麻疹、剥脱性皮炎、血清病型反应、溶血性贫血及粒细胞减少，过敏性休克偶尔发生，产生的原因是其本身或降解产物青霉噻唑蛋白、青霉烯酸或6-APA高分子聚合物所致。任何剂量的青霉素G都可引发过敏反应，以过敏性休克最为严重，多见于胃肠外给药，临床主要表现为循环衰竭、呼吸衰竭和中枢抑制，其发生率占用药人数的(0.4～1.5)/万。天然青霉素与半合成青霉素之间存在交叉过敏。为防治过敏反应，应采取以下措施：①详细询问病史，有过敏史者禁用；②无急救药物（如肾上腺素）和抢救设备的条件下不能使用；③初次使用，用药间隔24小时以上、更换药品生产厂家或批号时均必须重做皮试，皮试阳性反应者禁用；④注射液应现配现用；⑤避免在饥饿时注射，以免因饥饿时注射疼痛刺激导致的低血糖性休克；⑥每次注射后需观察30分钟，无反应者方可离开；一旦休克发生，立即皮下或肌内注射肾上腺素0.5～1.0mg，严重者稀释后静脉注射或静脉滴注，必要时可加用糖皮质激素和抗组胺药，同时配合对症治疗；⑦避免滥用和局部用药。

2. 赫氏反应　青霉素G在治疗梅毒及其他螺旋体感染时，患者出现发热、寒战、头痛等症状，称赫氏反应（Herxheimer reaction）。可能因大量螺旋体被杀死后释放有

笔记

害物质所致。一般于治疗后的6~8小时开始出现反应，表现为全身不适、寒战、发热、咽痛、肌痛、心跳加快等。

3. 其他反应　青霉素G钾盐或钠盐大量静脉注射可导致水、电解质紊乱，肾功能不全者易引起高血钾、高钠血症；少数患者可引起静脉炎。肌内注射可产生局部疼痛、红肿或硬结，也可发生周围神经炎；鞘内注射可能导致蛛网膜炎和严重脑病，大剂量应用时若脑脊液浓度过高可致中枢神经系统功能障碍，目前不推荐此给药方式。

【药物相互作用】与氨基糖苷类抗生素合用可增效，但不能混合于同一容器内静脉给药，因为青霉素类为有机酸，而氨基糖苷类为有机碱，混在一起发生化学反应，结构破坏，疗效降低；与磺胺类、四环素类、氯霉素类等抑菌药合用可产生拮抗作用；氨基酸营养液可增强β-内酰胺类抗生素的抗原性，禁止联合使用；丙磺舒、吲哚美辛、乙酰水杨酸与β-内酰胺类抗生素竞争肾小管的主动转运，使β-内酰胺类抗生素排泄减慢、作用时间延长。青霉素G钾或钠不宜与重金属，特别是不与铜、锌和汞联合使用，因后者可破坏青霉素的氧化噻唑环而影响青霉素G的抗菌活性。

## 二、半合成青霉素类

为弥补青霉素G不耐酸、不耐青霉素酶、抗菌谱窄、对铜绿假单胞菌等多数革兰阴性杆菌无效等缺点，以天然青霉素G中的6-APA为基本结构，在$R_1$位连接不同的侧链，生成多种比原化合物性能优越的新品种，属于半合成青霉素。根据其特点分为以下五大类：

### （一）耐酸青霉素类

此类药物耐酸，口服吸收好，以青霉素V(penicillin V)又名苯氧甲青霉素(phenoxymethypenicillin)为代表，60%经十二指肠吸收，抗菌谱与青霉素G相似，抗菌活性略弱于青霉素G，临床主要用于轻中度敏感菌感染、恢复期的巩固治疗和预防风湿热复发、预防肺炎球菌感染，不用于慢性和严重感染，不宜用于深部感染。不耐酶，对产青霉素酶的菌株无作用。不良反应与青霉素G相似。其他口服的青霉素有非奈西林(pheneticillin，苯氧乙青霉素)、丙匹西林(propicillin)、阿度西林(azidocillin)、环己西林(ciclacillin)、海巴明青霉素V(hydrabamine penicillin V)。

### （二）耐青霉素酶的青霉素类

该类药物通过酰基侧链($R_1$)的空间位阻作用，保护β-内酰胺环，使其免遭青霉素酶水解；且耐酸，可口服，也有注射制剂。常用的有苯唑西林(oxacillin)、氯唑西林(cloxacillin)、双氯西林(dicloxacillin)和氟氯西林(flucloxacillin)、萘夫西林(nafcillin)等。它们对革兰阳性菌的作用不及青霉素G，对革兰阴性杆菌没有明显作用，主要用于耐青霉素酶的金黄色葡萄球菌感染的治疗，以双氯西林、氟氯西林作用较强。口服给药食物可影响吸收，故宜空腹或饭后2小时服用。主要以原型从肾脏排泄。与青霉素G有交叉过敏反应，口服青霉素最常见的不良反应是胃肠道反应，如嗳气、恶心、腹痛、腹泻等。

### （三）广谱青霉素类

该类青霉素对革兰阳性和阴性菌均有杀菌作用，与青霉素G疗效相当但抗菌谱广。对酸稳定，可口服，但可被β-内酰胺酶破坏(革兰阳性菌和革兰阴性菌所产生的

笔记

酶)，故对耐药金黄色葡萄球菌、铜绿假单胞菌等引起的感染无效。常用药物有氨苄西林(ampicillin)、阿莫西林(amoxicillin)、环已西林(ciclacillin)、依匹西林(epicillin)、匹氨西林(pivampicillin)等。阿莫西林口服不受食物干扰，较氨苄西林吸收快且完全，对肺炎球菌的作用强于氨苄西林。该类青霉素临床主要用于敏感菌所致的呼吸道、尿路、胆道感染及伤寒、副伤寒、脑膜炎、心内膜炎等的治疗。合用β-内酰胺酶抑制药可扩大抗菌谱。不良反应有药热、皮疹等，少数患者出现二重感染或转氨酶升高或白细胞降低等。

可供口服和注射的广谱青霉素类还有:美坦西林(metampicillin)、海他西林(hetacillin)、酞氨西林(talampicillin)、巴氨西林(bacampicillin)、阿扑西林(aspoxicillin)等。

### (四)抗铜绿假单胞菌广谱青霉素类

常用药物有羧苄西林(carbenicillin)、磺苄西林(sulbenicillin)、哌拉西林(piperacillin)、替卡西林(ticarcillin)、呋苄西林(furbenicillin)、阿帕西林(apalcillin)、阿洛西(azlocillin)、美洛西林(mezlocillin)和呋洛西林(fuzlocillin)等。该类药物特点是:①抗菌谱似氨苄西林，但对铜绿假单胞菌和变形杆菌作用强，哌拉西林、阿帕西林、阿洛西林、美洛西林、呋洛西林对革兰阴性杆菌包括铜绿假单胞菌作用强于羧苄西林、替卡西林，还对脆弱类杆菌和多种厌氧菌敏感;②该类药主要用于铜绿假单胞菌、变形杆菌、肠道菌引起的各种感染，如菌血症、肺炎、烧伤后的感染和对青霉素G和氨苄西林耐药的尿道感染等;③羧苄西林不耐酸，仅能注射给药，羧苄西林常与庆大霉素联合应用，但应注意不能混合于同一容器中，以免影响疗效，目前可口服的是羧苄西林的酯化物，如卡茚西林(carindacillin)、卡非西林(carfecillin);④患者使用该类药后可出现胃肠道反应、药热、皮疹等不良反应。

### (五)主要作用于革兰阴性菌青霉素类

常用药物有美西林(mecillinam)、匹美西林(pivmecillinam)和替莫西林(temocillin)。该类药物的特点是:①对革兰阴性菌产生的β-内酰胺酶稳定，对肠杆菌科和其他一些革兰阴性菌有较好的药理作用，对革兰阳性菌、铜绿假单胞菌和嗜血性流感杆菌、肠球菌等无抗菌活性;②临床用于敏感革兰阴性菌所致的尿路和软组织感染的治疗;③匹美西林可口服，食物可促进本品的吸收，宜在饭后服用，在体内转化成美西林发挥作用;④替莫西林对革兰阴性菌有高度抗菌活性，对β-内酰胺酶高度稳定，对某些第三代头孢菌素耐药的革兰阴性菌感染有效，对肠杆菌属细菌、溶血性链球菌等抗菌活性好;⑤该类药可引起胃肠反应和一般过敏反应。

## 第三节 头孢菌素类

头孢菌素类抗生素是在头孢菌素C被酸水解产生的7-氨基头孢烷酸(7-aminocephalosporanic acid，7-ACA)上修饰连接不同的侧链而生成的半合成抗生素(图37-1)。与青霉素G比较具有化学结构相似、抗菌谱更广、抗菌机制相同、耐酸、耐青霉素酶、过敏反应较少等特点。主要广泛用于对青霉素G治疗无效的感染，如产青霉素酶的金黄色葡萄球菌和革兰阴性杆菌所致的多种严重感染。

头孢菌素类抗生素自20世纪60年代应用于临床，发展迅速，产品繁多，是目前临床最为常用的β内酰胺类抗生素。头孢菌素类根据时间先后及其药理作用特点共分

笔记

为四代。各代头孢菌素在化学结构、体内过程、抗菌谱及抗菌活性、临床药理等方面各具特点。

【体内过程】部分头孢菌素类在酸性环境中稳定，胃肠道吸收良好，可口服，如：头孢氨苄、头孢拉定、头孢克肟、头孢克洛、头孢呋辛酯、头孢布烯等。而多数头孢菌素类需肌内或静脉注射给药，其中头孢噻吩、头孢匹林因肌内注射引起明显疼痛，仅供静脉注射。头孢菌素类穿透力强，能透入各种组织，包括易透过胎盘，在滑囊液、心包积液中达较高浓度。第三代头孢菌素大多能透入房水，还能透过血脑屏障在脑脊液中达有效浓度，也可分布于前列腺；头孢哌酮、头孢曲松、头孢匹胺在胆汁中浓度高。头孢哌酮和头孢曲松主要经过肝胆排泄，其他药物多经肾排泄，在尿中浓度高，肾功能不全者应注意调整剂量。多数头孢菌素类 $t_{1/2}$ 较短，一般为 0.5~2.0 小时，但头孢曲松可达 8 小时。

【抗菌机制及特点】头孢菌素类抗生素抗菌机制同青霉素类，能与细菌细胞膜上的 PBPs 结合，抑制细菌细胞壁黏肽的合成而杀菌。各代头孢菌素类的药理学作用特点如下。

第一代：对革兰阳性菌（耐甲氧西林金黄色葡萄球菌和肠球菌属除外），包括对青霉素敏感和耐药的金黄色葡萄球菌的作用强于第二、三代（对金黄色葡萄球菌产生的β-内酰胺酶的稳定性强）。对革兰阴性菌的抗菌作用中等，弱于第二、三代（对革兰阴性杆菌产生的β-内酰胺酶不稳定）。对铜绿假单胞菌、耐药肠杆菌和厌氧菌无效。组织穿透力差，对肾脏有一定毒性。

第二代：对包括产酶金黄色葡萄球菌在内的革兰阳性球菌作用相似或弱于第一代，强于第三代。对革兰阴性杆菌作用较第一代强（对革兰阴性杆菌产生的β-内酰胺酶较第一代稳定）。对厌氧菌有一定作用，对铜绿假单胞菌无效。对肾脏的毒性低于第一代。

第三代：对革兰阳性菌的抗菌活性不及第一、二代。对革兰阴性菌作用强（对革兰阴性杆菌产生的β-内酰胺酶高度稳定），包括肠杆菌属、铜绿假单胞菌及厌氧菌均有较强的作用，对流感嗜血杆菌、脑膜炎球菌、淋病奈瑟菌也有良好的抗菌活性。组织穿透力强，体内分布广，血浆 $t_{1/2}$ 长。基本无肾毒性。

第四代：对革兰阳性菌（$G^+$）和革兰阴性菌（$G^-$）均有强效，对β-内酰胺酶高度稳定，对耐第三代头孢菌素的革兰阴性杆菌仍有效。对肠杆菌属、沙雷氏菌属、摩根杆菌、铜绿假单胞菌等革兰阴性菌作用均强于第三代头孢菌素。暂无有肾毒性的报道。

表 37-1　各代头孢菌素类作用特点比较

| 药物 | $G^+$ | $G^-$ | 金葡产生β-内酰胺酶稳定性 | $G^-$杆菌产生的β-内酰胺酶稳定性 | 厌氧菌 | 铜绿假单胞菌 | 肾毒性 |
|---|---|---|---|---|---|---|---|
| 第一代 | +++ | + | +++ | + | − | − | ++ |
| 第二代 | ++ | ++ | ++ | ++ | + | − | + |
| 第三代 | + | +++ | + | +++ | + | +++ | ± |
| 第四代 | +++ | +++ | +++ | +++ | + | +++ | |

笔记

【耐药性】主要耐药机制为产生β-内酰胺酶以及改变头孢菌素类的作用靶位（即青霉素结合蛋白PBPs）。目前，耐青霉素肺炎链球菌、耐甲氧西林金黄色葡萄球菌、耐甲氧西林凝固酶阴性葡萄球菌、肠球菌仍未发现对其敏感的头孢菌素。

【临床应用】第一代：供注射用的药物有头孢噻吩（cefalothin）、头孢噻啶（cefaloridine）、头孢唑林（cefazolin）、头孢替唑（ceftezole）、头孢乙腈（cefacetrile）、头孢匹林（cefapirin）、头孢拉定（cefradine）等，临床较为常用的是头孢噻吩及头孢唑林。头孢噻吩抗金黄色葡萄球菌作用最强，对金葡菌释放的β-内酰胺酶稳定；头孢唑林与头孢噻吩抗菌谱相似，但血药浓度较高，且半衰期较长。主要用于革兰阳性菌所致呼吸道和尿路感染以及皮肤、软组织感染等。口服剂有头孢拉定、头孢氨苄（cefalexin）、头孢羟氨苄（cefadroxil）、头孢沙啶（cefroxadine）等。

第二代：供注射用的药物有头孢呋辛（cefuroxime）、头孢孟多（cefamandole）、头孢替安（cefotiam）、头孢尼西（cefonicid）、头孢雷特（ceforanide）等。头孢呋辛在骨、羊水、痰液、滑囊液等组织和体液中分布良好，且能进入炎性脑脊液。主要用于治疗敏感菌所致的呼吸道感染、胆道感染、菌血症、尿路感染和腹腔、盆腔感染。头孢呋辛可用于脑膜炎球菌和流感嗜血杆菌脑膜炎。供口服的有头孢呋辛酯（cefuroxime axetil）、头孢克洛（cefaclo）等。头孢克洛临床应用较为广泛，体内分布广泛，在中耳脓液中可达足够浓度。

第三代：供注射的药物有头孢噻肟（cefotaxime）、头孢曲松（ceftriaxone）、头孢唑（ceftizoxime）、头孢地嗪（cefodizime）、头孢他啶（ceftazidime）、头孢哌酮（cefoperazone）、头孢匹胺（cefpiramide）、头孢甲肟（cefmenoxime）、头孢磺啶（cefsulodin）等。其中一类以杀灭肠杆菌科细菌如大肠埃希菌、变形杆菌、克雷伯杆菌为主，亦有杀灭革兰阳性菌的作用，如头孢曲松（菌必治）、头孢噻肟、头孢地嗪等；另一类以杀灭铜绿假单胞菌为主，亦包括其他革兰阴性杆菌，常用的有头孢哌酮和头孢他啶。主要用于敏感菌所致尿路感染和肺炎、脑膜炎、骨髓炎、败血症等严重感染；并能较好的控制铜绿假单胞菌引起的感染。

可供口服的第三代头孢菌素有：头孢特仑酯（cefteram pivoxil）、头孢他美酯（cefetamet pivoxil）、头孢泊肟酯（cefpodoxime proxetil）、头孢布烯（ceftibuten）、头孢克肟（cefixime）、头孢地尼（cefdinir）等。主要针对敏感菌所致的呼吸道感染、尿路感染、淋菌性尿道炎等，此类药物对铜绿假单胞菌均耐药。

第四代：供注射的药物有头孢匹罗（cefpirome）、头孢吡肟（cefepime）、头孢噻利（cefoselis）、头孢利啶（cefelidin）、头孢唑兰（cefozopran）、头孢派姆（cefepime）、头孢克列定（cefaclidine）等。具有抗菌谱更广，抗菌活性强，不良反应轻，应用广泛等特点，主要用于耐第三代头孢菌素的革兰阴性杆菌和耐药金黄色葡萄球菌所致的严重感染。头孢匹罗适用于严重多重耐药菌感染和医院感染，亦可用于病原菌尚未查明的严重感染或粒细胞减少合并发热患者的经验治疗。

【不良反应】头孢菌素类不良反应较少，常见的有胃肠道反应和过敏反应，过敏反应主要表现为皮疹及荨麻疹、发热等，偶见过敏性休克。与青霉素类抗生素有交叉过敏现象。其次是肾毒性，第一代（如头孢噻啶）大剂量可出现肾小管坏死。第二代头孢菌素肾毒性低于第一代。肝胆排泄的药物如头孢哌酮可导致腹泻。第二代的头孢孟多和第三代的头孢哌酮可引起低凝血酶原症或血小板减少。大剂量应用偶可发

笔记

生头痛、头晕、抽搐、可逆性中毒性精神病反应等。头孢类药物应用都可能导致伪膜性肠炎。

【药物相互作用】第一、二代头孢菌素与氨基糖苷类或多黏菌素类或髓袢利尿药或万古霉素或杆菌肽等具有肾损害药物合用，可加重肾损害；与丙磺舒合用可增加血药浓度，延长作用时间。部分药物如头孢孟多、头孢替坦、头孢哌酮等与乙醇同用，可抑制乙醛脱氢酶活性而使乙醛蓄积，产生双硫仑样反应，表现为面部潮红、头痛、恶心、呕吐、血压下降、精神错乱，严重可致呼吸、循环衰竭甚至死亡，应用该类药物在治疗期间和停药后 3 日内应忌酒。头孢吡肟溶液不可加至甲硝唑、万古霉素、庆大霉素、妥布霉素或奈替米星及氨茶碱溶液中。

## 第四节　其他 β-内酰胺类抗生素

此类药物有 β-内酰胺结构，但既不是青霉素类，也非头孢菌素类。主要有碳青霉烯类、头霉素类、氧头孢烯类及单环 β-内酰胺类。

### （一）碳青霉烯类

碳青霉烯类（carbopenems）结构与青霉素类相似，与青霉素不同的是噻唑环的 $C_2$ 和 $C_3$ 间为不饱和键，1 位上的碳原子被硫原子取代。常用的有甲砜霉素（thiamphenicol）、亚胺培南（imipenem，亚胺硫霉素）、美罗培南（meropenem）和帕尼培南（panipenem）等，均为硫霉素的衍生物。该类药物对 PBPs 亲和力强，抑制细菌胞壁的合成而杀菌。具有超广谱、耐 β-内酰胺酶、分布广泛等特点，但该类药不耐酸，均为胃肠外给药。对大多数革兰阳性、阴性需氧菌和厌氧菌均有作用。临床可用于革兰阳性菌、革兰阴性菌所致的尿路、皮肤软组织、呼吸道和妇科等各种感染，特别适合多种细菌的混合感染以及厌氧菌和需氧菌的混合感染；适用于粒细胞缺乏等各种免疫缺陷患者感染、严重院内感染及多重耐药菌感染。亚胺培南在体内易在近端肾小管刷状缘被去氢肽酶水解失活，临床与酶抑制药西司他丁（cilastatin）等量配比制成复方制剂，称为泰能。美罗培南对肾去氢肽酶不敏感，可单用。帕尼培南与倍他米隆等量配伍使用，倍他米隆可减少帕尼培南在肾组织的蓄积，减少其肾毒性。常见不良反应有轻微的胃肠反应、药疹、静脉炎、一过性肝脏氨基转移酶升高；剂量过大可引起癫痫发作。

### （二）头霉素类

头霉（cephamycin）自链霉菌获得，其结构与头孢菌素相似，仅在 7-ACA 的 $C_7$ 上多一个甲氧基，增强了其对 β-内酰胺酶的稳定性，临床上通常被划分为二代头孢菌素。目前临床常使用其衍生物，代表药为头孢西丁钠（cefoxitin sodium），抗菌谱广，对革兰阳性菌、革兰阴性菌和厌氧菌作用强大，对 β-内酰胺酶高度稳定，因此对耐青霉素的金黄色葡萄球菌及头孢菌素耐药菌有较强活性，铜绿假单胞菌对本品高度耐药。该药体内分布广泛，腹腔液和胆汁中浓度均高于同期血浓度，合用丙磺舒可延长血浆半衰期，以原型从肾排泄。用于治疗厌氧菌和需氧菌所致的盆腔、腹腔及妇科的混合感染。常见不良反应有皮疹、静脉炎、蛋白尿、嗜酸性粒细胞增多等；与氨基糖苷类合用可增加肾毒性。该类药物还有头孢替坦（cefotetan）、头孢美唑（cefmetazole）、头孢米诺（cefminox）、头孢拉宗（cefbuperazone）等。头孢美唑与头孢西丁相仿，对酶的稳定性更

笔记

好;头孢拉宗对革兰阴性杆菌抗菌活性优于头孢西丁;头孢米诺对脆弱类杆菌的药理作用强于头孢西丁。

### (三) 氧头孢烯类

氧头孢烯类(oxacephem)是指化学结构中7-ACA上的S被O取代的一类抗生素,代表药有拉氧头孢(latamoxef)、氟氧头孢(flomoxef)等。其抗菌谱和抗菌活性与第三代头孢菌素相似,对多种β-内酰胺酶稳定。在脑脊液、胆汁中浓度高。用于敏感菌所致的尿路、呼吸道、妇科、胆道感染及脑膜炎、败血症等的治疗。不良反应以消化道反应和皮疹多见,与酒精合用可引起双硫仑样反应,偶见严重出血。

### (四) 单环β-内酰胺类

单环β-内酰胺类(monobactams)抗生素是由土壤中多种寄生细菌产生,经结构修饰后获得的一类药物。代表药物有氨曲南(aztreonam)和卡芦莫南(carumonan),对革兰阴性杆菌产生的β-内酰胺酶稳定,仅对需氧革兰阴性杆菌如铜绿假单胞菌、流感嗜血杆菌等敏感,对脑膜炎奈瑟球菌、淋病奈瑟球菌有效。革兰阳性菌和厌氧菌作用弱。氨曲南口服不吸收,可肌内或静脉给药,体内分布广泛,临床可用于需氧革兰阴性杆菌引起的败血症、腹腔感染、呼吸道感染、妇科感染、尿路感染等。肾功能不全者需调整剂量。不良反应少而轻,主要是皮疹、转氨酶升高、消化道反应等,肾毒性低,与头孢菌素类交叉过敏少。

### (五) β-内酰胺酶抑制药

该类药物有克拉维酸(clavulanic acidxe,棒酸)、舒巴坦(sulbactam,青霉烷砜)和三唑巴坦(tazobactam)等,可与各种革兰阳性菌和阴性菌产生的β-内酰胺酶结合成不可逆复合物,抑制质粒编码β-内酰胺酶(包括广谱头孢他啶和头孢噻肟水解酶),阻止这些酶的底物β-内酰胺类抗生素的破坏。其中三唑巴坦作用最强。因本身抗菌活性微弱而不单用,临床主要与β-内酰胺类抗生素合用提高对多数耐药菌的抗菌活性,扩大抗菌谱。可用于治疗多种产酶致病菌引起的严重感染。常用的复方制剂见表37-2。

表37-2　β内酰胺类抗生素的复方制剂

| 复方制剂 | 抗菌药 | 辅助药 | 给药途径 |
|---|---|---|---|
| 优立新(unasynxe) | 氨苄西林 | 舒巴坦 | i. m. ,i. v. |
| 奥格门汀(augmentin,安灭菌) | 阿莫西林 | 克拉维酸钾 | p. o. |
| 他唑星(tazocinxe) | 哌拉西林 | 他唑巴坦钠 | i. v. |
| 替门汀(timentin,特美汀) | 替卡西林钠 | 克拉维酸钾 | i. m. ,i. v. |
| 舒普深(sulperazonexe) | 头孢哌酮钠 | 舒巴坦钠 | i. m. ,i. v. |
| 新治菌(newcefotoxinxe) | 头孢噻肟钠 | 舒巴坦钠 | i. m. ,i. v. |
| 泰能(tienam) | 亚胺培南 | 西司他丁钠 | i. v. ,i. m. |
| 克倍宁(carbeninxe) | 帕尼培南 | 倍他米隆 | i. m. ,i. v. |
| 新灭菌(biflocinxe) | 阿莫西林钠 | 氟氯西林钠 | p. o. ,i. m. ,i. v. |

笔记

## 学习小结

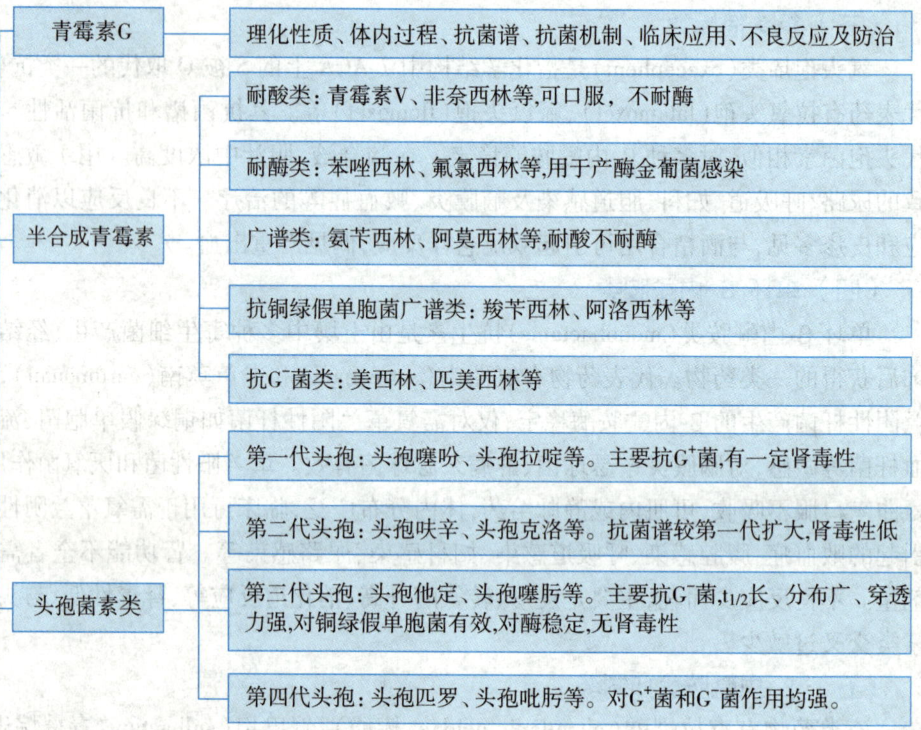


（龚勇珍）

## 复习思考题

1. 试举例说明β-内酰胺类抗生素的分类。
2. 试述各代头孢菌素的特点。
3. 试述β-内酰胺类抗生素的抗菌机制。
4. 简述青霉素G致过敏性休克的防治措施。

# 第三十八章

# 大环内酯类与林可霉素类抗生素

**学习目的**

学习大环内酯类和林可霉素类抗生素的抗菌谱、抗菌机制、临床应用及不良反应，为该类药物的合理应用提供理论指导。

**学习要点**

大环内酯类抗生素的共性，红霉素、阿奇霉素的抗菌谱及临床应用；林可霉素类的抗菌作用特点与临床应用。

## 第一节 大环内酯类

大环内酯类(macrolides)是一类具有 14～16 元大环内酯环结构的抗生素。红霉素是 20 世纪 50 年代第一个用于临床的大环内酯类药物，与之后发现的地红霉素、麦白霉素、交沙霉素、乙酰螺旋霉素、麦迪霉素等同属于第一代产品，主要用于治疗耐青霉素或对 β-内酰胺类抗生素过敏的金黄色葡萄球菌感染，因对胃酸不稳定、口服吸收差、且胃肠道反应多，自 20 世纪 70 年代又陆续开发了第二代大环内酯类药物，如阿奇霉素、罗红霉素和克拉霉素等，其抗菌活性、不良反应、半衰期、对胃酸的稳定性、口服生物利用度、对革兰阳性球菌的 PAE 均优于红霉素，已广泛用作治疗呼吸道感染的一线药物。但第二代药物对大环内酯类-林可霉素类-链阳霉素类(macrolides-lincomycins-streptogramins，MLS)耐药菌株的活性较差，近年又开发了对 MLS 耐药菌株敏感的酮内酯类，属于第三代大环内酯类抗生素。

### 一、大环内酯类的共性

【抗菌作用】本类药物属于快速抑菌药，高浓度时有杀菌作用。抗菌谱较青霉素广，第一代药物主要对大多数革兰阳性菌、厌氧菌和包括奈瑟菌、流感嗜血杆菌及百日咳杆菌在内的部分 $G^-$ 杆菌有强大抗菌活性，对军团菌、弯曲菌、支原体、衣原体、弓形虫、非典型分枝杆菌等有良好作用，对产生 β-内酰胺酶的葡萄球菌和 MRSA 有一定抗菌活性。第二代药物扩大了抗菌范围，增加和提高了对 $G^-$ 菌的抗菌活性。

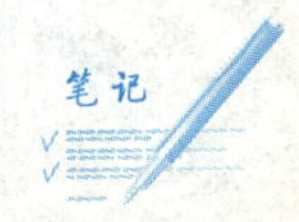

大环内酯类药物不可逆性与细菌核糖体50S亚基结合，阻断移位酶的作用，从而抑制细菌的蛋白质合成。其结合位点与林可霉素、克林霉素、氯霉素相同或相近，故合用时可能发生拮抗作用。

【耐药性】大环内酯类药物之间存在交叉耐药性。细菌对本类药物产生耐药性的机制有以下几种：

1. 靶位改变　是细菌对大环内酯类产生耐药的主要机制。细菌通过染色体基因突变合成甲基化酶，使核糖体50S亚基上的药物结合位点甲基化，导致药物不能与50S亚基的靶位结合。

2. 产生灭活酶　金黄色葡萄球菌产生的酯酶能水解破坏14元环和16元环的药物，大肠埃希菌产生的酯酶可破坏14元环结构。

3. 细菌细胞膜通透性降低和主动外排功能增强。

【临床应用】本类药物可作为青霉素G过敏患者的替代药物，用于溶血性链球菌、肺炎链球菌所致的呼吸道感染、敏感溶血性链球菌引起的猩红热和蜂窝织炎；用于白喉及白喉带菌者；用于军团菌病、支原体或衣原体等引起的呼吸道和泌尿生殖道感染；用于厌氧菌引起的口腔感染、空肠弯曲菌肠炎、百日咳等。阿奇霉素、克拉霉素还可用于流感嗜血杆菌、卡他莫拉菌引起的社区获得性呼吸道感染。

## 二、常用药物

### 红　霉　素

红霉素(erythromycin)是从链霉菌培养液中提取获得的14元大环内酯类药物，在水溶液中稳定，在酸性溶液中易分解，故口服剂型为肠溶片。依托红霉素(erythromycin estolate，无味红霉素)，为红霉素丙酸酯的十二烷基硫酸盐，耐酸，无味；硬脂酸红霉素(erythromycin stearate)，对酸较稳定；琥乙红霉素(erythromycin ethylsuccinate)，无味，对胃酸稳定，在肠道以基质和酯化物形式吸收，在体内酯化物可水解为碱。乳糖酸红霉素(erythromycin lactobionate)，为红霉素乳糖醛酸酯，用于静脉滴注给药。

【体内过程】红霉素不耐酸，口服易被胃酸破坏。硬脂酸红霉素、琥乙红霉素、依托红霉素耐酸，口服吸收迅速而完全，受食物影响小。广泛分布于各种组织和体液，组织及痰液中浓度较高，能扩散进入前列腺及肝细胞，可透过胎盘和进入乳汁，但难以透过血脑屏障。主要在肝代谢，经胆汁排泄，少量随尿排泄，可形成肝肠循环，血浆$t_{1/2}$约为2小时。

【抗菌作用】红霉素对革兰阳性菌如金黄色葡萄球菌、表皮葡萄球菌、链球菌、白喉棒状杆菌等抗菌活性强；对部分革兰阴性菌如脑膜炎奈瑟菌、淋病奈瑟菌、流感嗜血杆菌、百日咳鲍特菌、布鲁斯菌、嗜肺军团菌等高度敏感；对某些螺旋体、肺炎支原体、立克次氏体和螺杆菌也有作用。

【临床应用】作为青霉素过敏患者的替代药物或用于青霉素耐药菌株感染；对军团菌病、肺炎支原体肺炎、百日咳、空肠弯曲菌肠炎、沙眼衣原体结膜炎可作为首选药；也用于治疗衣原体、支原体所致泌尿生殖系感染及厌氧菌所致口腔

笔记

感染。

【不良反应】

1. 胃肠道反应　较常见，口服或静滴均可引起，表现为腹泻、恶心、呕吐、腹痛、口舌疼痛、食欲减退等。

2. 肝毒性　可有肝功异常、肝肿大、黄疸等，一般停药数日可恢复，多见于酯化型红霉素。用药期间应定期随访肝功能，肝病患者和严重肾功能损害者应慎用。

3. 听力损害　大剂量（≥4g/日）应用时，尤其肝、肾疾病患者或老年患者可能引起听力减退，主要与血药浓度过高（>12mg/L）有关，停药后多可恢复。

4. 过敏反应　偶见药热、皮疹、嗜酸粒细胞增多等，对红霉素和其他大环内酯类过敏者禁用。

5. 其他　偶有心律失常、口腔或阴道念珠菌感染。

【药物相互作用】抑制肝细胞色素 P450 酶，增加茶碱、华法林、环孢素、甲泼尼龙等药物的血药浓度，导致茶碱中毒、华法林的作用时间延长等；抑制卡马西平和丙戊酸等抗癫痫药的代谢，导致其血药浓度增高而发生毒性反应；与阿司咪唑或特非那定等抗组胺药合用可增加心脏毒性；可抑制肠道菌群，使地高辛肝肠循环增加、作用时间延长；大剂量红霉素与耳毒性药物合用，尤其肾功能减退患者可能加重耳毒性。

## 罗红霉素

罗红霉素（roxithromycin）为半合成 14 元大环内酯类药物。对胃酸较稳定，口服生物利用度高，组织渗透性好，$t_{1/2}$为 8.4～15 小时。对 $G^+$菌和厌氧菌的作用与红霉素相近，对肺炎支原体和衣原体作用较强，但对流感嗜血杆菌作用弱，用于呼吸道感染及皮肤软组织感染，也可用于非淋病性尿道炎。不良反应发生率低，偶见皮疹、皮肤瘙痒、头痛、头昏等。

## 克拉霉素

克拉霉素（clarithromycin）又名甲红霉素，为半合成 14 元大环内酯类抗生素。对酸稳定，口服吸收快而完全，且不受进食影响，但首过消除明显，生物利用度仅为 55%，分布广泛，组织中浓度明显高于血中浓度。对革兰阳性菌的作用为大环内酯类药物中最强者，对嗜肺军团菌、流感嗜血杆菌、化脓性链球菌、淋病奈瑟菌、幽门螺杆菌、脆弱拟杆菌、肺炎支原体、沙眼衣原体、厌氧菌等的作用强于红霉素。主要用于呼吸道、泌尿生殖系及皮肤软组织感染。不良反应主要为胃肠反应，偶见皮疹等过敏反应。

## 阿奇霉素

阿奇霉素（azithromycin）为半合成 15 元大环内酯类药物，主要特点是抗菌谱广，对革兰阳性菌的作用与红霉素相当，对革兰阴性菌的作用明显强于红霉素，对肺炎支原体的作用为大环内酯类中最强者。适用于治疗敏感菌引起的上、下呼吸道感染、支

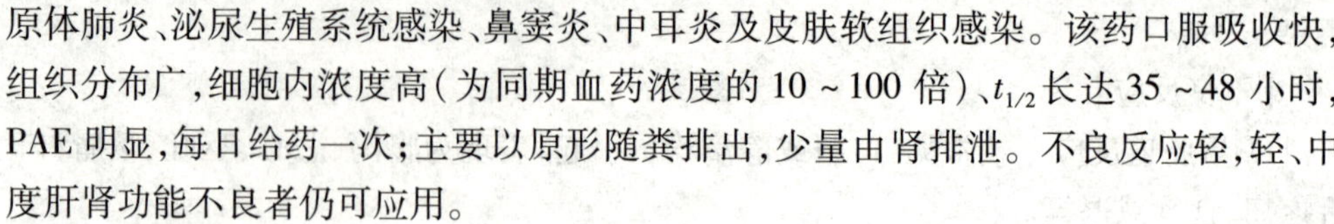

原体肺炎、泌尿生殖系统感染、鼻窦炎、中耳炎及皮肤软组织感染。该药口服吸收快，组织分布广，细胞内浓度高（为同期血药浓度的 10～100 倍）、$t_{1/2}$ 长达 35～48 小时，PAE 明显，每日给药一次；主要以原形随粪排出，少量由肾排泄。不良反应轻，轻、中度肝肾功能不良者仍可应用。

### 泰利霉素

泰利霉素（telithromycin）为酮内酯类抗生素，是由酮基取代红霉素内酯环 3 位上红霉支糖部分得到的 14 元大环内酯类。口服吸收好，组织细胞穿透力强，主要在肝代谢，经胆汁和肾排泄。抗菌谱与红霉素相似，但抗菌活性强于红霉素、阿奇霉素。酮内酯结构使其对某些细菌核糖体的亲和力高于其他大环内酯类，且不易成为与细菌耐药性相关的外排泵的底物，因此对许多耐大环内酯类的菌株如肺炎链球菌、金葡菌、流感嗜血杆菌等仍有较强的抗菌活性。主要用于治疗呼吸道感染，如社区获得性肺炎、慢性支气管炎急性加剧、急性上颌窦炎、咽炎、扁桃体炎等。

## 第二节 林可霉素类

林可霉素类包括林可霉素（lincomycin）和克林霉素（clindamycin），林可霉素从链球菌培养液中提取获得，克林霉素是半合成的林可霉素衍生物，其口服吸收、抗菌活性和毒性均优于林可霉素，故临床常用。

【体内过程】林可霉素口服吸收差，易受食物影响，生物利用度为 20%～35%。克林霉素口服受食物影响小，生物利用度较高（约 87%）。两药体内分布广泛，骨组织、胆汁中浓度较高，可透过胎盘和进入乳汁，但不易透过血脑屏障。主要在肝代谢，经胆汁和粪排泄，少量经肾排泄。

【抗菌作用】抗菌谱与红霉素相似，克林霉素的抗菌活性较林可霉素强 4～8 倍。主要特点是对各类厌氧菌有强大抗菌作用。对需氧革兰阳性菌有显著活性，对部分需氧革兰阴性球菌、人型支原体、沙眼衣原体及多数放线菌属有抑制作用，但对肠球菌、革兰阴性杆菌、MRSA、肺炎支原体不敏感。抗菌机制与大环内酯类相同，能与敏感细菌核蛋白体 50S 亚基不可逆结合，抑制蛋白质的合成。林可霉素和克林霉素之间呈完全交叉耐药性，与大环内酯类之间也存在交叉耐药，耐药机制也相同。

【临床应用】主要用于治疗厌氧菌引起的腹腔、口腔和妇科感染；也用于需氧革兰阳性球菌引起的呼吸道、骨和软组织、胆道感染及败血症、心内膜炎等；对金黄色葡萄球菌引起的骨髓炎为首选药。

【不良反应】胃肠道反应较为常见，表现为恶心、呕吐、腹泻等；长期用药可引起二重感染和伪膜性肠炎；少数患者出现皮疹、瘙痒、药热、或一过性中性粒细胞减少和血小板减少等过敏反应，过敏性休克罕见；偶见黄疸及肝损伤。

## 学习小结

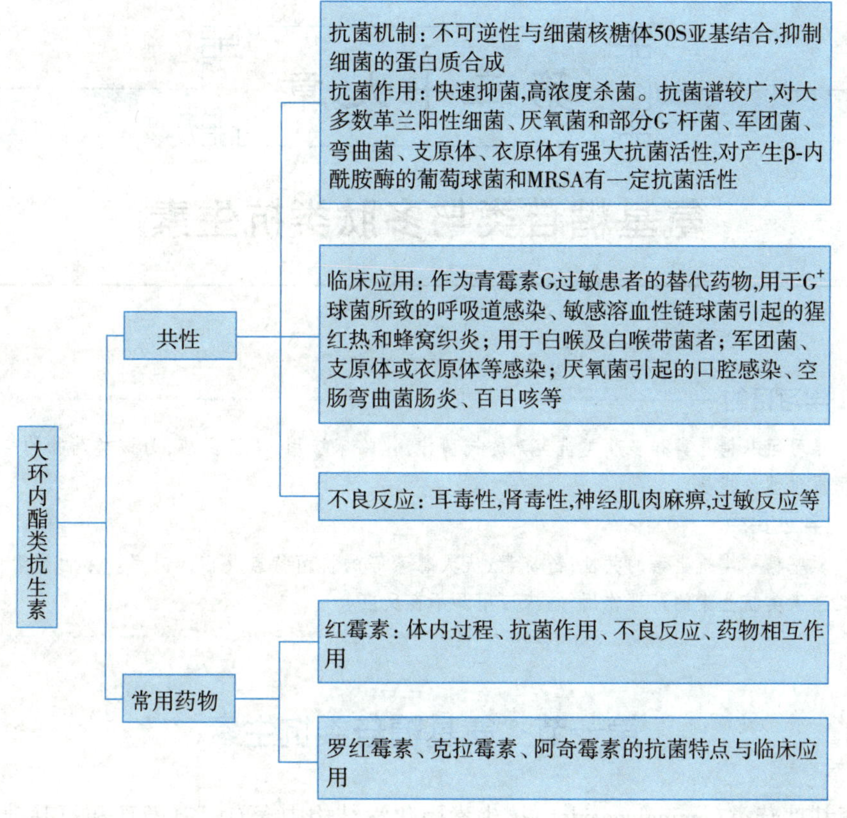


（王垣芳）

## 复习思考题

1. 试述大环内酯类抗生素的抗菌谱、抗菌机制、临床应用。
2. 试述林可霉素类的药理作用和临床应用。

# 第三十九章

# 氨基糖苷类与多肽类抗生素

学习目的

学习氨基糖苷类和多肽类抗生素的抗菌作用、临床应用、不良反应，为该类药物的合理应用提供理论指导。

学习要点

氨基糖苷类抗生素的共性，链霉素、庆大霉素等的抗菌特点及临床应用。万古霉素类、多黏菌素类抗生素的药理作用、临床应用及不良反应。

## 第一节　氨基糖苷类抗生素

氨基糖苷类(aminglycosides)抗生素因化学结构中含有氨基醇环和氨基糖分子，并由配糖键连接成苷而得名。按来源分为天然品和半合成品，天然氨基糖苷类抗生素是由链霉菌和小单孢菌产生，如链霉素、新霉素、卡那霉素、妥布霉素、庆大霉素、小诺霉素、西索米星等；半合成氨基糖苷类抗生素有阿米卡星、奈替米星、依替米星等。

本类药物为弱有机碱，制剂为硫酸盐，除链霉素外其水溶液性质均不稳定。不宜与β-内酰胺类抗生素在同一容器中混合，以免氨基糖苷类药物失活。因本类药物化学结构相似，故在体内过程、抗菌作用和作用机制、耐药性及不良反应等方面具有许多共性。

【体内过程】

1. 吸收　氨基糖苷类药物极性高、解离度大，口服难吸收，适用于胃肠道感染和肠道手术前消毒。肌内注射吸收迅速而完全，达峰时间约为0.5～2小时。为避免血药浓度过高引起不良反应，一般不主张静脉注射给药。

2. 分布　血浆蛋白结合率较低(0～25%)，多数在10%以下。穿透力很弱，主要分布于细胞外液，在内耳内、外淋巴液和肾皮质浓度高，可损害内耳柯蒂器内、外毛细胞和肾小管；能透过胎盘屏障并聚集于胎儿血浆和羊水，但不能渗入细胞内，也不能透过血脑屏障，脑膜炎时也难以在脑脊液达到有效浓度。

3. 代谢与排泄　在体内不代谢，几乎全部以原形经肾小球滤过排出，除奈替米星外其他药物不被肾小管重吸收，可迅速排泄至尿中，其肾清除率等于肌酐清除率，$t_{1/2}$

笔记

为2～3小时。肾功能减退时排泄减慢，毒性加大，应注意调整给药方案。

【抗菌作用】氨基糖苷类抗生素抗菌谱较广，对各种需氧的$G^-$杆菌包括大肠埃希菌、铜绿假单胞菌、克雷伯菌属、肠杆菌属、变形杆菌属、志贺菌属和枸橼酸杆菌属均有强大抗菌活性；对沙门菌属、沙雷菌属、嗜血杆菌属、产碱杆菌属和不动杆菌属也有一定抗菌活性；对 MRSA 和 MRSE 也有较好作用；对脑膜炎奈瑟菌、淋病奈瑟菌等$G^-$球菌作用较弱；对各组链球菌作用弱，对肠球菌和厌氧菌不敏感。各种氨基糖苷类药物抗菌谱相似，链霉素、卡那霉素还对结核分枝杆菌有作用。

本类药物为快速杀菌药，对静止期细菌作用较强。其杀菌特点：①仅对需氧菌有杀灭作用，部分药物对结核分枝杆菌有抑制作用，对厌氧菌无作用；②杀菌速率和杀菌时程为浓度依赖性；③PAE 较长，且与浓度呈正相关；④具有初次接触效应；⑤在碱性环境中抗菌活性增强。

本类药物的抗菌机制主要是抑制敏感细菌蛋白质合成，还可破坏细菌胞质膜的完整性。对细菌蛋白质合成的多个环节有抑制作用：①与细菌核糖体70S亚基结合形成始动复合物；②与细菌核糖体30S亚基上的靶蛋白($P_{10}$)结合，使A位歪曲，造成mRNA上“三联密码”翻译错误，从而合成异常或无功能蛋白质。③阻碍终止密码子与A位结合，使已合成的肽链不能释放；④抑制核糖体70S亚基解离，阻止核糖体的循环利用，最终造成细菌体内核糖体耗竭。另外，本类药物还可通过吸附作用与细菌胞质膜结合，使膜通透性增加，菌体内核苷酸、酶等重要物质外漏而死亡。

氨基糖苷类药物须经细胞外膜的亲水孔渗入并通过细胞内膜上氧依赖性主动跨膜转运系统进入菌体内发挥抗菌作用，厌氧菌缺乏此转运系统，故对本类药物不敏感。

【耐药性】细菌对氨基糖苷类抗生素产生耐药性的机制为：

1. 产生钝化酶　主要通过质粒介导产生修饰氨基糖苷类药物的钝化酶，如乙酰化酶、磷酸化酶和腺苷化酶，使氨基糖苷类药物分子中的氨基或羟基乙酰化、磷酸化和腺苷化，不能与细菌核糖体结合，从而失去抗菌活性。多种氨基糖苷类药物可被同一种酶钝化，也可以是一种氨基糖苷类药物被多种酶钝化，故本类药物之间存在部分或完全交叉耐药。

2. 膜通透性改变　细菌通过改变外膜通道蛋白结构，降低对氨基糖苷类药物的通透性，使菌体内药物浓度下降。

3. 靶位修饰　如结核分枝杆菌核糖体30S亚基靶蛋白发生结构修饰，造成对链霉素的亲和力下降而耐药。

【临床应用】氨基糖苷类抗生素主要用于需氧革兰阴性杆菌所致的全身感染，如脑膜炎、呼吸道、泌尿道、皮肤软组织、胃肠道、烧伤、创伤及骨关节感染等；对于败血症、肺炎、脑膜炎等严重感染，需联合应用广谱青霉素、第三代头孢菌素及氟喹诺酮类等其他抗革兰阴性杆菌的药物；口服可用于治疗消化道感染、肠道术前准备和肝性脑病，如新霉素；制成外用软膏、眼膏或冲洗液治疗局部感染；链霉素、卡那霉素还可用于治疗结核病。

【不良反应】氨基糖苷类药物的主要不良反应是耳毒性和肾毒性，尤其在儿童和

笔记

老年人更易引起,甚至在停药后出现不可逆的毒性反应。毒性反应产生与用药剂量、疗程及药物种类有关。

1. 耳毒性 包括前庭神经和耳蜗听神经损伤。前庭神经功能损伤表现为头昏、眩晕、恶心、呕吐、眼球震颤和共济失调,其发生率依次为新霉素>卡那霉素>链霉素>西索米星>阿米卡星≥庆大霉素≥妥布霉素>奈替米星>依替米星。耳蜗听神经功能障碍表现为耳鸣、听力减退和永久性耳聋,其发生率依次为新霉素>卡那霉素>阿米卡星>西索米星>庆大霉素>妥布霉素>奈替米星>链霉素>依替米星。该毒性还会影响胎儿。耳毒性的发生是由于药物在内耳淋巴液中浓度较高,损害内耳柯蒂器内、外毛细胞的能量产生与利用,导致细胞膜 $Na^+$-$K^+$-ATP 酶功能障碍所致。用药期间应随访病人是否有耳鸣、眩晕等先兆症状,监测听力,根据肾功能调整用药方案;尽量避免与其他耳毒性药物合用,如万古霉素、强效利尿药、镇吐药、顺铂、甘露醇等;具有抗眩晕作用的药物能掩盖其耳毒性,也应避免与合用;具有镇静作用的药物因可抑制病人的反应性,合用时也应慎重。小儿和老人用药更应谨慎,以免因表述不清或生理性耳聋致使症状发现被延误,引起永久性耳聋。

2. 肾毒性 氨基糖苷类是引起药源性肾衰最常见的因素。由于本类药物主要经肾排泄和在肾皮质蓄积,损害肾小管、尤其近曲小管上皮细胞,造成肾小管肿胀、甚至坏死,表现为蛋白尿、管型尿、血尿等,严重者导致无尿、氮质血症及肾衰。其发生率依次为新霉素>卡那霉素>庆大霉素>妥布霉素>阿米卡星>奈替米星>链霉素>依替米星。用药期间应定期检查肾功能,若出现蛋白尿、管型尿、血尿素氮及肌酐升高、尿量少于 240ml/h 等现象应立即停药,有条件者可监测血药浓度;避免同时应用增加肾毒性的药物,如头孢菌素类、右旋糖酐、环丝氨酸、万古霉素、多黏菌素、杆菌肽、两性霉素B、顺铂等。老年人及肾功能减退者应禁用或慎用。

3. 神经肌肉阻滞 表现为心肌抑制、血压下降、肢体无力和呼吸衰竭,与剂量及给药途径有关,常见于大剂量腹膜内或胸膜内给药或静脉滴注速度过快,偶见于肌内注射后。可能由于药物与突触前膜钙结合部位结合,抑制神经末梢 ACh 释放,造成神经肌肉接头处传递受阻所致。不同氨基糖苷类引起神经肌肉麻痹的严重程度依次为:新霉素>链霉素>卡那霉素>奈替米星>阿米卡星>庆大霉素>妥布霉素>依替米星。此毒性常被误诊为过敏性休克,一旦发生应立即静脉注射新斯的明和钙剂治疗。避免合用肌松药、全麻药等。血钙过低、重症肌无力患者禁用或慎用。

4. 过敏反应 皮疹、发热、血管神经性水肿、口周麻木等常见。局部应用新霉素常引起接触性皮炎。链霉素可引起过敏性休克,其发生率仅次于青霉素,防治措施同青霉素。

## 链 霉 素

链霉素(streptomycin)是 1944 年从链霉菌培养液中分离而得并用于临床的第一个氨基糖苷类抗生素,也是第一个用于治疗结核病的药物。该药对铜绿假单胞菌和其他 $G^-$ 杆菌抗菌活性低,对土拉菌病和鼠疫有特效,常为首选,特别是与四环素类合用已成为目前治疗鼠疫最有效的方法;与青霉素合用治疗草绿色链球菌、肠球菌引起的

笔记

心内膜炎；也用于治疗结核病。最常见的毒性反应为耳毒性，前庭功能损害较耳蜗听神经损伤出现早且发生率高；其次为神经肌肉阻滞，肾毒性少见。

## 庆大霉素

庆大霉素（gentamicin）对需氧革兰阴性杆菌作用较强，是治疗各种需氧革兰阴性杆菌感染的主要药物，尤其对沙雷菌属作用最强，为氨基糖苷类中的首选药。与青霉素类或其他抗生素合用，可协同治疗严重的肺炎链球菌、铜绿假单胞菌、肠球菌、葡萄球菌或草绿色链球菌感染；还可用于皮肤、黏膜表面感染和眼、耳、鼻部感染；口服可用于肠道感染或肠道术前准备。不良反应主要有耳毒性、肾毒性和神经肌肉阻滞，偶可发生过敏反应。

## 卡那霉素

卡那霉素（kanamycin）对多数需氧 $G^-$ 菌和结核分枝杆菌作用较强，曾广泛用于多种需氧 $G^-$ 杆菌感染，但因毒性较大，目前主要与其他抗结核药联合应用治疗耐药性结核病，也可口服用于肝性脑病或肠道手术前准备。

## 妥布霉素

妥布霉素（tobramycin）抗菌谱与庆大霉素相似，在革兰阳性菌中仅对葡萄球菌有作用；对肠杆菌属、肺炎克雷伯菌、变形杆菌属和铜绿假单胞菌的抗菌活性为庆大霉素的 2～5 倍，且对耐庆大霉素菌株仍敏感；对其他 $G^-$ 杆菌的抗菌活性不及庆大霉素。常与抗铜绿假单胞菌广谱青霉素类或头孢菌素类药物合用治疗铜绿假单胞菌所致的各种感染。不良反应较庆大霉素轻。

## 阿米卡星

阿米卡星（amikacin）又名丁胺卡那霉素，为抗菌谱最广的氨基糖苷类抗生素，其突出优点是对肠道革兰阴性杆菌和铜绿假单胞菌所产生的钝化酶稳定，故对一些耐常用氨基糖苷类的菌株（包括铜绿假单胞菌）所致的感染仍有效，为治疗此类感染的首选药物；与β-内酰胺类抗生素合用治疗中性粒细胞减少或其他免疫缺陷者合并严重的革兰阴性杆菌感染，疗效满意。该药耳毒性较庆大霉素大，肾毒性较庆大霉素小。

## 奈替米星

奈替米星（netilmicin）的显著特点是对多种钝化酶稳定，故对 MRSA 及对常用氨基糖苷类耐药菌仍有较好抗菌活性。用于敏感菌所致的严重感染，是治疗各种革兰阴性杆菌感染的主要药物，但不用于初发的、其他口服抗菌药能有效控制的尿路感染。耳、肾毒性发生率较低。

## 依替米星

依替米星（etimicin）是一种新的半合成氨基糖苷类药物，其特点为广谱、高效、低

笔记

毒。对大部分 $G^-$ 和 $G^+$ 菌有良好抗菌活性，尤其对大肠埃希菌、流感嗜血杆菌、肺炎克雷伯杆菌、奇异变形杆菌、沙雷菌属、沙门菌属及葡萄球菌属等抗菌活性较高，对部分耐头孢唑啉、庆大霉素和小诺霉素的金黄色葡萄球菌、大肠埃希菌和肺炎克雷伯杆菌的体外 MIC 仍在该药治疗剂量的血药浓度范围内。对产生青霉素酶的部分葡萄球菌和部分低水平 MRSA 有一定抗菌活性。耳毒性、肾毒性和神经肌肉阻滞的程度均较阿米卡星、奈替米星轻，发生率是目前本类药中最低的。

## 第二节　多　肽　类

### 一、万古霉素类

万古霉素类属糖肽类抗生素，包括万古霉素（vancomycin）、去甲万古霉素（norvancomycin）和替考拉宁（teicoplanin），分别是从链霉菌、诺卡菌属和游动放射菌属培养液中分离获得。

【体内过程】口服难吸收，肌内注射可引起剧痛和组织坏死，除治疗肠道感染外只宜静脉给药。可分布至各组织和体液，透过胎盘，但不易透过血脑屏障。90% 以上经肾排泄。万古霉素和去甲霉素的血浆 $t_{1/2}$ 约为 6 小时，替考拉宁长达 47 小时。肾功能减退者半衰期明显延长，需按肾功能损害程度调整用量。

【抗菌作用】对革兰阳性菌包括 MRSA 和 MRSE 有强大杀灭作用。通过与细菌细胞壁前体肽聚糖结合，阻碍细胞壁合成，造成细胞壁缺损而杀菌，尤其对繁殖期细菌呈快速杀菌作用。

【耐药性】细菌通过产生一种酶修饰细胞壁前体肽聚糖，阻止万古霉素类与靶位结合而耐药。目前已发现万古霉素耐药肠球菌（VRE）和万古霉素耐药金黄色葡萄球菌（VRSA）。万古霉素类与其他抗生素之间无交叉耐药性。

【临床应用】仅用于革兰阳性菌所致的严重感染，特别是 MRSA、MRSE 和肠球菌属所致感染，如败血症、心内膜炎、骨髓炎、肺炎、脓胸等。也可用于对 β-内酰胺类过敏的患者。口服给药用于治疗伪膜性结肠炎和肠道感染。

【不良反应】万古霉素和去甲万古霉素毒性较大，替考拉宁毒性较小。

1. 耳毒性　剂量过大可引起耳鸣、听力减退、甚至耳聋，及早停药可恢复正常，少数患者停药后仍有耳聋危险，应避免与其他增加耳毒性的药物合用。严重肝肾功能不全者、孕妇及哺乳期妇女禁用。

2. 肾毒性　可损伤肾小管，引起蛋白尿、管型尿、血尿、氮质血症甚至肾衰竭，应避免与其他增加肾毒性的药物合用。

3. 过敏反应　偶有皮疹、药热、瘙痒、嗜酸粒细胞增多等。静滴速度过快可引起颈部、上肢及上身出现皮肤潮红、红斑、荨麻疹、心动过速和低血压等症状，称为“红人综合征（red man syndrome）”或“红颈综合征（red neck syndrome）”，可能与万古霉素静脉滴注过快引起组胺释放有关。

4. 其他　可逆性中性粒细胞减少；口服可引起恶心、呕吐、金属异味感和眩晕；静注浓度过高可致疼痛和静脉炎。

笔记

【药物相互作用】与袢利尿药、氨基糖苷类、多黏菌素类等合用，可增加耳、肾毒性；与抗组胺药、吩噻嗪类合用时，可掩盖耳毒性症状；与肌松药合用可加重神经肌肉阻滞作用；与碱性溶液有配伍禁忌，与重金属接触可产生沉淀。

## 二、多黏菌素类

多黏菌素类(polymyxins)是从多黏杆菌培养液中获得的多肽类抗生素，含有多黏菌素A、B、C、D、E、M等多种成分，临床上应用多黏菌素B(polymyxin B)、多黏菌素E(polymyxin E)、多黏菌素M(polymyxin M)。

【体内过程】除多黏菌素M外，口服不吸收。肌内注射后2～3小时血药浓度达峰值。主要分布于细胞外液，不能透过血脑屏障，体内代谢较慢，主要经肾排泄，给药后12小时内仅有0.1%随尿液排泄，故连续给药会导致药物在体内蓄积。

【抗菌作用】本类为窄谱慢效杀菌药，对繁殖期和静止期细菌均有杀灭作用。对某些革兰阴性杆菌有强大抗菌活性，如大肠埃希菌、铜绿假单胞菌、肠杆菌属、克雷伯菌属呈高度敏感；对沙门菌属、志贺菌属、流感嗜血杆菌、百日咳鲍特菌等较敏感。本类药物作用于细菌胞质膜，其多肽上带正电荷的氨基与细胞外膜磷脂中带负电荷的磷酸根结合，使细胞膜结构破坏，通透性增大，核酸等重要物质外漏而死亡；也可进入细胞质，影响核质和核糖体的功能。细菌不宜对本类药物耐药，一旦耐药则为交叉耐药性。

【临床应用】主要用于铜绿假单胞菌引起的败血症、泌尿道及烧伤创面感染；也可用于$G^-$杆菌引起脑膜炎、败血症等全身感染；与利福平、磺胺药及甲氧苄啶合用治疗多重耐药的$G^-$杆菌引起的医院内感染；口服用于肠道手术前准备和消化道感染。

【不良反应】本类药物全身给药时毒性较大，常用量即可引起明显的不良反应，以多黏菌素B较多见。

1. 毒性　常见且突出，多发生于用药后4～5天，表现为蛋白尿、血尿、管型尿、氮质血症，严重者出现急性肾衰竭，及时停药部分可恢复。不宜与其他肾毒性药物合用，肾功减退者慎用，早产儿、新生儿和妊娠妇女禁用。

2. 神经系统毒性　与剂量有关。轻者表现头晕、面部麻木和周围神经炎，重者出现意识障碍、共济失调、抽搐等。大剂量快速静脉滴注可引起神经肌肉阻滞，导致呼吸抑制，为非竞争性阻滞，不能用新斯的明治疗，只能进行人工呼吸，钙剂可能有效。

3. 其他　可引起皮疹、瘙痒、药热等；偶见白细胞减少和肝毒性。对多黏菌素过敏者禁用。

## 三、杆菌肽

杆菌肽是自苔藓样杆菌或枯草杆菌培养液中分离获得的多肽类。市售产品中含有多种组分，其中主要含杆菌肽A。杆菌肽对多种革兰阳性菌特别是金黄色葡萄球菌和链球菌属有强大的抗菌作用，对淋病奈瑟菌、脑膜炎球菌等革兰阴性球菌和某些螺旋体、放线菌属也有一定的抑制作用，但所有的革兰阴性杆菌、真菌和诺卡菌属均对其耐药。作用机制为选择性地抑制细菌细胞壁合成过程中的脱磷酸化，阻碍细胞壁合成，同时也可损伤细菌胞质膜，使内容物外漏，导致细菌死亡，属于慢效杀菌药。细菌

笔记

对其产生耐药性较慢，与其他抗生素无交叉耐药性。由于杆菌肽有严重的肾毒性，目前临床仅局部应用治疗敏感菌引起的皮肤伤口、软组织、眼、耳、鼻、喉和口腔等感染。

## 学习小结

氨基糖苷类抗生素：

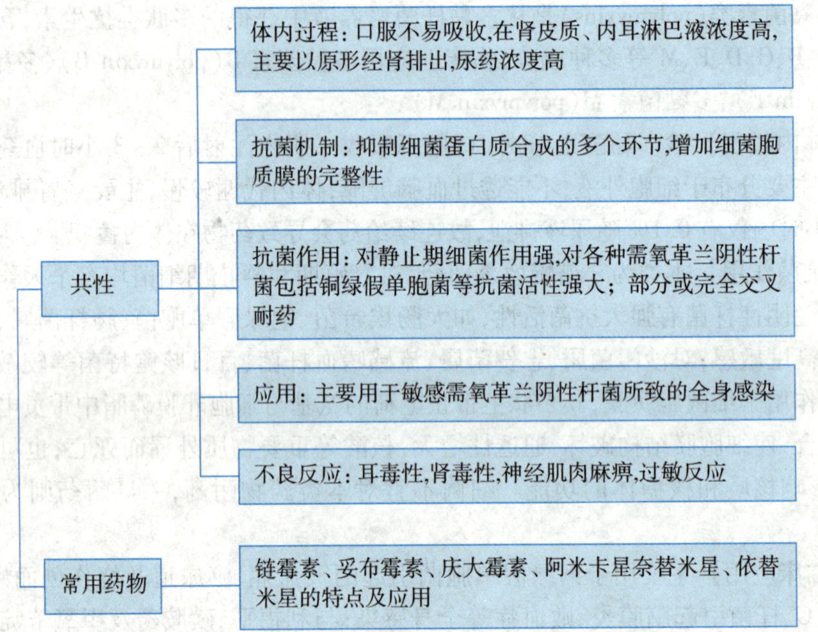


（王垣芳）

## 复习思考题

1. 试述氨基糖苷类抗生素的抗菌谱、抗菌机制和抗菌特点。
2. 试述氨基糖苷类抗生素的不良反应及注意事项。
3. 试述万古霉素类的抗菌作用、临床应用及不良反应。

笔记

# 第四十章

# 四环素类与氯霉素类抗生素

**学习目的**

通过对四环素类抗生素和氯霉素类抗生素基本知识的学习，为今后临床合理应用此类药物打下基础。

**学习要点**

四环素类抗生素的共同特性。四环素、多西环素等的作用特点、临床应用及不良反应。氯霉素的药理作用、临床应用及不良反应。

四环素类与氯霉素类抗生素的抗菌谱很广，包括革兰阳性菌、革兰阴性菌、立克次体、衣原体、支原体、螺旋体和阿米巴原虫，属广谱抗生素(broad-spectrum antibiotics)。

## 第一节 四环素类

四环素类抗生素均具有共同的氢化骈四苯(四个环)基本结构，并因此得名，不同品种为环上5、6、7位上取代基团不同(图40-1)。四环素类分为天然及半合成两类。天然品有四环素(tetracycline)、土霉素(oxytetracycline)、金霉素(chlortetracycline)、地美环素(demeclocycline)等，以四环素为常用。半合成品有多西环素(doxycycline)、米诺环素(minocycline)等，其中以多西环素最为常用。

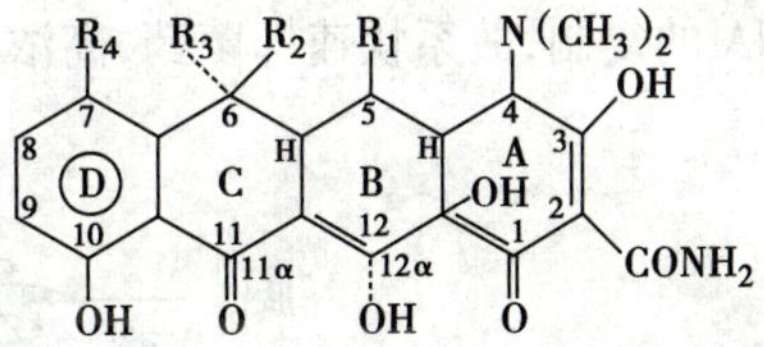

图40-1 四环素类抗生素的基本结构示意图

### 一、四环素类抗生素的共同特性

【体内过程】

1. 吸收 四环素类口服能吸收但不完全，影响口服吸收率：①多价阳离子：$Mg^{2+}$、$Ca^{2+}$、$Al^{3+}$、$Fe^{2+}$与四环素类抗生素形成难溶难吸收的络合物，因此含这些离子的药物如铁剂、食物及奶制品等均可妨碍其吸收，宜空腹服用，若服用铁剂，两药服药间隔应在3小时以上；②胃液中酸度增高，药物溶解完全，吸收较好；③与碱性药如碳酸氢钠、$H_2$受体阻断药或抗酸药合用，使四环素类抗生素吸收减少，酸性药如维生素C则促进四环素类抗生素吸收。

笔记

2. 分布 血浆蛋白结合率差异性较大(40% ~80%),组织分布广泛,主要集中于肝、肾、脾、皮肤、骨、骨髓、牙齿及釉质等组织;能透过胎盘屏障,沉积于新形成的牙齿和骨骼,与这些部位的钙离子结合而影响其发育,并产生损害作用;易渗透到大多数组织和体液中,但大多在脑脊液中难达到有效治疗浓度。

3. 代谢与排泄 四环素类部分在肝脏代谢,并经胆道和肾脏排泄,大多数四环素类存在肝肠循环,胆汁中药物浓度较高,有利于治疗胆道感染。部分以原型经肾小球滤过排泄,尿液中药物浓度较高,有利于治疗尿路感染。除多西环素外,肾功能不全时所有四环素类都可蓄积体内并加重肾损害。多西环素因主要经肠道排泄,可供肾功能不全时使用。四环素类的 $t_{1/2}$ 差别较大,可根据 $t_{1/2}$ 分为:短效类($t_{1/2}$ 为 6 ~8 小时):四环素、土霉素;中效类($t_{1/2}$ 为 12 小时):美他霉素;长效类($t_{1/2}$ 为 16 ~18 小时):多西环素、米诺环素。

【药理作用】属广谱抗生素。其抗菌谱包括常见的革兰阳性与革兰阴性需氧菌和厌氧菌、立克次体、螺旋体、支原体、衣原体及某些原虫等。大多数常用四环素类抗生素的抗菌活性近似,但多西环素、米诺环素、替加环素对耐四环素菌株仍有较强抗菌活性。

四环素类对革兰阳性菌的抗菌活性较革兰阴性菌强。在革兰阳性菌中,葡萄球菌敏感性最高,化脓性链球菌与肺炎球菌其次,李斯特菌、放线菌、奴卡菌、梭状芽孢杆菌、炭疽杆菌等也均敏感,但肠球菌属则对四环素类不敏感。在革兰阴性菌中,四环素类对大肠埃希菌、大多数弧菌属、弯曲杆菌、布鲁菌属和某些嗜血杆菌属良好抗菌活性,对淋病奈瑟球菌和脑膜炎奈瑟球菌有一定抗菌活性,对沙门菌属和志贺菌属的活性有限,但对变形杆菌和铜绿假单胞菌无作用。四环素对 70% 以上的厌氧菌有抗菌活性,如脆弱杆菌、放线菌等,以半合成四环素类作用较好。但其作用不如克林霉素、氯霉素及甲硝唑,故临床一般不选用四环素类治疗厌氧菌感染。

其药理作用机制为与细菌核糖体 30S 亚基 A 位特异性结合,阻止蛋白质合成始动复合物的形成,并阻止氨基酰 tRNA 进入 A 位,从而抑制肽链的延长和蛋白质的合成;尚可引起细菌胞质膜通透性的改变,使胞内核苷酸等重要成分外漏,从而抑制 DNA 的复制,故系快速抑菌药,高浓度时亦具杀菌作用(图 40-2)。

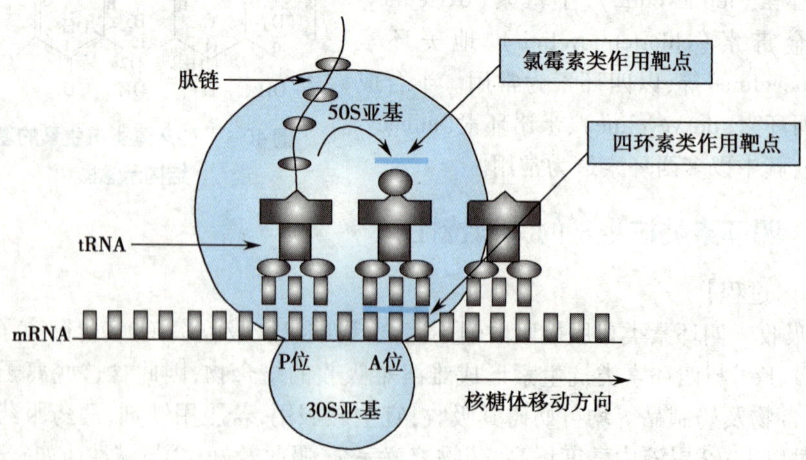


图 40-2 四环素类抗生素及氯霉素的作用靶点示意图

【耐药性】对四环素类耐药菌株的日益增加限制了该类药物的临床应用,但对天然四环素耐药的细菌对半合成四环素可能仍敏感。细菌对四环素类的耐药机制主要有3种:①细菌外排泵蛋白大量表达,促使四环素类被排出细胞外;②细菌核糖体保护蛋白大量表达,保护细菌的蛋白质合成过程不受四环素类药物的影响;③某些细菌可产生灭活或钝化四环素的酶。

【临床应用】四环素类对立克次体引起的斑疹伤寒和恙虫病等有特效;对衣原体感染如鹦鹉热衣原体引起的鹦鹉热,肺炎衣原体引起的肺炎,沙眼衣原体引起的性病性淋巴肉芽肿、非特异性尿道炎、输卵管炎及沙眼等也常为首选药;对支原体感染如肺炎支原体引起的肺炎,溶脲脲原体引起的非特异性尿道炎等,螺旋体感染如回归热等,由鼠疫杆菌引起的鼠疫,霍乱弧菌引起的霍乱,布鲁氏菌引起的布鲁病,肉芽肿鞘杆菌引起的腹股沟肉芽肿,幽门螺杆菌引起的消化性溃疡等也有疗效。使用本类药物时首选多西环素。

【不良反应】

1. 胃肠道反应　早期是由于药物的直接刺激,后期是由于对肠道菌群的影响。主要表现有腹泻、恶心和食欲下降。

2. 二重感染　正常人体的口腔、鼻咽部、消化道等处有多种微生物寄生,相互拮抗而维持相对平衡的共生状态。长期使用广谱抗生素,使敏感菌受到抑制,而一些不敏感菌如真菌或耐药菌乘机大量繁殖,如机体的抵抗力下降,造成新的感染,称为二重感染,又称菌群交替症,多见于老、幼、体弱、抵抗力低的患者及合用糖皮质激素或抗恶性肿瘤药的患者。

3. 对牙齿和骨骼发育的影响　四环素类能与新形成的牙齿和骨组织中的沉积钙结合而影响其发育,造成恒齿永久性棕色色素沉着,牙釉质发育不良、畸形或生长抑制。因此,孕妇或8岁以下儿童不应使用四环素类。长期应用四环素类药还可以影响骨髓功能。

4. 过敏反应　少见,表现有发热和皮疹,也可造成过敏性肺炎。

5. 肝毒性　四环素类药可损害肝功能或造成肝坏死,特别是在妊娠或肝功能已受损的情况下。

6. 肾毒性　合用利尿药时,四环素类药可增加血尿素氮含量。除多西环素外,其他四环素类药可在肾功能不全者体内蓄积达中毒水平。使用过期和降解的四环素制剂可导致肾小管酸中毒和其他的肾损害,并引起血尿素氮增加。

7. 光敏反应　全身应用四环素类药可以诱发光敏反应,特别是皮肤细嫩的个体。

8. 前庭反应　与用药剂量有关,超量可引起前庭功能紊乱,出现头晕、眩晕、恶心、呕吐等症状。

## 二、常用四环素类抗生素的特点及应用

### 四　环　素

四环素(tetracycline)为天然四环素类抗生素。口服后2~4小时血药浓度达峰

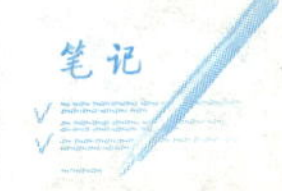

值，组织分布较广，可渗入胸腔和腹腔，易沉积于骨髓、骨骼和牙齿，也可进入乳汁及胎儿循环。能通过胆汁经肠道排泄，在胆汁中的药物浓度约为血药浓度的 5 ~ 20 倍，且部分在肠道重吸收，形成肝肠循环。正常口服量的四环素有 55% 以原型从尿中排泄，$t_{1/2}$为 6 ~ 9 小时，碱化尿液可增加其尿中排出量。

四环素为广谱速效抑菌药，一般不作为首选药物。上述的四环素类药物不良反应在四环素使用中常见。

## 多西环素

多西环素（doxycycline，脱氧土霉素，强力霉素）为土霉素的脱氧衍生物。口服后吸收完全而且迅速，不受食物影响，吸收率可达 90% ~ 95%。与血浆蛋白结合率高。口服后 2 小时达血药峰浓度，由于显著的肝肠循环，$t_{1/2}$为 12 ~ 22 小时，有效治疗浓度可维持在 24 小时以上。口服后有 90% 随粪便排泄，主要为无活性的结合物或螯合物，对肠道菌群影响极小，很少引起腹泻或二重感染。注射给药后有 20% 由尿排出，肾功能减退时，由粪便排出量增加，故肾衰患者也可使用。

抗菌谱与四环素相似，但抗菌活性比四环素强，对耐四环素的金黄色葡萄球菌仍有效。具有速效、强效和长效的特点，现已取代天然四环素类作为各种适应证的首选药物或次选药物。特别适于肾外感染伴肾功能不全患者。与其他四环素类间存在交叉耐药性。

不良反应常见胃肠道反应，如恶心、呕吐、腹泻、上腹部不适、口腔炎及肛门炎等，易致光敏反应。其他不良反应较四环素少见。

## 米诺环素

米诺环素（minocycline，二甲胺四环素）系四环素的人工半合成产品。米诺环素的脂溶性明显高于其他四环素类抗生素，口服吸收迅速而完全，吸收率可高达 95%。本品吸收不受牛奶等食物影响，但仍能与抗酸药及含有铁、铝、钙等阳离子的药物形成络合物，而降低其口服吸收率。口服后 2 ~ 3 小时血药浓度达峰值，组织渗透性高于多西环素，在肝、胆、肺、扁桃体、泪及痰液等均能达有效治疗浓度，特别是对前列腺组织穿透性更好；能进入乳汁、羊水，在脑脊液的浓度高于其他四环素类药。米诺环素在体内很少代谢，34% 服用量经肝肠循环随粪便排出，随尿排出量仅为 5% ~ 10%，系四环素类中最低者，故本品可应用于肾、肝功能损害的患者。通常该药 $t_{1/2}$为 14 ~ 18 小时，肾衰时略有延长，也会增加药物随胆汁的排出。

抗菌谱与四环素相似，抗菌活性比四环素强 2 ~ 4 倍，对耐四环素菌株也有良好的药理作用，对革兰阳性菌的作用强于革兰阴性菌，尤其对葡萄球菌的作用更强。对肺炎支原体、沙眼衣原体和立克次体等也有较好抑制作用。临床主要用于治疗上述各种敏感病原体所致的感染，包括沙眼衣原体所致的性病、淋病、奴卡菌病和酒糟鼻等。因为米诺环素极易穿透皮肤，特别适合于治疗痤疮。

不良反应为前庭功能改变，引起眩晕、耳鸣、恶心、呕吐和共济失调等，给药后可很快出现，女性多于男性，老年人多于年轻人，12% ~ 52% 的患者可因反应严重而被迫停

笔记

药，停药后 24～48 小时后可以恢复。长期服用者还可出现皮肤色素沉着，需停药后几个月才能消退。其他不良反应较四环素少见。

### 替 加 环 素

替加环素（tigecycline）是美国 FDA 于 2005 年批准上市的第一个新型静脉注射用甘氨酰四环素类抗生素。替加环素给药后有 22% 以原型经尿液排泄，其平均消除半衰期范围为 27（单剂量 100mg）～42 小时（多剂量）。

药理作用机制与四环素类药物相似，但其对核糖体 A 位的亲和力比后者强。其抗菌活性比四环素强。研究表明，替加环素能避免病原微生物对抗菌药的 2 种主要耐药机制：外排泵和核糖体保护，故不仅对耐四环素类菌株有良好的药理作用，而且对其他抗菌药耐药的菌株也有效（铜绿假单胞菌除外），如对甲氧西林耐药的金黄色葡萄球菌（MRSA）和表皮葡萄球菌（MRSE）、对青霉素耐药的肺炎链球菌（PRSP）、对万古霉素耐药的肠球菌（VRE）及超广谱 β-内酰胺酶耐药菌株（ESBL）等。目前替加环素被批准用于大肠埃希菌、粪肠球菌（仅万古霉素敏感株）、金黄色葡萄球菌、无乳链球菌、咽峡链球菌、化脓性链球菌和脆弱拟杆菌、多形拟杆菌、单形拟杆菌、普通拟杆菌、费氏柠檬酸杆菌、阴沟肠杆菌、产酸克雷伯菌、肺炎克雷菌、产气荚膜梭菌、微小消化链球菌等引起的成人腹内感染和皮肤及其软组织感染。替加环素为医生们提供了一种新的、可在治疗初期当病因尚未明了时供选择的广谱抗生素。

常见不良反应为恶心、呕吐和腹泻，其他不良反应目前少见。

## 第二节　氯 霉 素 类

### 氯 霉 素

氯霉素（chloromycetin）最初从委内瑞拉链丝菌的培养液提取，目前，临床使用人工合成的左旋体。

【体内过程】氯霉素有多种制剂，口服制剂有氯霉素和氯霉素棕榈酸酯，注射剂为氯霉素琥珀酸酯，后两者为前体药，须经水解才能释放出有抗菌活性的氯霉素。氯霉素口服吸收迅速而完全，0.5 小时可达有效治疗浓度，2～3 小时达血药峰浓度。氯霉素脂溶性高，分布广泛，有较强的组织穿透力，易透过血脑屏障，脑脊液中药物可达有效治疗浓度，还能透过血眼屏障，无论全身或局部用药均可达到有效治疗浓度，氯霉素尚可进入细胞内，抑制胞内菌，对伤寒杆菌等细胞内感染有效。氯霉素大部分在肝脏与葡萄糖醛酸结合，经肾脏排泄，尿中原型药物占 5%～15%，但已达到有效治疗浓度。新生儿服药后，可因其体内缺乏葡萄糖醛酸酶转移酶，使氯霉素在体内的消除过程减慢，须警惕体内蓄积而发生毒性反应。氯霉素为肝药酶抑制药，若与某些经肝药酶代谢的药物合用，可使后者的血药浓度异常增高；若氯霉素与肝药酶诱导药合用，则使氯霉素代谢加速而血药浓度降低。

【药理作用】属广谱抗生素，低浓度抑菌，系快速抑菌药，高浓度时亦具杀菌

笔记

作用。对革兰阴性菌的抗菌活性强于革兰阳性菌,对革兰阳性菌的作用弱于青霉素类和四环素类。伤寒杆菌及副伤寒杆菌、布鲁菌及百日咳杆菌对其敏感。厌氧菌、立克次体、螺旋体和支原体也对其敏感。对结核分枝杆菌、病毒、真菌及原虫无作用。

药理作用机制:氯霉素主要与细菌核糖体 50S 亚基上的肽酰转移酶作用位点可逆性结合,阻止 P 位肽链的末端羧基与 A 位上氨基酰 tRNA 的氨基发生反应,从而阻止肽链延伸,使蛋白质合成受阻(图 40-2)。

需注意由于哺乳动物骨髓造血细胞线粒体的 70S 核糖体与细菌 70S 核糖体相似,高剂量的氯霉素也能抑制这些细胞器的蛋白质合成,产生骨髓抑制的毒性反应。而且氯霉素在 50S 亚基上的结合位点与大环内酯类和林可霉素的结合位点十分接近,故它们同时应用可因相互竞争相近的结合位点而产生拮抗作用或交叉耐药性。

【耐药性】各种细菌对氯霉素均可产生耐药性,其机制主要有:①由质粒介导,在乙酰基转移酶作用下,氯霉素转化成乙酰化衍生物而失去活性;②由细菌胞质膜通透性降低所致,较常见于铜绿假单胞菌、大肠埃希菌、志贺菌属等;③通过基因突变获得,伤寒杆菌的耐药性发生较慢可能与此有关。

【临床应用】由于严重的不良反应、细菌耐药性等原因,氯霉素目前几乎不再作全身治疗药,但仍可应用:①多种细菌性脑膜炎、脑脓肿或用于治疗其他药物如青霉素类疗效不佳的脑膜炎患者;②可用于治疗伤寒杆菌及其他沙门菌属感染,多药耐药的流感嗜血杆菌感染;③对立克次体病等严重感染也有相当的疗效;④眼科局部用药治疗敏感菌引起的各种眼部感染。

【不良反应】

1. 抑制骨髓造血功能　是其主要不良反应,又分为 2 种情况:一是可逆性血细胞减少,较常见,表现为贫血、白细胞下降或血小板减少症,这与剂量、疗程有关,停药可恢复,另一是不可逆的再生障碍性贫血,虽少见,但死亡率却很高,与剂量、疗程无关,为防止发生,应避免滥用,勤查血象,有药源性造血系统毒性既往史或家族史者,不宜使用。

2. 灰婴综合征(gray syndrome)　新生儿、早产儿应用剂量过大,常于用药后 4 日发生循环衰竭,患者出现腹胀、呕吐、呼吸急促及进行性皮肤苍白等,称为灰婴综合征,死亡率高。与其肝脏发育不全,缺乏葡萄糖醛酸转移酶,对氯霉素代谢能力有限,导致药物在体内蓄积有关。应及早停药,积极治疗,可于停药后 24 ~ 36 小时逐渐恢复。禁用于新生儿、早产儿,葡萄糖-6-磷酸脱氢酶缺陷者,妊娠后期及哺乳期妇女。

3. 其他　口服用药时出现胃肠道反应,还可引起精神病患者严重失眠、幻视、幻觉、狂躁、猜疑、抑郁等精神症状。禁用于精神病患者。偶见皮疹、药热、血管神经性水肿等过敏反应;还可见菌群失调所致的维生素缺乏、二重感染。

笔记

## 学习小结

- 四环素类抗生素的共性
  - 体内过程相似,部分药物口服吸收率受食物、某些金属离子和酸碱环境影响。胆汁中浓度高,可沉积于新形成的牙齿和骨骼
  - 抗菌机制:与细菌核糖体30S亚基结合,抑制肽链的延长和蛋白质的合成,尚可引起细菌胞质膜通透性的改变
  - 属广谱抗生素,对多数革兰阳性菌与革兰阴性菌、立克次体、支原体、衣原体、某些螺旋体和原虫具有抑制作用
  - 仍可作为治疗立克次体感染、支原体感染、衣原体感染和某些螺旋体感染的首选药
  - 不良反应相似:胃肠道刺激,二重感染,损害骨骼和牙齿,其他如过敏反应、光敏反应和前庭反应等
  - 普遍存在耐药性,对天然四环素耐药的细菌对半合成四环素可能仍敏感
- 比较常用四环素类药物:四环素、多西环素、米诺环素、替加环素
- 氯霉素
  - 属广谱抗生素,对多数革兰阳性菌与革兰阴性菌、立克次体、支原体、衣原体具有抑制作用
  - 主要与细菌核糖体50S亚基上的肽酰转移酶作用位点结合,从而阻止肽链延伸
  - 作为备选药物用于全身治疗,眼科的局部用药
  - 不良反应:抑制骨髓造血功能,灰婴综合征,其他如过敏反应、二重感染等

（杨德森）

## 复习思考题

1. 试述四环素类与氯霉素类的抗菌机制。
2. 试述广谱抗生素引起二重感染的原因、表现和防治措施是什么。
3. 氯霉素对骨髓抑制的表现及可能的原因和防治措施是什么。

# 第四十一章

# 抗病毒药与抗真菌药

**学习目的**

通过学习抗病毒药、抗真菌药的分类及其代表药的药理作用、临床应用及不良反应等内容,为合理选择治疗病毒、真菌感染药物奠定基础。

**学习要点**

常用抗病毒药作用特点、临床应用及不良反应;常用抗艾滋病药物分类;抗真菌药两性霉素 B、咪康唑的作用特点、临床应用及不良反应。

## 第一节 抗病毒药

病毒不具备细胞结构,以核酸(DNA 或 RNA)为核心,以蛋白质为外壳,病毒分为 DNA 病毒、RNA 病毒以及 DNA 或 RNA 逆转录病毒,人类免疫缺陷病毒(human immunodeficiency virus,HIV)属逆转录病毒。病毒能吸附并穿入宿主细胞,在细胞内脱去蛋白质外壳,释放出感染性核酸,并进行核酸的复制、转录和蛋白质合成,合成的核酸与蛋白质装配成子代病毒颗粒,以各种形式从细胞释出,再感染新的宿主细胞。抗病毒药物的作用机制有:①阻止病毒吸附于宿主细胞;②阻止病毒进入宿主细胞内或脱壳;③抑制病毒核酸复制,影响 DNA 合成;④通过增强宿主抗病能力而抑制病毒转录、翻译、装配等过程。由于病毒严格的胞内寄生特性及病毒复制时依赖于宿主细胞的许多功能,导致药物在抗病毒的同时也可能杀伤宿主的正常细胞,此外,病毒在不断复制中产生错误而形成变异,因此导致抗病毒药物的应用受到一定限制以及抗病毒药物疗效下降。

### 一、抗 HIV 药物

艾滋病,即获得性免疫缺陷综合征(Acquired Immune Deficiency Syndrome,AIDS)。是人体感染了 HIV(又称艾滋病病毒)所导致的传染病。治疗艾滋病药物目前仍属于发展阶段,抗 HIV 药主要通过抑制逆转录酶或 HIV 蛋白酶发挥作用,分为核苷逆转录酶抑制药(nucleoside reverse transcriptase inhibitors,NRTIs)、非核苷逆转录酶抑制药(non-nucleoside reverse transcriptase inhibitors,NNRTIs)和蛋白酶抑制药(protease inhibitors,PIs)三类。此外,对融合抑制药和整合酶抑制药也有所研究。

笔记

### （一）核苷逆转录酶抑制药

核苷逆转录酶抑制药（NRTIs）是最先应用的抗逆转录病毒药物，其结构与核酸类似，能与逆转录酶的天然底物-核酸发生竞争性抑制作用。NRTIs 通过转化为有活性的三磷酸核苷衍生物，可竞争抑制 HIV 逆转录酶活性，抑制病毒 DNA 合成，从而抑制病毒复制。目前已上市的该类药物有齐多夫定（zidovudine，AZT）、司他夫定（stavudine，d4T）、去羟肌苷（didanosine，ddI）、拉米夫定（lamivudine，3TC）、扎西他宾（zalcitabine，ddC）和阿巴卡韦（abacavir，ABC）等。

#### 齐多夫定

齐多夫定（zidovudine）是胸腺嘧啶脱氧核苷类似物，具有对抗 HIV-Ⅰ、HIV-Ⅱ和其他逆转录病毒的活性，也是一种乙肝病毒和 EB 病毒抑制药。是第一个上市的抗 HIV 药，也是治疗 AIDS 的首选药。可与病毒的 DNA 聚合酶结合，终止 DNA 链的增长，从而抑制病毒的复制。对人的 α-DNA 聚合酶的影响小而不抑制人体细胞增殖。临床用于 AIDS 及重症 AIDS 相关症候群，但对无症状的 HIV 感染早期治疗无效。不良反应有骨髓抑制、消化道反应及神经毒性。肝肾功能不良者禁用。

#### 拉米夫定

拉米夫定（lamivudine）为胞嘧啶衍生物，抗病毒作用及机制与抗 HIV 药物齐多夫定相同。在体内外均具有显著抗 HIV-1 活性，且与其他核苷逆转录酶抑制药有协同作用，通常与司他夫定或齐多夫定合用治疗 HIV 感染。也能抑制 HBV 的复制，有效治疗慢性 HBV 感染，成为目前治疗 HBV 感染最有效的药物之一。不良反应主要为头痛、失眠、疲劳和胃肠道不适等。

#### 扎西他宾

扎西他宾（zalcitabine）为脱氧胞苷衍生物，与其他多种抗 HIV 感染药物有协同抗 HIV-1 作用。有效治疗 HIV 感染，单用时疗效不如齐多夫定，常被推荐与齐多夫定和一种蛋白酶抑制剂三药合用。适用于 AIDS 和 AIDS 相关综合征，也可与齐多夫定合用治疗临床状况恶化的 HIV 感染患者。主要不良反应是剂量依赖性外周神经炎，发生率为 10% ~20%，停药后可逐渐恢复。应避免与其他能引起神经炎的药物同服，如司他夫定、去羟肌苷、氨基糖苷类和异烟肼。也可引起胰腺炎，发生率低于去羟肌苷。

#### 去羟肌苷

去羟肌苷（didanosine）为脱氧腺苷衍生物，可作为严重 HIV 感染的首选药物，特别适合于不能耐受齐多夫定或齐多夫定治疗无效者。与齐多夫定或米多夫定合用，再加上一种蛋白酶抑制剂或 NNRTIs 效果更好。但不良反应发生率较高，儿童发生率高于成人，包括外周神经炎、胰腺炎、腹泻、肝炎、心肌炎及消化道和中枢神经反应。

### （二）非核苷逆转录酶抑制药

非核苷逆转录酶抑制药（NNRTIs）直接与逆转录酶结合，非竞争性抑制逆转录酶活性。与 NRTIs 不同，这类药物不需要磷酸化，也不会整合到病毒 DNA 中。由于作用机制不同，故与 NRTIs 和 PIs 合用可协同抑制 HIV 复制。NNRTIs 类可有效预防 HIV

笔记

从感染孕妇到胎儿的子宫转移发生率，也可治疗分娩后3天内的新生儿HIV感染。一般不单独用于HIV感染，单独应用时HIV迅速产生耐药性。

目前已批准临床使用的NNRTIs有奈韦拉平（nevirapine）、地拉韦定（delavirdine）和依法伟恩茨（efavirenz）。

NNRTIs类口服给药，有较好的生物利用度，在体内经CYP3A广泛代谢形成羟化代谢产物，主要经尿排泄。常见不良反应为皮疹，轻者可继续服药，出现严重且危及生命的皮疹应立即停药。另外还出现药热、恶心、腹泻、头痛、疲劳和嗜睡，用药期间检测肝功能。

### （三）蛋白酶抑制药

HIV的蛋白前体在蛋白酶催化下，加工成为成熟蛋白。而蛋白酶抑制药（PIs）可阻止前体蛋白的裂解，导致无感染病毒颗粒的复制，达到抗病毒的效果。蛋白酶抑制药有沙奎那韦（saquinavir）、奈非那韦（nelfinavir）、安普那韦（amprenavir）、英地那韦（indinavir）和利托那韦（ritonavir）。

#### 沙奎那韦

沙奎那韦（saquinavir）是一种特异性HIV蛋白酶抑制药，它通过抑制酶的蛋白质底物裂解而抑制HIV复制。它既可作用于HIV-Ⅰ和HIV-Ⅱ，也可作用于慢性感染细胞以及对逆转录酶抑制药产生耐药性的HIV株，并与其他抗逆转录病毒药物有协同作用。Ⅲ期临床试验表明，当它与其他抗逆转录病毒药物合用时，可提高患者的生存率，延长HIV病的非进展期。HIV对沙奎那韦的耐药性相对特异，出现交叉耐药的可能性小，适宜长期用药。沙奎那韦与其他蛋白酶抑制药有协同作用。常见不良反应有腹部不适、腹泻、恶心等。

## 二、抗疱疹病毒药

#### 阿昔洛韦

阿昔洛韦（aciclovir，ACV，又称无环鸟苷）是核苷类抗DNA病毒药物。

【药理作用】阿昔洛韦是广谱高效的抗病毒药，对Ⅰ型和Ⅱ型单纯疱疹病毒（herpes simplex virus，HSV）作用强，对乙型肝炎病毒也有作用。阿昔洛韦在被感染的细胞内，在病毒腺苷激酶和细胞激酶的催化下，转化为三磷酸阿昔洛韦，对病毒DNA多聚酶呈强大的抑制作用，阻止病毒DNA的合成。阿昔洛韦对RNA病毒无效。

【临床应用】阿昔洛韦是治疗HSV感染的首选药；用于治疗HSV引起的皮肤和黏膜感染，如角膜炎、皮肤黏膜感染、带状疱疹病毒感染；口服或静脉注射治疗生殖器疱疹、疱疹病毒脑炎等；也用于乙型肝炎的治疗。

【不良反应】常见胃肠道反应、头痛、皮疹；偶可出现肾功能损害、血肌酐升高和神经毒性；静脉注射可引起静脉炎。

#### 伐昔洛韦

伐昔洛韦（valacyclovir）为阿昔洛韦二异戊酰胺酯，口服后可迅速转化为阿昔洛韦，所达血药浓度为口服阿昔洛韦的5倍。其抗病毒活性、作用机制及耐药性与阿昔洛韦相同。可治疗原发性或复发性生殖器疱疹、带状疱疹及频发性生殖器疱疹。肾功不全患者应减量，偶见恶心、腹泻和头痛。其优点在于可减少给药次数。

### 更昔洛韦

更昔洛韦(ganciclovir)对 HSV 和 VZV 抑制作用与阿昔洛韦相似，但对巨细胞病毒(cytomegalovirus，CMV)抑制作用较强，约为阿昔洛韦的 100 倍。由于骨髓抑制等不良反应发生率较高，只用于艾滋病、器官移植、恶性肿瘤时严重 CMV 感染性肺炎、肠炎及视网膜炎等。

### 曲氟尿苷

曲氟尿苷(trifluridine)在细胞内磷酸化为三磷酸曲氟尿苷活化形式，可渗入病毒 DNA 分子而抑制其合成，主要抑制 HSV-1、HSV-2 牛痘病毒和某些腺病毒。局部用于治疗疱疹性角膜结膜炎和上皮角膜炎。滴眼时可能引起浅表眼部刺激和出血。

### 阿糖腺苷

阿糖腺苷(vidarabine)属抗 DNA 病毒药，具有体外广谱抗病毒作用，但体内抗病毒作用较差。对痘病毒、HSV(Ⅰ、Ⅱ型)、带状疱疹病毒、EB 病毒、巨细胞病毒等均有抑制作用。临床用于治疗疱疹性脑炎、巨细胞病毒性脑炎、肺炎、疱疹性角膜炎、慢性乙型肝炎等。不良反应有神经毒性和胃肠道反应。

### 碘苷

碘苷(idoxuridine，又称疱疹净)通过竞争性抑制胸苷酸合成酶，抑制 DNA 复制，对 RNA 病毒无效。局部用于治疗眼部或皮肤疱疹病毒和牛痘病毒的感染，对急性上皮型疱疹性角膜炎疗效好，对慢性溃疡性实质层疱疹性角膜炎疗效很差，对疱疹性角膜虹膜炎无效。本品不宜长期应用。

### 索利夫定

索利夫定(sorivudine，BVAU)是新一代抗病毒核苷类，且具有高度选择性的抗 HSV 药。该药属于胸嘧啶核苷的类似物，能优先被病毒编码的胸苷激酶磷酸化，对 HSV-I 和水痘-带状疱疹病毒(VZV)有特异性的抑制作用，用于治疗 HSV-I 和 VZV 感染的患者。不良反应有消化道反应，偶有造血系统损害或肝、肾功能损害。禁止与氟尿嘧啶同用(有致死的报道)，对该药过敏者禁用。

## 三、抗流感病毒药

### 利巴韦林

利巴韦林(ribavirin，又称病毒唑、三唑核苷)属广谱抗病毒药，对多种 DNA、RNA 病毒有效，如 A、B 型流感病毒、呼吸道合胞病毒、麻疹病毒、甲型肝炎病毒、流行性出血热病毒等。用于治疗流感病毒引起的呼吸道感染、疱疹病毒性角膜炎、结膜炎、口腔

笔记

炎、小儿病毒性肺炎等，对甲型肝炎也有一定疗效。大剂量可引起头痛、腹泻、疲劳、胆红素升高；长期应用可致贫血和白细胞减少。动物实验有致畸作用，孕妇禁用。

### 金刚烷胺

金刚烷胺（amantadine）特异性抑制甲型流感病毒，阻止病毒进入宿主细胞并抑制其复制。对乙型流感病毒无效，还具有抗帕金森病作用。预防和早期治疗甲型流感病毒所致的呼吸道感染，不良反应有紧张、焦虑、失眠、注意力分散，老年患者有时可出现幻觉、癫痫。

### 扎那米韦

扎那米韦（zanamivir）通过抑制流感病毒的神经氨酸酶，改变了流感病毒在感染细胞内的聚集和释放。用于成年患者和 12 岁以上的青少年患者，治疗由 A 型和 B 型流感病毒引起的流感。对哮喘或慢性阻塞性肺疾病患者治疗无效，甚至可能引起危险。不良反应包括头痛、恶心、呕吐、腹泻、眩晕等，发生率低，程度较轻。

## 四、抗肝炎病毒药

### 拉米夫定

拉米夫定（lamivudine）除了治疗艾滋病之外，对乙型肝炎病毒（HBV）也有良好抑制作用。可在肝细胞内磷酸化，成为拉米夫定三磷酸盐，并以环腺苷磷酸形式通过乙型肝炎病毒（HBV）多聚酶嵌入到病毒 DNA 中，导致 DNA 链合成终止。临床适用于伴有丙氨酸氨基转移酶（ALT）升高和病毒活动复制、肝功能代偿的成年慢性乙型肝炎患者的治疗。

### 干扰素

干扰素（interferon，IFN）是美国食品与药品管理局批准的第一个抗肝炎病毒药物。与利巴韦林联合应用较单用效果更好。其抗病毒的作用机制是刺激机体产生一类抗病毒的糖蛋白，从而抑制病毒的穿入脱壳、抑制 mRNA 合成、抑制病毒蛋白的翻译、病毒的组装和释放等多个环节。目前临床上主要用聚乙二醇化干扰素（PEG-IFN）作为乙肝和丙肝治疗的基础药物。

### 阿德福韦

阿德福韦（adefovir Dipivoxil）是一种五环腺嘌呤核苷同系物。临床应用产品为阿德福韦酯，口服后被体内酯酶水解、释放出阿德福韦而起作用。阿德福韦在细胞内被磷酸激酶转化为具有抗病毒活性的二磷酸盐而起作用。阿德福韦二磷酸盐能迅速进入宿主细胞，乙肝病毒对本品不易产生耐药性，与拉米夫定无交叉耐药性。本品联合拉米夫定，对于拉米夫定耐药的慢性乙肝患者能有效抑制 HBV DNA，促进 ALT 复常，且耐药率更低。适用于 HBeAg 和 HBV-DNA 阳性、ALT 增高的慢性乙肝患者，特别是

笔记

对拉米夫定耐药的患者。

#### 恩 替 卡 韦

恩替卡韦(entecavir)为鸟嘌呤核酸同系物,用于治疗慢性乙肝患者。其在肝细胞转化为三磷酸恩替卡韦,在细胞内的半衰期为15小时,对HBV-DNA的聚合酶和逆转录酶有明显抑制作用,其抑制乙肝病毒的作用较拉米夫定强30～1000倍。连续服用2年或以上可增加HBeAg血清转换率和HBeAg消失。

## 第二节　抗 真 菌 药

真菌感染包括浅部真菌感染和深部真菌感染两类。前者由各种癣菌引起,主要侵犯皮肤、毛发、指(趾)甲等,引起体癣、头癣、手足癣、花斑癣等,发病率高。后者多由白念珠菌和新型隐球菌引起,主要侵犯内脏器官和深部组织,病变严重,常可危及生命。严重的全身性疾病(如艾滋病、恶性肿瘤)及长期应用广谱抗生素、免疫抑制药、肾上腺皮质激素的患者,由于其机体免疫功能低下,容易导致真菌感染。治疗真菌病的药物根据来源不同分为两类:①抗真菌抗生素,如两性霉素B、制霉菌素等;②合成抗真菌药,主要有唑类抗真菌药,此外还有丙烯胺类和氟胞嘧啶等。对于浅部真菌感染,主要治疗药物是制霉菌素或局部应用的咪唑类抗真菌药。深部真菌感染治疗药物主要是两性霉素B、咪康唑、氟康唑及伊曲康唑等唑类抗真菌药物。

### 一、抗真菌抗生素

#### 两性霉素B

两性霉素B(amphotericin B,又称二性霉素、庐山霉素)属多烯类抗生素,由链霉菌属的需氧型放线菌培养液中提取而得。

【体内过程】口服、肌内注射均难吸收,多采用静脉滴注给药。血浆蛋白结合率约90%,不易通过血脑屏障,$t_{1/2}$约为24小时,主要在肝脏代谢,肾脏排泄,消除缓慢。

【药理作用】两性霉素B是广谱抗真菌药,对各种深部真菌如白念珠菌、新隐球菌、荚膜组织胞质菌及皮炎芽生菌等有强大抑制作用,高浓度有杀菌作用。两性霉素B可选择性地与真菌细胞膜中麦角固醇结合,在细胞膜上形成孔道,增加细胞膜通透性,导致细胞内核苷酸、氨基酸等重要物质外漏,使真菌死亡。细菌细胞膜不含麦角固醇,所以两性霉素B对细菌无效。

【临床应用】静脉滴注用于治疗深部真菌感染,脑膜炎时还可配合鞘内注射。口服仅用于肠道真菌感染。局部应用可治疗浅部真菌感染。

【不良反应】静脉滴注可出现高热、寒战、头痛、恶心、呕吐,静脉滴注过快出现血压下降、心律失常、眩晕、惊厥;有肾毒性,表现为蛋白尿、管型尿及尿素氮增高;也可出现贫血、血小板及白细胞减少、肝损害等。孕妇及肝、肾功能不全者禁用。

#### 制 霉 菌 素

制霉菌素(nystatin,又称制霉素)对白念珠菌及隐球菌有抑制作用。局部外用治

笔记

疗皮肤、黏膜浅表真菌感染。口服吸收很少，仅适用于肠道白念珠菌感染。可与广谱抗生素合用防止真菌引起的二重感染。注射给药毒性较大，故不宜用作注射。口服后可引起胃肠反应，个别阴道给药可见白带增多。

#### 灰黄霉素

灰黄霉素(grifulvin)为非多烯类抗生素。对各种浅表皮肤癣菌有较强的抑制作用。其作用机制是通过干扰真菌微管蛋白聚合形成微管，抑制其有丝分裂；另外，其化学结构类似鸟嘌呤，可竞争性抑制鸟嘌呤进入DNA分子，干扰真菌DNA合成。主要用于皮肤真菌感染。

## 二、人工合成抗真菌药

### （一）唑类抗真菌药

#### 咪康唑和益康唑

咪康唑(miconazole，又称双氯苯咪唑)是咪唑类广谱抗真菌药。对大多数真菌都有抑制作用，抗真菌机制是抑制真菌细胞膜的麦角固醇合成，增加膜通透性，导致胞内物质外漏而使真菌死亡有关。咪康唑口服吸收差，静脉滴注不良反应多。主要局部用于治疗五官、皮肤、阴道的念珠菌感染。因皮肤和黏膜不易吸收，无明显不良反应。

益康唑(econazole，氯苯咪唑)抗菌谱、抗菌活性和临床应用均与咪康唑相仿。

#### 酮康唑

酮康唑(ketoconazole)是广谱口服抗真菌药，对深部感染真菌如念珠菌属、着色真菌属、球孢子菌属、组织浆胞菌属、孢子丝菌属等均具药理作用，对毛发癣菌等亦具抗菌活性。临床用于治疗表皮和深部真菌病。

#### 克霉唑

克霉唑(clotrimazole，三苯甲咪唑，canesten)广谱抗真菌药。口服不易吸收，血药峰浓度较低，代谢产物大部分由胆汁排出，1%由肾脏排泄。半衰期为3.5～5.5小时。局部用药治疗各种浅部真菌感染。

#### 氟康唑

氟康唑(fluconazole)为广谱、高效、低毒的新型三唑类抗真菌药，体内抗菌活性高于酮康唑5～20倍。对白念珠菌、新隐球菌、芽生菌、组织胞质菌、球孢子菌等均有抑制作用，是治疗艾滋病患者隐球菌性脑膜炎的首选药。氟康唑口服和静脉给药均有效，常用于：①治疗毛发癣菌引起的皮肤真菌感染；②治疗隐球菌引起的全身感染；③预防免疫抑制患者的真菌感染。常见不良反应有：恶心、腹痛、腹泻、皮疹。偶见肝、肾功能损害，但在该类药物中最低。

#### 伊曲康唑

伊曲康唑(itraconazole)是三唑类广谱抗真菌药，对多种深部真菌有强大的药理作

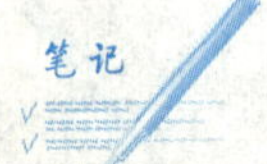

用，对浅表性真菌感染也有效。用于治疗由敏感菌引起的深部和浅部真菌感染。不良反应有胃肠道反应、头痛、头晕、瘙痒等。

### （二）丙烯胺类抗真菌药

#### 特比萘芬

特比萘芬（terbinafine）是丙烯胺类广谱抗真菌药，口服易吸收，主要作用于鲨烯环氧酶，干扰真菌细胞膜内麦角甾醇的合成。对皮肤癣菌有杀菌作用，对念珠菌有抑菌作用。临床用于治疗由皮肤癣菌引起的甲癣、体癣、股癣、手癣及足癣。不良反应轻微，主要是胃肠道反应；其次为皮肤瘙痒、皮疹等；偶尔出现肝功能损害。

### （三）嘧啶类抗真菌药

#### 氟胞嘧啶

氟胞嘧啶（flucytosine，又称5-氟胞嘧啶）是人工合成的广谱抗真菌药，主要用于治疗隐球菌感染和白念珠菌感染，对着色霉菌、烟曲菌等也有作用；与两性霉素 B 合用可产生协同作用，并可减少耐药性的产生及降低毒性。口服易吸收，体内分布广泛，$t_{1/2}$为3.5小时，90%经肾排泄。不良反应主要有胃肠反应、皮疹；偶有白细胞及血小板减少；可能有肝、肾功能轻度损害。

## 学习小结

抗病毒药

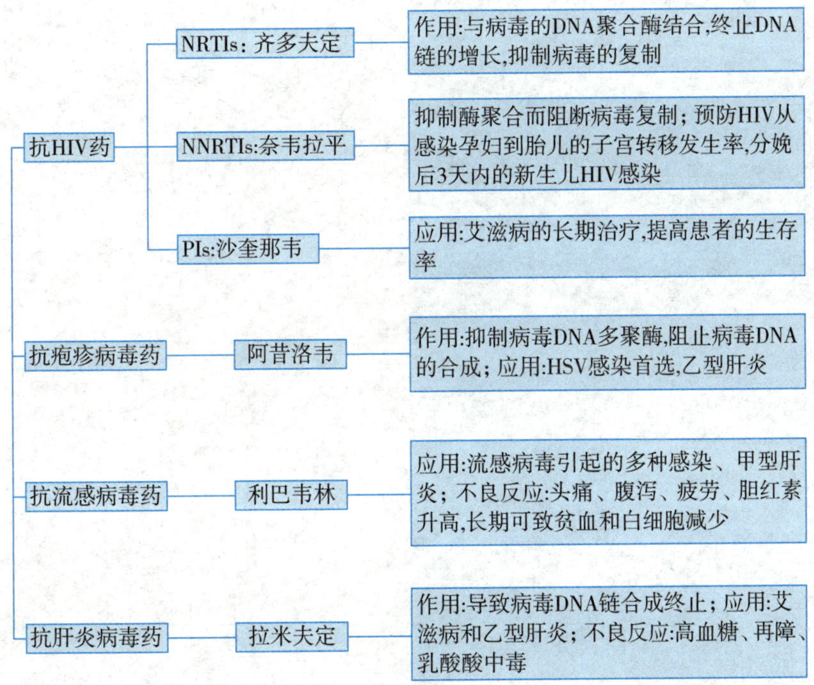

抗真菌药

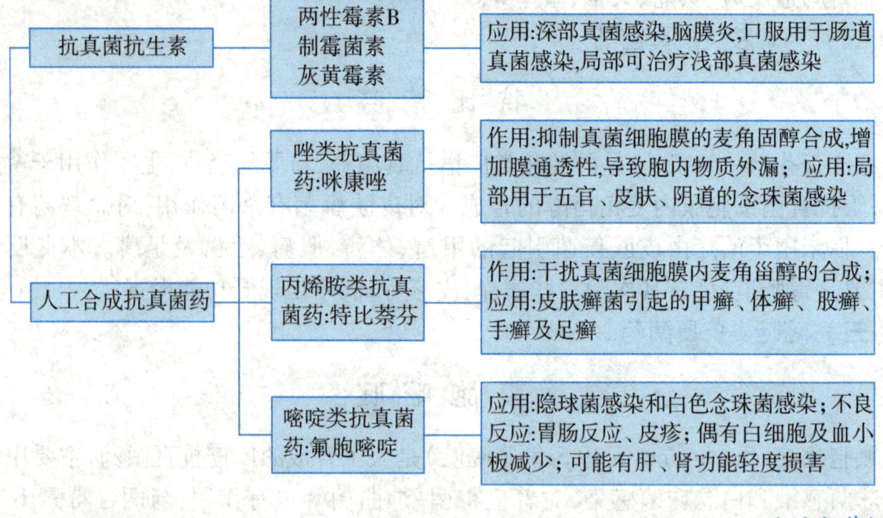


(刘文革)

## 复习思考题

1. 广谱抗病毒药有哪些?阿昔洛韦是如何发挥抗病毒作用的?
2. 抗真菌药分为哪几类?常用抗真菌药物的药理作用、临床应用及不良反应。

# 第四十二章

# 抗结核病药与抗麻风病药

## 学习目的

通过学习常用抗结核病药、抗麻风病药的药理作用、临床应用及不良反应，为防治结核病、麻风病，合理选择药物奠定基础。

## 学习要点

常用抗结核病药异烟肼、利福平的作用特点、临床应用、不良反应；抗结核病药的应用原则。

## 第一节　抗结核病药

结核病是由结核分枝杆菌引起的一种慢性传染病，可感染多个脏器引起病变。结核病按其发病部位可分为肺结核和肺外结核，以肺结核最为常见。抗结核病药（antituberculosis drugs）是一类能抑制或杀灭结核分枝杆菌的药物。目前用于临床的抗结核病药可分为 2 类：①第一线抗结核病药。疗效较高，不良反应较少，患者耐受性良好，是抗结核病的首选药，如异烟肼（isoniazid）、利福平（rifampicin）、乙胺丁醇（ethambutol）、链霉素（streptomycin）和吡嗪酰胺（pyrazinamide）等。②第二线抗结核病药。疗效较低或毒性较大，仅用于对第一线抗结核病药耐药的患者或与其他抗结核病药配伍应用，如对氨基水杨酸（aminosalicylate）、乙硫异烟胺、丙硫异烟胺、卡那霉素、卷曲霉素、阿米卡星等。此外，还有一些疗效较好、毒副作用相对较小的抗结核病药，如司帕沙星、利福定和利福喷汀等。

按作用机制不同抗结核病药又可分为：①阻碍结核分枝杆菌细胞壁合成的药物，如异烟肼；②抑制 RNA 合成的药物，如利福平；③抑制结核分枝杆菌蛋白合成的药物，如链霉素、卷曲霉素；④干扰结核分枝杆菌代谢的药物，如对氨基水杨酸钠；⑤多种作用机制共存或机制未明的药物，如乙胺丁醇。

### 一、常用抗结核病药

#### 异　烟　肼

异烟肼（isoniazid，INH）又名雷米封（rimifon），是异烟酸的酰肼，易溶于水，性质稳

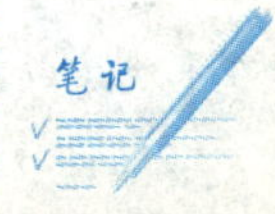

定。1952 年开始用于临床,目前仍是最有效的一线抗结核病药物之一。

【体内过程】口服或注射均易吸收,口服后 1 ~ 2 小时血药浓度达高峰。其穿透力强,可广泛分布于全身组织细胞和体液中,在脑脊液、胸水、腹水、胆汁、关节腔、干酪样病灶及淋巴结中都可达到一定浓度,且易通过血脑屏障。异烟肼大部分在肝脏内乙酰化代谢成无效的乙酰异烟肼和异烟酸,代谢产物及少量原型药物由肾脏排出。异烟肼在肝内乙酰化速度受遗传基因影响,有明显的种族和个体差异,分为快代谢型($t_{1/2}$平均为 70 分钟)和慢代谢型($t_{1/2}$约 3 小时)。慢代谢型每日给药的不良反应比快代谢型相对多且严重,但若采用间歇给药方法,特别是每周给药 1 次,则快代谢型的疗效明显低于慢代谢型。因此临床用药时应注意根据患者代谢类型调整给药方案。

【药理作用】异烟肼对结核分枝杆菌有高度的选择性,对生长旺盛的活动期结核分枝杆菌有强大的杀灭作用,对静止期结核分枝杆菌有抑制作用。其穿透性强,对细胞内外的结核分枝杆菌均有作用。分支菌酸(mycolic acid)是结核分枝杆菌细胞壁所特有的重要成分,异烟肼药理作用机制可能是抑制结核分枝杆菌菌壁分支菌酸的合成,使细胞壁脂质减少,削弱其细胞壁的屏障作用。异烟肼还能与结核分枝杆菌菌体辅酶结合,起到干扰脱氧核糖核酸和核糖核酸合成的作用,而且对代谢活力强的结核分枝杆菌作用更强。异烟肼单用时结核分枝杆菌容易产生耐药性,与其他抗结核病药无交叉耐药性,所以临床常联合用药,增强疗效,延缓耐药性的产生。

【临床应用】异烟肼是目前治疗各种、各型结核病的首选药物之一。可单独用于治疗早期轻症肺结核或预防用药,规范化治疗时必须与其他抗结核病药合用,以防止或延缓耐药性的产生;对粟粒性结核和结核性脑膜炎应增大剂量,延长疗程,必要时静脉滴注给药。

【不良反应】

1. 神经系统反应　常见周围神经炎,表现为四肢麻木、反射迟钝、手指、脚趾疼痛、步态不稳等;过量时可引起中枢神经系统毒性,出现头痛、头晕、惊厥、精神错乱,偶见中毒性脑病或中毒性精神病。其原因可能是异烟肼与维生素 $B_6$ 结构相似,而维生素 $B_6$ 参与神经递质的合成,异烟肼竞争抑制维生素 $B_6$ 的作用,并促进维生素 $B_6$ 排泄,从而产生神经毒性,同服维生素 $B_6$ 可以防治,慢代谢型患者易产生。癫痫或精神病患者慎用。

2. 肝脏毒性　异烟肼可引起转氨酶升高、食欲减退、腹胀及黄疸等,严重者可出现肝小叶坏死甚至死亡。肝毒性可能与异烟肼的乙酰化代谢过程有关,快代谢型患者易产生,用药期间应定期检查肝功能,肝功能不良者慎用。

3. 其他　可出现药热、皮疹等过敏反应;偶可引起粒细胞缺乏、血小板减少、再生障碍性贫血等;用药期间也可能产生脉管炎及关节炎综合征。

## 利　福　平

利福平(rifampicin,RFP)又名甲哌利福霉素(rifampin),是人工半合成的利福霉素的衍生物,为橘红色结晶性粉末。是常用一线抗结核病药之一。

【体内过程】口服易吸收,2 ~ 4 小时血药浓度达峰值,但有明显的个体差异。食物可减少其吸收,宜空腹服药。对氨基水杨酸可延缓其吸收,若两药合用,应间隔 8 ~ 12 小时。吸收后分布于全身各组织,穿透力强,能进入细胞、结核空洞、痰液及胎儿体

笔记

内。脑膜炎时，脑脊液中浓度可达有效抗菌浓度。该药主要在肝内代谢成具有抗菌活性的代谢物去乙酰基利福平，其药理作用为利福平的1/10。利福平从胃肠道吸收后，可随胆汁排泄，形成肝肠循环。因药物及其代谢产物为橘红色，可从多途径外排，故用药后患者的尿、粪、泪液、汗液、痰等均可染成橘红色。利福平为肝药酶诱导药，可加快自身及其他药物的代谢。

【药理作用】利福平为广谱抗菌药。对结核分枝杆菌、麻风杆菌和革兰阳性球菌特别是耐药金黄色葡萄球菌有强大药理作用，对繁殖期和静止期的细菌均有作用。对革兰阴性菌如大肠埃希菌、变形杆菌、流感杆菌等，以及沙眼衣原体和某些病毒也有抑制作用。利福平低浓度抑菌，高浓度杀菌，且由于穿透力强，对细胞内、外的结核分枝杆菌均有作用。抗结核效力与异烟肼相当而较链霉素强。利福平的抗菌及抗病毒作用机制是特异性抑制依赖 DNA 的 RNA 多聚酶，阻止该酶与 DNA 连接，阻断 RNA 的转录过程，阻碍细菌 mRNA 的合成，而对人和动物细胞的 RNA 多聚酶则无影响。利福平单独应用易产生耐药性，但与其他抗结核病药无交叉耐药性。与异烟肼、乙胺丁醇等合用有协同作用，并能延缓耐药性的产生。

【临床应用】利福平是目前治疗结核病的主要药物之一。单独应用易产生耐药性，常与其他抗结核病药合用于治疗各种结核病。对重症患者的初治与异烟肼合用效果最好，对复治患者与乙胺丁醇及吡嗪酰胺合用有较好的疗效。也可用于治疗麻风病和耐药金黄色葡萄球菌及其他敏感细菌所致的感染。利福平在胆汁中浓度较高，可用于严重胆道感染。局部用药可治疗沙眼、急性结膜炎及病毒性角膜炎。

【不良反应】

1. 胃肠道反应　常见恶心、呕吐、食欲缺乏、腹痛、腹泻。

2. 肝脏损害　长期大量应用可出现黄疸、肝肿大。有肝病、嗜酒者及老年患者，或与异烟肼合用时较易发生。用药期间应定期检查肝功能。

3. 流感综合征　大剂量间隔使用时偶尔会出现，表现为发热、寒战、头痛、嗜睡、肌肉酸痛等类似感冒样症状。应避免大剂量间隔用药。

4. 其他反应　少数患者出现过敏反应如皮疹、药热、血小板和白细胞减少等，出现时需停药。偶见疲乏、嗜睡、头晕和运动失调等。

【注意事项】利福平为肝药酶诱导药，可加速自身及其他药物的代谢，因而降低肾上腺皮质激素、口服避孕药、双香豆素和甲苯磺丁脲等的疗效。联合用药时要注意调整剂量。动物实验证实该药有致畸胎作用，妊娠早期（前 3 个月）禁用。肝功能不良者、老年人、幼儿、嗜酒者慎用。

### 乙胺丁醇

乙胺丁醇（ethambutol）是一种人工合成的乙二胺衍生物。口服吸收迅速，2～4 小时血药浓度达峰值，广泛分布于全身各组织和体液。主要以原型经肾排泄，肾功能不全者可能有蓄积作用，肾功不良者慎用该药。乙胺丁醇对繁殖期结核分枝杆菌和其他分枝杆菌有较强抑制作用，对其他细菌无效。乙胺丁醇的作用机制是与二价金属离子，如 $Mg^{2+}$ 结合，干扰菌体 RNA 的合成而达到抑制结核分枝杆菌的作用。单用可产生耐药性，与其他抗结核药间无交叉耐药性，常与其他抗结核病药物联合应用。乙胺丁醇主要用于抗药性结核分枝杆菌引起的肺结核及肺外结核，特别适用于经链霉素和

笔记

异烟肼治疗无效的患者。乙胺丁醇可导致球后视神经炎，表现为弱视、视野缩小、红绿色盲或分辨能力减退。多发生在服药后2～6个月内，应定期检查视力；偶见胃肠道反应、过敏反应及高尿酸血症。

### 链 霉 素

链霉素（streptomycin，SM）是第一个有效的抗结核病药，属氨基糖苷类抗生素。因穿透力弱，不易透入细胞内及脑脊液和纤维化、干酪化病灶，所以对结核性脑膜炎等疗效较差。其抗结核作用较异烟肼和利福平弱。易产生耐药性，且长期用药易致耳毒性，在结核病治疗中已渐少用，只能与其他抗结核药联合应用治疗播散性结核、结核性脑膜炎等。抗菌机制、不良反应见氨基糖苷类抗生素（第三十九章）。

### 吡 嗪 酰 胺

吡嗪酰胺（pyrazinamide，PZA）口服迅速吸收，分布于各组织与体液中，$t_{1/2}$为6小时，经肝代谢为吡嗪酸，酸性环境中药理作用增强，对细胞内结核分枝杆菌有作用。单用易产生耐药性，与其他抗结核药无交叉耐药性，与异烟肼和利福平合用有协同作用，治疗对其他抗结核病药疗效不佳的结核病患者。高剂量、长期用药可引起肝损害，出现转氨酶升高甚至肝坏死。另外还能抑制尿酸盐排泄，诱发痛风。

## 二、第二线抗结核病药

### 对氨基水杨酸钠

对氨基水杨酸钠（sodium rho-aminosalicylate，PAS-Na）为二线抗结核病药。口服吸收好，分布于全身组织、体液（脑脊液除外），仅对细胞外结核分枝杆菌有抑菌作用。其抗菌机制为抑制二氢叶酸合成酶，干扰结核分枝杆菌的叶酸合成。耐药性产生缓慢，与其他抗结核病药无交叉耐药性。常与异烟肼、链霉素等合用以增强疗效并延缓耐药性的产生。因影响利福平吸收，两者不宜合用。不良反应主要为胃肠道反应、过敏反应。长期用药可出现肝、肾损害。

### 乙硫异烟胺

乙硫异烟胺（ethionamide）是异烟酸的衍生物。单用易耐药。不良反应较多且发生率高，常见胃肠道反应，表现为恶心、呕吐、食欲缺乏、腹痛和腹泻。仅用于一线抗结核病药耐药的患者。同时合用其他抗结核病药。孕妇和12岁以下儿童不宜使用。

## 三、抗结核病药的应用原则

1. 早期用药　结核病变早期主要是渗出性炎症反应，病灶局部血液循环没有明显障碍，药物容易渗入而发挥药理作用；加之早期病灶内的结核分枝杆菌正处在代谢旺盛繁殖最快的时期，易被药物抑制或杀灭；早期患者自身的抵抗力也较好，所以早期用药可获得较好疗效。

2. 联合用药　为增强疗效，延缓耐药性的产生，降低毒性，往往采用2种或2种以上抗结核病药联合使用，因此一般在异烟肼的基础上加用其他的敏感抗结核病药。

笔记

联合用药两联、三联或四联则取决于疾病的严重程度、以往用药情况以及结核分枝杆菌对药物的敏感性，一般至少应 2 种药物合用，但毒性相似的药物不宜合用。

3. 适量用药　是指用药剂量要适当。药量不足，组织内药物难以达到有效浓度，且易诱发细菌产生耐药性使治疗失败；药物剂量过大则容易产生严重不良反应而使治疗难以继续。

4. 规律用药　由于结核病是慢性病且容易复发的疾病，治疗不规则，疗程不足易产生耐药性或复发，导致治疗失败。所以结核病治疗必须做到全程有规律长期用药。

## 第二节　抗麻风病药

麻风病是由分枝杆菌属的麻风杆菌感染引起的慢性传染病，主要侵犯皮肤、周围神经、黏膜和淋巴结，有的病例可累及深部组织和内脏器官。临床表现为麻木性皮肤损害、神经粗大，严重者甚至肢端残废。麻风杆菌不能体外培养，使该菌表型鉴定困难。采用麻风杆菌特异核酸探针以点印迹杂交（PCR 技术）可分析活检组织中的麻风杆菌，该技术已被用于麻风病的诊断。麻风病根据其病理变化分为结核样型、瘤型、混合型及界线型 4 型，其中以结核样型最多。由于麻风杆菌和结核分枝杆菌同属于抗酸性分枝杆菌，对药物的反应两者往往相似，所以不少抗结核药物也常具有抗麻风作用。防治麻风病目前多采用联合疗法。

### 氨　苯　砜

氨苯砜（dapsone，DDS）属砜类化合物，是治疗各型麻风病的首选药。

【体内过程】口服吸收完全，4～8 小时血药浓度达高峰，可分布于全身组织及体液中，肝和肾中浓度最高，其次为皮肤和肌肉，在病变皮肤中的药物浓度又高于正常皮肤。药物在小肠吸收后通过肝肠循环重吸收回血液，消除较慢，有蓄积性，宜采用周期性间隔给药方案，以免发生蓄积中毒。该药可随胆汁排泄，也可在肝脏内乙酰化后随尿排出。

【药理作用】氨苯砜对麻风杆菌具有较强抑制作用，用量小，疗效较高。一般黏膜病变好转较快，皮肤病变好转较迟，神经病变好转更慢。单用氨苯砜 3～6 个月临床症状即可改善，细菌完全消失至少需要 1～3 年，因此在临床症状好转后尚需继续用药一至数年。氨苯砜的抗菌谱与磺胺类药相似，因其抗麻风杆菌作用可被 PABA 拮抗，因此有人认为其抗菌机制可能与磺胺相同。单用氨苯砜易产生耐药性，与其他抗麻风病药如利福平、硫脲类等联用可延缓耐药性的产生。

【临床应用】适用于伴有黏膜病变显著的麻风病患者。

【不良反应】氨苯砜毒性较大，主要是溶血性贫血与发绀，尤其是葡萄糖-6-磷酸脱氢酶缺乏患者较易发生；还可出现高铁血红蛋白血症。口服该药可出现胃肠道反应、皮疹、药热、头痛、失眠等症状；偶可引起麻风反应，常于用药后 1～4 周发生，此时应停药并给予糖皮质激素治疗；还可引起剥脱性皮炎、中毒性肝炎、中毒性精神病等严重不良反应，导致麻风症状加重、病变发展。

【注意事项】对砜类药物过敏、重度贫血、肝、肾功能不良、精神病者禁用。该药与磺胺类药物合用可有部分交叉过敏反应。

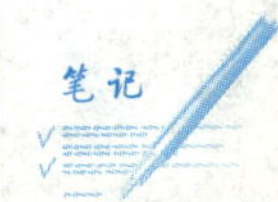

### 氯法齐明

氯法齐明(clofazimine,氯苯吩嗪)对麻风杆菌和其他的一些分枝杆菌有抑制作用,一般情况下,与氨苯砜或利福平联合应用治疗各型麻风病。该药对麻风反应有一定疗效,可用于其他药物引起的急性麻风反应患者。该药蓄积于皮肤及角膜,可显红色或棕色,并使尿、痰、汗液显红色,少数患者并发生光过敏反应;可发生恶心、呕吐和腹泻症状,与剂量大小密切有关。该药可通过胎盘屏障及随乳汁分泌,使新生儿和哺乳儿皮肤染成红棕色。

### 苯丙砜

苯丙砜(solasulfone)在体内部分分解成氨苯砜而起治疗作用,口服吸收不完全,主要采用注射方式给药。利福平(RFP)对麻风杆菌有快速杀灭作用,毒性小,一般作氨苯砜联合应用的药物使用。

### 巯苯咪唑

巯苯咪唑(mercaptophenylimidazole,麻风宁)是新型抗麻风病药,抗麻风作用比砜类药物效果好,疗程短、毒性低,不易蓄积,用于各型麻风病及对砜类药过敏者。不良反应为局限性皮肤瘙痒和诱发“砜综合征”。

## 学习小结

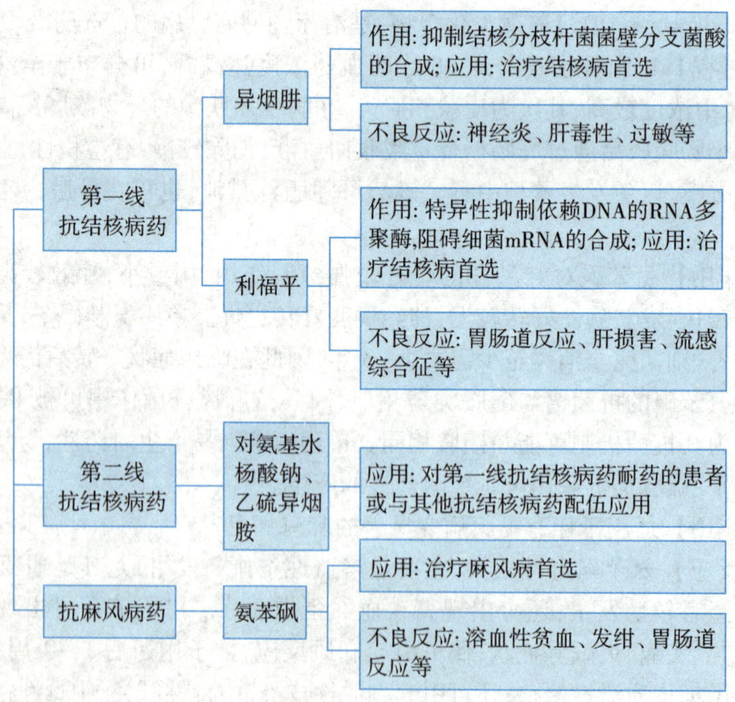


(李　丽)

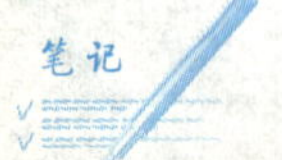

## 复习思考题

1. 举例说明一线抗结核病药的种类及各药的特点。
2. 试述异烟肼的抗结核病作用机制及主要不良反应。
3. 抗结核病药物的应用原则有哪些?

# 第四十三章

# 抗寄生虫病药

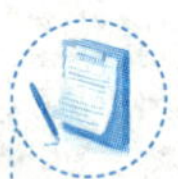

**学习目的**

学习常用抗寄生虫病药的药理作用与临床应用，为其合理应用提供理论指导。

**学习要点**

抗疟药的分类，氯喹、青蒿素、伯氨喹、乙胺嘧啶的药理作用、作用环节、临床应用；甲硝唑、吡喹酮、乙胺嗪的药理作用与临床应用；抗肠蠕虫病药的抗虫谱。

## 第一节 抗 疟 药

疟疾是由雌性按蚊传播疟原虫引起的传染病，其主要临床特点为间歇性寒战、高热、汗出热退。间日疟、卵形疟可复发，恶性疟发病急且症状严重，可短时间内出现贫血和多器官损害。应用抗疟药是防治疟疾的重要手段。寄生于人体的疟原虫有间日疟原虫、三日疟原虫、恶性疟原虫和卵形疟原虫，分别引起间日疟、三日疟、恶性疟和卵形疟。抗疟药作用于疟原虫生活史的不同环节，用于预防或治疗疟疾。

### 一、疟原虫的生活史及抗疟药的作用环节

1. 人体内的无性生殖阶段

（1）原发性红细胞外期：当受感染的雌性按蚊叮咬人体时，按蚊唾液中的子孢子侵入人体血液，在肝细胞内发育成裂殖体，后者分裂形成裂殖子释放入血液。此期一般为 10～14 天，无临床症状，为疟疾的潜伏期。乙胺嘧啶可抑制此期疟原虫的发育增殖，发挥病因性预防作用。

（2）继发性红细胞外期：间日疟原虫和卵形疟原虫的子孢子有速发型和迟发型两种遗传类型。按蚊叮咬人体时两种子孢子同时进入肝细胞后，速发型子孢子在较短时期内发育、繁殖成裂殖体；迟发型子孢子则经过长短不一的休眠期（称为休眠子）之后才发育成裂殖体，成为疟疾远期复发的根源。三日疟和恶性疟没有迟发型子孢子，故无复发。伯氨喹可杀灭肝细胞中的休眠子，控制疟疾远期复发。

（3）红细胞内期：肝细胞破裂释放出的裂殖子进入血液后可侵入红细胞，经滋养体发育成裂殖体，破坏红细胞，释放裂殖子、疟色素和其他代谢产物，引起人体寒战、高热等症状，即疟疾发作。释放出的裂殖子可再侵入其他正常红细胞，如此反复循环，造

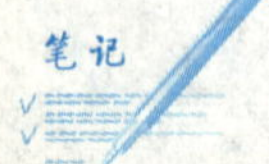

成疟疾症状反复发作。红细胞内的部分裂殖体可发育成雌、雄配子体，当患者再次被按蚊叮咬时可造成疟疾的传播。氯喹、奎宁、青蒿素等药物可杀灭红细胞内期的裂殖体，控制症状或预防性控制发作。伯氨喹可杀灭各型疟原虫的配子体，控制疟疾的传播。

2. 蚊体内的有性生殖阶段　雌性按蚊在刺吸疟原虫感染者的血液时，红细胞内的疟原虫随血液进入蚊体内，雌、雄配子体在蚊体内结合成合子，进一步发育形成子孢子，移行于蚊子唾液腺，成为感染人的直接传染源。乙胺嘧啶能抑制雌、雄配子体在蚊体内发育，阻止疟疾传播。

疟原虫的生活史及抗疟药的作用环节见图43-1。

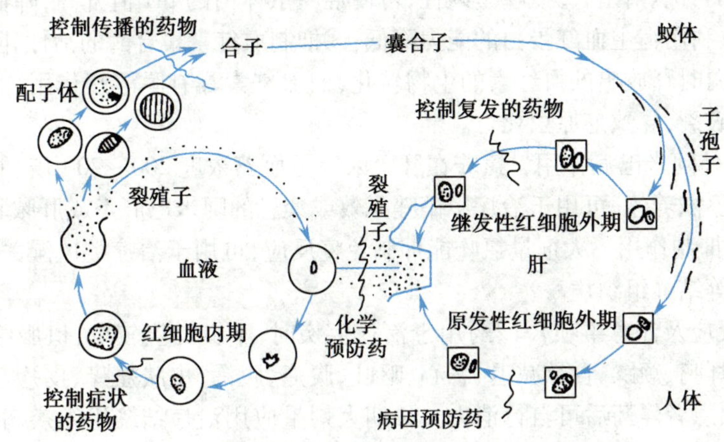


图43-1　疟原虫的生活史及抗疟药的作用环节

## 二、抗疟药的分类

1. 主要用于控制疟疾症状的药物　代表药为氯喹、奎宁、青蒿素等，能杀灭红细胞内期裂殖体，控制症状发作和预防性控制疟疾症状。

2. 主要用于控制疟疾远期复发和传播的药物　代表药为伯氨喹，能杀灭肝细胞中的休眠子和红细胞内的雌、雄配子体，控制疟疾的远期复发并阻止传播。

3. 主要用于病因性预防的药物　代表药为乙胺嘧啶，能抑制原发性红细胞外期疟原虫的发育增殖，发挥病因性预防作用。

## 三、常用的抗疟药

### （一）主要用于控制疟疾症状的药物

#### 氯　喹

氯喹（chloroquine）是人工合成的4-氨基喹啉类衍生物。

【体内过程】口服吸收快速而完全，1～2小时血药浓度达高峰。抗酸药可干扰其吸收。体内分布广泛，肝、肺、脾中浓度较高，红细胞内的浓度比血浆中高约10～20倍，疟原虫侵入的红细胞内氯喹浓度比正常红细胞内的浓度高约25倍。在肝转化为去乙基氯喹，仍有抗疟活性。70%原形和30%代谢产物从尿排出，酸化尿液可促进其

笔记

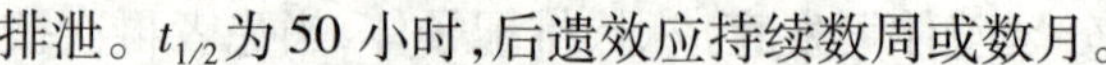

排泄。$t_{1/2}$为50小时,后遗效应持续数周或数月。

【药理作用与临床应用】

1. 抗疟作用　氯喹能迅速、高效地杀灭各型疟原虫的红细胞内期裂殖体,迅速有效地控制疟疾的临床发作,是控制疟疾症状的首选药。通常用药后24～48小时内临床症状消退,48～72小时血中疟原虫消失。药物大量分布于肝、肺等内脏组织,缓慢释放入血,并且代谢和排泄缓慢,故作用持久。用于治疗对氯喹敏感的恶性疟、间日疟及三日疟,并可用于疟疾症状的抑制性预防。

氯喹的抗疟机制尚未完全明确,目前认为可能的机制有:①氯喹可插入疟原虫DNA双螺旋结构中,形成稳固的DNA-氯喹复合物,干扰DNA复制和RNA转录,从而抑制疟原虫的分裂增殖;②氯喹呈碱性,可使疟原虫体内的pH值升高,降低蛋白酶活性,使疟原虫利用宿主血红蛋白的能力降低;③抑制血红素聚合酶的活性,阻碍疟原虫消化血红蛋白时释放出的血红素的生物转化,而血红素具有膜溶解作用,能使疟原虫细胞膜溶解破裂,导致疟原虫死亡。

2. 抗肠外阿米巴病作用　氯喹在肝中浓度是血药浓度200～700倍,能杀灭肝和肺中的阿米巴滋养体,可用于治疗甲硝唑无效或禁忌的阿米巴肝炎或肝脓肿。

3. 免疫抑制作用　大剂量氯喹能抑制免疫反应,可用于治疗类风湿关节炎、系统性红斑狼疮等结缔组织病。

【不良反应及注意事项】该药用于治疗疟疾时,不良反应较少,口服给药可引起头晕、头痛、耳鸣、烦躁、食欲减退、恶心、呕吐、腹痛、腹泻、皮肤瘙痒、皮疹甚至剥脱性皮炎等,多数患者停药后可自行消失。长期大剂量应用治疗结缔组织疾病时,可能会出现眼角膜弥漫性白色颗粒、视网膜病变,故应定期作眼科检查。偶致窦房结抑制,甚至发生阿-斯综合征。还可导致药物性精神病、白细胞减少、脱毛、神经肌肉痛等。妊娠期禁用。

## 奎　宁

奎宁(quinine)是从金鸡纳树皮中提取的一种生物碱。

【药理作用与临床应用】对各种疟原虫的红细胞内期裂殖体均有杀灭作用,能控制临床症状,但疗效不及氯喹,且毒性较大,故一般不作首选药。奎宁还有解热和促进子宫收缩的作用。临床主要用于耐氯喹或耐多种药物的恶性疟,尤其是脑型疟。

【不良反应】不良反应较多且严重,用药剂量过大或用药时间过久时,易出现金鸡纳反应,表现为耳鸣、头痛、恶心、呕吐、腹痛、腹泻、视力和听力减退,甚至出现暂时性耳聋。葡萄糖-6-磷酸脱氢酶缺乏的患者对该药高度敏感,应用很小剂量也能引起急性溶血。静脉给药速度过快可致血压下降和致死性心律失常。

## 青 蒿 素

青蒿素(artemisinin)又名黄花蒿素,我国科学家从菊科植物黄花蒿中提取的倍半萜内酯过氧化物,是一种高效、速效、低毒的新型抗疟药。

【药理作用与临床应用】青蒿素能快速杀灭各种疟原虫红细胞内期裂殖体,48小时内血中疟原虫消失;对红细胞外期疟原虫无作用。易透过血脑屏障,对脑型疟抢救效果好。因有效血药浓度维持时间短,杀灭疟原虫不彻底,复发率较高。加大剂量、延长疗

笔记

程，或与伯氨喹合用，可降低复发率。适用于控制疟疾症状（包括间日疟与耐氯喹恶性疟）、尤其是抢救脑型疟有良效，也可用于治疗系统性红斑狼疮或盘状红斑狼疮。

青蒿素的作用机制尚未完全阐明。主要通过影响疟原虫红内期的超微结构，使其膜系结构发生变化，阻断了疟原虫的营养摄取，使疟原虫损失大量胞质和营养物质而又得不到补充，进而很快死亡。其作用方式是通过药物结构中的过氧化物（双氧）桥，经血红蛋白分解后产生的游离铁所介导，产生不稳定的自由基及（或）其他亲电子的中介物，然后与疟原虫的蛋白质形成共价加合物，使疟原虫死亡。

【不良反应】不良反应少见，主要恶心、呕吐、腹泻等胃肠症状，偶有一过性转氨酶升高及轻度皮疹。妊娠早期妇女慎用。

## 双氢青蒿素

双氢青蒿素（dihydroartemisinin）口服吸收良好，起效迅速。口服后血药浓度达峰时间为1.33小时，血药峰浓度为0.71mg/L。血浆$t_{1/2}$为1.57小时。体内分布广，排泄和代谢迅速。

该药对疟原虫红内期有强大且快速的杀灭作用，能迅速控制临床发作。适用于各种类型疟疾的症状控制，尤其是对耐氯喹恶性疟及凶险型疟疾有较好疗效。不良反应少见，偶见轻度网织红细胞一过性减少。

## 蒿　甲　醚

蒿甲醚（artemether）是青蒿素的脂溶性衍生物，抗疟作用是青蒿素的10～20倍。适用于各型疟疾，但主要用于治疗耐氯喹恶性疟和抢救凶险型恶性疟。不良反应轻微，偶见转氨酶轻度升高、网织红细胞一过性减少。

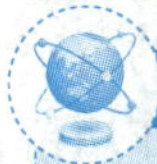

知识链接

### 青蒿素的研究与诺贝尔奖

1967年5月23日，北京举办"全国疟疾防治研究协作会议"，防治疟疾的"523项目"从此拉开了抗疟新药研究的序幕，历经380多次鼠疟筛选试验，1971年10月中药青蒿素筛选成功。1972年从中药青蒿中分离得到抗疟有效单体，命名为青蒿素，对鼠疟、猴疟的原虫抑制率达到100%。1973年经临床研究取得与实验室一致的结果，抗疟新药青蒿素从此诞生。1981年10月由世界卫生组织主办的"青蒿素"国际会议在北京召开，中国《青蒿素的化学研究》引起与会代表极大的兴趣，并认为"这一新的发现更重要的意义是在于将为进一步设计合成新药指出方向"。因此之后合成了疗效更高、复发率明显降低的双氢青蒿素及多种衍生物如蒿甲醚、蒿乙醚、青蒿琥酯等。1986年，青蒿素获得新一类新药证书，双氢青蒿素也获一类新药证书，这些成果分别获得国家发明奖和全国十大科技成就奖。青蒿素类药物挽救了全球特别是发展中国家数百万疟疾患者的生命。2011年9月，青蒿素的研究者——中国女药学家屠呦呦获得美国纽约拉斯克奖。2015年10月5日，获得2015年度诺贝尔生理学或医学奖，成为首位获得诺贝尔科学类奖项的中国女科学家。诺贝尔生理学或医学奖评选委员会主席齐拉特说："中国女科学家屠呦呦从中药中分离出青蒿素应用于疟疾治疗，这表明中国传统的中草药也能给科学家们带来新的启发。"她表示，经过现代技术的提纯和与现代医学相结合，中草药在疾病治疗方面所取得的成就"很了不起"。

笔记

### （二）主要用于控制疟疾远期复发和传播的药物

#### 伯氨喹

伯氨喹(primaquine)是人工合成的8-氨基喹啉类衍生物。

【体内过程】口服吸收快而完全,1～2小时血药浓度达高峰。主要分布于肝脏,其次为肺、脑、心脏。大部分在体内代谢为无活性代谢产物,经肾排泄。因代谢及排泄较快,有效血药浓度维持时间短,故需每日给药。

【药理作用与临床应用】伯氨喹对间日疟原虫和卵形疟原虫的休眠子有较强的杀灭作用,是防治疟疾远期复发的主要药物。与氯喹等红细胞内期的抗疟药合用,可根治间日疟和卵形疟并减少耐药虫株的产生。本药也可杀灭各种疟原虫的配子体,阻止疟疾传播。

【不良反应】该药毒性较大,治疗量即可引起头晕、恶心、呕吐、腹痛等不良反应,停药后可消失。葡萄糖-6-磷酸脱氢酶缺乏的患者应用小剂量即可发生急性溶血性贫血和高铁血红蛋白血症。

### （三）主要用于病因性预防的抗疟药

#### 乙胺嘧啶

乙胺嘧啶(pyrimethamine)是人工合成的抗疟药。口服吸收慢而完全,4～6小时血药浓度达高峰。主要分布于肝、肺、肾、脾,经肾缓慢排泄,少量随乳汁排出,$t_{1/2}$为80～95小时。

【药理作用与临床应用】能抑制疟原虫二氢叶酸还原酶,阻止二氢叶酸转变为四氢叶酸,从而影响疟原虫核酸的合成,抑制疟原虫增殖。主要作用于各种疟原虫原发性红细胞外期子孢子和裂殖体,对红细胞内期疟原虫的抑制作用仅限于未成熟的裂殖体,对已发育成熟的无作用,故控制疟疾症状起效缓慢。常用于病因性预防,其作用持久,服药一次可维持1周以上。该药对配子体无直接作用,但含药血液随配子体被按蚊吸食后,能阻止疟原虫在蚊体内的发育,起到阻断传播的作用。

【不良反应】治疗剂量不良反应少,偶可发生皮疹。长期大剂量服用可能干扰人体叶酸代谢,引起巨细胞性贫血或粒细胞减少,及时停药或应用甲酰四氢叶酸治疗可恢复。过量可致急性中毒,出现恶心、呕吐、发热、发绀、惊厥,甚至死亡。严重肝、肾功能不良者应慎用,孕妇禁用。

## 第二节　抗阿米巴病药与抗滴虫病药

### 一、抗阿米巴病药

阿米巴病是因食入溶组织阿米巴包囊引起的传染病。阿米巴包囊在肠腔内发育成小滋养体,在肠道环境合适时,小滋养体侵入肠壁发育成大滋养体。大滋养体可侵袭黏膜下层组织,使肠壁发生溃疡,引起阿米巴痢疾;大滋养体也可随血流进入肝、肺、脑等组织,引起肝脓肿、脑脓肿、肺脓肿等肠外阿米巴病。当肠道环境改变时,滋养体可转为包囊,随粪便排出体外,成为传染源。常用的抗阿米巴病药主要有甲硝唑和二

笔记

氯尼特。

### 甲 硝 唑

甲硝唑(metronidazole)为人工合成的硝基咪唑类化合物,又称灭滴灵。

【体内过程】口服或直肠给药均吸收迅速而完全,蛋白结合率约5%,广泛分布于各组织和体液,脑脊液、唾液、胎盘、胆汁、乳汁、羊水、精液、尿液、脓液和脑脊液中均可达到有效浓度。在肝代谢,60%～80%经肾排出,约20%的原形药从尿中排出,其余以代谢产物(25%为葡萄糖醛酸结合物,14%为其他代谢结合物)形式由尿排出,10%随粪便排出,14%从皮肤排泄。$t_{1/2}$为8～10小时。

【药理作用与临床应用】

1. 抗阿米巴　对肠内、肠外阿米巴滋养体均有强大杀灭作用,是治疗急性阿米巴痢疾和肠外阿米巴病的首选药。因在肠腔内浓度偏低,对肠内小滋养体及包囊无明显影响,对无症状的包囊携带者无治疗作用。

2. 抗滴虫　甲硝唑口服后可分布于阴道分泌物、精液和尿液中,对阴道毛滴虫有直接杀灭作用,且不影响阴道正常菌群,对男女感染患者均有良效,是治疗阴道毛滴虫感染的首选药。

3. 抗贾第鞭毛虫　对贾第鞭毛虫病的治愈率达90%,是治疗贾第鞭毛虫病最有效的药物。

4. 抗厌氧菌　抑制厌氧菌DNA合成,干扰细菌生长繁殖,最终致细菌死亡。可用于治疗厌氧菌感染引起的败血症、骨髓炎、腹膜炎、盆腔炎、伪膜性肠炎,也可与其他抗菌药合用防治妇科手术、胃肠外科手术时厌氧菌感染。

【不良反应】治疗量不良反应较少,以恶心、呕吐、食欲缺乏、腹部绞痛等胃肠反应最为常见,一般不影响治疗;神经系统症状有头痛、眩晕,偶有感觉异常、肢体麻木、共济失调、多发性神经炎等,大剂量可致抽搐。少数病例出现荨麻疹、潮红、瘙痒、膀胱炎、排尿困难、口中金属味及白细胞减少等,停药后可自行恢复。甲硝唑抑制乙醛脱氢酶,与乙醇合用可引起双硫仑样反应,故用药期间和停用1周内禁止饮用含酒精的饮料。肝、肾功能减退者慎用,孕妇及哺乳期妇女禁用。

### 二 氯 尼 特

二氯尼特(diloxanide)为二氯乙酰胺类衍生物,通常用其糠酸酯。口服吸收迅速,1小时血药浓度达高峰,体内分布广泛。该药是目前最有效的杀包囊药,单用对无症状的包囊携带者有良好疗效,同时可切断传染源,阻止阿米巴病的传播。对于急性阿米巴痢疾,用甲硝唑控制症状后,再用该药可肃清肠腔包囊,防止复发。对肠外阿米巴病无效。不良反应轻,以腹胀最为常见,偶有恶心、呕吐、腹痛、食管炎、腹泻、皮肤瘙痒、荨麻疹、蛋白尿等,停药后消失。孕妇及2岁以下儿童不宜服用。

## 二、抗滴虫病药

抗滴虫病药用于治疗阴道毛滴虫引起的阴道炎、尿道炎和前列腺炎。主要治疗药物是甲硝唑、替硝唑、奥硝唑等硝基咪唑类药物。对于耐甲硝唑的虫株感染,可考虑局部应用乙酰胂胺(acetarsol),该药能直接杀灭滴虫,应用时应夫妇同时治疗,以保证疗效。

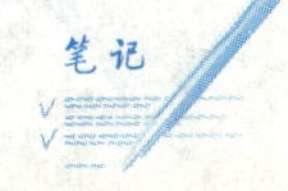

## 第三节　抗血吸虫病药和抗丝虫病药

### 一、抗血吸虫病药

血吸虫病主要是由日本血吸虫、曼氏血吸虫和埃及血吸虫引起的一类严重危害人类健康的寄生虫病，其传染源为感染血吸虫的患者和病畜。

#### 吡　喹　酮

吡喹酮（praziquantel）是吡嗪异喹啉衍生物。

【体内过程】口服吸收迅速而完全，1～2 小时血药浓度达高峰。首关消除比例大，门静脉中药物浓度为血药浓度的 10 倍。分布于多种组织，以肝、肾中含量最高。主要在肝内羟化而失活，70%以羟化物形式经肾排泄，其余主要经胆汁排泄。在健康人 $t_{1/2}$ 为 1～1.5 小时，晚期血吸虫病患者则明显延长。

【药理作用与临床应用】广谱抗血吸虫药和驱绦虫，对各种血吸虫成虫具有快速而强大的杀灭作用，对幼虫作用弱；对其他吸虫如华支睾吸虫、肺吸虫、姜片吸虫等有显著杀灭作用；对各种绦虫（包括牛肉绦虫、猪肉绦虫、裂头绦虫和短膜壳绦虫）及其幼虫有较好作用。用于治疗各种血吸虫病、华支睾吸虫病、肺吸虫病、姜片虫病及绦虫病等。

吡喹酮的作用机制可能是因增加虫体细胞膜对 $Ca^{2+}$ 的通透性，$Ca^{2+}$ 大量内流，导致虫痉挛，失去吸附能力，虫体从肠系膜静脉移至肝脏，在肝内死亡；还可损伤虫体皮层，使其易受宿主免疫攻击而死亡。

【不良反应】常见的有头昏、头痛、恶心、腹痛、腹泻、乏力、四肢酸痛等，一般较轻；因杀灭虫体导致抗原物质释放，可引起过敏反应，如发热、皮疹、嗜酸粒细胞增多、甚至过敏性休克等；少数患者可出现胸闷、心悸、心律失常、一过性转氨酶升高；偶可诱发精神失常或出现消化道出血。

【用药注意】

1. 合并眼囊虫病时，须先手术摘除虫体，而后进行药物治疗。
2. 有明显头昏、嗜睡等神经系统反应者，治疗期间与停药后 24 小时内不宜从事驾驶、机械操作等工作。
3. 在囊虫病驱除带绦虫时，应将隐性脑囊虫病除外，以免发生意外。
4. 严重心、肝、肾患者及有精神病史者慎用，哺乳期妇女服药期间和停药后 72 小时内不宜哺乳。

### 二、抗丝虫病药

丝虫病是丝虫寄生于人体淋巴系统引起的病变，蚊子为传播媒介。我国仅有班氏丝虫及马来丝虫。丝虫病早期主要表现为淋巴管炎和淋巴结炎，晚期出现淋巴管阻塞症状。乙胺嗪是目前治疗丝虫病的首选药。

#### 乙　胺　嗪

乙胺嗪（diethylcarbamazine）的枸橼酸盐又称海群生。

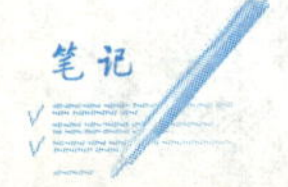

【体内过程】口服吸收迅速而完全,1～2小时血药浓度达高峰,$t_{1/2}$为8小时,分布于人体各组织和体液,大部分在体内氧化失活,原形药及代谢产物主要经肾排泄,4%～5%经粪排泄,碱化尿液则排泄减慢。

【药理作用与临床应用】对马来丝虫和班氏丝虫均具有杀灭作用,对马来丝虫的作用优于班氏丝虫,对微丝蚴的作用强于成虫。用于班氏丝虫、马来丝虫、和罗阿丝虫感染,也用于盘尾丝虫病。乙胺嗪分子中的哌嗪部分可使微丝蚴的肌细胞膜超极化,导致虫体麻痹而脱离寄生部位;也可破坏微丝蚴表膜的完整性,抗原暴露,被宿主防御机制破坏。

【不良反应】不良反应轻微,常见恶心、呕吐、食欲缺乏、头痛、乏力等。微丝蚴和成虫死亡释放出大量异体蛋白,可引起皮疹、淋巴结肿大、畏寒、发热、哮喘、关节肌肉酸痛、心率加快、胃肠功能紊乱等,地塞米松可缓解症状。

## 第四节 抗肠蠕虫病药

常见的肠道蠕虫有线虫、绦虫和吸虫,我国肠蠕虫病以线虫(如蛔虫、蛲虫、钩虫和鞭虫)感染最常见。抗肠蠕虫病药能驱除或杀灭肠道蠕虫,常用的抗肠蠕虫病药作用及特点见表43-1。

表43-1 常用抗肠蠕虫病药的作用及特点

| 药物 | 蛔虫 | 蛲虫 | 钩虫 | 鞭虫 | 牛绦虫 | 猪绦虫 | 机制 | 特点 |
|---|---|---|---|---|---|---|---|---|
| 哌嗪(piperazine) | +++ | ++ | | | | | 阻断虫体神经肌肉接头传导功能 | 驱虫谱窄 |
| 左旋咪唑(levamisole) | +++ | + | ++ | | | | 抑制虫体线粒体能量代谢,导致虫体麻痹 | 有免疫调节作用 |
| 噻嘧啶(pyrantel) | +++ | +++ | ++ | ++ | | | 使虫体神经肌肉除极化,导致痉挛和麻痹 | 溃疡病、心脏病及孕妇禁用 |
| 甲苯咪唑(mebendazole) | +++ | +++ | ++ | +++ | ++ | ++ | 抑制虫体对糖的摄取利用,使其发育受阻 | 高效、广谱、低毒 |
| 阿苯达唑(albendazole) | +++ | +++ | ++ | +++ | ++ | ++ | 作用机制同甲苯咪唑 | 可致颅内压升高 |
| 扑蛲灵(pyrvinium) | | +++ | + | + | | | 抑制需氧呼吸 | 粪便红染 |
| 吡喹酮(praziquantel) | | | | | | +++ | 增加了虫体细胞膜对$Ca^{2+}$的通透性 | |
| 氯硝柳胺(niclosamide) | | | | | ++ | ++ | 抑制线粒体的氧化磷酸化反应 | 要合用止吐药以防虫卵逆流入胃 |

笔记

## 学习小结

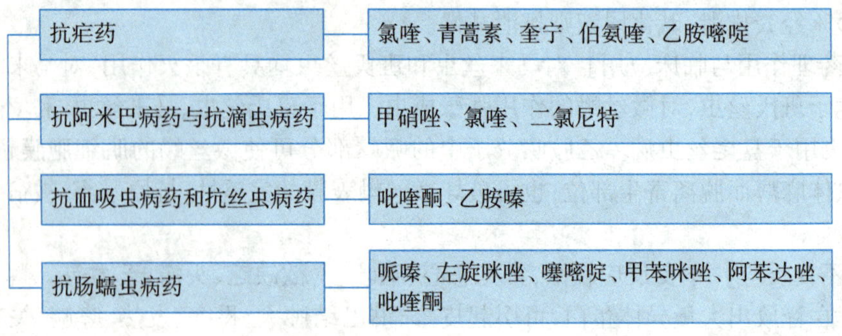


（王垣芳）

### 复习思考题

1. 简述各类抗疟药的分类及作用环节。
2. 简述甲硝唑的药理作用与临床应用。

# 第四十四章

# 抗恶性肿瘤药

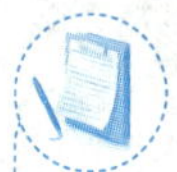

**学习目的**

通过学习抗恶性肿瘤药的分类、作用机制、适应证及不良反应，指导临床合理用药。

**学习要点**

各类抗恶性肿瘤药的作用机制、适应证及主要不良反应。

肿瘤是一种严重危害人类生命健康的疑难病和多发病。世界卫生组织的最新统计报告表明：肿瘤是导致人类死亡的最主要原因之一，其中2012年全球约820万患者死于肿瘤。

肿瘤分为良性肿瘤和恶性肿瘤，后者又称为癌症。肿瘤的基本特征是失去机体控制的异常增殖。恶性肿瘤还具有细胞去分化、丧失功能、浸润、转移等特点。治疗肿瘤的方法主要有药物治疗、手术治疗和放射治疗等三种。传统的药物治疗又称为化学治疗，简称化疗。它是运用一些细胞毒类药物干扰肿瘤细胞周期，从而抑制肿瘤增殖，达到治疗肿瘤的效果。随着现代生物医药的飞速发展，很多非细胞毒类药物也逐渐用于抗恶性肿瘤，并取得了良好的临床疗效。

## 第一节 抗恶性肿瘤药的药理学基础

### 一、细胞增殖和细胞周期

#### （一）细胞增殖

细胞增殖（cell proliferation）即细胞通过生长分裂的方式使细胞数量增多，同时母细胞将复制的遗传物质平均地分配到两个子细胞。细胞增殖是生物体的重要生命特征，是生物体生长、发育、繁殖和遗传的基础。

#### （二）细胞周期

细胞周期（cell cycle）是指真核细胞从一次有丝分裂结束后，经过物质积累，母细胞将复制的遗传物质平均地分配到两个子细胞，完成下一次有丝分裂的循环过程。根据母细胞内DNA含量的变化，可以将细胞周期分为4个时相：$G_1$期（DNA合成前期）、S期（DNA合成期）和$G_2$期（DNA合成后期）、M期（有丝分裂期）（图44-1）。肿瘤细胞常有异常的分裂周期。

笔记

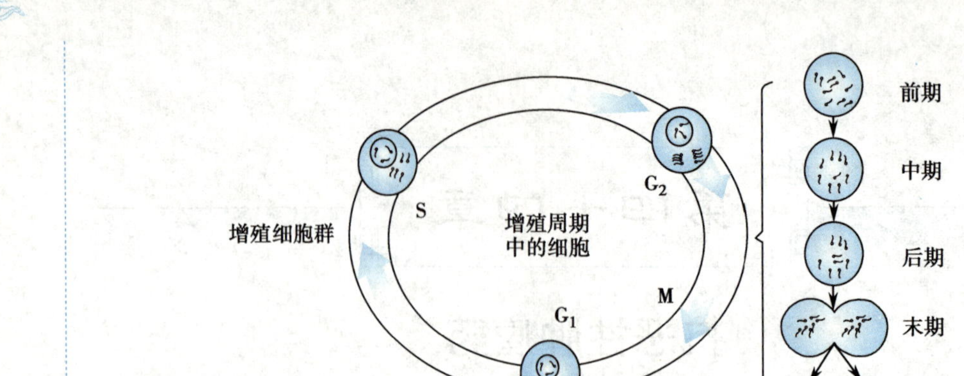


图 44-1　细胞的增殖周期示意图

### （三）增殖细胞群

根据细胞的增殖能力和状态，将细胞分为增殖细胞群和非增殖细胞群。增殖细胞群是指处于按指数分裂增殖的细胞。这部分细胞在全部肿瘤细胞群中的比例称为生长比率（growth fraction，GF），它是衡量肿瘤增长的重要指标。增长迅速的肿瘤，GF 较大（接近 1），对药物较敏感，疗效较好，如急性白血病、绒毛膜上皮癌等。增长缓慢的肿瘤，GF 较小（约 0.01 ~ 0.5），对药物不敏感，疗效较差，如慢性白血病和多数实体瘤。一般早期肿瘤的 GF 大，晚期肿瘤的 GF 小，药物对早期肿瘤疗效较好，对晚期肿瘤疗效较差，因此建议肿瘤患者早发现、早治疗。

### （四）非增殖细胞群

非增殖细胞群包括 $G_0$ 期（静止期）细胞和无增殖能力细胞。静止期细胞是暂时处于未增殖状态的后备细胞，当增殖细胞自然死亡或被药物杀灭后，$G_0$ 期细胞即开始增殖补充。$G_0$ 期细胞虽然数量很少，但是肿瘤复发的根源，并且对药物不敏感，是治愈肿瘤的难点。无增殖能力细胞多是一些濒于衰老的细胞。

### （五）细胞周期特异性药物

根据药物对细胞周期特定时相有无影响，将抗恶性肿瘤药分为细胞周期特异性药物（cell cycle specific agents，CCSA）和细胞周期非特异性药物两类。细胞周期特异性药物是指对细胞某一特定时相敏感，而对静止期细胞不敏感的药物。如主要作用于 S 期的抗代谢药，主要作用于 M 期的长春碱类。此类药物的抗肿瘤作用一般较弱，疗效具有时间依赖性，需应用一段时间才发挥杀伤作用。同时，药物达到一定剂量后，再增加剂量，作用不会增强。

### （六）细胞周期非特异性药物

细胞周期非特异性药物（cell cycle nonspecific agents，CCNSA）即能够杀伤细胞周期各时相（甚至包括 $G_0$ 期）的药物，如烷化剂、铂类配合物、细胞毒性抗生素。此类药物作用较强，能够迅速杀伤肿瘤细胞，并且具有剂量依赖性。在患者耐受的药物毒性限度内，随着剂量增加，疗效成倍增强。

## 二、抗恶性肿瘤药的分类

抗恶性肿瘤药的种类繁多，分类方法各异。目前，更倾向于将抗恶性肿瘤药分为

笔记

两类：细胞毒类抗肿瘤药、非细胞毒类抗肿瘤药。

### （一）细胞毒类抗恶性肿瘤药

细胞毒类抗恶性肿瘤药即传统的化疗药物，它是通过抑制肿瘤细胞的 DNA 复制和有丝分裂，干扰肿瘤细胞周期，从而抑制肿瘤增殖或诱导肿瘤细胞凋亡，达到治疗肿瘤的效果。

根据这类药物的化学结构和来源，可以将细胞毒类抗肿瘤药分为以下 5 类：

1. 烷化剂　又称烷基化剂，它是一类能将烷基转移到其他分子上的性质很活泼的化合物。其所含有的烷基能使肿瘤细胞 DNA 的亲核基团发生烷化，使 DNA 形成交叉联结，破坏 DNA 的结构与功能，导致细胞分裂增殖停止或死亡。属于细胞周期非特异性药物，但可使细胞阻滞于 G2 期，进而导致细胞凋亡。如氮芥类（氮芥、环磷酰胺）、乙烯亚胺类（噻替派）、白消安、亚硝脲类（卡莫司汀）等。

2. 铂类配合物　该类药物作用机制与烷化剂相似，能与 DNA 的碱基形成交叉联结，导致 DNA 变性，破坏 DNA 结构和功能。属细胞周期非特异性抗肿瘤药，如顺铂、卡铂等。

3. 抗代谢药　即干扰核酸生物合成的药物，他们的化学结构和核酸代谢的必需物质相似，可以通过特异性干扰核酸的代谢而阻止细胞的分裂和增殖。该类药物属细胞周期特异性药物，如甲氨蝶呤、5-氟尿嘧啶、6-巯基嘌呤、阿糖胞苷、羟基脲等。

4. 细胞毒性抗生素　该类药物可以嵌入 DNA，引起 DNA 链断裂，从而改变 DNA 模板性质，抑制 DNA 复制和 RNA 转录。属周期非特异性药物，但对 S 期细胞有更强的杀灭作用。如蒽环类抗生素（柔红霉素、阿霉素）、博来霉素、丝裂霉素、放线菌素 D 等。

5. 植物药　该类药物多是从植物中分离、提取的有效成分。多属于细胞周期特异性药物。如抑制细胞蛋白质合成与功能的长春碱类、紫杉醇类、三尖杉生物碱类，干扰 DNA 结构和功能的鬼臼毒素类。

### （二）非细胞毒类抗恶性肿瘤药

1. 调节激素平衡的药物　该类药通过调节体内激素水平，纠正体内激素失调状态，以抑制激素依赖性肿瘤的生长。如雌激素类和雄激素类以及两者的拮抗剂、糖皮质激素类等。

2. 分子靶向药物　该类药物主要针对肿瘤发病机制中的关键靶点进行干预，以达到治疗肿瘤的目的。

（1）单克隆抗体：作用于细胞膜分化相关抗原的单克隆抗体（利妥昔单抗、阿仑珠单抗、替伊莫单抗、托西莫单抗），作用于表皮生长因子受体的单克隆抗体（曲妥珠单抗），作用于血管内皮生长因子的单克隆抗体（贝伐珠单抗）。

（2）小分子化合物：抑制酪氨酸激酶的伊马替尼、吉非替尼，抑制血管内皮生长因子和血小板衍生生长因子的索拉非尼，抑制血管内皮生长因子和酪氨酸激酶的舒尼替尼。

（3）其他：抑制肿瘤血管内皮增生的重组人血管内皮抑制素，通过诱导早幼粒细胞分化成熟而治疗急性早幼粒细胞性白血病的维 A 酸。

## 三、细胞毒类抗恶性肿瘤药的作用机制

细胞毒类抗肿瘤药的作用机制主要有 4 个方面：

### （一）干扰核酸生物合成

干扰核酸生物合成的药物又称抗代谢药物。核酸的基本结构单位是核苷酸，其合

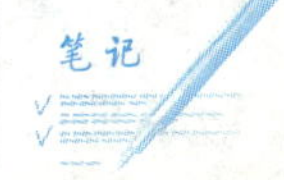

成代谢需要嘌呤、嘧啶以及叶酸等前体物质的参与。本类药物的化学结构与核酸代谢的必需物质(叶酸、嘌呤、嘧啶)相似,能够以伪代谢物的形式,竞争性抑制核酸代谢酶的活性,特异性干扰核酸代谢,从而抑制肿瘤细胞的分裂和增殖。本类药物主要作用于S期细胞,属于细胞周期特异性药物。根据本类药物所干扰的生化步骤或抑制的靶酶,可将此机制分为5方面:

1. 抑制二氢叶酸还原酶 甲氨蝶呤抑制二氢叶酸还原酶,使二氢叶酸($FH_2$)不能转变为四氢叶酸($FH_4$),致使脱氧胸苷酸(dTMP)合成受阻,DNA合成障碍。

2. 抑制胸苷酸合成酶 氟尿嘧啶(5-FU)阻止脱氧尿苷酸(dUMP)甲基化转变为脱氧胸苷酸(dTMP),从而抑制DNA合成。

3. 抑制嘌呤核苷酸互变 6-巯基嘌呤(6-MP)抑制肌苷酸转变为腺苷酸和鸟苷酸,干扰嘌呤代谢,阻碍核酸合成。

4. 抑制DNA多聚酶 阿糖胞苷抑制DNA多聚酶活性,从而抑制肿瘤细胞DNA复制。

5. 抑制核苷酸还原酶 羟基脲抑制核苷酸还原酶,从而阻止胞苷酸(CMP)转变为脱氧胞苷酸(dCMP),抑制DNA合成。

### (二)破坏DNA结构和功能

1. 烷化反应 氮芥类(氮芥、环磷酰胺)、乙烯亚胺类(噻替派)、白消安、亚硝脲类(卡莫司汀)等所含有的烷基与DNA的亲核基团起烷化反应,形成DNA交叉联结或引起脱嘌呤,使DNA链断裂,DNA复制时碱基配对错码,造成DNA结构和功能的损害,导致肿瘤细胞死亡。

2. 金属化合反应 顺铂、卡铂等进入体内后,先将所含有的氯解离,然后与DNA的碱基形成交叉联结,导致DNA变性,破坏DNA结构和功能。

3. 通过嵌入DNA干扰核酸合成 博来霉素、丝裂霉素等可以嵌入DNA碱基对之间,使DNA链断裂,从而改变DNA模板性质,抑制DNA复制和RNA转录。

4. 抑制DNA拓扑异构酶 喜树碱类能够抑制DNA拓扑异构酶Ⅰ(TOPO-Ⅰ),从而抑制DNA复制和RNA转录。

### (三)干扰转录过程和阻止RNA合成

蒽环类抗生素(柔红霉素、阿霉素)、放线菌素D等嵌入DNA碱基对之间,干扰转录过程,阻止mRNA合成,属于DNA嵌入剂。

### (四)抑制蛋白质合成与功能

1. 抑制微管蛋白活性 长春碱类、紫杉醇类能够抑制微管蛋白活性,干扰纺锤体的功能,使细胞有丝分裂停止。

2. 干扰核蛋白体功能 三尖杉生物碱类能够抑制蛋白合成的起始阶段,并导致核蛋白体分解,释放出新生肽链。

3. 抑制氨基酸供应 L-门冬酰胺酶可以水解人血清中的L-门冬酰胺,使得肿瘤细胞缺乏L-门冬酰胺的供应,从而抑制肿瘤细胞蛋白质合成。而正常细胞可以自身合成门冬酰胺,故受此影响较小。

## 四、非细胞毒类抗恶性肿瘤药的作用机制

### (一)调节体内激素平衡

该类药通过调节体内激素水平,纠正体内激素失调状态,以抑制激素依赖性肿瘤

笔记

的生长。

1. 抑制激素转化　氨鲁米特能特异性结合、抑制芳香化酶，使后者不能将雄激素转化为雌激素，从而抑制乳腺癌的生长。

2. 直接作用或反馈作用　雌激素、雄激素、糖皮质激素等激素类可抑制某些肿瘤的生长。

### （二）分子靶向治疗

分子靶向药物主要针对肿瘤发病机制中的关键靶点进行干预，以达到治疗肿瘤的目的。

1. 通过单克隆抗体结合肿瘤相关抗原　利妥昔单抗、替伊莫单抗、托西莫单抗、阿仑珠单抗可以结合肿瘤细胞膜分化相关抗原 CD20、CD52 等，曲妥珠单抗结合表皮生长因子受体，贝伐珠单抗结合血管内皮生长因子，从而抑制肿瘤细胞增殖、诱导肿瘤细胞凋亡。

2. 小分子化合物抑制细胞酪氨酸激酶活性　伊马替尼、吉非替尼、舒尼替尼等抑制肿瘤细胞酪氨酸激酶活性，从而阻断肿瘤相关信号通路，抑制肿瘤生长。

3. 其他　重组人血管内皮抑制素可以通过多种通路抑制肿瘤血管生成。维 A 酸通过诱导早幼粒细胞分化成熟而治疗急性早幼粒细胞性白血病。

## 五、肿瘤的耐药性及其机制

肿瘤细胞对抗肿瘤药物产生耐药性是治疗肿瘤的一大难点。根据耐药性的产生来源，把耐药性分为天然耐药性（natural resistance）和获得性耐药性（acquired resistance）。天然耐药性是细胞由遗传获得的天生具有的耐药性。$G_0$ 期细胞对抗肿瘤药物具有天然耐药性。获得性耐药性是指细胞刚开始对药物敏感，但经过一段时间治疗后，细胞对药物产生抗药性。肿瘤细胞的获得性耐药性经常是多药耐药性（multidrug resistance，MDR），即肿瘤细胞接触某抗肿瘤药物后，对其他多种结构不同、作用机制各异的抗肿瘤药物都产生耐药性。多药耐药性具有以下特点：①一般是亲脂性药物；②药物分子量在 300～900kD 之间；③药物经被动扩散进入细胞；④药物在耐药细胞中的浓度低于其在敏感细胞中的浓度，且不足以对耐药细胞产生细胞毒作用；⑤耐药细胞膜上多存在一种 ATP 介导的外排药物的跨膜糖蛋白，即 P-糖蛋白。

肿瘤的耐药机制非常复杂，不同药物具有不同的耐药机制，单一药物也可能具有多种耐药机制。肿瘤多药耐药性的机制主要有以下几个方面：①药物转运或摄取障碍；②药物活化障碍；③药物靶酶结构和功能改变；④药物在细胞内的代谢途径发生变化；⑤细胞内分解药物的酶增多；⑥细胞自我修复机制增多；⑦细胞外排药物的膜糖蛋白（如 P-糖蛋白）增多；⑧DNA 链间和链内的交叉联结减少。

目前研究较多的是多药耐药基因（mdr-1）及其编码的 P-糖蛋白（P-glycoprotein，P-gp）。P-糖蛋白是一种 ATP 介导的外排药物的跨膜糖蛋白，抑制 P-糖蛋白功能的维拉帕米、环孢素（cyclosporine）可以有效抑制肿瘤多药耐药性，提高细胞对药物的敏感性。

另外，肿瘤细胞在增殖过程中具有较固定的突变率，每次突变都会产生耐药瘤株。因此，分裂次数越多的肿瘤（肿瘤也越大），耐药瘤株出现的几率也越大。

笔记

## 第二节 常用抗恶性肿瘤药

### 甲氨蝶呤

甲氨蝶呤(methotrexate,MTX)的化学结构和叶酸相似,对二氢叶酸还原酶(dihydrofolate reductase,DHFR)具有强大而持久的竞争性抑制作用,可使二氢叶酸($FH_2$)不能转化为四氢叶酸($FH_4$),从而导致5,10-甲酰四氢叶酸产量不足,脱氧胸苷酸(dTMP)合成受阻,DNA合成障碍。本药还能抑制嘌呤核苷酸的合成。

本药用于治疗儿童急性白血病和绒毛膜上皮癌。鞘内注射本药可用于中枢神经系统白血病的预防和缓解症状。

本药的不良反应以骨髓抑制最为突出,可致白细胞和血小板减少。肌内注射甲酰四氢叶酸钙可减少其骨髓毒性。其他不良反应有口腔炎、胃炎、腹泻、便血。长期大剂量用药可致肝、肾损害。妊娠早期应用可致畸胎、死胎。

### 氟尿嘧啶

氟尿嘧啶(fluorouracil,5-FU)是尿嘧啶5位上的氢被氟取代后形成的衍生物。5-FU在细胞内转变为5-氟尿嘧啶脱氧核苷酸(5F-dUMP)而抑制脱氧胸苷酸合成酶,阻止脱氧尿苷酸(dUMP)甲基化转变为脱氧胸苷酸(dTMP),从而抑制DNA合成。此外,5-FU在体内可转化为5-氟尿嘧啶核苷,以伪代谢物形式掺入RNA中,从而干扰肿瘤细胞蛋白质合成。

5-FU口服吸收不规则,需静脉给药。5-FU对消化系统癌(食道癌、胃癌、肠癌、胰腺癌、肝癌)和乳腺癌疗效较好。5-FU对宫颈癌、卵巢癌、绒毛膜上皮癌、膀胱癌、头颈部肿瘤也有效。5-FU对骨髓和消化道毒性较大,若见出血性腹泻,应立即停药。5-FU也可引起脱发、皮肤色素沉着,偶见肝、肾损害。

### 巯嘌呤

巯嘌呤(mercaptopurine,6-MP)是腺嘌呤6位上的$-NH_2$被-SH取代后形成的衍生物。6-MP在体内转化为硫代肌苷酸(TIMP),后者再阻止肌苷酸转化为腺苷酸和鸟苷酸,干扰核酸合成,对S期细胞作用最显著,对$G_1$期有延缓作用。肿瘤细胞对6-MP可产生耐药性,因为在耐药细胞中6-MP不易转化为硫代肌苷酸或者产生后迅速降解。6-MP起效慢,主要用于急性淋巴细胞性白血病,大剂量对绒毛膜上皮癌也有效。6-MP不良反应主要有骨髓抑制,消化道黏膜刺激,肝功能损害。

### 环磷酰胺

环磷酰胺(cyclophosphamide,CTX)是氮芥类衍生物。CTX在体外无活性,进入机体内后在肝脏转化为醛磷酰胺,再在肿瘤细胞内分解出磷酰胺氮芥,从而使DNA烷化形成交叉联结,破坏DNA的结构与功能,导致细胞分裂增殖停止或死亡。CTX抗瘤谱广,为目前广泛应用的烷化剂。CTX对恶性淋巴瘤疗效显著,对骨髓瘤、急性淋巴细胞性白血病、肺癌、乳腺癌、卵巢癌、神经母细胞瘤、睾丸瘤等均有一定疗效。常见的不良反应有骨髓抑制、消化道反应、脱发等,大剂量可致出血性膀胱炎。

笔记

## 顺　　铂

顺铂(cisplatin,DDP,顺氯胺铂)是二价铂同一个氯原子和两个氨基结合形成的金属配合物。DDP进入体内后,先解离出氯原子,然后与DNA链的碱基形成交叉联结,破坏DNA的结构和功能。DDP属于细胞周期非特异性药物。DDP抗瘤谱广,对非精原细胞性睾丸瘤疗效最好。对多种实体肿瘤有效,如肺癌、头颈部癌、乳腺癌、卵巢癌、睾丸癌、骨肉瘤等,是联合化疗中最常见的药物之一。不良反应有消化道反应、骨髓抑制、周围神经炎、耳毒性,大剂量或连续用药可致严重而持久的肾毒性。

## 丝裂霉素

丝裂霉素(mitomycin C,MMC,自力霉素)具有烷化作用,能与DNA双链交叉联结,抑制DNA复制,也能使部分DNA链断裂。本药属于细胞周期非特异性药物。抗瘤谱广,用于胃癌、肺癌、乳腺癌、恶性淋巴瘤、慢性粒细胞性白血病。不良反应主要是产生明显而持久的骨髓抑制,其次为消化道反应,偶尔有心、肝、肾毒性和间质性肺炎发生。注射用药局部刺激性大。

## 放线菌素D

放线菌素D(dactinomycin)是多肽类抗生素。它能嵌入到DNA中相邻的鸟嘌呤和胞嘧啶(G-C)碱基之间,与DNA结合成复合体,阻碍RNA多聚酶的功能,阻止RNA(尤其是mRNA)合成。本药属于细胞周期非特异性药物,但对$G_1$期作用最强,可阻止$G_1$期向S期转变。抗瘤谱较窄,对恶性葡萄胎、绒毛膜上皮癌、霍奇金病、恶性淋巴瘤、肾母细胞瘤、骨骼肌肉瘤、神经母细胞瘤疗效较好。与放疗联用,可提高肿瘤对放射线的敏感性。不良反应主要有恶心、呕吐等消化道症状,口腔炎,血细胞减少等骨髓抑制。少数患者可见脱发、皮炎、畸胎。

## 紫　杉　醇

紫杉醇(paclitaxel)是从短叶紫杉或我国红豆杉树皮中提取的有效成分。本药能促进肿瘤细胞的微管聚合,并抑制微管解聚,导致纺锤体失去正常功能,从而终止细胞有丝分裂。本药抗肿瘤机制独特,并对耐药细胞也有效。对卵巢癌、乳腺癌疗效较好,对肺癌、食管癌、大肠癌、黑色素瘤、头颈部肿瘤、淋巴瘤、脑瘤也有效。本药不良反应主要有骨髓抑制、神经毒性、心脏毒性、过敏反应。

## 氨鲁米特

氨鲁米特(aminoglutethimide,氨基导眠能,氨格鲁米特,氨苯哌酮)是镇静催眠药格鲁米特的衍生物,能特异性抑制使雄激素转化为雌激素的芳香化酶活性。绝经期女性的雌激素主要来源于雄激素,本药可抑制雌激素的生成。本药还可以诱导肝脏混合功能氧化酶系活性,促进雌激素体内代谢失活,从而减少雌激素对乳腺癌的促进作用。用于治疗绝经后的晚期乳腺癌。

## 利妥昔单抗

利妥昔单抗(rituximab,美罗华)是抗CD20的人鼠嵌合型单克隆抗体。前B和成

笔记

熟B淋巴细胞表面存在CD20抗原，但是造血干细胞、正常血细胞和其他正常组织中不表达CD20。本药可以与CD20抗原特异性结合，导致B细胞溶解，抑制B细胞增殖，并诱导成熟B细胞凋亡。现用于治疗非霍奇金淋巴瘤。不良反应主要是与输液相关的不良反应，如发热、畏寒、寒战等。

### 曲妥珠单抗

曲妥珠单抗（trastuzumab，赫赛汀）是重组人单克隆抗体，可与表皮生长因子受体HER-2的细胞外结构域结合，阻断HER-2介导的PI3K和MAPK信号通路，抑制过度表达HER-2的肿瘤细胞增殖。临床单用或联用紫杉醇治疗高表达HER-2的转移性乳腺癌。不良反应主要有头痛、恶心、腹泻、寒战。

### 伊马替尼

伊马替尼（imatinib，格列卫）是酪氨酸蛋白激酶Bcr-Abl抑制剂。慢性粒细胞性白血病（CML）患者表达有Bcr-Abl融合基因，其蛋白产物是持续激活的Bcr-Abl酪氨酸蛋白激酶，后者可引起细胞异常增殖。本药可与Abl酪氨酸激酶的ATP位点结合，抑制激酶活性，阻止Bcr-Abl阳性细胞的增殖，并诱导其凋亡。临床多用于治疗CML。不良反应有头痛、乏力、恶心、肌肉骨骼疼痛、液体潴留，严重不良反应有肝损伤、血液系统毒性。

### 维A酸

维A酸（tretinoin，维甲酸）包括全反式维A酸（ATRA）、13-顺式维A酸（13-CRA）和9-顺式维A酸（9-CRA）。其中，ATRA可以改变和降解在急性早幼粒细胞性白血病（APL）发病中起关键作用的PML-RARα融合蛋白的维A酸受体（RARα）结构域，激活髓系细胞的分化基因，诱导不成熟的早幼细胞分化为成熟血细胞，继而凋亡。临床上用ARTA治疗APL有一定的疗效。

其他常用的抗恶性肿瘤药的作用、临床应用和不良反应见表44-1、表44-2。

表44-1　其他细胞毒类抗恶性肿瘤药

| | 药　物 | 药理作用 | 临床应用 | 不良反应 |
|---|---|---|---|---|
| 干扰核酸生物合成的药物 | 阿糖胞苷（cytarabine） | 抑制DNA多聚酶，影响DNA合成 | 急性粒细胞性白血病，单核细胞性白血病，恶性淋巴瘤 | 骨髓抑制；消化道反应；肝损害 |
| | 羟基脲（hydroxycarbamide，HU） | 抑制核苷酸还原酶，抑制DNA合成，选择性作用于S期细胞。阻滞肿瘤细胞于$G_1$期，便于同步化治疗 | 对慢性粒细胞性白血病有显著疗效，短期缓解黑色素瘤 | 骨髓抑制；轻度消化道症状；畸胎 |
| 破坏DNA结构和功能的药物 | 白消安（busulfan，马利兰） | 有烷化作用 | 对慢性粒细胞性白血病疗效显著 | 消化道反应；骨髓抑制；久用可致闭经或睾丸萎缩 |
| | 博来霉素（bleomycin，BLM） | 使DNA单链和双链断裂，阻止DNA复制 | 鳞状上皮癌（口腔、头颈部、食管、阴茎、宫颈等） | 发热；脱发；最严重的是间质性肺炎及肺纤维化 |

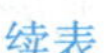

续表

| | 药　物 | 药理作用 | 临床应用 | 不良反应 |
|---|---|---|---|---|
| 干扰转录过程和阻止RNA合成的药物 | 多柔比星（doxorubicin，ADM，阿霉素） | 作用同柔红霉素。对S期细胞作用强 | 用于急性及慢性白血病、恶性淋巴瘤及实体瘤如乳癌、肺癌、骨肉瘤、肝癌 | 骨髓抑制发生率高，心脏毒性，消化道反应 |
| 干扰蛋白质合成与功能的药物 | 长春新碱（vincristine，VCR） | 与微管蛋白结合，使纺锤丝不能形成，细胞有丝分裂停止于中期 | 对儿童急性淋巴细胞性白血病疗效较好，起效快 | 对外周神经毒性较大 |
| | 高三尖杉酯碱（homoharringtonine） | 抑制蛋白质合成的起始阶段，使核糖体分解，抑制有丝分裂 | 对急性粒细胞性白血病疗效好，对急性单核细胞性白血病也有效 | 骨髓抑制；消化道反应；脱发 |

表 44-2　其他非细胞毒类抗恶性肿瘤药

| | 药　物 | 药理作用 | 临床应用 | 不良反应 |
|---|---|---|---|---|
| 调节激素平衡的药物 | 己烯雌酚（diethylstilbestrol） | 雌激素类药物，抑制脑垂体促间质细胞激素分泌，从而减少雄激素分泌，也可直接对抗雄激素的促前列腺癌作用 | 前列腺癌，绝经期乳腺癌 | |
| | 丙酸睾酮（testosterone propionate） | 雄激素类药物，抑制脑垂体前叶分泌促卵泡激素，使卵巢分泌的雌激素减少，并对抗雌激素作用 | 晚期乳腺癌，尤其骨转移者 | |
| | 甲羟孕酮（medroxyprogesterone） | 抑制雌激素分泌，增加体内雄激素降解，抑制雌二醇和雌激素受体结合 | 乳腺癌、子宫内膜癌、肾上腺癌 | |
| | 糖皮质激素，如泼尼松（prednisone）、泼尼松龙（prednisolone） | 抑制淋巴组织，诱导淋巴细胞溶解 | 急性淋巴细胞性白血病及恶性淋巴瘤，见效快但短暂，易产生耐药性。慢性淋巴细胞性白血病，联用它药治疗霍奇金病、非霍奇金淋巴瘤 | 参见激素类药物 |
| 单克隆抗体的分子靶向药物 | 贝伐珠单抗（bevacizumab） | 可结合人血管内皮生长因子（VEGF），阻碍VEGF与肿瘤血管内皮细胞上的受体结合，从而抑制肿瘤血管生成 | 转移性结直肠癌、晚期非小细胞肺癌、转移性肾癌、恶性胶质瘤 | 高血压、心肌梗死、脑梗死、蛋白尿、胃肠刺激、延缓伤口愈合等 |

笔记

续表

| 药　物 | | 药理作用 | 临床应用 | 不良反应 |
|---|---|---|---|---|
| 小分子化合物的分子靶向药物 | 索拉非尼(sorafenib) | 是血管内皮生长因子受体(VEGFR)阻断剂,也可抑制血小板衍生生长因子受体(PDGFR)、Raf、Flt3 和 c-Kit 介导的信号转导。通过阻断 Raf-MEK-ERK 信号转导通路直接抑制肿瘤生长,也可通过阻断 VEGFR 和 PDGFR 途径抑制肿瘤血管生成,间接抑制肿瘤生长 | 治疗肝肾肿瘤 | 乏力、恶心、腹痛、腹泻、皮疹、脱发、体重减少等 |

# 第三节　抗恶性肿瘤药的应用原则和毒性反应

## 一、抗恶性肿瘤药应用原则

恶性肿瘤的药物治疗效果受到肿瘤、宿主、药物等三个方面的交互影响。抗肿瘤常需联合用药,合理地应用抗肿瘤药物不但可以增加临床疗效,而且可以减少药物不良反应和耐药性产生。应用抗恶性肿瘤药物时,需要注意以下几个原则:

### (一)细胞增殖动力学

1. 招募(recruitment)作用　即序贯应用细胞周期非特异性药物和细胞周期特异性药物,可招募更多的 $G_0$ 期细胞进入增殖周期,以便杀灭。具体策略为:①对增长缓慢(GF 不高)的实体瘤,可先用细胞周期非特异性药物杀灭增殖期和部分 $G_0$ 期细胞,使瘤体缩小而招募 $G_0$ 期细胞进入增殖周期,接着用细胞周期特异性药物杀灭。②对增长快(GF 较高)的肿瘤(如急性白血病等),可先用细胞周期特异性药物(作用于 S 期或 M 期药物)杀灭大量处于增殖周期的肿瘤细胞,而后再用细胞周期非特异性药物杀伤其他各时相的细胞,待 $G_0$ 期细胞进入增殖周期时,再重复上述疗法。

2. 同步化(synchronization)作用　即先用细胞周期特异性药物(如羟基脲)阻滞肿瘤细胞于某时相(如 $G_1$ 期),待药物作用消失后,肿瘤细胞即同步进入下一时相,再用作用于后一时相的药物。

### (二)药物抗肿瘤机制

针对肿瘤的发病机制,联用多个作用于不同病理环节的药物,可提高抗肿瘤疗效。如联合应用甲氨蝶呤和巯嘌呤,可同时作用于一个线性代谢过程中的前后两个不同靶点,起到序贯抑制作用。

### (三)降低药物毒性

1. 减少毒性的重叠　大多数抗肿瘤药物具有抑制骨髓等不良反应,而泼尼松和博来霉素等无明显骨髓抑制作用,若联用其他药物,可提高疗效并减少对骨髓的毒性。

2. 降低药物的毒性　如用巯乙磺酸钠可预防环磷酰胺引起的出血性膀胱炎;用

笔记

四氢叶酸钙可减轻甲氨蝶呤对骨髓的毒性。

### （四）药物抗瘤谱

胃肠道癌选用氟尿嘧啶、环磷酰胺、丝裂霉素、羟基脲等，鳞癌宜用博来霉素、甲氨蝶呤等，肉瘤选用环磷酰胺、顺铂、多柔比星等，骨肉瘤用多柔比星。脑瘤首选亚硝脲类，亦可用羟基脲等。

### （五）药物剂量

抗肿瘤药物杀灭肿瘤细胞的作用遵循一级动力学原则，一定剂量的药物只能杀灭一定数量的肿瘤细胞。无限制的增加药物剂量只会导致更大的不良反应，如严重的免疫功能抑制。因此，选用合适的剂量并间歇给药，可以保护患者的免疫功能，更利于肿瘤的治疗。

### （六）小剂量长期化疗

区别于传统的最大耐受剂量化疗，小剂量长期化疗即节拍式化疗，通过抑制肿瘤新生血管内皮细胞增殖和迁移而发挥抗肿瘤作用，全身不良反应轻，不易产生耐受性。

## 二、抗恶性肿瘤药毒性反应

细胞毒类抗肿瘤药对肿瘤细胞和正常细胞选择性低，药物在杀伤肿瘤细胞的同时，对正常细胞也有毒性作用。分子靶向抗肿瘤药能特异性的作用于肿瘤细胞的分子靶点，而这些靶点通常来讲在正常细胞很少表达，所以分子靶向抗肿瘤药的作用特异性强，毒性反应较轻，安全性较高。

### （一）近期毒性

1. 共有的毒性反应

（1）消化道反应：恶心、呕吐是最常见的毒性反应。根据发生时间分为急性和迟发性两种类型，前者发生在化疗后 24 小时内；后者发生在化疗 24 小时后。轻度呕吐可用甲氧氯普胺或氯丙嗪治疗。中度以上呕吐可用地塞米松和 5-$HT_3$ 受体阻断药（如昂丹司琼）治疗。化疗还易损伤增殖活跃的消化道黏膜组织，引起口腔炎、口腔溃疡、舌炎、食管炎等，应注意口腔卫生，预防感染。

（2）骨髓抑制：骨髓抑制是肿瘤化疗的最大毒性之一，除激素类、博来霉素和 *L*-门冬酰胺酶外，大多数抗肿瘤药物具有骨髓抑制作用。骨髓造血细胞受损后，通常先出现白细胞减少，再血小板降低，一般不会出现严重贫血。可用 GM-CSF、G-CSF、M-CSF、EPO 等集落刺激因子来处理，并注意预防感染和出血。

（3）脱发：多数抗肿瘤药都能引起脱发。在化疗时给患者带上冰帽使头皮冷却，局部血管痉挛，或止血带结扎于发际，可减少药物到达毛囊而减轻脱发，停止化疗后头发仍可再生。

2. 特有的毒性反应

（1）心脏毒性：以多柔比星最常见，可引起心肌退行性病变和心肌间质水肿。其原因可能与多柔比星诱导产生自由基有关。

（2）呼吸系统毒性：主要有间质性肺炎和肺纤维化，如博来霉素、丝裂霉素、甲氨蝶呤、吉非替尼等。长期大剂量使用博来霉素易导致间质性肺炎及肺纤维化，这可能与肺内皮细胞缺少灭活博来霉素的酶有关。

（3）肝脏毒性：*L*-门冬酰胺酶、放线菌素 D、环磷酰胺等可导致肝损伤。

笔记

（4）肾和膀胱毒性：大剂量环磷酰胺可引起出血性膀胱炎，这可能与其代谢物丙烯醛经泌尿道排泄有关，联用巯乙磺酸钠可预防此毒性反应发生。顺铂经肾小管分泌排泄，可损害近曲小管和远曲小管，保持尿量充足可减轻肾毒性和膀胱毒性。

（5）神经毒性：长春新碱最易引起外周神经病变。顺铂、甲氨蝶呤、氟尿嘧啶偶尔引起神经毒性。

（6）过敏反应：多肽类和蛋白质类抗肿瘤药（如*L*-门冬酰胺酶、博来霉素）静脉注射易引起过敏。

（7）组织坏死和血栓性静脉炎：刺激性强的药物（如丝裂霉素、多柔比星）可引起注射部位的血栓性静脉炎，漏出血管外可致局部组织坏死。

### （二）远期毒性

1. 第二原发恶性肿瘤　许多抗肿瘤药（尤其是烷化剂）有致突变和致癌性、有免疫抑制作用，长期生存的部分患者可能发生与化疗相关的第二原发恶性肿瘤。

2. 不育和致畸　很多抗肿瘤药（尤其是烷化剂）可影响生殖细胞的产生和内分泌功能，导致男性患者睾丸生殖细胞减少、不育，引起女性患者卵巢功能障碍、闭经、流产、畸胎。

## 学习小结

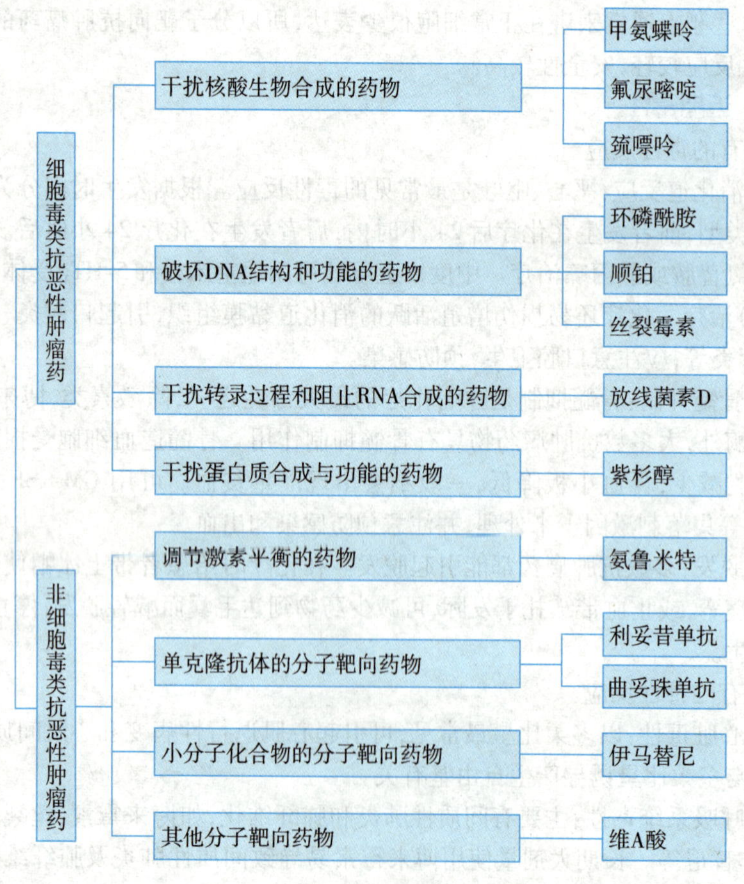


（徐海波）

## 复习思考题

1. 试述抗恶性肿瘤药物的分类及其代表药物。
2. 试述细胞毒类抗恶性肿瘤药的作用机制。
3. 试述非细胞毒类抗恶性肿瘤药的作用机制。
4. 试述抗肿瘤药物的应用原则。

# 第四十五章

# 影响免疫功能的药物

**学习目的**

通过学习免疫抑制药、免疫增强药的分类和作用特点、作用机制、适应证及不良反应，指导临床合理用药。

**学习要点**

各类影响免疫功能的药物作用机制、适应证及主要不良反应。

免疫系统是机体自我保护的防御系统，它由免疫器官（胸腺、脾脏、淋巴结、扁桃体、阑尾等）、免疫细胞（淋巴细胞、单核吞噬细胞、粒细胞、肥大细胞等）和免疫分子（免疫球蛋白、补体、细胞因子等）组成。按免疫反应类型，机体免疫可分为固有免疫（又称非特异性免疫）和适应免疫（又称特异性免疫），其中适应免疫又分为体液免疫和细胞免疫。机体通过免疫反应识别异体物质和病原体（小从病毒，大至寄生虫），并将之清除。正常的免疫系统对于维持机体的生理功能具有重要意义，而异常的免疫功能往往是疾病（如感染、肿瘤、器官移植后排异反应）发生发展的重要因素，因此调节机体免疫功能是临床上常用的治疗策略。根据对免疫功能影响的不同，免疫调节剂可分为免疫抑制药和免疫增强药。

## 第一节　免疫抑制药

免疫抑制药是一类能够抑制免疫细胞增殖、降低机体免疫功能的药物。临床上主要用于自身免疫性疾病和器官移植后的排异反应。免疫抑制药主要有5类：①钙调磷酸酶抑制药：环孢素、他克莫司；②糖皮质激素类药：氢化可的松、泼尼松龙；③抗代谢药：硫唑嘌呤、甲氨蝶呤、巯嘌呤；④烷化剂：环磷酰胺；⑤抗体类：抗淋巴细胞球蛋白、单克隆抗体（巴利昔单抗、达珠单抗）。

免疫抑制药具有以下作用特点：①免疫抑制药缺乏特异性，对异常免疫、正常免疫、细胞免疫、体液免疫都有抑制作用；②主要作用于免疫反应的感应期，抑制淋巴细胞增殖；③对初次免疫应答的抑制作用强，对再次免疫应答的抑制作用弱，故对排异反应的抑制作用强于对自身免疫性疾病；④不同类型的免疫抑制药，产生最强效应的给药时间点不同，如糖皮质激素在抗原刺激前24～48小时给药，产生的免疫抑制作用最强；⑤多数具有抗炎作用，但抗炎强度与免疫抑制效应无相关性；⑥长期、大剂量使用

笔记

免疫抑制药,可能诱发感染、肿瘤、造成骨髓抑制。

## 环 孢 素

环孢素(ciclosporin,环孢素 A)是从真菌代谢产物中提取分离出的一种由 11 个氨基酸组成的环状多肽,现已可人工合成。

【体内过程】本药可口服或静脉给药。口服吸收慢而不完全,生物利用度仅为 20% ~50%。口服后 3 ~4 小时血浆浓度达到峰值。本药在血液中约 50% 被红细胞摄取,30% 与血红蛋白结合,4% ~9% 存在于淋巴细胞中,仅 5% 以游离型药物存在于血浆中。本药主要在肝代谢,随胆汁、粪便排泄,有明显的肝肠循环,其 $t_{1/2}$ 为 24 小时。另外,本药的体内药动学过程个体差异较大,用药时应剂量个体化,尤其是患者肝肾功能不全、有胃肠疾病和联合用药时。

【药理作用】本药抑制 T 细胞介导的细胞免疫作用较强,但也抑制体液免疫。首先,本药与 T 细胞胞质中的受体——环亲蛋白结合形成复合物。随后,此复合物结合并抑制钙调磷酸酶,抑制 $Ca^{2+}$ 介导的活化 T 细胞的核因子(nuclear factor of activated T cells,NFAT)胞内结构域的去磷酸化,导致 NFAT 不能进入 T 细胞核内启动 T 细胞活化,并导致 IL-2 等淋巴因子和抗凋亡蛋白的表达减少。另外,本药也增强转化生长因子(TGF-β)表达,而 TGF-β 可以抑制 IL-2 介导的 T 细胞增殖和细胞毒性 T 细胞产生。

【临床应用】

1. 器官移植　本药可减少器官移植后的排异反应,广泛用于肾、肝、心和其他器官移植。

2. 自身免疫性疾病　本药可用于自身免疫性疾病,如类风湿关节炎、银屑病、系统性红斑狼疮、皮肌炎、哮喘。

【不良反应】不良反应发生率较高,但多为可逆性。不良反应的严重程度、持续时间与用药剂量、疗程呈正相关。

1. 肾毒性　最常见,发生率为 70%,可见患者血清肌酐和尿素氮升高,

2. 肝毒性　好发于用药早期,多为一过性肝损伤。

3. 感染　继发性感染,多为病毒感染。

4. 肿瘤　患者易生肿瘤,以淋巴瘤、皮肤癌为多见。

5. 其他　食欲缺乏、恶心、腹泻、嗜睡、多毛症、震颤、感觉异常、高血压、过敏反应。

## 他 克 莫 司

他克莫司(tacrolimus,FK506)是从链霉菌属(streptomyces)分离提取出的 23 元环的大环内酯类抗生素。由于其免疫抑制作用较强、并易于检测血药浓度,逐步成为广泛应用的钙调磷酸酶抑制药。

【体内过程】本药可口服或静脉给药。口服吸收快但不完全,生物利用度为 25%,胃肠道食物影响吸收。口服后 1 ~2 小时达到峰值,$t_{1/2}$ 为 7 小时,血浆蛋白结合率为 75% ~99%,主要在肝脏经 CYP3A 酶代谢,随粪便排泄。

【药理作用】首先,本药与 T 细胞内的受体——亲免素 FKBP-12(FK506-binding protein-12)结合。随后,他克莫司-FKBP-12 与钙调磷酸酶、$Ca^{2+}$、钙调蛋白形成复合物,

笔记

并抑制钙调磷酸酶活性，导致 NFAT 去磷酸化和转入细胞核受阻，从而抑制 T 细胞活化。

【临床应用】

1. 器官移植　本药可减少肝、肾等器官移植后的排异反应，其疗效较环孢素更好。

2. 自身免疫性疾病　本药对多种自身免疫性疾病有一定疗效，如类风湿关节炎、肾病综合征、胰岛素依赖型糖尿病、系统性红斑狼疮、皮肌炎、哮喘等。

【不良反应】不良反应与环孢素相似。主要是肾毒性和神经毒性，而多毛症少发。尚有胃肠道反应、代谢异常、血小板增多、高血脂等。

### 糖皮质激素类药

常用的糖皮质激素类药主要有氢化可的松、泼尼松龙、地塞米松等（见第三十章肾上腺皮质激素类药）。糖皮质激素类药具有非常强大的细胞免疫抑制作用，对体液免疫抑制作用相对较弱。糖皮质激素类药可结合细胞内受体，并转入核内，调节靶基因表达。具体表现为抑制 T 细胞产生 IL-2 和增殖，抑制 NF-κB 活化并诱导 T 细胞凋亡，降低 IL-1、IL-6 等炎症细胞因子水平，抑制细胞毒性 T 细胞活化，抑制中性粒细胞和单核细胞趋化，抑制溶酶体酶释放。主要用于器官移植后的排异反应和自身免疫性疾病。不良反应主要有生长发育迟缓、骨质疏松、易于感染、伤口愈合迟缓、高血糖、高血压、白内障。

### 抗代谢药

抗代谢药有硫唑嘌呤（azathioprine）、甲氨蝶呤、巯嘌呤（mercaptopurine，6-MP）等，其中硫唑嘌呤最为常用。硫唑嘌呤口服吸收良好，口服后 1 ~ 2 小时血药浓度达到峰值。硫唑嘌呤 $t_{1/2}$ 为 10 分钟，但其代谢产物巯嘌呤 $t_{1/2}$ 为 1 小时，其他代谢产物 $t_{1/2}$ 达 5 小时。硫唑嘌呤在体内转化为巯嘌呤，抑制嘌呤合成、DNA 合成，进而抑制淋巴细胞增殖和功能。主要用于异体移植时抑制免疫排异，多与皮质激素并用，或加用抗淋巴细胞球蛋白，疗效较好。也广泛用于类风湿关节炎、全身性红斑狼疮，自身免疫性溶血性贫血、特发性血小板减少性紫癜、活动性慢性肝炎、溃疡性结肠炎、重症肌无力、硬皮病等自身免疫性疾病。硫唑嘌呤不良反应主要是骨髓抑制，表现为白细胞、血小板减少。另有易于感染水痘和疱疹病毒，肝损伤、脱发、消化道反应、诱发胰腺炎、肿瘤等。用药期间应注意检测血象和肝功能。

### 烷化剂

用于免疫抑制的烷化剂主要有环磷酰胺（cyclophosphamide，CTX）（见第四十四章抗恶性肿瘤药）。CTX 在体内转化为醛磷酰胺，再分解出磷酰胺氮芥，从而使 DNA 烷化形成交叉联结，破坏 DNA 结构和功能。CTX 通过杀伤增殖期淋巴细胞和影响某些静止细胞而减少淋巴细胞数量。CTX 选择性地抑制 B 淋巴细胞，大剂量也能抑制 T 淋巴细胞。CTX 还抑制 NK 细胞活性。CTX 主要用于排异反应和糖皮质激素类药不能缓解的自身免疫性疾病。另用于治疗流行性出血热，以减少抗体生成。CTX 不良反应主要有骨髓抑制、消化道反应、脱发等，大剂量可致出血性膀胱。

### 抗淋巴细胞球蛋白

抗淋巴细胞球蛋白（antilymphocyte globulin，ALG）是采用人淋巴细胞、胸腺细胞、

笔记

胸导管淋巴细胞，或培养的淋巴母细胞免疫动物后获得抗淋巴细胞血清，再经提取、纯化得到的生物制品。ALG 可有效抑制各种抗原引起的初次免疫应答，但抑制再次免疫应答作用较弱。ALG 是一种细胞毒抗体，在补体参与下，能裂解外周血液中的 T 细胞和 B 细胞，但对 T 细胞作用较强。ALG 还能封闭淋巴细胞表面受体，阻止抗原识别。临床主要用于器官移植后的排异反应，类风湿关节炎、系统性红斑狼疮等自身免疫性疾病。不良反应主要有寒战、发热、血小板减少等。静脉注射可能引起血清病、过敏性休克、肾损害。注射用药前应做皮试，发生变态反应或过敏者禁用。

## 第二节　免疫增强药

免疫增强药是一类能够直接补充机体免疫活性物质或增强机体免疫（特异性免疫、非特异性免疫）应答的药物。临床主要用于免疫功能低下的疾病，如免疫缺陷性疾病、难治性感染、肿瘤的辅助治疗等。免疫增强药的种类繁多，常用的药物有 3 类：①化学合成类：左旋咪唑、异丙肌苷；②人或动物免疫产物类：干扰素、白细胞介素-2、转移因子、胸腺素；③微生物来源类：卡介苗。

免疫增强药具有以下作用特点：①增强巨噬细胞和自然杀伤细胞活性，提高非特异性免疫功能；②促进 T 细胞增殖、提高 T 细胞活性，增强细胞免疫功能；③促进抗体产生、补体生成，增强体液免疫功能；④与传统药物的量效关系不完全相同，免疫增强药往往具有双向调节作用。

### 左 旋 咪 唑

左旋咪唑（levamisole）是噻唑类化合物的衍生物，是一种广谱驱肠虫药，主要用于驱蛔虫及钩虫。

【体内过程】本药口服易吸收，主要在肝脏代谢，经肾排泄。该药及其代谢物的 $t_{1/2}$分别为 4 小时和 16 小时。单剂量药物的免疫增强作用可持续 5～7 天，故临床可采用每周口服 1 次的给药方案。

【药理作用】本药增强细胞免疫功能，促进 T 细胞增殖，使低下的 T 细胞功能恢复正常。增强体液免疫功能，促进免疫功能低下者的抗体生成，但对免疫功能正常者无此影响。增强非特异性免疫功能，提高单核细胞、巨噬细胞趋化、吞噬功能。该药增强免疫的分子机制尚不清楚，可能与其降低淋巴细胞的环腺苷酸（cAMP）水平、提高环鸟甘酸（cGMP）水平有关。

【临床应用】

1. 免疫缺陷性疾病　使免疫功能低下者恢复正常，增强机体抗病能力。

2. 难治性感染　该药对麻风、布鲁氏菌感染有效。

3. 肿瘤　与抗癌药合用，减轻抗癌药物引起的骨髓抑制、感染、出血，降低肿瘤复发率、死亡率。

【不良反应】恶心、腹泻、头晕、过敏。由于该药引起致命的粒细胞减少，2005 年起在美国停用。

### 干 扰 素

干扰素（interferon，IFN）是一类由免疫系统产生的细胞因子，可分为 α-干扰素

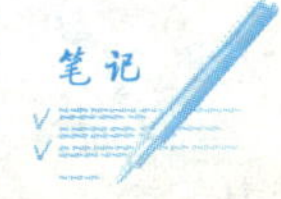

(IFN-α)、β-干扰素(IFN-β)和γ-干扰素(IFN-γ)三种亚型。本药主要由淋巴细和单核细胞产生,现已可用基因重组技术人工合成。最初,干扰素被认为有抗病毒作用,后来发现其还有免疫调节作用。

【体内过程】干扰素易被蛋白酶水解破坏,故口服疗效差,可采用肌内注射或皮下注射。注射后4~8小时血药浓度达到峰值。本药在体内分布广泛,但不易通过血脑屏障。主要在肝肾转化,$t_{1/2}$为2~4小时。

【药理作用】

1. 抗病毒　广谱抗病毒,对RNA病毒和DNA病毒都有效。IFN-α和IFN-β抗病毒作用强于IFN-γ。本药并不直接杀伤或抑制病毒,而是与宿主细胞表面的受体结合,诱导细胞产生多种活性酶,通过这些酶抑制病毒繁殖和活性。

2. 调节免疫　干扰素的免疫调节作用与其剂量有关,小剂量增强免疫,而大剂量抑制免疫。IFN-γ免疫调节作用强于IFN-α和IFN-β。本药可以提高巨噬细胞吞噬功能和NK细胞杀伤能力,增强淋巴细胞表面组织相容性抗原表达和T淋巴细胞的细胞毒作用。

3. 抗肿瘤　本药可抑制原癌基因(c-fos)表达和肿瘤细胞增殖,并通过增强机体免疫功能,发挥综合疗效。

【临床应用】

1. 病毒感染性疾病　临床可用于乙型肝炎、带状疱疹、水痘、病毒性角膜炎、尖锐湿疣、重度流感等疾病。

2. 肿瘤　本药对成骨肉瘤疗效较好,对多发性骨髓瘤、乳腺癌、肝癌、黑色素瘤、白血病等具有一定的辅助疗效,可以改善患者的血象和全身症状。但本药对肺癌、胃肠道癌和某些淋巴瘤疗效较差。

【不良反应】可见嗜睡、精神紊乱、发热、流感样症状、皮疹、肝功能受损。大剂量导致可逆性白细胞和血小板减少。

## 白细胞介素-2

白细胞介素-2(interleukin-2,IL-2,aldesleukin)又称T细胞生长因子,是辅助性T(Th)细胞产生的细胞因子。现已可用基因重组技术人工合成,称为重组人白细胞介素-2。

【药理作用】IL-2与反应细胞的IL-2受体结合,促进Th细胞、Tc细胞增殖,增强淋巴细胞介导的细胞毒作用,提高淋巴因子活化的杀伤(LAK)细胞和IFN-γ活性。在体内,IL-2剂量依赖性地增强细胞免疫,增加淋巴细胞、嗜酸性粒细胞,促进细胞因子(TNF、IL-1、IFN-γ)释放。

【临床应用】临床用于治疗转移性肾细胞癌、黑色素瘤等,可抑制肿瘤增长,缩小肿瘤体积。

【不良反应】可见发热、寒战、恶心、腹泻、幻觉。因舒张血管可能导致毛细血管漏综合征、低血压和组织器官灌注不足。

## 卡　介　苗

卡介苗(bacillus calmette-guerin,BCG)是牛型结核分枝杆菌的减毒活菌苗,为非特异性免疫增强剂。BCG具有免疫佐剂作用,能够增强合用抗原的免疫原性,促进免疫应答,增强细胞免疫和体液免疫。增强巨噬细胞吞噬功能,提高T细胞、B细胞、NK细胞活性,促进IL-1产生和抗体反应。临床用于治疗和预防膀胱癌、尿道切除后的乳头

笔记

状瘤、黑色素瘤、白血病、肺癌等。不良反应主要是注射部位出现红斑、硬结或溃疡，超敏反应、休克、寒战、发热。剂量过大反而降低机体免疫功能。

其他常用的免疫增强药的作用特点、临床应用和不良反应见表 45-1。

表 45-1　其他免疫增强药

| 药　物 | 作用特点 | 主要临床应用 | 不良反应 |
|---|---|---|---|
| 异丙肌苷（isoprinosine） | 诱导 T 细胞分化成熟，提高 T 细胞、巨噬细胞、NK 活性，促进 IL-1、IL-2 和干扰素产生，还抗病毒 | 急性病毒性脑炎、带状疱疹、肿瘤、艾滋病 | 少，安全范围较大 |
| 转移因子（transfer factor） | 将细胞免疫信息转移给未致敏受体，产生细胞免疫。无抗原性，有免疫佐剂作用，不转移体液免疫，无抗体作用 | 胸腺发育不全、免疫性血小板减少性紫癜、严重病毒和真菌感染、肿瘤 | 较少，皮疹 |
| 胸腺素（thymosin） | 促进 T 细胞分化成熟，调节成熟 T 细胞功能和胸腺依赖性免疫应答 | 胸腺依赖性免疫缺陷病（如艾滋病），肿瘤及某些自身免疫性疾病和病毒感染 | 发热，少数有过敏反应 |

## 学习小结

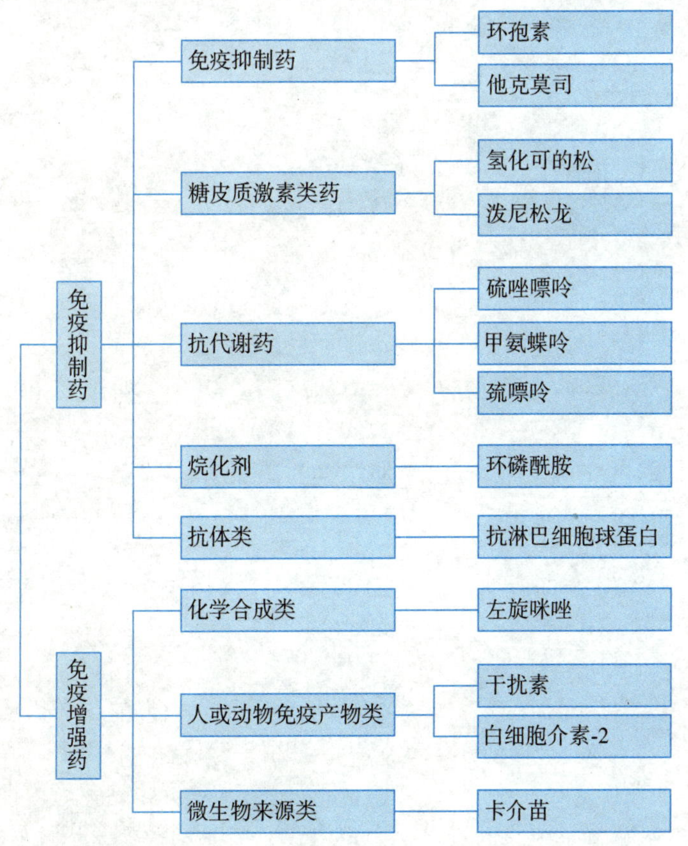


（徐海波）

笔记

## 复习思考题

1. 试述免疫抑制药的分类、代表药物、作用特点。
2. 试述免疫增强药的分类、代表药物、作用特点。

# 第四十六章

# 生物技术药物

**学习目的**

通过学习生物技术药物基础知识，为使用生物制品时严格掌握适应证、使用方法提供理论依据。

**学习要点**

细胞因子、疫苗、激素类生物制品、人血液制品、酶激活剂及酶类生物制品、抗毒素或免疫血清等在疾病预防、治疗和诊断中的药理作用和临床应用。

随着基因工程、细胞工程、发酵工程和蛋白质工程等现代生物技术向医药产业的广泛渗透，生物技术药物的研究及生产发展迅速，已成为一门独立学科和新兴产业。生物技术药物(biopharmaceutics)是利用生物体、生物组织及其成分，综合应用生物学、生物化学、微生物学、免疫学、物理化学和现代药学的机制与方法进行加工、制造而成的一类用于预防、诊断和治疗疾病的制品，包括生物制品和生化药品两类。生物制品是指以微生物、寄生虫、动物毒素、生物组织作为原始材料，采用生物学工艺或分离纯化技术制备，并以生物学技术和分析技术控制中间产物和成品质量而制成的生物活性制剂，包括疫苗、毒素、类毒素、免疫血清、血液制品、免疫球蛋白、抗原、变态反应原、细胞因子、激素、酶、发酵产品、单克隆抗体、DNA 重组产品、体外免疫诊断制品等。生化药品是指从动物、植物和微生物等生物体中经分离提取、生物合成、生物-化学合成、DNA 重组等生物技术获得的一类防病、治病的药物，主要包括：氨基酸、核苷、核苷酸及其衍生物、多肽、酶、辅酶、脂质及多糖类等生化物质。所有生物制品必须凭医生处方使用，而部分生化药品为非处方药。生物制品使用时应严格掌握适应证，必要时做过敏反应试验，并严格掌握使用方法、剂量及禁忌证。

本章重点介绍目前我国临床主要应用的生物技术药物，包括细胞因子、疫苗、激素类生物制品、人血液制品、酶激活剂及酶类生物制品、抗毒素或免疫血清等。

## 第一节　细胞因子

细胞因子(cytokine)是主要由免疫细胞合成和释放的蛋白质或小分子多肽类介质。在免疫应答过程中，细胞因子对于细胞间相互作用、细胞的生长和分化有重要调节作用。细胞因子产品是由健康人血细胞扩增、分泌、提取、纯化或由重组 DNA 技术

笔记

制成的多肽类或蛋白质类制剂，在重组DNA技术药物发展的初期，起到了主导作用，如干扰素、白细胞介素、集落刺激因子、促红细胞生成素等。

## 一、干扰素

干扰素（interferon，IFN）是机体受到病毒感染刺激时，免疫细胞通过免疫应答反应而产生的结构类似、功能相近的一类重要的细胞因子，属低分子糖蛋白。人类的干扰素有α、β、γ三型，目前生产的主要品种有IFNα-1b、α-2a、α-2b及γ四种。

【药理作用】

1. IFNα-1b与IFNα-2a、IFNα-2b共同药理作用

（1）抗病毒作用：IFN可诱导机体对多种肝炎病毒、鼻病毒、人乳头瘤病毒、艾滋病病毒和多种RNA病毒产生抵抗力。其抗病毒机制主要有两种途径：一种是通过与细胞表面受体结合，诱导细胞产生一系列干扰素刺激基因产物（如：抗病毒蛋白、蛋白激酶等）抑制病毒复制和阻断病毒蛋白合成；另一种是通过诱导和活化自然杀伤（NK）细胞、巨噬细胞和T淋巴细胞，增强抗病毒能力。

（2）抗肿瘤及免疫调节作用：干扰素为一种较理想的肿瘤抑制蛋白，一方面直接对抗癌细胞增殖；另一方面通过调节免疫应答产生间接抗肿瘤作用。例如，增强巨噬细胞杀癌能力，提高NK细胞活性而抗癌。还可促进主要组织相容性复合物（MHC）的表达，使癌细胞易于受到免疫力的攻击，增强癌瘤免疫治疗的效力。

2. IFN-γ的药理作用　IFN-γ能增加免疫系统识别和杀伤感染细胞的能力，并可通过其他未知的途径抗病毒繁殖。由一种病毒刺激诱导即可对多种病毒（RNA或DNA病毒）发挥抗病毒效果，其机制是诱导2'，5'-寡腺苷酸合成酶，激活核酸内切酶致病毒的核酸降解，抑制病毒的复制。

【临床应用】

1. 抗病毒治疗　慢性乙型肝炎、丙型肝炎及丁型肝炎、带状疱疹、复发性疱疹、红眼病、病毒性角膜炎、慢性盆腔炎、慢性宫颈炎、寻常疣、宫颈湿疣、肛门生殖器扁平湿疣、巨细胞病毒及外阴前庭炎等疾病。

2. 抗肿瘤治疗　毛细胞白血病、艾滋病的Kaposi肉瘤、非霍奇金淋巴瘤、慢性髓样白血病、多发性骨髓瘤、皮肤细胞淋巴瘤、肉瘤、表面膀胱瘤、神经胶质瘤、恶性黑色素瘤、乳腺癌、肾细胞癌、卵巢癌、大肠癌、晚期直肠癌、非小细胞型肺癌、食道癌及小细胞型肺癌等。

【不良反应】最常见的不良反应为流感样症状，如疲倦、发烧、恶心、呕吐、厌食、肌痛、头疼、寒战、腹泻等，大多数反应轻微，停药后可得到缓解。高剂量长期使用可致骨髓抑制、消化道反应、神经系统和心血管系统症状等。

## 二、白介素类

白介素（interleukin，IL）是由多种细胞分泌的一类具有免疫调节活性的蛋白多肽，为介导白细胞间相互作用的非常重要的细胞因子家族，在免疫细胞的成熟、活化、增殖和免疫调节等一系列过程中均发挥重要作用；此外，白介素还参与机体的多种生理及病理反应。临床最常用的是白介素-2（IL-2）。

## 重组白介素-2

白介素-2(IL-)2 是体内最主要、最强的 T 细胞生长因子(T cell growth factor, TCGF),由活化 Th 细胞产生,是 Tc(细胞毒性 T 细胞)分化增殖所需的调控因子。重组白介素-2(recombinant interleukin-2,rIL-2)由基因重组技术人工合成,分子高度亲脂,仅微溶于水。

【药理作用】rIL-2 可促进和维持 T 细胞的增殖与分化;并可促进 B 细胞、NK 细胞、抗体依赖性杀伤细胞和淋巴因子激活的杀伤细胞(lymphokine activated killer, LAK)等的分化增殖;激活巨噬细胞等多种免疫细胞释放 TNF、IFN 等细胞因子;具有抗病毒、抗肿瘤和增强机体免疫功能等作用。

【临床应用】

1. 抗肿瘤治疗 重组白介素-2 作为免疫调节剂主要用于癌症的治疗,如白血病、肾细胞瘤、恶性黑色素瘤等,特别是对恶性胸膜肿瘤具有选择性治疗效果;也可与顺铂联合腔内注射治疗恶性浆膜腔积液。

2. 抗病毒治疗 单纯应用治疗某些病毒性疾病,如改善慢性活动性肝炎。

【不良反应】IL-2 可引起流感样反应、毛细管渗漏、皮疹、寒战、发热、恶心、呕吐与腹泻等。治疗量还引起心、肺、肾等系统的不良反应。

## 白介素-3

白介素-3(interleukin-3,IL-3)亦称多能集落刺激因子,主要由活化的 $CD4^+$T 细胞产生,为相对分子量约 15 000 的糖蛋白,在机体的造血和免疫调节中具有非常重要的作用。

【药理作用】①促进骨髓中多能造血干细胞的定向分化与增殖,产生各种类型的血细胞;②IL-3 可调节多种成熟细胞的生长、分化及相关的基因表达,如 *C-myc*、*IL-2Rα* 基因等;③促使嗜酸细胞、粒细胞、单核细胞、肥大细胞及巨核细胞成熟;④刺激某些细胞分化为成熟的 T 细胞;⑤增强 NK 细胞的杀瘤活性。

【临床应用】放射引起损伤或化疗的造血系统重建或骨髓增生不良症;自身骨髓或异体骨髓移植与抗癌治疗后防止白细胞减少症。

## 重组人白介素-12

IL-12 是由单核/巨噬细胞、抗原提呈细胞及 B 细胞产生的一种异双聚体细胞因子。重组人白介素-12(recombinant human IL-12,rHuIL-12)通过基因工程方法生产。

【药理作用】能促进辅助性 T 细胞 1(Th1)细胞发育,诱导 CTL 和 NK 细胞的细胞毒活性并促进其分泌 INF-γ、TNF-α、GM-CSG 等细胞因子;IL-12 对一些肿瘤和传染性疾病显示出很强的治疗效应,具有重要抗细胞内病毒作用。

【临床应用】慢性乙型肝炎患者,可降低乙肝病毒 DNA 水平,少数病例乙型肝炎 E 抗原(HBeAg)转阴。

### 三、促红细胞生成素

重组人促红细胞生成素(recombinant human erythropoietin,rHuEPO),治疗肾衰性

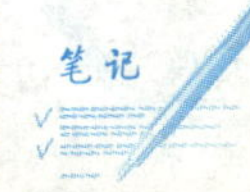

贫血的特效药，凭借不可替代的促红细胞生成作用和实际中的替代输血疗效，是迄今为止国际上开发最成功的基因工程药品之一（详见第二十五章）。

## 四、粒细胞集落刺激因子

粒细胞集落刺激因子（granulocyte macrophage colony stimulating factor cloning stimulating factor，CSF）是控制粒细胞、单核巨噬细胞和某些造血细胞繁殖和分化的一组糖蛋白，可促进白细胞等细胞集落的增长，提高人体免疫能力，主要有粒细胞集落刺激因子（G-CSF）和粒巨噬细胞集落刺激因子（GM-CSF），是癌症放疗、化疗和骨髓移植后的重要辅助药物（详见第二十五章）。

## 五、肿瘤坏死因子

肿瘤坏死因子（tumor necrosis factor，TNF）有 TNF-α 和 TNF-β 两种，通常指 TNF-α。

【药理作用】

1. TNF 在体内主要由活化的单核-巨噬细胞产生，具有杀伤和抑制肿瘤细胞，提高中性粒细胞吞噬能力等多种生物活性，可抑制肿瘤细胞 DNA 的合成并导致肿瘤组织出血性坏死。TNF 还能选择性抑制白血病细胞，且骨髓细胞白血病细胞对其更为敏感。

2. 可使脂肪细胞的形成受阻，导致宿主消瘦。

【临床应用】

1. 对多种肿瘤如 MethA 肉瘤、乳腺癌、结肠癌、Lewis 肺癌及黑色素瘤等有效。

2. TNF 与放线菌素 D、阿霉素、TNF-γ 联合应用于子宫、卵巢、口腔及绒癌等，对肿瘤细胞的杀灭具有协同作用。

3. TNF 对感染性休克、急性及慢性活动性肝炎病毒感染、寄生虫以及细菌性感染等疾病具有防御及损伤的双重作用。

【不良反应】治疗量时可引起骨髓抑制、血压下降、微血管渗漏及胃肠道反应。

## 六、生长因子类

### 碱性成纤维细胞生长因子

重组碱性成纤维细胞生长因子（basic fibroblast growth factor，bFGF）是由 155 个氨基酸组成的单链多肽。bFGF 广泛分布于中胚层和神经外胚层来源的多种组织和器官，也存在于肿瘤组织中，具有促进细胞增殖、分化、迁移等多种生物学效应，并参与血管重塑、骨骼形成、神经发育、肿瘤代谢等生理和病理过程。bFGF 可促进血管新生，改善细胞生活微环境；促进骨、软骨组织及肌肉、皮肤等软组织的再生和修复；促进晶状体上皮细胞及角膜的再生和修复；促进吞噬细胞的吞噬作用；促进受损神经组织的修复，对神经元有营养支持作用，能延缓神经细胞的继发性死亡并诱导轴突再生。

bFGF 临床用于神经系统疾病（如帕金森病、神经性肌肉萎缩、格林巴利综合征、脑血管病后遗症、脑外伤后遗症及视神经萎缩等），神经性耳聋及一般外伤（烧伤、骨损伤、烫伤及慢性溃疡以及瘘管）等。

笔记

### 神经生长因子

从小鼠颌下腺分离的神经生长因子(nerve growth factor,NGF)为高相对分子质量的NGF,相对分子量130 000～140 000,等电点(pI)5.1,沉降系数为7,故称7sNGF。

NGF具有维持正常神经元的功能,发挥营养支持的作用;修复损伤的神经元。诱导发育期的神经纤维定向生长,刺激神经元胞体和树突的发育,促进神经元的分化,影响神经纤维支配靶区的密度。NGF水平与雄性激素分泌有关,调节卵巢发育,影响生殖系统的功能;通过神经内分泌轴改变淋巴器官微环境,参与免疫调节;促进单核细胞增殖,诱导中性粒细胞的趋化活性,增强其吞噬作用;促进T淋巴细胞增殖,刺激、调节B淋巴细胞的增殖和分泌免疫球蛋白。

NGF临床用于神经元退行性病变如早老性痴呆与神经系统的损伤修复以及某些神经性肿瘤的治疗。

## 第二节　疫　　苗

自从Edward Jenne医生于1876年发明第一种疫苗(vaccine)即天花疫苗至今,人类已研制出上千种疫苗广泛应用于各种疾病的预防和控制,疫苗已成为人类同疾病斗争的不可缺少的重要武器之一。疫苗是用细菌、病毒、肿瘤细胞等制成的可使机体产生特异性免疫的生物制剂,通过疫苗接种使接受方获得免疫力,属主动免疫制剂。如麻疹减毒活疫苗、吸附破伤风疫苗、脑膜炎球菌多糖疫苗等。疫苗按其来源分为:

1. 病毒类疫苗　病毒类疫苗(viral vaccine)由病毒、衣原体、立克次体或其衍生物制成的。

(1) 灭活病毒疫苗(killed virus vaccines):用甲醛处理纯化的病毒将其感染性灭活,但不损伤病毒结构蛋白而制成,该类疫苗是完整的病毒,可诱生循环抗体,获得免疫力。如乙型脑炎疫苗、狂犬疫苗等。其缺点是:①制备中可能有残留的活病毒;②预防消化道及呼吸道感染的病毒病效果不佳;③加强免疫或后续病毒感染时可能出现超敏反应;④细胞介导的免疫应答较差。

(2) 减毒活病毒疫苗(live attenuated vaccine):选用抗原性与野毒株一致而稳定无毒或显著减毒的活病毒突变株作为疫苗。采用在多种宿主中连续传代培养诱导出减毒株或筛选自然减毒株2种方式获得。活病毒疫苗的接种与自然感染近似,可在宿主中繁殖,仅接种一次即可刺激较长时间产生抗体及细胞免疫应答,还可产生局部抗体。如麻疹疫苗、脊髓灰质炎疫苗、麻疹疫苗、腮腺炎疫苗、风疹疫苗等。其缺点是:①野毒株感染可干扰疫苗株的免疫效果;②在接种者体内增殖中有恢复毒力的潜在危险性;③免疫缺陷者及老年人不宜接种;④保存期及有效期有限。

(3) 亚单位疫苗:采用化学试剂裂解病毒,除去核酸,提取囊膜或衣壳的蛋白质亚单位而制成。

2. 细菌类疫苗　细菌类疫苗(bacterial vaccines)由有关细菌、螺旋体或其衍生物制成的疫苗,如卡介苗、破伤风疫苗(类毒素)等。

(1) 活菌苗:选用弱毒或无毒但免疫性很高的菌种培养繁殖后制成,活菌苗进入人体后,能继续生长繁殖刺激机体产生特异性抗体而不发病,对机体刺激时间长。与死菌苗相比,活菌苗具有接种量小、免疫效果较好、接种次数少及维持免疫时间较长(1～2

笔记

年)的优点。但个别活菌苗有返祖重新恢复毒力的危险,如卡介苗与鼠疫活菌苗等。

(2) 死菌苗:一般系选用免疫性好的菌种在适宜培养基上生长、繁殖后,利用化学或其他方法,在保留其抗原性的原则下,将其杀死制成,死菌苗性质稳定,保存期长,一般1年左右,且安全性高;进入人体后,不能生长繁殖,对人体刺激时间短,产生免疫力不高,免疫次数多,用量大,产生免疫力慢,免疫力维持时间短。如钩端螺旋体菌苗、霍乱菌苗、百日咳菌苗、哮喘菌苗、猪丹毒灭活菌苗、猪链球菌病灭活菌苗、猪肺疫灭活菌苗等。

(3) 类毒素:用细菌产生的外毒素加入甲醛处理后,使之变成无毒而保持其免疫原性的制剂。其中加适量氢氧化铝和磷酸铝即成吸附精制类毒素。体内吸收慢,可长时间刺激机体,产生更高效价抗体,增强免疫效果。常用的类毒素有白喉类毒素、破伤风类毒素等。此外,由志贺痢疾杆菌、大肠埃希菌和葡萄球菌产生的毒素经甲醛脱毒后也可制成类毒素。

3. 联合疫苗　联合疫苗(combined vaccines)由2种或2种以上疫苗抗原原液配制成的具有多种免疫原性的疫苗,如白喉、百日咳、破伤风联合疫苗及流行性腮腺炎、麻疹、风疹联合疫苗等。

4. 基因工程疫苗　利用基因工程技术生产的疫苗,又称重组疫苗,主要有亚单位疫苗、活载体疫苗、核酸疫苗、肽疫苗等。克服了传统疫苗的许多缺陷,有望为一些特殊疾病研制出有效的疫苗,达到预防这些传染病的目的。

(1) 亚单位疫苗:亚单位疫苗(subunit vaccines),又称生物合成亚单位疫苗或重组亚单位疫苗,只含有病原体的一种或几种抗原,而不含有病原体的其他遗传信息,如不含有感染性组分,因而无须灭活,也无致病性。亚单位疫苗又分以下3类:激素亚单位疫苗、细菌性疾病亚单位疫苗、病毒性疾病亚单位疫苗。

(2) 活载体疫苗:采用基因工程的方法对细菌和病毒进行改造,既可以使非致病性微生物携带并表达某种特定病原物的抗原决定簇基因,产生免疫原性,又可以使致病性微生物修饰或去掉毒性基因以后,仍保持免疫原性,从而使之成为活载体疫苗。分以下3类:复制性活载体疫苗、非复制性活载体疫苗、基因突变疫苗及基因缺失疫苗。

(3) 核酸疫苗:核酸疫苗(nucleic vaccine),又名基因疫苗(gene vaccine)或DNA疫苗(DNA vaccine)。核酸疫苗是新兴的一种疫苗,它是采用肌内注射或微蛋白轰击等办法将编码某种抗原蛋白的外源基因(DNA或RNA)直接导入动物体细胞内,通过宿主细胞表达系统表达抗原蛋白的免疫应答,达到防治疾病的目的。核酸疫苗分5类:抗病毒核酸疫苗、抗寄生虫核酸疫苗、抗细菌核酸疫苗、抗鱼类病原的核酸疫苗、抗肿瘤核酸疫苗。

(4) 肽疫苗:肽疫苗(peptide vaccine)是将类似于抗原决定簇的小肽(约20~40个氨基酸)连在一个蛋白载体上所形成的。如癌基因、抑癌基因突变肽疫苗和病毒相关疫苗及口蹄疫VPI肽疫苗等,还有热休克蛋白(heat shock protein)肽复合体疫苗与独特型肽疫苗等。

## 第三节　其他生物技术药物

### 一、激素类生物制品

1. 人重组胰岛素　胰岛素(insulin)是胰岛素依赖型糖尿病的首选药物,人重组

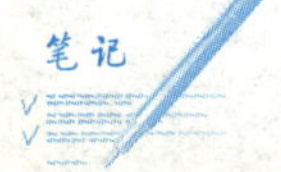

胰岛素是世界上第一个商品化的基因工程产品。（有关药理作用与临床应用详见第三十二章胰岛素与口服降糖药）。

2. 人重组生长抑素　生长抑素（somatostatin）具有抑制生长素、胰岛素和胰高血糖素的分泌、抑制胃肠道运动和增加水和电解质吸收的作用。此外，收缩内脏小动脉，使内脏血流量减少。

生长抑素用于食管静脉曲张破裂出血，消化性溃疡并出血，急性胰腺炎（重症）。

3. 人重组生长激素　人重组生长激素（human growth hormone，hGH）主要用于侏儒症的治疗，还可用于治疗烧伤、创伤、出血性溃疡、骨折、特那综合征等；近期发现它还可用于逆转老年效应或增加矮小正常儿童的身高。

4. 人重组降钙素　降钙素（calcitonin，CT）是由甲状腺滤泡旁细胞分泌的激素，是调节钙和骨代谢的 3 种激素之一。

CT 主要通过对骨骼、肾脏和胃肠道的调节使血钙降低。对骨骼的作用，可抑制甲状旁腺素、维生素 D 等引起的骨吸收因子的作用，抑制破骨细胞功能及其新生；直接抑制肾近曲和远曲小管对钙、磷、钠的重吸收，增加钙磷等排泄，降低血钙和血磷；抑制胃泌素、胃酸和胰岛素等的分泌。

CT 临床用于老年性骨质疏松症、变形性骨炎、高钙血症及胃及十二指肠溃疡。亦可用于早期诊断甲状腺髓样癌及高磷酸血症等。

## 二、人血液制品

人血液制品（blood products）是指由健康的血浆或特异免疫人血浆分离、提纯或由重组 DNA 技术制成的血浆蛋白组分或血细胞组分制品，如人血白蛋白、人免疫球蛋白、红细胞浓缩物及天然或重组的人凝血因子等，用于诊断、治疗或被动免疫预防。

1. 人血白蛋白　人血白蛋白（human serum albumin，HSA）作为血液最重要的运载工具和血浆蛋白成分，在机体内发挥着重要的生理功能，增加循环血容量和维持血浆渗透压的作用。

HSA 用于治疗低蛋白血症；因失血、创伤及烧伤等引起的低血容量休克；肝硬化或肾病引起的水肿、腹腔积液；新生儿高胆红素血症；因脑水肿及大脑损伤所致的颅内压增高。

2. 人免疫球蛋白　人免疫球蛋白（human immunoglobulin，人血丙种球蛋白）系由乙型肝炎疫苗免疫的健康人血浆，经低温乙醇法分离提取并经病毒灭活处理的免疫球蛋白制品，含广谱的抗细菌和抗病毒 IgG 抗体，对广泛的感染性疾病提供人工被动免疫保护和减轻症状的作用。把免疫球蛋白内含有的大量抗体输给受者，使之从低或无免疫状态很快达到暂时免疫保护状态，通过抗体与抗原相互作用，直接中和毒素或杀死细菌和病毒而发挥作用。

临床用于治疗先天性丙种球蛋白缺乏症；预防传染性肝炎及麻疹等病毒性疾病感染；与抗生素合用，可提高对某些严重细菌性和病毒性疾病感染的疗效。

## 三、酶激活剂及酶类生物制品

1. 尿激酶、链激酶　尿激酶、链激酶两者是目前临床应用较多的溶栓药物，主要用于抢救急性心肌梗死等疾病。

2. 组织型纤维蛋白溶酶原激活物　组织型纤维蛋白溶酶原激活物（tissue plasminogen activator，tPA）是一种高效特异性溶血栓药物，能选择性的激活与纤维蛋白结

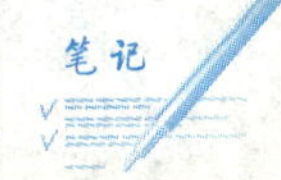

合的纤溶酶原，而几乎不激活循环血液中的纤溶酶原，造成出血倾向的可能性很小。可增加急性心肌梗死时的冠脉复灌及开通，改善心功能，降低病死率。

3. 超氧化物歧化酶（SOD） 可通过 PCR 技术从酿酒酵母中得到 Cu-Zn-SOD 结构基因，将其克隆到大肠埃希菌中，构建重组质粒，通过酵母受体菌表达产生。SOD 具有明显的清除超氧自由基、抗过氧化损伤作用，可应用于肾移植、早产儿氧中毒、抗衰老及烧伤等方面。目前在美国，天然 SOD 已被作为药品应用于临床。

## 四、抗毒素或免疫血清

抗毒素或免疫血清（antitoxin，antisera）是抗毒、抗菌、抗病毒血清的总称。凡用细菌类毒素或毒素免疫马或其他大动物所取得的免疫血清叫抗毒素（抗毒血清），如破伤风抗毒素、气性坏疽抗毒素、抗狂犬病血清和肉毒抗毒素等。凡用病毒本身免疫马或其他大动物所取得的免疫血清为抗病毒血清，如抗猪瘟血清、腺病毒血清、炭疽血清与狂犬病血清等；用细菌免疫马或其他大动物所取得的血清为抗菌血清，如抗炭疽血清。免疫血清中含有大量的特异性抗体，输入动物机体后，可使被注射动物立即获得抵抗某种疾病的能力，从而获得免疫力，将此种免疫方法叫"人工被动免疫法"，该制品称"被动免疫制剂"。从健康人血液或产妇胎盘血液所提取的丙种球蛋白，也属于这类制剂。免疫血清所含的抗体具有高度特异性，主要用于治疗或被动免疫预防相应的细菌或病毒引发的传染病。在发生疫情的地区，用抗血清作紧急预防或治疗。目前广泛使用的主要为抗毒素制品，其优点是被注动物一经注射，即获得免疫力；其缺点是免疫力维持时间短，一般在 1 ~2 周。特别注意这类制品多为动物血清，对人体来说是一种异性蛋白，故用前需做皮试。

## 五、治疗性抗体

目前，在美国和欧盟有约 33 种市场在售和约 30 种处于临床Ⅲ期的治疗性抗体药物，用于肿瘤、自身免疫性疾病、器官移植、感染性疾病、血栓等疾病的治疗，以及药物和毒物中毒的解救。治疗性抗体主要通过以下五种机制发挥治疗作用：①配体阻断：通过与配体结合，阻断配体与细胞表面的受体相结合产生抗体治疗作用；②受体阻断：通过与细胞表面受体结合，产生占位效应，从而阻断患者体内配体与受体的结合；③受体下调：通过与细胞表面受体结合，形成抗原抗体复合物，促进细胞表面的受体内化，从而降低细胞表面的受体密度起到治疗的作用；④靶细胞删除：通过抗体或补体介导的细胞毒作用直接清除靶细胞，或通过抗体耦联药物直接杀灭靶细胞；⑤信号诱导：通过与细胞受体复合物结合，可诱导信号传递，从而改变细胞的分化和功能，达到治疗目的。

如英夫利昔单抗（Infliximab，Remicade）是一种特异性阻断 TNF-α 的人鼠嵌合型单克隆抗体，属于 TNF 拮抗剂，静脉注射给药后，可与 TNF 高效特异结合，其临床适应证包括类风湿关节炎、强直性脊柱炎、银屑病性关节炎和克罗恩病。同类产品有还人源化 TNF-α 单抗依那西普（Enbrel）和阿达木单抗（Humira）。

治疗性抗体经历了鼠源性抗体，嵌合抗体，改性抗体和表面重塑抗体（部分人源化抗体），以及全人源化抗体等不同发展阶段。全人源化抗体因全部由人类基因编码的蛋白组成，其免疫原性小（副作用小），是当前和未来抗体工程的主要发展方向。

## 六、基因治疗

基因治疗（gene therapy）是随着 DNA 重组技术而发展起来的一种治疗手段，是将

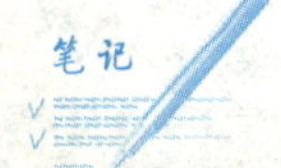

外源正常基因或其他基因直接或间接导入靶细胞，以纠正或补偿基因缺陷或抑制致病基因的表达，达到防治疗疾病的目的。其主旨是通过基因水平的改变（包括上调低表达基因和下调高表达基因）来治疗疾病，可从 DNA 和 mRNA 两个水平进行调节。

1990 年，美国 NIH 临床中心首次采用基因治疗成功治愈了腺苷脱氨酶基因缺陷而患重度联合免疫缺损和免疫系统功能低下的病患。其后，在应用基因疗法治疗血友病、心血管疾病、糖尿病、肿瘤、艾滋病等疾病方面进行了大量的探索。近年来，针对 mRNA 的反义技术飞速发展，已用于临床的反义核酸药物迅速增加，如 Vitravene（治疗巨细胞病毒性视网膜炎）、Macugen（治疗老年人视网膜黄斑退化症）等。我国已批准上市的病毒载体的基因治疗药物有今又生（重组人 p53 腺病毒注射液，用于治疗晚期鼻咽癌治疗）等。

虽然基因治疗仍面临着安全性、有效性等问题，获批准上市的数目寥寥无几，但随着科学研究的发展，基因治疗仍有望为治疗遗传性疾病、癌症等疾病提供前沿的治疗方案，具有广阔的发展前景。

## 学习小结

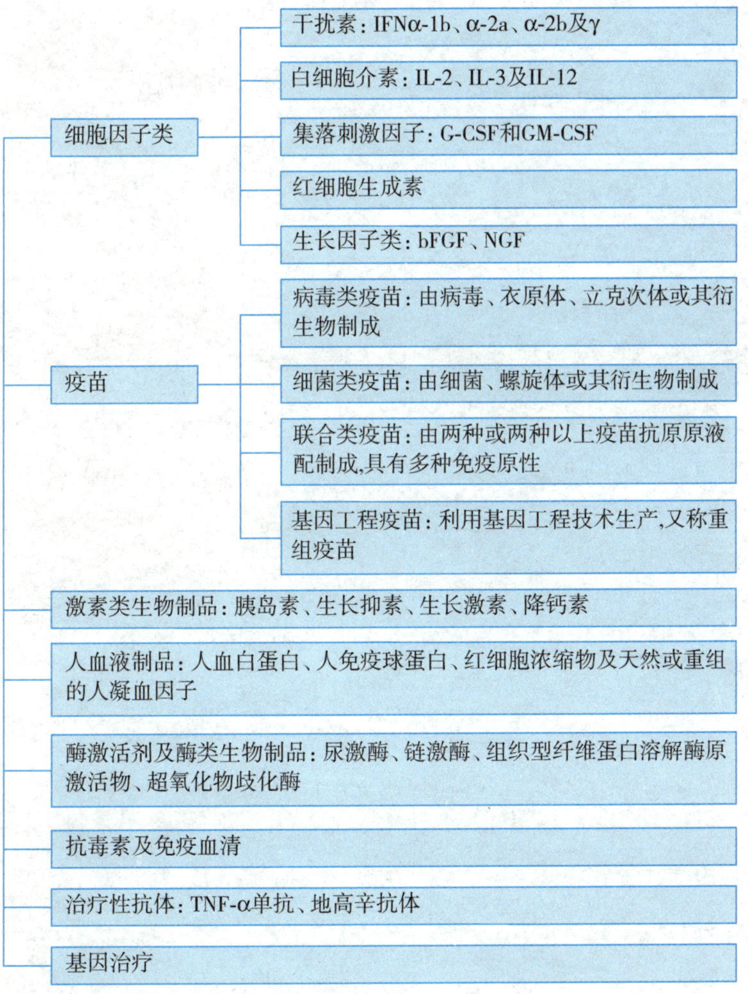


（张晓君）

## 复习思考题

1. 临床细胞因子产品有哪些？简述其主要临床应用。
2. 试述我国已用疫苗的分类并举例说明。

# 主要参考书目


1. (英)S. C. 斯威曼. 马丁代尔药物大典. 第37版. 李大魁,金有豫,汤光,等译. 北京:化学工业出版社,2014.
2. Hardman JG, Limbird LE. 古德曼吉尔曼治疗学的药理学基础. 第10版. 北京:人民卫生出版社,2004.
3. Golan DE, Tashjian AH, Armstrong EJ, 等. 药理学原理:药物治疗学的病理生理基础. 第2版. 北京:人民卫生出版社,2009.
4. Mycek MJ, Harvey RA, Champe PC. 图解药理学. 第2版. 北京:中国医药科技出版社,2006.
5. Koda-Kimble MA, Young LY, Kradjan WA, 等. 临床药物治疗学. 第8版. 北京:人民卫生出版社. 2007.
6. 林志彬,金有豫. 医用药理学基础. 第6版. 北京:世界图书出版公司,2008.
7. 孙建宁. 药理学. 北京:中国中医药出版社,2012.
8. 朱依谆,殷明. 药理学. 北京:人民卫生出版社,2011.
9. 杨世杰. 药理学. 北京:人民卫生出版社,2010.
10. 陈新谦,金有豫,汤光. 新编药物学. 第17版. 北京:人民卫生出版社,2014.
11. 杨宝峰 药理学. 第8版. 北京:人民卫生出版社,2013.

# 附录一　中文药名索引

## C



## D

## E



## F

O



P



Q

## R



## S



## T

## W



## X

Y

## Z

# 附录二　英文药名索引

## B



## C

## E

K



L



M

## P

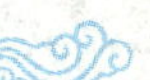

## X



## Y



## Z

# 全国中医药高等教育教学辅导用书推荐书目

**一、中医经典白话解系列**

黄帝内经素问白话解（第2版）　王洪图　贺娟
黄帝内经灵枢白话解（第2版）　王洪图　贺娟
汤头歌诀白话解（第6版）　李庆业　高琳等
药性歌括四百味白话解（第7版）　高学敏等
药性赋白话解（第4版）　高学敏等
长沙方歌括白话解（第3版）　聂惠民　傅延龄等
医学三字经白话解（第4版）　高学敏等
濒湖脉学白话解（第5版）　刘文龙等
金匮方歌括白话解（第3版）　尉中民等
针灸经络腧穴歌诀白话解（第3版）　谷世喆等
温病条辨白话解　浙江中医药大学
医宗金鉴·外科心法要诀白话解　陈培丰
医宗金鉴·杂病心法要诀白话解　史亦谦
医宗金鉴·妇科心法要诀白话解　钱俊华
医宗金鉴·四诊心法要诀白话解　何任等
医宗金鉴·幼科心法要诀白话解　刘弼臣
医宗金鉴·伤寒心法要诀白话解　郝万山

**二、中医基础临床学科图表解丛书**

中医基础理论图表解（第3版）　周学胜
中医诊断学图表解（第2版）　陈家旭
中药学图表解（第2版）　钟赣生
方剂学图表解（第2版）　李庆业等
针灸学图表解（第2版）　赵吉平
伤寒论图表解（第2版）　李心机
温病学图表解（第2版）　杨进
内经选读图表解（第2版）　孙桐等
中医儿科学图表解　郁晓微
中医伤科学图表解　周临东
中医妇科学图表解　谈勇
中医内科学图表解　汪悦

**三、中医名家名师讲稿系列**

张伯讷中医学基础讲稿　李其忠
印会河中医学基础讲稿　印会河
李德新中医基础理论讲稿　李德新
程士德中医基础学讲稿　郭霞珍
刘燕池中医基础理论讲稿　刘燕池
任应秋《内经》研习拓导讲稿　任廷革
王洪图内经讲稿　王洪图
凌耀星内经讲稿　凌耀星
孟景春内经讲稿　吴颢昕
王庆其内经讲稿　王庆其
刘渡舟伤寒论讲稿　王庆国
陈亦人伤寒论讲稿　王兴华等
李培生伤寒论讲稿　李家庚
郝万山伤寒论讲稿　郝万山
张家礼金匮要略讲稿　张家礼
连建伟金匮要略方论讲稿　连建伟
李今庸金匮要略讲稿　李今庸
金寿山温病学讲稿　李其忠
孟澍江温病学讲稿　杨进
张之文温病学讲稿　张之文
王灿晖温病学讲稿　王灿晖
刘景源温病学讲稿　刘景源
颜正华中药学讲稿　颜正华　张济中
张廷模临床中药学讲稿　张廷模
常章富临床中药学讲稿　常章富
邓中甲方剂学讲稿　邓中甲
费兆馥中医诊断学讲稿　费兆馥
杨长森针灸学讲稿　杨长森
罗元恺妇科学讲稿　罗颂平
任应秋中医各家学说讲稿　任廷革

**四、中医药学高级丛书**

中医药学高级丛书——中药学（上下）（第2版）　高学敏　钟赣生
中医药学高级丛书——中医急诊学　姜良铎
中医药学高级丛书——金匮要略（第2版）　陈纪藩
中医药学高级丛书——医古文（第2版）　段逸山
中医药学高级丛书——针灸治疗学（第2版）　石学敏
中医药学高级丛书——温病学（第2版）　彭胜权等
中医药学高级丛书——中医妇产科学（上下）（第2版）　刘敏如等
中医药学高级丛书——伤寒论（第2版）　熊曼琪
中医药学高级丛书——针灸学（第2版）　孙国杰
中医药学高级丛书——中医外科学（第2版）　谭新华
中医药学高级丛书——内经（第2版）　王洪图
中医药学高级丛书——方剂学（上下）（第2版）　李飞
中医药学高级丛书——中医基础理论（第2版）　李德新　刘燕池
中医药学高级丛书——中医眼科学（第2版）　李传课
中医药学高级丛书——中医诊断学（第2版）　朱文锋等
中医药学高级丛书——中医儿科学（第2版）　汪受传
中医药学高级丛书——中药炮制学（第2版）　叶定江等
中医药学高级丛书——中药药理学（第2版）　沈映君
中医药学高级丛书——中医耳鼻咽喉口腔科学（第2版）　王永钦
中医药学高级丛书——中医内科学（第2版）　王永炎等